译者名单

主　译　邸阜生

副主译　王　璐　王少程　贾国瑜

译　者　李　强　张　洁　杨　莉　李娜丽　管玥琰

　　　　余红艳　闫娜娜　李雪粉　刘玉清　邵金双

　　　　杨　玲　谢春晓　张森森　张　靖

献 辞

2004 年，我们出版了《糖尿病分阶段管理策略》的第 2 版，以纪念 Donnell D. Etzwiler 先生，国际糖尿病中心的创始人和第一任主席，他是一个有思想和远见的人，坚定不移地致力于改善世界各地糖尿病患者的生活。Don 欢迎科学探究的挑战，同时也接受不可避免的质疑。他乐于通过不知疲倦地培训计划，与成千上万的健康从业者分享他的想法，同时，他总是拿出时间照看患有糖尿病的孩子。当国际糖尿病中心(IDC)成立 45 周年时，他的睿智又应用到即将到来的任务上。他打破传统，打开了科学家、教育家、临床医生和糖尿病患者之间的全球对话之门。他教育我们：只积累知识而不分享是自私的行为；成功的治疗和教育战略应当广为传播；科学发现的真正意义是如何成功地将它们付诸实践。最重要的是，他还告诉我们，在实践中真正的英雄是糖尿病患者。

此书的第 3 版献给 Don 的同路人，他们通过研究、教育和照顾来提高糖尿病患者的生活水平；本版尤其还要献给那些提倡学习 Don 的慷慨精神的糖尿病患者。

作者简介

Roger S. Mazze 博士是国际糖尿病中心(IDC)世界卫生组织合作中心梅奥诊所的带头人,帕克·尼科莱特研究所的教授兼副主席,IDC 首席学术官。在过去的 24 年,他曾在明尼苏达大学医学院担任家庭医学和社区健康的临床教授,在此之前,在阿尔伯特·爱因斯坦医学院担任生物统计学、流行病学和社区健康教授,糖尿病研究和培训中心的执行董事长和核心研究者。他还是美国疾病控制中心的杰出访问学者。Mazze 博士曾是提供保健服务的美国糖尿病协会的联合主席。发表文章 100 余篇,包括论文、章节、评论等。他还曾作为客座教授去欧洲、亚洲和拉丁美洲的医学院校进行讲座。作为《糖尿病分阶段管理策略》第 3 版的主要作者,在其卓越贡献之外,他的职责是为这本书争取"一席之地"。

Ellie S. Strock 是美国执业护士学院高级认证研究员,国际糖尿病中心技术开发和转化研究主任,国际糖尿病中心的世界卫生组织合作中心和梅奥诊所的教育总管。她是一位通过认证的成人护理师,在帕克·尼科莱特健康服务部门工作。在探究先进技术和临床决策的许多临床试验中,Strock 夫人都是合作研究者。她组织、指导的糖尿病分阶段管理(SDM)培训课程遍及美国、欧洲、亚洲和拉丁美洲,在国际上被公认为患者和专业教育的领导者。2009 年,她成为美国执业护士学院(FAANP)研究员,并于 2011 年被任命为中国南京医科大学的客座教授。Strock 夫人在国内和国际期刊上共发表文章 40 余篇。作为《糖尿病分阶段管理策略》一书的合著者,她新颖的想法,促进了糖尿病分阶段管理(SDM)的发展,她是本书内容的主要组织者和所有章节的审稿人,并将她的实践经验编入书中,以保证其重点放在患者的教育和营养上。

Richard M. Bergenstal,医学博士,是帕克·尼科莱特国际糖尿病中心内分泌学家兼执行主任,明尼苏达大学医学系临床教授,美国糖尿病协会科学与医学主席。2007 年,Bergenstal 博士被评为美国糖尿病协会年度杰出临床医生。他的临床研究致力于血糖控制和糖尿病并发症,是美国国家卫生研究院两项试验的主要研究者,这两项分别是:1 型糖尿病的血糖控制和并发症试验,2 型糖尿病患者通过锻炼降低患心血管疾病风险的试验。Bergenstal 博士在临床方面致力于将新的研究结果转化为实践来改善糖尿病患者的护理系统。他在国内和国际上呼吁以患者为中心的团队护理的重要性。他也已经在众多场合被列入"美国最佳医生"。Bergenstal 博士致力于确保阶段和未来前景的连续性。

Amy Criego,医学博士、理科硕士,本科就读于北达科他大学医学院。她在密歇根州大急流城狄维士儿童医院接受儿科住院医师培训,并在明尼苏达大学进修学习儿科内分泌学。2005 年进入帕克·尼科莱特研究所/国际糖尿病中心的儿科内分泌部门,并于 2009 年成为该部门主任。她在临床照顾患有糖尿病及其他内分泌失调的儿童的同时,还积极参与医学研究和教育。Criego 博士 2005 年进入帕克·尼科莱特研究所之后,就参与了国际糖尿病中心的糖尿病和饮食失调团队与梅尔罗斯研究所之间的协作。她对本书的贡献主要集中在儿童 1 型和 2 型糖尿病方面。

Robert Cuddihy，医学博士，他是糖尿病医疗界领袖，美国医疗事务副主席，美国赛诺菲公司领导人。在进入赛诺菲－安万特集团之前，Cuddihy 博士是国际糖尿病中心的医疗顾问，明尼苏达大学医学院的副教授。加入国际糖尿病中心之前，Cuddihy 博士就职于波士顿麻省总医院糖尿病中心，同时担任牛顿－韦尔斯利医院内分泌科主席，哈佛医学院助理教授。在哈佛医学院和哈佛医学院/麻省总医院，讲授糖尿病相关课程和一些国家/国际继续医学教育课程。在波士顿工作之前，Cuddihy 博士是梅奥诊所的主治医师，梅奥医学院的助理教授。他还担任过梅奥诊所内科住院医师培训项目的副主任。Cuddihy 博士仔细审校了本书的每一章，使该书更加科学严谨。

Oded Langer，医学博士，巴布考克教授，哥伦比亚大学附属医院圣卢克罗斯福医院妇产科主任，毕业于以色列萨克勒医学院，并在波兹南医科大学取得博士学位。在他的职业生涯中，长期专注于高危妊娠，尤其是妊娠糖尿病，曾担任国家卫生研究所主要研究员。他是得克萨斯州圣安东尼奥市母胎医学单位网络(NICHD)的首席研究员。此外，他的贡献已在多个领域被认可，还因研究社会母体－胎儿医学的卓越功绩而获奖。在产科和母体－胎儿医学方面，Langer 博士与同行一起审校 200 多篇文章；超过 49 个章节和一些文献综述，310 余篇文章摘要发布在国内和国际论坛。他曾在许多杂志编辑委员会编委任职，并担任业界知名杂志的客座编辑和特级审校。此外，他还撰写了一本关于妊娠糖尿病的教材，与他人合著了 4 本妊娠糖尿病的教科书。Langer 博士孜孜不倦，认真地撰写着这本书中有关妊娠糖尿病的章节，确保文中数据都是科学的，而非个人观点，因为这些科学数据是治疗妊娠糖尿病的基础。

Gregg D. Simonson 博士是国际糖尿病中心主任，负责专业培训和咨询，在明尼苏达大学医学院家庭医学和社区卫生部门担任客席助理教授一职。Simonson 博士在明尼苏达大学获得了分子细胞生物学和生物化学博士学位。他曾在威斯康星州大学儿童糖尿病中心进行博士后研究工作，并从青少年糖尿病基金中获得了博士后奖学金，以支持他关于糖尿病基因治疗的研究。Simonson 博士是美国糖尿病协会会员，糖尿病健康指导委员会明尼苏达州系主任。他对本书的贡献主要集中在 2 型糖尿病及并发症。

Margaret A. Powers 博士是注册营养师和糖尿病教育家。她是国际糖尿病中心的一名资深科学家，她的研究主要集中在提高组织和个人的工作，以改善糖尿病患者的状况。最近，她同郡城里 12 个健康组织完成了一项关于改善糖尿病患者血压测量的研究。此外，她开创性地进行连续血糖监测来研究食物对血糖的影响。她一直在制订计划，帮助医疗机构加强对糖尿病患者的护理和教育，开发新项目，研制新药品，旨在提高医疗成果。本书中，她撰写了营养学部分，同时还提供了科学证据和行为方法。

中译本序一

糖尿病因患病率高、病程长、并发症多、致残率高,严重威胁着人们的生活质量及生命,给社会带来了巨大的经济负担,预防、控制糖尿病刻不容缓。最近关于应用先进的糖尿病管理模式的研究表明,对糖尿病患者实行全面、规范、阶段化的管理模式能够减少糖尿病并发症的发生,并可以大大减少医疗花费,提高卫生服务的利用率。鉴于目前我国糖尿病防治的严峻形势,我们在控制糖尿病的临床实践中迫切需要引进及借鉴国外先进的糖尿病管理模式,本书的翻译、出版和发行将对引进糖尿病管理模式起到很好的推动作用。

本书的英文原版是由 Roger S. Mazze 博士和 Ellie S. Strock 等组织编写的,这几位作者分别为内分泌、营养、健康教育等领域的著名专家,具有丰富经验。全书包括 3 个部分,涵盖了糖尿病分阶段管理的实施、糖尿病的治疗,以及在医院环境中糖尿病并发症和合并症治疗、血糖管理等诸多内容,足以体现其涉及的糖尿病内容之深和范围之广。浏览本书的目录即可看出原版作者的初衷,是为人们提供一个关于糖尿病管理的全景化信息平台,书中的内容体现了以患者为中心、以疾病为主线、分阶段程序化进行糖尿病管理的特点。

如果把一个人罹患糖尿病的经历比作患者人生中的一段旅行,这段旅行或许会常常伴随着无助、恐惧或沮丧,而且似乎看不到尽头。清晰的阶段化管理可以帮助医生根据每一位患者的具体情况制订一个最佳的"旅行方案",尽管旅程仍然难免有波折和坎坷,但有了对于整体的把握,就可以很好地了解治疗的利弊、最可能的结局及影响,正确的实施方案和规范化的流程相伴,从而使这段旅行变得轻松和可控,本书即是这样一本重要的"旅游攻略"。

欣闻邸阜生教授和他领导的团队把本书译成中文,本书的出版将帮助我国各级从事糖尿病临床及预防工作的医师、护师及管理者了解糖尿病的分阶段管理的要素及内涵,学习国外糖尿病诊治及教育管理的经验。本书跃然于纸上的不仅仅是严谨专业的知识架构,还有可操作性很强的具体操作流程及临床路径。他山之石,可以攻玉,我们相信:借鉴本书的内容,同时结合我国糖尿病防治的自身特点,可以在临床实践中摸索出一套更科学、更高效的糖尿病分阶段管理方案,更加从容地面对糖尿病的挑战,以期在这个领域有更多的突破。正因为此,我在祝贺本书出版的同时,也向同道们郑重推荐《糖尿病分阶段管理策略》中译本!

于德民

天津医学会糖尿病学分会主任委员

中译本序二

随着医药卫生体制改革的推进,中国医疗卫生事业进入了快速发展的新阶段;为群众提供安全、有效、方便、价廉的基本医疗卫生服务,是医药卫生体制改革的最终目标。因为糖尿病患病率正呈"山呼海啸"般增长,糖尿病在基本公共卫生服务慢性病管理项目中尤其引人注目。目前中国糖尿病患者人数已达1.14亿,约占全球糖尿病患者总数的1/3,而糖尿病前期患者更达到1.48亿,这与经济的发展、生活方式的巨大变化引发超重、肥胖人群的大幅增加,还有人均寿命的大大提高、老龄化问题日益突出等都不无关系。对于病程达数十年之久的糖尿病,没有一套科学的管理方法,那么所谓"健康促进"就是空话。目前,在治疗药品种类上,我们和国际发达国家几乎同步甚至超前,但付出巨大代价的同时,并没有得到与之相匹配的效果。面对庞大的患者人群,找到适合中国糖尿病防治现状的标准、规范化的糖尿病管理系统成为进一步推进医疗工作的当务之急。

《糖尿病分阶段管理策略》一书以思索和创新的方式为临床医生提供了糖尿病分阶段管理的途径和方法,最大限度地体现了糖尿病临床实践中可遵循的规律性和简洁明了的诊疗指南。本书所提出的糖尿病分阶段管理对临床医疗的工作质量和患者安全提出了更细化的要求,始终坚持以患者为中心,针对不同临床特征制订科学有效的诊疗方案,为提高临床医疗服务水平及工作效率提供了有力支撑。糖尿病分阶段管理是糖尿病管理史上的一次创新,不仅着力于解决糖尿病临床管理中实际存在的问题,也重视构建完整、科学的技术指标和操作规范以推动建立标准化、系统化的管理体制,从而促进糖尿病教育和管理的可持续发展。

持续改进医疗质量、保证患者安全始终是医院改革的核心内容和永恒主题。在医疗体制改革不断深入的新形势下,本书的出版为全面推进糖尿病标准化管理提供理论基础,为积极探索适应中国特色的糖尿病教育和管理模式提供启示和借鉴。只有真正认识到中国目前慢性病管理的核心问题,遵循科学严谨的分阶段管理方案,健康促进才可能步入正确的轨道。

我院内分泌科邸阜生主任及其团队致力于提高糖尿病管理的医疗质量,长期工作在与糖尿病疾患战斗的第一线,具有比较丰富的临床经验和理论基础,重视学习及借鉴国际上先进理念和经验。近年来他们提出了2型糖尿病整合治疗理论,最终目的是为临床医生在糖尿病整个诊疗过程中提供一个宏观的认识和系统的思路,在此背景下翻译了《糖尿病分阶段管理策略》。相信该书对我国从事内分泌专业的医疗工作者和相关学科的临床医学工作者来说,将是一本极具参考价值的好书。

李彤

天津市第三中心医院党委书记、院长

译者前言

随着我国医疗改革的不断深入,社区医疗服务站、大型医学中心将肩负不同的糖尿病管理任务,糖尿病在不同阶段的管理目标也应该加以明确。糖尿病分阶段管理(SDM)概念是由国际糖尿病中心(IDC)提出的。SDM 是一些特定的临床目标及达到这些目标的方法。它为医生、护士和治疗小组其他成员提供了一个完善的糖尿病管理工具,使不同阶段的糖尿病的预后得到了改善,并发症的发生明显减少,同时降低了医疗成本。

第 3 版的《糖尿病分阶段管理策略》是一部详细阐述糖尿病及其相关并发症分阶段诊疗的专著。早在 2004 年,《糖尿病分阶段管理策略》第 2 版出版后就很快获得了美国广大内分泌科医疗人士的认可,成为大家在临床实践中对糖尿病患者进行全面护理的有力助手,也正是因为其卓越的实用性及所获得的成功促成了第 3 次全新改版。该书全面介绍了糖尿病的预防、筛查及治疗,涉及 1 型糖尿病、2 型糖尿病、妊娠期糖尿病等不同类型的糖尿病,并单独开辟了诊断儿童糖尿病的相关篇章,且紧跟时代的步伐,对糖尿病的诊断、筛查、治疗等方面都进行了最及时的更新。本书集结了多名国际糖尿病中心的著名专家的数年心血,他们组织了近十年发表相关文章和重大会议文献的作者,参阅了全世界范围内许多国家及国际的相关指南,最终成功撰写了该书。

本人从事内分泌专业及循证医学专业医疗、科研及教学多年,重视循证医学在临床实践中的运用,而同时作为内分泌科医师,如何将循证医学运用于糖尿病相关的临床实践更是我关注的重点。因此,精读此书后使我如获至宝,《糖尿病分阶段管理策略》正是一本成功的循证医学实践案例。本著作内容翔实,具有成熟完善的理论原则,从组织、创新、评估和激励等方面阐明了医疗保健组织变革的模型,尤其在创新方面提出要历经学习–制订–技术进步–计划实施等四个步骤,做到不断的突破,这也正是该书的精髓。该书具有一套完整的 IDC 糖尿病实践指南,操作性强,为代谢综合征和各类糖尿病患者提供了通用的临床路径,使得每一个管理步骤都有章可循。因此,使我及我们团队萌发了翻译此书的想法,目的是在当前医疗改革的背景下,传播糖尿病分阶段管理的科学概念及信息,使我国糖尿病的防治事业借鉴国外发展经验的同时快速发展,更好地服务患者。

由于国外社会背景文化及社会保险形式与我国具有差异,同时本书中又出现许多全新概念,加之我个人水平有限,故在翻译过程中存在许多不当之处,敬请同道批评指正,便于在今后的新版中加以更改。

邸阜生

天津市第三中心医院内分泌科主任、内科教研室主任

致　谢

　　如果将对此书做出贡献的人一一列出,并逐一表达谢意,那将是一件非常艰巨的任务。在这里,我们仅列出对本书做出卓越贡献的人,并向他们表示谢意。Jeanne Mettner 花费了一年的时间督促并指导作者们完成本书第 3 版的撰写。她参与研究、内容记录、资料复印和编辑制作。没有她的帮助,其他作者不可能完成全部的工作。在 Jeanne 的帮助下,我作为主要作者将其他每个作者的独特贡献整合,然后将它们组织成一部相互关联的作品。我主要负责每个章节最后整理部分,将它们按同一种口吻进行叙述。如果没有 Jeanne 的帮助,这本书就无法完成。Jeanne 帮助我整理文中数据,Bryan Akkerman 绘制相应的图表,做到了与文本所述内容的高度一致。Bryan 绘制了 100 多个图表并将其放在相应的文本中,这项工作具有重大意义。Lindsey Williams 代表 Wiley-Blackwell 在这本书的出版阶段做出了巨大贡献。正是因为 Lindsey 的耐心和支持才保证了这本书的质量。同时还要感谢国际糖尿病中心的工作人员,尤其是我的项目协调员 Dina Melnik,以及 Wiley-Blackwell 的编辑们。

目　录

引　言

糖尿病分阶段管理(SDM)是用于预防、监测和治疗糖尿病、代谢综合征和其他相关疾病的一种系统方法。它运用实践指南和临床路径或算法,反映了糖尿病临床医生,尤其是基层护理者和初级保健团队的职责。

糖尿病分阶段管理的目的:

- 为临床决策提供一个有组织的、基于证据的方法。
- 提供了一套以科学为基础的,由社区根据其资源进行调整的实践指南。
- 在糖尿病的三个治疗阶段 (启动、调整和维持),提出了改变治疗的方法,确定合适的标准。
- 为代谢综合征和各类糖尿病患者提供了一个通用的临床路径,使治疗者和患者了解治疗方案,加强沟通,优化治疗方案。
- 帮助基础保健提供者在专家会诊时,有效检测和处理糖尿病、胰岛素抵抗及其并发症。
- 建立以患者为中心的治疗模式,进行糖尿病及相关并发症的管理。

糖尿病分阶段管理不是脱离现实的。它需要精心准备以确保成功实施。这种准备需要解决四个影响结果的关键部分:组织、创新、评估和激励。下面会在联系实际的糖尿病分阶段管理的基础上解释其理论框架。

从理论到实践:糖尿病的综合护理方法

世界各地的研究表明, 在发达国家和发展中国家,糖尿病护理的质量无论是大型医疗中心还是小诊所,都未达到最佳标准[1-4]。尽管做过很多尝试以提高护理水平,但研究表明,评价糖尿病护理效果的主要事件即糖化血红蛋白水平(HbA_{1C}),视网膜及神经系统检查,肾脏疾病筛查,血压控制,戒烟,以及患者教育,对显著改善糖尿病护理的结果影响不大。由于这种停滞,研究者开始着手研究哪些因素阻碍护理水平的提高。

在医疗服务中组织变革的综合模型案件

最广为接受的方法仍然是鼓励变革:①通过持续的专业教育提高临床医生的能力;②研究成果和护理创新快速转化为实战机制的发展。这种方法失败的部分原因是,最近有一项政府发布的护理指南,即指导患者参与治疗决策,以及提高公众意识[5]。目的是确保更好地遵守疾病治疗建议和提升疾病自我管理能力。这种战略的共同点是目标的多重性:提高医疗质量,降低成本,减少错误,并使患者和家属满意。当然,单一的策略很可能会失败,多方面的策略才可能成功[6]。

糖尿病综合护理方法的理论原则

在慢性疾病管理新战略提出的同时,国际糖尿病中心基于综合模型,针对糖尿病护理创新,提出了多层面的方法(图0.1)。在这个模型中,变革可以从任何医疗服务体系的组成部分开始。然而,为了变革的成功,几个关键的部分,包括定位、特异性、应用循证数据和个体化是必需的。

政策、价值和资源的调整

政策、组织价值观和资源分配的调整仅是成功变革的初步要求。这一调整的实现必须做到以下几点:

- 完善理论原则,这需要有组织的调整和(或)变革。
- 领导者变更的认同——为支持所需变革而做出努力的临床或行政领导者。

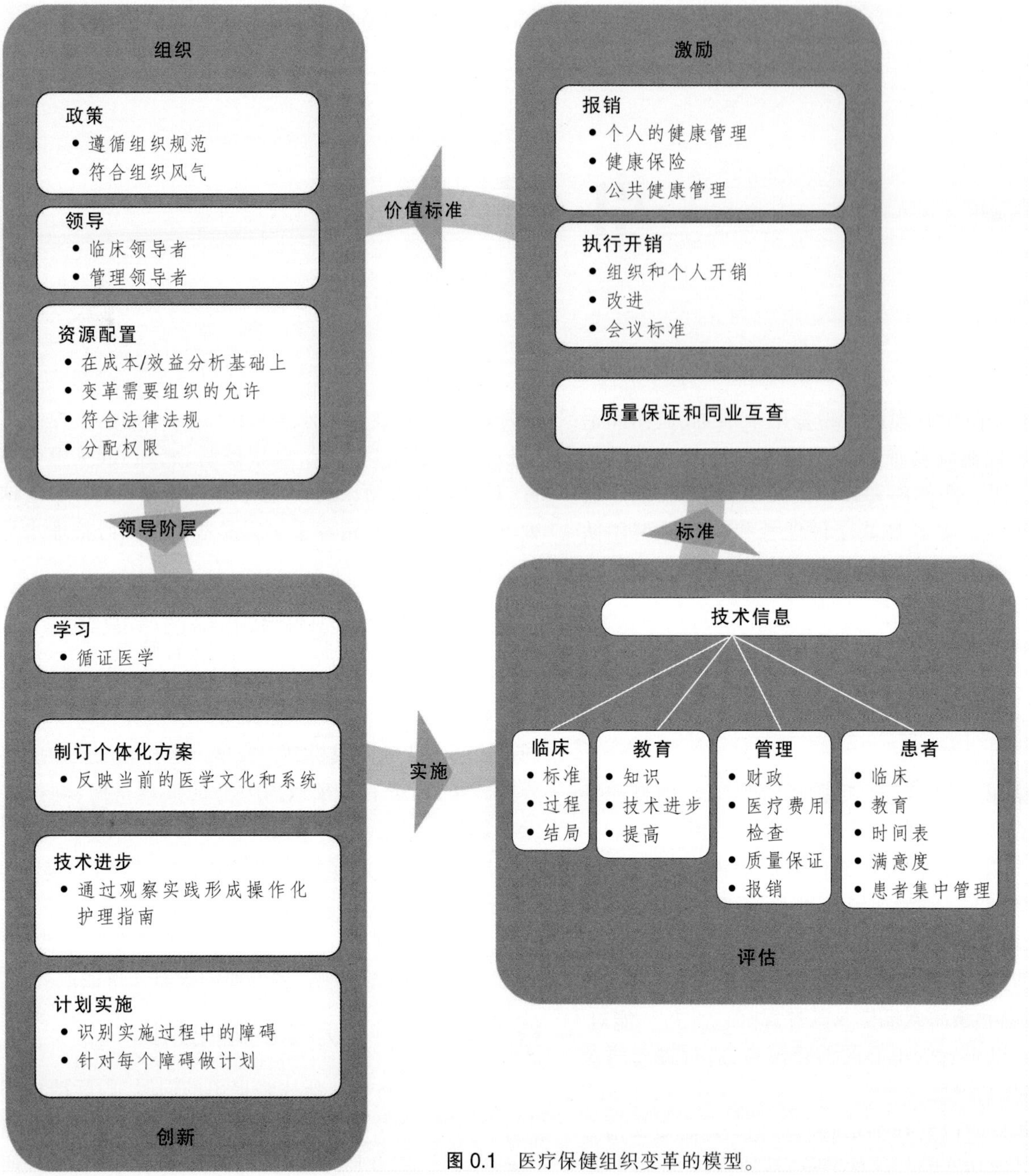

图 0.1 医疗保健组织变革的模型。

● 临床问题的定义做了必要的改变——识别可以量化的临床问题,确立可以评估干扰的标准。

过程特异性和护理特异性

通过量化临床问题,医疗管理人员和临床医生可以精确判断如何解决临床问题,然后通过数据结果,来决定如何进行干预。特异性需要足够的细节,例如,提供标准实施和调节治疗干预的临床路径。特异性也允许实施计划的发展。该计划的实施是以健康管理系统为基础的,并有利于临床路径的有效应用(慢性疾病,如糖尿病,特别适合这种方法)。

以证据为基础的数据应用

在缺乏证据的情况下制定护理标准时,采用针对性的方法是改善护理实践的关键。大多数变革的方式并没有充分地将理论应用于实践,也没有考虑到实施变革组织的独特性和其有限的资源。

大多数模型倾向于医疗保健专业人员,尤其是医生的意愿,往往依据"科研成果"。 然而,想要按照标准成功地实施,需要对标准里包含的科学问题有一个基本认识。大多数模型忽略了这一步。综合模型的选取采用基于全面理解糖尿病护理的科学原理。这些原理包括病理生理学和疾病自然病史、目前的治疗、存在的问题，以及评估临床结果的动态方法，最终目标是研究向临床实践的转化。

制订个体化方案

一旦以科学为依据的标准达成共识，采取相同的临床路径就可以继续进行。变革的最成功方法是允许临床路径的个体化来反映组织的独特资源和临床环境。通过集中于医学科学来建立共识的过程强化了成功的实践变革的两个关键要素——"学习"和"价值观契合"。"学习型组织"是指那些把保健专业医生的继续教育和技能开发置于最优先地位的机构。这同时体现在政策和实践对不间断的培训和同业互查的资源配置方面提供了有力支持。"价值观契合"是指组织及其保健专业医生的价值观的一致。

一致性是高质量的医疗服务的基础。对于那些没发现这种方法的价值在于保证质量的专业人士，重视同业互查的组织是不能期待他们的改变的。把成果看得高于收入的医生不能在财政业绩高于临床成果的环境里很好地工作。此时，价值观一致又发挥了作用；成功的变革需要价值观与政策，政策与资源，资源与创新，创新与测量，以及测量与激励之间的一致性。

对变革的评估

过程和护理的特异性还有另一功能：对变革的评估。护理结果的量化奠定了通用数据库的基础，能对临床和非临床的过程和结果进行持续监控，并作为一种手段为每个主要参与者提供反馈。信息技术的作用是举足轻重的。虽然大多数慢性疾病模型承认信息技术的重要性，但是很少能识别信息技术假设的无数角色。除了给医生的传统反馈（"报告卡"），给患者、非医生工作者（如糖尿病教育家）以及管理员代表着一系列数据的可用性报告外，还可以：①加强以患者为中心的护理；②提供有关利用、方法、成本和质量保证的信息；③确保各护理小组成员共享信息。

评估也可作为报销的依据。对于提升的护理服务（持续质量改进、报告卡、教育和同业互查），传统的激励措施正在发生变化。正如这种综合模型所说明的，不断收集临床数据是有多种目的的。其中临床数据检索的最新功能与向医生和其他医疗保健工作者提供

优质绩效奖励相关。绩效工资就是连接临床成果和奖励的结果。从本质上讲，绩效工资就是把个人和诊所提供的护理服务质量和护理报销金额联系起来。其基础是识别一套可衡量的标准。基本上，所有护理服务提供者（最终是他们的组织）会依据每一项标准进行评定。临床实践的改善情况通过干预后的数据审查进行追踪。对那些有所提高的医生或诊所（或两者），会以奖金的形式给予财政奖励。随着项目的成熟，标准会变得更加严格，财政奖励也会更具竞争性，可能只发给那些达到更高的新标准的人。以糖尿病为例，最开始绩效工资的标准可能通过90%的患者每年或每两年要进行糖化血红蛋白检测。随着项目的推进，该措施可能会改变，规定奖励需要50%以上的患者达到低于7%的糖化血红蛋白水平。在这一点上，那些有所进步，但还没有达到标准的医师将不会得到奖励。这种方法可能包括保险公司和政府机构制定的标准，独立于当前医师组织颁布的医护标准。例如，虽然保险公司可能规定每两年需要进行一次肾筛查，但美国糖尿病协会可能建议年度筛查。

将报酬与绩效挂钩具有相当大的风险。这可能会导致医生只注重那些有奖励的医疗程序和成果。它也可能成为一个无休止的循环，在这个循环里，更大的报酬才会引起改变，行为改变取决于不断增长的回报。因此，绩效工资可能会导致不可预测的经济负担，因为它视愿意参加的医生和诊所数目而定。

任何奖励计划的结果，无论是绩效工资还是同业互查，都是作为组织的反馈，相反，又使用这些信息来改变政策和资源分配。从本质上讲，综合模型是一个循环。该组织通过其选出的领导者进行创新，以引领变革，创新通过实施过程与测量相联系。没有将理论应用于实践，创新就不可能成功。评估变化主要通过实施实践标准进行的激励相关联，而这种实践标准的改变是可以被评价的。例如，要实施一个旨在确保每个患者都进行足部检查的项目，需要组织资源和足部检查能预防截肢的有效性的科学支持，以及足部检查过程和结果的数据。这需要认真记录每次检查的结果，以及干预的临床效果，如截肢数量的减少。但这一创新，也必须与实践相关的奖励标准挂钩，无论报销还是获得同业互查的认可，激励机制反映了组织的价值。这可能会进一步促进糖尿病的资源分配、对糖尿病项目的认知，以及执行力的提升。

参考文献

1 World Health Organization. *Innovative Care for Chronic Conditions: Building Blocks for Action.* http://www.who.int/diabetesactiononline/about/icccreport/en/index.html.

2 Institute of Medicine and Committee on Quality of Health Care in America. *Crossing the Quality Chasm: A New Health System for the 21st Century.* Washington, DC: National Academy Press, 2001.

3 Powers MA, Cuddihy RM, Bergenstal RM, *et al.* Improving blood pressure control in individuals with diabetes: a quality improvement initiative. *The Joint Commission Journal on Quality and Patient Safety* 2011;37(3): 110–19.

4 Adams K, Corrigan JM. *Priority Areas for National Action. Transforming Healthcare Quality.* Washington, DC: Institute of Medicine, 2003.

5 Mazze RS, Powers MA, Wetzler HP, Ofstead CL. Partners in advancing care and education solutions study: impact on processes and outcomes of diabetes care. *Population Health Management* 2008;11(6):297–305.

6 Christianson JB, Knutson D, Hamer R, *et al. Managed Care and the Treatment of Chronic Illness.* London, UK: Sage Publications, 2001.

第 1 部分

从糖尿病分阶段管理角度看糖尿病护理

第1章

糖尿病分阶段管理概述

关键点

- 医疗保健服务的一体化模型
  ①组织和政策;②创新和执行;③测量和结果;④激励与报酬。
- 为医疗保健需求、疾病的流行病学和卫生政策的实施提供有效的卫生保健服务。
- 医疗结果数据通常能够决定哪些医疗决策能够实现。医疗结果数据包括发病率和死亡率的统计和成本效益分析。
- 糖尿病分阶段管理是一种系统方法,能为如何进行有效医疗保健服务提供临床决策。它应用基于证据的医学模型,个性化反映医疗保健环境,并通过数据结果进行修正。

在不断发展的一体化模型中哪些方面需要糖尿病分阶段管理(Staged Diabetes Management,SDM)呢?起初,SDM的目标很简单:发展、实施、评估、改进糖尿病和糖尿病合并症的治疗,从而改善临床治疗效果。20多年来,SDM一直致力于这一目标。随着不断地发展,将临床路径转化为临床实践以及医疗实践中的临床结果的测量,SDM扩大了涵盖范围以包括完整的糖尿病自然病史及其前期。并发症的管理已经积累了很多临床证据,这些证据都直接关乎疾病的最终治疗效果。相关的疾病,例如进食障碍,现在也包含在内。

推进糖尿病分阶段管理的发展

SDM的基础是:如果只有创新这一个元素,而没有与整体模型的其他元素相结合的话,那么新方法就不可能成功。了解SDM的历史对于理解SDM的方法和根本原则是非常有帮助的。

SDM是在一个充满新变化和新发现的时代背景下发展起来的。到20世纪80年代末,很明显糖尿病治疗发生了改变,即关注于严格的血糖控制、糖尿病并发症的预防、加强糖尿病教育、营养饮食管理和患者自我管理,这些都需要一个对当前临床实践的重新评估。虽然这些问题首先在欧洲、美国、日本提出,但迅速发展到全世界。公认的最突出的一个变化是谁来进行糖尿病管理。在1975~1985年,在发达国家(例如澳大利亚、新西兰、法国、英国、奥地利、瑞典、挪威、芬兰、比利时、瑞士、意大利、德国、日本、美国和加拿大),大多数糖尿病患者的护理都是限定于糖尿病医疗专家的管理范围之内。在其中大多数国家中,"糖尿病专家"被定义为接受医学类大学和研究生培训并有2~3年的研究和诊治糖尿病患者的临床经验的人。有些国家,尤其是日本,全科医生可以治疗糖尿病患者的观点是不被认同的。无论何时何地,基层管理糖尿病是应该避免的,哪怕是冒着没有医疗护理可提供的风险。

然而到20世纪80年代末,由于2型糖尿病的发病率迅猛增加,需要对专家护理制进行重新评估。在这一时期,糖尿病专科专家和全科医生的护理是分离的。后者被进一步划分为基础治疗专业:家庭护理、儿科、妇产科和内科。糖尿病专业被划为内分泌学、围产期学、"糖尿病学"(最后一个术语多用于发展中国家,指糖尿病治疗专家)。专家多集中在大城市,而初级保健医生多分散在农村地区,这两个群体很少见面或探讨他们治疗糖尿病的经验。这一复杂的形势构成了一个看似难以逾越的挑战:如何将专家的临床治疗经验、研究成果以及先进技能传达给初级保健医生?

另一个更加严峻的问题是农村中病情复杂的糖尿病患者如何接受高质量的治疗。在20世纪80年代末,这些问题的解决方法是要么患者远途坐车到大的医疗单位去诊治,要么患者就失去医疗服务的机会。妊娠糖尿病患者要么通过临产前提前4周转移到大的医疗机构来降低剖宫产手术的风险,要么就只能依靠当地剖宫产手术经验非常有限的初级医疗保健医生。虽然流行病学研究不是为了回答如何在偏远地区提供更好的糖尿病护理的问题,但许多人认为,这一时期的特点是在城乡与农村相比,糖尿病酮症酸中毒、截肢、新生儿死亡率和围产期发病率不成比例。

在美国,在构成美国核心地带的农村地区,依赖基础临床医生去管理糖尿病的意识非常普遍。在那里,许多家庭医生担任内科、儿科和产科医生,但不治疗糖尿病。没有其他慢性疾病会影响日常生活。问题很简单:糖尿病领域内新的研究成果和方法能够被付诸于基础保健临床实践吗?英国的公共健康服务、法国和德国的国家卫生计划以及众多发达国家和发展中国家卫生部都面临同样的问题。

为了满足需要,在美国明尼阿波利斯市的国际糖尿病中心(IDC),SDM应运而生。因为IDC是世界卫生组织(WHO)认可的能将研究成果转化为临床实践的专家级中心, 众多国家共同面临的困境就成为IDC的重大使命:形成一个能将糖尿病研究成果快速转化为临床实践的糖尿病管理模式,使得初级医疗保健医师也能提供专家级的临床治疗决策。

IDC开发的治疗模型需要应用于并评估试图改变糖尿病治疗模式的美国及其他发达国家和发展中国家中的多种多样的临床场景。最根本的挑战是转换糖尿病管理模式,运用有效的临床资源将基于个人的管理模式转换为适合大多数临床患者的管理模式。

SDM的基本原则

最初,SDM有3个基本原则:
- 可重复性的研究证据以指导临床决策。
- 明确的临床路径以制定标准治疗和进一步的治疗决策。
- 所有的决策将通过分析临床结果得出。

可重复性研究证据

可重复性研究证据是指:①对临床路径中的每一种观点决策路线都必须进行试验证实;②整体治疗方法需要体现糖尿病的自然病程;③决策路线经过反复的评估、测试与调整;④定量的研究证据的权重将优于定性的临床印象。

明确的临床路径

明确的临床路径可使主体类型糖尿病和特殊类型糖尿病的治疗规范化,每一种治疗形式、治疗过程中的

每一步(起始治疗、调整和维持治疗)都将明确(图1.1)。

根据临床结果对决策进行评估

所有的临床决策都将通过分析临床结果来论证,这种观点最具有挑战性。SDM本身就被设计为需要实施过程与结果分析相结合。结果测试因临床诊所、医疗中心、国家糖尿病组织及政府卫生部门的临床经验不同而有所不同。

十多年前,美国糖尿病协会(ADA)与美国国家医疗保险质量认证委员会(NCQA)合作,为1型和2型糖尿病确定主要的或标志性的治疗方法。他们的选择基于专家共识,因此应该被视为指南而非标准。治疗方案包括过程(例如,至少测量一种HbA$_{1c}$患者的百分比)和结局(例如,HbA$_{1c}$的水平),也包括大血管疾病(高血压、血脂异常)、微血管疾病(视网膜病变、肾病),以及教育和营养。一般认为标志性事件反映了医疗机构提供的医疗服务的质量。

ADA和NCQA将标志性事件的评估过程正式化,称为糖尿病医生识别程序(DPRP)。IDC使用这些标志性评估方法来评估国内和国际上SDM实施过程的有效性。

因此,SDM是一套预防、检测、治疗糖尿病和代谢综合征及其并发症的系统方法。SDM的三个基本原则:
(1)确定潜在的生理缺陷。
(2)治疗和潜在缺陷匹配。
(3)如果一个治疗方案失败了,找到一种替代方案继续治疗,直到达到治疗目标并维持治疗。

糖尿病分阶段管理的流程

SDM是根据疾病的发展阶段进行组织治疗。阶段指的是治疗的类型以及潜在的理念,即治疗措施要保持稳定性。例如,认为由饮食计划和运动方案组成的医学营养和运动治疗(MNT)是管理血糖和血压的一个至关重要的元素。阶段式的理念反映出治疗是一个动态的过程:起始治疗、药物调整、维持治疗及适时终止。它包括连续的糖尿病护理、糖尿病诊断和(或)糖尿病起始治疗、调整阶段的治疗以及达到治疗目标时的维持治疗。

与疾病的进展一样,糖尿病治疗的进展也是动态的。在过去的十年里,一个新的药物肠促胰岛素分类被引入,而原有的分类药物如磺酰脲类药物和胰岛素

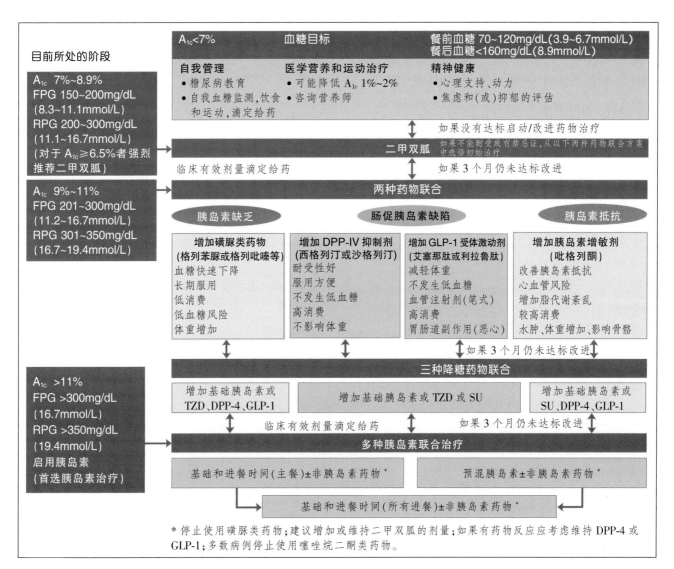

图 1.1　2 型糖尿病治疗流程。A_{1c}，血红蛋白；CV，心血管事件；DPP-4，二肽基肽酶抑制剂 -4；FPG，空腹血糖；GLP-1，肠促胰岛素；RPG，随机血糖；SMBG，自测血糖；SU，磺脲类药物；TZD，噻唑烷二酮类药物。ⓒ 2011 International Diabetes Center at Park Nicollet. All rights reserved and protected.

等被重新审查。为促进SDM的动态特性，我们把每一个疗法称为阶段。各阶段包括单独MNT或结合药剂、口服降糖药、促泌剂、肠促胰岛素治疗和胰岛素治疗。

医学营养和运动疗法

在所有的糖尿病类型中，MNT将碳水化合物分布和热量摄取与运动输出结合起来。SDM是利用MNT优化营养和运动来作为一种单独的治疗方法或者与降糖药物联合来降低血糖。这种治疗的次要功能是减轻并维持理想的体重。

胰岛素增敏剂、促泌剂和强效制剂

这些药物依据其作用分为两大类：易发生低血糖或不发生低血糖。然而，这种分类可能会产生误导。口服药物和非胰岛素制剂基于其生效模式更易理解。

● 易发生低血糖的药物（例如磺酰脲类药物）刺激胰岛素分泌来降低血糖，它们不能通过改善血糖环境来控制血糖。

● 不易发生低血糖的药物可调节血糖控制水平（如肠促胰岛素药物治疗），或者间接影响胰岛素作用，例如，双胍类药物、GLP-1受体兴奋剂和DPP-4抑制剂。

以胰岛素为基础的治疗

根据其作用曲线和持续时间，以胰岛素为基础的治疗包括：

● 速效胰岛素（15分钟起效，持续3~5小时）。

- 普通胰岛素(30分钟起效,持续8小时)。
- 中效胰岛素(持续14~24小时)。
- 长效胰岛素(持续24小时)

糖尿病分阶段管理的阶段

对于任何疾病的治疗处理,如果心中没有整体规划,就像行驶没有地图指引。为确保我们心中有数并且清楚目前进行的阶段,一般将SDM分为三个阶段:启动、调整和维持。这些阶段反映治疗的动态特性。在治疗的任何时期,都是处于这三个阶段之一。了解阶段等同于在地图上知道自己的位置。了解即时治疗的进展以及它的目标即成为可能。

启动阶段

治疗启动阶段指的是收集数据以便进行诊断和启动治疗。理想情况下,糖尿病及其并发症的护理和管理从收集基线数据开始,医生可依此评估患者的临床状态。每种类型的糖尿病及其相关的并发症或合并症,需要不同的数据以进行诊断和临床决策。例如,对于1型糖尿病,临床症状、血糖水平、胰岛素抗体、胰岛素水平、尿或血清(血液)酮、血清pH值、年龄和体重都是关键的出发点。在2型糖尿病中,血糖值、HbA$_{1c}$水平、体质指数、胰岛素水平、伴随疾病、年龄和性别是理解这种疾病的本质的至关重要的元素。后者对理解机体代谢情况——胰岛素缺陷、胰岛素抵抗,胰岛素相对或绝对不足,或肠促胰岛素功能紊乱——是至关重要的。

调整阶段

在治疗调整阶段,通过治疗药物的变化,在剂量、时间/方案、食品计划或运动/锻炼等方面优化控制代谢。该阶段持续几天到几个月,特征是有大量的患者参与数据收集并影响临床决策。收集数据的原则和根据数据改变治疗方案反映在主要决策路径和具体决策路径的每个阶段。详细的启动和调整决策路径体现在糖尿病管理的每个阶段,如数据选择标准、初始剂量的计算和维持量的计算。对于常规糖尿病管理的目的,血糖控制单一的标准或准则是非常可取的。几项多中心临床试验得出结论,不管糖尿病类型如何,治疗目的都是恢复接近正常的血糖模式。能否达到"接近正常"仍然是有争议的。SDM对于"接近正常"的定义是尽可能让患者的糖代谢接近非糖尿病患者。1型糖尿病的糖尿病控制和并发症研究[2]、英国糖尿病前

瞻性研究[3],以及控制心血管风险ACCORD研究[4]都表明需要一个控制血糖的标准,应当将血糖目标降低在一个可接受的范围内,例如未妊娠患者是70~140mg/dL(3.9~7.8mmol/L),妊娠患者是60~120 mg/dL(3.3~6.7mmol/L)。这些范围往往是基于共识而不是随机对照试验。越来越多的研究HbA$_{1c}$作为"正常"标准。这些研究中,HbA$_{1c}$低于7%、6.5%或6%(未妊娠患者低于5.7%被认为是正常的)。

SDM采用以下原则:如果代谢的目标没有在指定的时间内达到,该疗法需要调整、补充或更换。正是这一点突出了需要考虑糖尿病阶段性的重要性。患者从调整阶段到维持阶段应该是快速、安全且合理的。患者在调整阶段有更高的并发症风险。只有当他们进入维持阶段,并发症的风险才大大降低。

维持阶段

这一阶段开始时,患者血糖已经达标,需长期维持目前的血糖情况,并预防并发症。患者可以独立地进出这个治疗阶段,在生活方式的变化等因素的基础上,遵从养生、心理和社会方式的调整以适应糖尿病,愿意实现更严格的血糖控制和糖尿病的自然发展病程。因此,在这一阶段需要进行一些治疗调整,主要是微调药物剂量而非较大变动。

分阶段治疗胰岛素抵抗和并发症

在糖尿病的治疗中,胰岛素抵抗相关的代谢紊乱,例如糖尿病前期、血脂异常和高血压等疾病可以分为启动、调整和维持治疗。当然,对于每一个障碍,目标是尽可能恢复正常或接近正常水平状态。在许多情况下,由于现有的病情特点,治疗目的是防止并发症的进一步发展。

实践指南的原则

SDM依赖于地方、国家、国际标准作为治疗方案的基础。SDM由不同类型的糖尿病、代谢综合征及其他相关并发症的指南组成。实践指南用于预防、筛查、诊断、治疗、代谢相关目标、监测和随访。表1.1显示了2型糖尿病实践指南。这些指南适用于成年人,可能不适用于儿童患者。

十年多来,美国医学研究所(IOM)已评估了实践指南的特征并成功实施。IOM定义的实践指南是"帮助医生和患者在适当的医疗环境中做出合适的决策的

表 1.1 2型糖尿病治疗指南(基于美国的实践)

筛查	从45岁开始每3年筛选1次危险因素;如果有危险因素,从更早开始筛查
危险因素	• BMI≥25 kg /m²(亚裔美国人≥23kg/m²)
	• 2型糖尿病家族史
	• 缺乏运动
	• 高血压(≥140/90mmHg)
	• 血脂异常(高密度脂蛋白<35mg/dL(<0.9mmol/L)和(或)三酰甘油>250mg /dL(>2.8mmol/ L)
	• A₁c >5.7%,空腹血糖受损[FPG 100~125mg/dL(5.5~6.9mmol/L)]或在先前的测试中糖耐量受损(2h/75 g OGTT 140~199mg/dL(7.8~11.1mmol/L)
	• 曾患妊娠糖尿病:有巨大胎儿史或育有巨大儿史[>9 磅(>4.1kg)]
	• 血管疾病史
	• 黑棘皮症
	• 多囊卵巢综合征
	• 美国印第安人或阿拉斯加土著;非裔美国人,亚裔;本土夏威夷或其他太平洋区域的人;西班牙裔或拉丁裔
诊断	
血糖	A₁c>6.5%;随机血浆葡萄糖≥200mg/dL(>11.1mmol/L),有症状,空腹血糖≥126mg/dL(≥7.0mmol/L),或 2h/75g OGTT≥200mg/dL(≥11.1mmol/L);如果阳性,7 日内即可确诊
症状	经常:没有 常见:视力模糊;UTI;酵母菌感染;皮肤干燥、瘙痒;四肢麻木或刺痛;疲劳 偶有:排尿增多,口渴,食欲增强;夜尿多;原因不明的体重减轻
尿酮体	通常是阴性的
治疗方案选择	MNT;二甲双胍;两种药物联合治疗;三种药物联合治疗;胰岛素治疗
目标	• > 50%的 SMBG 值在目标范围内
血糖	• 空腹血糖 70~120 mg/dL(3.9~6.7mmol/ L)
	• 餐后血糖<160 mg/dL(<8.9mmol/ L)(饭后 2 小时)
	• 空腹到餐后 2 小时血糖波动在 40mg/dL 以内
	• 睡前血糖 80~120 mg/dL(4.4~6.6mmol/ L)
	• 没有严重低血糖或夜间低血糖
	• 若存在预期寿命缩短、年老体弱、认知障碍,或其他医疗问题(如心脏病、脑卒中、无症状性低血糖、ESRD)可宽松调整餐前血糖目标值
A₁c	• 目标< 7%(上述人群 A₁c 目标可适当放宽)
	• 频率:每 3~4 个月测 1 次
	• 使用 A₁c 验证 SMBG 数据
血压	< 130/80mmHg
血脂	低密度脂蛋白<100mg /dL(<2.6mmol/ L);高密度脂蛋白 男性> 40mg/dL(> 1.0mmol/ L),女性>50mg/dL(> 1.3mmol/L);三酰甘油<l50mg/dL(<3.9mmol/L) 注意考虑心血管疾病患者目标低密度脂蛋白<70 mg/dL
监测	通过记忆和日记本记录
SMBG	对于 MNT、口服药物治疗、GLP-1 药物治疗者:在调整治疗阶段 3 次/天(例如空腹、最大量饮食的餐前、最大量饮食的餐后 2 小时);血糖达标后可减少到 3 次/天,2~3 天/周 对于胰岛素治疗者:1~4 次/天(或更多);成本、技术、血糖控制水平或可用数据等可能随时更改;当进行胰岛素治疗时,可根据需要检测凌晨 3 点的 SMBG
CGM	考虑通过 CGM 来确定血糖模式
随访	
1 个月 1 次	调整治疗阶段每月 1 次访视(每周电话联系是必需的)
3 个月 1 次	低血糖;药物;体重/BMI;MNT;BP;SMBG 数据(下载数据);A₁c;眼睛和足部检查;糖尿病/营养;教育;戒烟咨询;阿司匹林治疗;计划怀孕的育龄妇女;抑郁症人群筛查
诊断时和每年 1 次	除了每 3 个月随访 1 次,完成以下随访:病史和运动情况;空腹血脂;蛋白尿水平筛查;眼底检查;牙科检查;神经系统评估;足部综合检查(脉搏、神经和检验);糖尿病指南和营养教育
并发症/监测	心血管、肾脏、神经系统、足部、口腔、皮肤

A₁c,糖化血红蛋白;BMI,体质指数;ESRD,终末期肾病;FPG,空腹血糖;GLP-1,胰高血糖素样肽;BP,血压;CGM,动态血糖监测;SMBG,自我血糖监测;MNT,医学营养和运动治疗;OGTT,口服葡萄糖耐量试验;UTI,尿路感染。

系统成熟的陈述"[5]。结合科学和临床的判断,实践指导方针是为了提高护理质量, 提供一致性的医疗服务。护理质量与医疗实战减少变差直接相关[5]。在诊断和治疗的医疗条件方面的矛盾可以通过常用的实践指南来解决,使医生能更有效地利用医疗资源,达到治疗效果,节约成本,减少法律责任的风险。

在指导临床实践方面,IOM认为"科学证据和临床判断可以系统地结合, 产生临床效果和优质护理指导,促使临床医生、患者等改变其行为模式,从而带来更好的健康结果,降低医疗保健成本"[5]。有效的实践指南可以促进一致的、有效的和高效的医疗服务,最终改善患者的健康结果。为了实现这个目标,指南必须包含足够的细节以测量临床结果。为达到最佳效果,实践指南应该具体、全面,并被社区医生和其他医疗团队成员所接受。在临床实践中,指南需要反映可用的社区资源,并且足够灵活地用于日常临床实践。

实践指南的第一原则是基于良好的科学实践结论。SDM实践指南基于ADA、国家糖尿病数据组、国际糖尿病联合会、世界卫生组织美国糖尿病教育者协会、美国临床内分泌学家协会以及代表美国以外的一些国家的其他糖尿病组织的建议。这些组织回顾了当前的科学数据和许多已达成共识的糖尿病主要护理要点:

- 诊断标准及分类。
- 治疗方案。
- 血糖、HbA_{1c}、血压和血脂治疗目标。
- 血糖监测频率、尿酮体和HbA_{1c}监测。
- 并发症监测(眼睛和足部检查、尿微量清蛋白筛查)。
- 医学随访。
- 需要强化并发症的治疗。

这些组织也着手解决胰岛素抵抗的问题,已达成以下共识:

- 胰岛素抵抗与高血糖、高血压、血脂异常、中心型肥胖和肾脏疾病相关。
- 及时发现、诊断和治疗每种疾病。
- 当其他风险存在时能认识到某种疾病进展增加的风险。
- 列出一般治疗目标。

实践指南的第二个原则是其包含足够的特殊处理措施的信息。SDM的主要决策路径和具体决策路径(图1.2和图1.3)对实践指南的实施有所帮助。

实践指南的第三个原则是它们适用于社区,为医疗保健人员所采用,并能够反映社区的特定资源。这个过程的关键要素包括:

- 需要评估和参与的社区团体。
- 适应SDM。
- 医疗保健专业人士能适应和接受医疗实践指南。
- SDM实施计划。
- 评估短期和长期的实践结果。

主要决策路径

SDM的主要决策路径(图1.2)概述了每种类型糖尿病的药物治疗,显示了对大多数患者有效控制血糖的途径。主要决策路径还提供了一个通用的方法来启动和调整治疗。主要是基于通过空腹和(或)随机静脉和毛细血管方法测定的血糖水平和HbA_{1c}水平来选择疗法,专家根据其他的生物学特征(例如胰岛素水平)、症状和生理状况选择疗法会更加复杂。而根据特

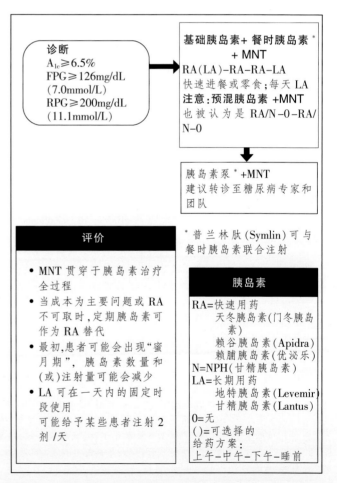

图 1.2　1 型糖尿病主要决策路径。FPG,空腹血糖;RPG,随机血糖;MNT,医学营养治疗和运动治疗。

定的标准,选择过程会变得更加一致。使用决策路径能够使所有团队成员和患者了解整个治疗计划。若初始方案失败,它还能使团队理解替代疗法。最后,它还建立了一个治疗时间表。如果治疗方案失败,主要决策路径会指导进入其他的治疗阶段。

具体决策路径

决策路径的核心是阶段和流程（启动、调整或维持）的交叉点。SDM为每一个交叉点提供了具体的临床路径,它描述了具体的治疗方案,遵从的普遍路径以及进展过程。具体决策路径有两种:启动和调整/维持。

以2型糖尿病使用二甲双胍作为起始治疗为例(图1.3)。诊断时血糖过高或者是先前的治疗失败后即启动决策路径。然后开始医疗工作并设定血糖目标,开始治疗。确定"如何开始"之后进行跟踪随访。所有的临床路径都是这么开始的。

第二种具体决策路径涉及调整/维持当前的治疗

方案。以二甲双胍/调整的决策路径(图1.4)为例,决策路径始于简要回顾关键数据和目标水平的设定。这些数据(目前的药物、糖尿病控制、依从性、体重改变和血糖波动/高血糖事件)是常见的糖尿病形式。下文是当前的血糖控制的详细评估。

当血糖水平达标时,患者进入维持阶段。决策路径的调整治疗包含常规随访,其与国际糖尿病组织推荐的实践标准是一致的。其中包括随访的频率和随访间隔的时间。间隔超过1个月,平均的自我检测血糖应该下降15~30mg/dL(0.8~1.7mmol/L),对应的HbA₁c下降0.5%~1%。如果治疗达标了,目前的治疗不需要任何调整。如果没有达到标准,则须进行一些必要的调整。

如果血糖水平没有达标,下一步是确定原因。通常由于治疗方案存在潜在的缺陷。然而,有时候是因为患者依从性差。在这种情况下,辅助决策路径中的"心理和社会评估"和"糖尿病管理依从性评估"用于处理依从性相关的问题。然而,SDM中一个潜在的理

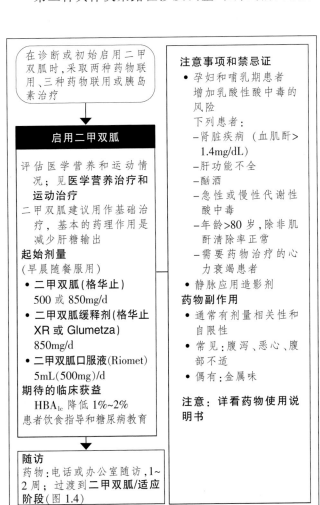

图1.3 2型糖尿病使用二甲双胍作为起始治疗。

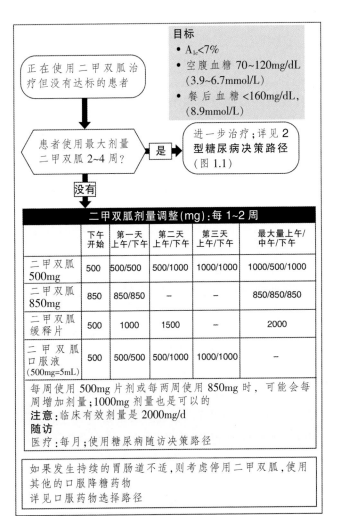

图1.4 2型糖尿病使用二甲双胍作为调整治疗。

念就是失败的原因在于治疗不当,而不是患者。因此,如果依从性不是问题,下一步是评估有哪些方面可以得到改善。

每种药剂都有一个最大的安全有效剂量。例如口服降糖药,SDM提供了最大剂量标准,同时还报道了临床有效剂量,有时远远低于最大推荐剂量。例如,临床上有效剂量的磺酰脲类药物大约是最大剂量的2/3。一般情况下,1~1.5 U/kg(取决于糖尿病的类型和患者的年龄)被认为是胰岛素的最大安全剂量,超过这个范围是需要重新评估治疗的。

SDM为每一个调整阶段提供了标准,并提供了从一个阶段到下一个阶段的理由。例如,联合治疗或胰岛素治疗的选择是基于是否由于空腹高血糖或餐后高血糖,病情没有改善。如果出现持续的空腹高血糖、夜间低血糖或HbA_{1c}不达标,则由单纯基础胰岛素转向基础和加餐胰岛素治疗。

调整和更改治疗的标准

SDM的根本原则是提供一个理性且一致的标准,可以应用在患者需要更改治疗(阶段)之时。一部分原则是,临床决策是建立在(但不限于)已证实的患者自我监测血糖数据和HbA_{1c}水平。治疗目标是实现在每个月HbA_{1c}降低0.5%~1.0%,同时自我监测血糖(SMBG)水平平均下降15~30mg/dL(0.8~1.7mmol/L)或连续葡萄糖监测(CGM)显示没有增加低血糖发生风险。为了实现这一治疗的目标,目前的治疗必须时常加以调整。评估患者对治疗计划的依从性包括评估其血糖监测技术和记录、饮食计划和运动记录,以及评估患者对药理学方案的相容性。

评估当前疗法的一个重要步骤是确保有相当数量的自我血糖监测记录且数据已核实。一般来说,当采用SMBG时,最佳频率至少每天包括随机选择的4个测试时间。如果采用CGM,它的最佳监测时间是至少2周,以了解血糖的昼夜模式,从而选择适当的治疗。因此,至少2周的观察未达标时需要调整治疗。最初的CGM可用作SMBG的补充数据,直到更改治疗方案。如果SMBG的模式数据证实血糖始终未达标,可以用CGM来验证SMBG数据的真实性,继而调整治疗,直到达到最大有效剂量。如果血糖仍然不能达标,则根据主要决策路径选择另一种疗法。要想达到一个特定的血糖目标,治疗方案的更改就更加复杂和具有灵活性。

代谢综合征、并发症和住院决策治疗路径

血管并发症、肾病、视网膜病变、神经病变和足部疾病的决策路径通常遵循糖尿病治疗路径。它们的主题不同,包括预防、筛查、诊断以及启动和调整疗法(举例见图1.5)。

患者和糖尿病分阶段管理

原则上,因为患者的参与是SDM的基本组成部分,医务人员应该为每位患者提供主要决策路径以使他们熟悉可选择的治疗方案。除了了解主要临床路径,患者还应该意识到监测(如HbA_{1c}等)的重要性。一种方法是提供患者小册子,或记录血糖和HbA_{1c}目标和实际值的日记本。电子记录也可以,患者可以下载胰岛素泵的数据和应用数据掌握自己的血糖规律。此外,SDM鼓励开展记录工作,对患者进行跟踪治疗。治疗记录为患者提供治疗史,让患者和医生了解当前状态以及下一步如何进行。在维持复杂疗法的依从性和教育方面,其是有价值的辅助工具,因为患者须保持知情同意并参与每一步治疗。

糖尿病护理团队和团队发展

虽然糖尿病护理团队的概念并不新鲜,但患者是团队的成员这一观点仍然存在争议。因为依赖患者收集的数据,同时需要患者合作、了解治疗方法,并遵循复杂的方案,因此,患者必须被看作护理团队的中心成员。在初级保健管理方面,团队可能包括医生、护士教育者、护士、医师助理、药剂师和营养师心理学家/社会工作者和运动生理学家。在没有糖尿病专家的情况下,这一团队是特别需要的。如果有糖尿病专家,一个团队可能包括初级护理医生和糖尿病专家。在这种情况下,决策路径包括转诊情况和糖尿病护理情况共享。

决策路径中专门指定了医务人员的作用。当医生没有针对性的培训和时间时,护士、营养师尤其具有独特的作用,决策路径中还包括特定的营养干预和教育的信息。

初级保健医师

初级保健医师经过专门训练且技术熟练,首先接触并持续护理糖尿病患者,特别是成年患者。他们的职责包括健康推广、疾病预防和健康维护、咨询、教

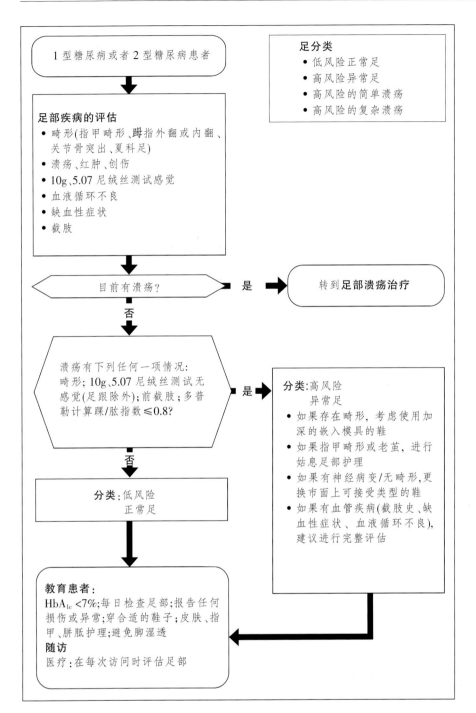

图 1.5　足的评估和治疗。A_{1c}，血红蛋白 A_{1c}。

育、诊断和治疗。初级保健医师调整糖尿病患者护理的手段包括专家介入、咨询和（或）转诊。初级保健医师作为倡导者参与患者的医疗系统，从而实现具有成本效益的保健服务。

初级护理医师经常会被认为是"糖尿病专家"，这个术语常常被误解。在美国，没有专业的糖尿病学的学位或者资格考试。糖尿病专家通常是擅长诊治糖尿病患者的健康专家。然而，出于法律和伦理方面的考虑，糖尿病专家通常从事内分泌学，进行专注于糖尿病的实践工作。目前，NCQA认定的个人或团体的医务

工作者为"合格的医生"，必须经过临床实践的仔细评估，并能达到糖尿病治疗的具体标准。注重专业知识评估临床效果，并能将丰富的临床经验转化为有益的结论，是衡量临床能力的一个重要因素。

糖尿病教育者

被称为"糖尿病教育者"的团队成员提供初始及持续的自我管理教育，提供生存技能以及糖尿病技能培训，预防和诊断并发症。通常，护士、营养师、药剂师和心理学家都有糖尿病医疗管理和自我管理教育的

丰富经验和知识。在美国,通过国家糖尿病教育资格认证委员会认证的教育工作者,必须已经进行了至少1000小时的糖尿病患者教育,并通过全国统一考试。成功通过国家考试的专业医护人员即是资格认证的糖尿病教育者(CDE)。

注册营养师

注册营养师负责评估糖尿病患者的营养需求,帮助制订与儿童生长发育和成人保持健康所需的营养需求相一致的饮食计划。糖尿病教育者往往也是营养师,为患者提供饮食方案,并建议如何改变患者行为,设计一套行动方案,以优化糖尿病护理的营养成分。营养师也将与患者一起创建活动和(或)锻炼计划。

心理学家/社工

心理学家/社工评估和调整糖尿病个体以及家族的初始和后续的情绪。最近,因为患者更多地参与临床决策和日常治疗,心理学家的作用在自己参与护理的患者中已重新得到重视。

其他护理团队成员

药剂师、足科医师、运动生理学家和心脏科医生,以及神经科、肾脏科医师也可以是糖尿病护理小组的成员。护理队伍的基本理念是,所有的医疗服务提供者和患者对治疗过程事先同意。这就避免了误解和适得其反的治疗。更重要的是,它能显著减少错误。

团队发展

该团队的工作紧密地联系在一起,并互相交换意见,该团队内任何一组医护人员都有着共同的目标,特别是恢复血糖控制,防止微血管和大血管并发症。随着电子病历和自我保健信息的出现,允许开发团队在地理上和时间上分开发展。而理想的团队成员应位于同一机构,并使用电子媒体协调地进行沟通,以确保治疗信息共享的时效性和系统的兼容性。例如,大型初级保健团队人员可能需要与教育工作者和营养师沟通,但他们可能不在一个机构内,为方便患者和医务工作者,他们可能不得不使用电话联系。在团队式糖尿病管理的一个长达四年的疗效研究中,作者得出结论,不同地理位置的团队人员需要协调和同步[6]。从本质上讲,他们认为,这样的团队要想发展,需要是同步的,即使在不同的机构工作,他们必须经过面对面的沟通以保证同步性。

无论是在同一地点还是彼此分开,团队的发展均包括4个步骤:①形成;②攻坚;③规范;④执行[7]。

1.形成。在团队形成期,成员须明确自己的专业并详细说明其工作范围。

2.攻坚。在第二阶段,成员的角色和职责可能发生冲突。

3.规范。在第三阶段,团队成员解决冲突,建立和谐的关系。

4.执行。第四阶段,由团队成员努力实现既定目标。这个过程需要成员对护理指南、目标、临床实践路径的认可,接受相同的数据、患者的参与和团队的协作,以及最重要的,对临床实践活动和结果进行持续的评估。

参考文献

1 Mazze RS, Etzweiler DD, Strock ES, *et al.* Staged Diabetes Management: toward an integrated model of diabetes care. *Diabetes Care* 1994;17: 56–66.

2 Diabetes Control and Complications Trial Research Group. The effect of intensive treatment of diabetes on the development and progression or long-term complications in insulin-dependent diabetes mellitus. *New England Journal of Medicine* 1993;329:977–86.

3 United Kingdom Prospective Diabetes Study Group. Effect of intensive blood-glucose control with metformin on complications in overweight patients with type 2 diabetes (UKPDS 34). *Lancet* 1998;352:854–65.

4 Action to Control Cardiovascular Risk in Diabetes Study Group, Gerstein HC, Miller ME, Byington RP, *et al.* Effects of intensive glucose lowering in type 2 diabetes. *New England Journal of Medicine* 2008;358:2545–59.

5 Field MJ and Lohr KN (eds). *Clinical Practice Guidelines: Directions for a New Program.* Institute of Medicine Publication 90-08. Washington, DC: National Academy Press, 1990.

6 Lapidos S, Rothschild S. Interdisciplinary management of chronic disease in primary practice. *Managed Care Interface* 2004;17:50–3.

7 Tuckman, B. Developmental sequence in small groups. *Psychological Bulletin* 1965;63:384–99.

第2章

糖尿病分阶段管理策略的实施

关键点

● 糖尿病分阶段管理不局限于临床路径、实践指南,以及团队开发,它是一个主动的过程,通过循证医学改善护理。

● 糖尿病分阶段管理是为了做出改变,旨在优化现有资源,改善临床结果。

● 糖尿病分阶段管理需要认真、精心地制订一个计划来实施。

最初开发糖尿病分阶段管理(SDM)时,有人认为,循证方法提供了理论依据。然而,我们的理论基础建议在实施之前还要有一个必要的过程。全面实施SDM需要参与SDM过程,其中包括确定原则,评估当前实践,自定义社区SDM元素,确认实施过程中可能遇到的障碍,进行随访并对结果进行评估。本章详细描述了这一过程。

注意 目前参与SDM过程中的读者,请注意本章是完整的SDM的一部分,其中还包括快速指南。对于那些目前没有参与SDM过程的读者来说,本章的内容总结了所有的程序要素。在更新的快速指南中可以找到完整的决策路径。建立共识的主题是决策路径和实践指导方针;通过这一过程,该准则将被修改,以反映每个社区的特色资源,请注意本章所用范例数据是由美国和世界其他国家的医疗机构收集的。

SDM的目标是保证前后一致,循证预防、检测和治疗所有类型的糖尿病及相关并发症和综合征。为实现这一目标,社会各界的提供者和糖尿病团队成员需要去熟悉并遵循同样的准则。建立共识的过程,是为了优化SDM。

启动和维持一个成功的SDM程序需要5个步骤:

1. 社区糖尿病护理需求评估(包括图表审计)。
2. 小组形成。
3. 定向SDM。

4. 定制和实施SDM。
5. 评估SDM。

需求评估

当社区开始了解需要改变治疗糖尿病及相关疾病的方法时,SDM就开始为人们所用了,特别是它如何预防、检查和治疗疾病,并提供长期的护理和教育。应该认识到其可能会作为护理、教育实践、流行病学数据或个人经验的正式评估结果。SDM可促进社区范围的糖尿病护理状态的评估(并且可能扩大到包括代谢综合征)。这项评估为了解社会的需求和资源提供基础,也解释了其如何有助于医疗成果。这个过程也可以作为对其中的成果进行衡量的基准。要完成护理过程的分析需要对流行病学数据、人员、设施、血糖控制的现有水平,以及并发症监控进行检测。

评估范围:

● 组织信息。组织名称、联系人、地址、标题、系统类型(例如,管理式医疗组织)、网站的数量和类型、医疗服务提供者的数量和类型,以及慢性病的进展。这些信息往往已经完成并对内对外进行公布,并与发布信息的人进行信息核对(如果存在这样的人)。

● 人口。年龄、性别、报销组合(例如医疗保险、管理式医疗组织、服务收费、现金支付)、种族、糖尿病的类型和社会经济背景等信息是必须收集的。社区范围内的人口统计学信息可以从国家健康部门、卫生部和政府机构来获取。医院和诊所会利用包含此信息的定期审查报告。

● 住院的数据。包括住院的平均天数、转诊、住院服务和门诊服务。医院评审记录对公众是透明的。通过诊断可获得临床数据,以便进行计费。

● 糖尿病(及相关)护理服务。包括住院和门诊医疗、教育、全时工作量、资源(特殊设施,如实验室和营养中心)、糖尿病用品和支持小组。这些信息通常可从护士教育者、营养师和其他诊治过大量糖尿病患者的医务工作者那里获取。如果这是一个公认的糖尿病方案,年度报告中应包含此信息。注意:由于代谢综合征很可能包含糖尿病,因此它可能不能为高血脂、高血压和(或)肥胖患者之外的患者提供特殊服务。因此,一定要将这些元素纳入评估中。

● 糖尿病管理。包括目前的诊断标准、患者血糖控制标准、并发症监测、例行检查、专科医生问询。在本地社区可能很难获得这些信息,往往需要从多个渠道获得。一旦获取信息,就可以用于年度比较以评估糖尿病管理系统。信息收集后,应询问以下社区糖尿病护理的问题:

- 在哪里诊断的糖尿病?是医生的办公室吗?医院吗?临床筛查?其他机构?是否同时评估了代谢综合征?

- 初始治疗是由谁决定的?初级保健医生?专家?跨学科的团队?糖尿病中心?

- 谁对患者和家属进行教育?初级保健医生?护士教育者?营养师?糖尿病专家?跨学科团队?公共卫生护士?认证的糖尿病教育者?其他?

- 谁负责日常管理?初级保健医生?护士教育者?糖尿病专家?跨学科团队?公共卫生护士?其他?

- 谁管理并发症?初级保健医生?护士教育者?糖尿病专家?跨学科团队?公共卫生护士?其他?

- 谁负责营养评估及随访?营养师?初级保健医生?护士教育者?糖尿病专家?跨学科团队?公共卫生护士?其他?

- 谁负责调度年度并发症监督检查?初级保健医生?护士教育者?糖尿病专家?跨学科团队?公共卫生护士?其他?

图表审核

图表审核已成为最常见的护理评估手段。它的目标是提高疾病管理的质量,它的任务是通过比较收集到的数据与公认的标准进行质量测量。SDM 使用本书中的实际指南作为评价标准,以评估目前糖尿病护理的水平。SDM 实践指南(详见各章节)包括诊断标准、治疗方案、指标、监测和医学随访时间线。这些时间线与国家和国际组织[如美国糖尿病协会(ADA)、欧洲糖尿病协会和国际糖尿病联合会]确定的基准一致。

图表审核具有以下优点:

● 从有助于成功治疗效果的关键因素方面,深入调查糖尿病和相关病症目前的管理状况。

● 现实的角度。

● 识别变化的实践。

● 基线测量。

● 与公认的基准测试对比。

● 现有结果的量化。

● 利用现有指南的文件。

以下是图表审核的重要组成部分:

● 获得许可。

● 选择图表。

● 回顾图表。

● 总结结果。

● 进行访问。

● 撰写报告。

获得许可

最好是获得签名授权的审查图表。参与授权过程的人可以是医生或病历的负责人。授权应包括以下信息:评估者、要求审查者、审查的目的,以及数据将被如何使用。一定要说明该信息不会只专用于患者或医生。由于数据将来可能被用于刊物或公开演讲中,一些机构要求患者知情同意。

图表审核没有得到国际的公认。许多临床医生更倾向于将患者的病历保密。在这种情况下,地区和国家流行病学数据可能有用。小范围公布的研究结果和对提供者的采访也是评估当前护理的一种手段。收集数据的基本目的是提供测量变化基线。许多提供者认为基线会发生变化,因此认为基准数据没必要。

选择图表(在美国境内)

如果可能的话,利用医疗记录及质量改进部门随机选择审核的图表。每个提供者至少应有 35 个糖尿病患者图表做评估,以满足美国国家医疗保险质量认证委员会(NCQA)的认证标准。如果超过 6 个提供者都在同一个机构工作,210 个随机选择的图表会符合NCQA 认证标准。这就提供了一个足够的样本,从中可衡量日后糖尿病结果的变化。如果这不是目的,那么评估图表的数据将随着被测量的变化种类而变化[18]。

在大型健康管理机构或诊所,如果这些数据可用,数据审核糖尿病可能早已成为质量改进或认证的一部分。根本目的是体现需求,并提供一个测量变化的基线(如果有必要)。一个审计员需要 10~12 小时来审核 35 个图表,2~4 小时来汇编和总结。无论选择什么方法,应确保能够达到目标。谨慎地随机选择图表,如每个选择提供者的第 4 或第 8 个图中包括活跃的患者。请确保选择的案例中包括活跃的患者。避免选择已故的或不活跃的患者的图表,随机选择仅局限于去年诊治的患者。由于 SDM 实施后,这些图表将被召回,需确保它们被留在社区,并在未来的 6~12 个月待观察,包括那些长期护理机构或其他护理机构中的患者。

回顾图表

使用当地标准的审核形式或国家组织的审核形式对特定糖尿病类型进行审核,并填写所需的信息。有时,在特殊条目的边缘写上附加说明以增强记忆是很有效的。使用病程记录、实验室数据、附加的通信,以及其他收集数据的流程表。审查诊断糖尿病的书面病程记录,然后查看过去 12 个月里办公室访问、实验室数据,以及额外的医疗保健服务记录。在下面的讨论中,将使用 SDM 审核形式。

收集人口数据

查看该诊所过去 12 个月的图表,并注意访问日期、图号(没有名字)、出生日期、性别、种族/民族、糖尿病的诊断年份,以及体重。有时很难找到关于诊断年份的信息,所以如果图表前面有诊断或治疗总结,使用其日期查找诊断日期,并通过该特定日期的诊所笔记加以证实。如果诊断或治疗总结不可用,在实验室数据部分查找化验空腹血糖结果第一次大于 126mg/dL(7.0mmol/L)或者短期血糖 200mg/dL(11.1mmol/L)或更早的日期——糖尿病的诊断标准。如果无法找到,通读图表。

糖尿病的结果和过程变量列表

查看该诊所过去 12 个月的图表。该部分记录 HbA_{1c}(糖化血红蛋白)的数据,每年的眼科及足部检查、血压测量、每年微量清蛋白尿的监测、血脂检查、糖尿病和营养教育,不考虑患者是否自我监测血糖,自我监测血糖(SMBG)的目标范围,以及是否吸烟。许多社区通过和患者通信来获得患者报告的 HbA_{1c} 结果以记录目标值。注意最后的 HbA_{1c} 和平均 SMBG /动态葡萄糖监测(CGM)的读数是否在目标范围内。如果目标范围尚未识别和记录,"否"框会被选中。列出日期、最后的 HbA_{1c} 值和血糖测定值,以及过去一年获得 HbA_{1c} 和实验室血糖的频率值。一定要注意实验室的正常范围和血浆葡萄糖值(因为存在方法上的差异,一定要注意是否使用血浆或全血分析)。

检查医务人员是否已记录特定的并发症或症状。注意当实验室值(如脂类或出现尿蛋白)或体格检查结果(血压)表明并发症的存在,但不是由医务人员记录的情况。还要审查急诊室就医和糖尿病酮症酸中毒的住院治疗、高血糖高渗综合征或低血糖的文件对应的医院记录。注意过去 12 个月内眼科医生、验光师或初级护理医生经手的所有眼部检查(带扩张)。请务必阅读病程记录和图表的对应部分。

回顾所有实验室数据

还需要实验室数据表记录日期和结果。要注意图表如何记录 SMBG。SMBG 数据是否从仪表下载到电脑以及报告结果是否放置到图表中?图表中是否包括患者记录簿的副本?图表中还有没有自我血糖监测的其他文件?包括护士、营养师或医生的糖尿病和营养主题文件。注意患者在任何类型糖尿病的教育上花费的时间。多数情况下,实际的教育可能通过图表的一个流程图或者一个单独图表的流程图列出,这是在诊所以外做出的。并包括上一次接受糖尿病教育的日期。要警惕那些已诊断出糖尿病或在药物治疗的初始阶段才接受糖尿病教育,但没有接受额外随访的患者。

回顾糖尿病治疗方法

这里应包括过去 12 个月的门诊图表。记录患者正在进行的治疗,包括单纯的医学营养治疗、口服药物和(或)胰岛素联合治疗。核对患者服用的口服药物或胰岛素类型并记录上午-中午-下午-睡前的 SDM 模式。如果患者已经持续进行了很长一段时间的固定疗法,仍没有达到预期目标,记录变更治疗的日期也是有帮助的。许多医疗机构目前使用电子病历,部分或全部用于图表审核的信息可以通过电子病历系统得到。

回顾代谢综合征治疗方法

注意是否记录胰岛素抵抗或相关合并症(高血压、血脂异常、肾病、肥胖、多囊性卵巢综合征或黑棘皮症)。确定患者是否正在治疗高血压、血脂异常,或者任何胰岛素抵抗有关的疾病。如果患者因为肥胖或肾脏疾病摄入特殊饮食也需要注意。

结果汇总

汇总多个图表的数据到一个单页列表。这将有助于向社区报告当前的管理实践。

进行访问

有时候因为没有记录,图表审核会错过治疗最佳时机。确定图表在何种程度上反映实际护理过程是非常重要的。尽可能多地访问提供者(例如，护士、营养师、医生)以核实图表审核的结果。这些结果应包括在书面报告内。只有在访问后才能更好地反映实际需求。

撰写报告

随着审核的完成，大多数社区将要完成图表审核的书面报告。使用已填好的申请表和通过上述评估获得的信息为社区写一份报告。

小组的形成

启动 SDM 的一个非常重要的步骤是组队。重点是确定卫生专业人员、机构和组织利用社区定制的实践指南，改善医疗和教育过程。社区是指个人在制订、实施和监测糖尿病及相关疾病的实践指南方面有一致意愿。社区可以是管理式医疗组织、实践小组、初级保健诊所、医疗中心、医学院的一个院系或整个区域的网络医生和其他服务提供者。社区也可以包括国家组织，如糖尿病协会。这个概念是由利益各方达成的共识，以确保循证实践的应用。

将一个社区的 SDM 从理念转化为工作系统，利益相关者必须投入资源，用于采用新的护理和标准化的方法。这些资源可以分为四类：人员、设备和物资、物质设施，以及财务。这些通常被称为"吞吐量"。它们向风险患者提供服务，把他们表达的要求和需求转化成改进的结果。组织这些吞吐量的核心是"支持者"：支持他们社区中的改变并愿贡献领导力量的个人或者多个人。支持者需要协同领导者或协调者在沟通、教育以及支持其他社区医疗服务者和其他关键人员方面提供帮助。协调者往往很积极，并愿意全面参与这一需要时间和精力的过程。协调者往往是现有的糖尿病护理和教育团队的一员，参与糖尿病护理在社区中的改善。团队成员可能包括初级保健医生、糖尿病护士教育者、注册营养师、心理学家或社会工作者，以及糖尿病专家。虽然这些类型的专业人才可能不在社区内，但其在教育、营养和心理等方面的作用是护理的重要方面，应该加以重视。

一旦社区被确定，团队组成，工作组就建立起来了。该工作小组的成员包括护理队伍和其他医生(家庭医生、儿科医生、产科医生和内分泌医生)、健康专业人员(护士、营养师、足病诊疗师、药剂师和心理学家)、行政代表、第三方付款人，以及对糖尿病患者或

社区相关疾病患者的保健和教育感兴趣，并且有影响力的患者群体。当地糖尿病协会的业外人士也包括在内。基于小组会议的宗旨，落实 SDM 需要额外的资源，他们代表的个人和组织可以成为非常有效的加盟者。

该工作组的目的是开发一个能让工作人员熟悉 SDM 引发变革，接受实践指南，推动护理不断改进的行动计划。SDM 的长期目标需要时间来确定，该目标会影响工作组的组成及其需要的资源。如果没有远见和计划，许多护理只是"浪费时间"，不能实现其最终改善糖尿病患者生活质量的目的。工作组成员对每种类型的糖尿病的护理的实践指南达成共识并最终将 SDM 付诸实践，监督其进展情况。

糖尿病分阶段管理策略的定位

收集评估数据的同时，开始着手定位。先从核心护理团队开始。团队的介绍应该包括以下几点：

- 定义 SDM，概述其改善社区护理的重要性。
- 评估糖尿病知识。
- 评估糖尿病护理。
- 建立目标。

定义糖尿病分阶段管理策略和它在社区内的重要性

关于 SDM 的介绍应该可以回答以下问题：

- 什么是 SDM？SDM 是一个确保采取一致指导方针的过程，此过程将提高整体护理效果。

- 社区中目前如何管理糖尿病？在图表的审核、访问，以及其他数据的基础上，糖尿病护理的质量可以被定性为优秀、一般或欠佳。

- 如何确定糖尿病护理与 SDM 变化的关系？诊断、分型、治疗方案和结果将被定义、贯彻应用，以及监控。

- 代谢综合征如何融合糖尿病护理和教育的传统方法？因为大多数服务团队和患者教育方案侧重于糖尿病，有必要将高血压、高血脂、肾病和肥胖融入"常规"保健和糖尿病患者教育的过程。这需要对目前的做法进行重新评估。

以下是为核心护理团队制定 SDM 概况报告提供的一些准则：

- 鼓励再思考糖尿病护理，专注于广泛的社区问题：改善护理，降低成本，提高规模效益，组织系统，并

符合国家标准。

● 检查从系统分析社区中糖尿病的范围及程度得到的数据。在美国，每年要花费超过 200 亿美元用于糖尿病治疗，主要是用于对糖尿病并发症的治疗。世界范围内的数字是未知的，但很可能是 10~20 倍。虽然许多与糖尿病相关的微血管和大血管并发症可以通过控制改善血糖和血压来预防，但目前的情况表明，大多数糖尿病患者并未治疗相关并发症。例如，2型糖尿病患者患心血管疾病风险是没有糖尿病的同龄人的 5 倍。这种风险反映在糖尿病患者的医疗成本是一个年龄和性别相仿的没有糖尿病患者的 5~10倍。最终，这些成本由全社会承担，并体现在许多糖尿病患者的生活质量差和过早死亡中。重要的是，该群体应了解，早期发现、积极治疗及严密监测的系统方法可以得到潜在的好处。

● 需要强调 SDM 依赖于共识。工作组必须意识到改变的必要性、系统方法的价值、循证医学的必要性、使治疗达标的方法的可取性，以及全社区实践指南的需要。共识应该是所有对糖尿病患者和相关疾病的护理及教育有影响力的健康专业人士全员参与达成的结果。讨论应是畅通且无阻力的。应讨论角色和职责、治疗方案，以及资源分配相关的争议。应该仔细评估从科研成果、国家标准和地方实践得到的数据，从而达成一致。最后，该小组应该努力编制一个系统，保证系统方法不仅是基于证据的，而且是动态的，以定期进行重新评估和修改。

评估糖尿病知识及护理

支持者在达成共识的作用中是举足轻重的。要从评估工作组对糖尿病和胰岛素抵抗的熟悉程度开始。由于这些是成人学习者，因此不建议测试。评估理解程度的最好方法是回顾其现行做法，然后再确定组员对关键因素的理解程度，如诊断标准、分类、治疗方案、治疗目标、监控和监测并发症。应该对糖尿病和高血压的分类及诊断的国家标准进行回顾。评估和回顾对于建立 SDM 框架很重要。在研究成果和数据的支持下，他们为使用科学信息奠定了基础，以建立一种治疗疾病的系统方法。虽然个人的临床经验很重要，但 SDM 是依靠科学证据来建立指导诊断和治疗的常见临床路径。

确立目标

一旦护理小组和工作组熟悉 SDM 的概念，并希望实施一套符合他们社区的项目，下一步就是确立长期和短期目标。这不仅给了参与者对未来的憧憬，而且有助于保证工作进程走上轨道。明智的做法是详述下个月、6 个月、1 年和 5 年内将会完成什么。当团体开始实施 SDM 时，长期计划将为把合适的系统放在适当的位置做好准备，用于监测评估效果。一些典型的社区目标如下：

● 实现 1 型、2 型及妊娠糖尿病的筛查和诊断共识。

● 确定与胰岛素抵抗相关的合并症。

● 为每种类型的糖尿病建立决策路径上的共同治疗目标和转介点。

● 与所有医护人员和患者共享定制的决策路径。

● 确保记录了每个患者的病程。

● 采用一种持续评估效果的方法。

在目标上达成共识是至关重要的，有助于形成主人翁意识和责任感。事实证明这是成功实施的关键步骤。当定位完成后，下一步就是要组织一个工作组，工作人员将参与实践指导方针和主要决策路径的回顾和定制。

糖尿病分阶段管理策略的定制

实践指南必须使用明确的语言，准确地定义术语，使用逻辑准确且易于遵循的表现模式。

内科研究所[1]

通过充分参与社会实践指南的定制，让参与者对 SDM 形成主人翁意识。总体来说，其出发点是如果有国家标准应参考国家标准。在这种情况下，也有不能被确定的相关标准，如诊断标准或分类系统。然而，对于整体方面（如治疗方案和监测代谢控制的方法），可以根据资源和当地的方法进行修改。

SDM 需要护理专业人士制定，并为他们服务。在这个过程中，参与者的选择需要考虑以下几个因素：

● 如何选择护理服务者？总体来说，护理服务者的定义是那些负责疾病管理的各个方面的人员，包括选择适当的治疗方法，调整药物制剂，推荐糖尿病和营养教育及管理并发症。糖尿病护理和教育团队是出发点，而其他人员，如药剂师或来访的护士，也可以发挥重要的作用。

● 他们作为团队的一部分，还是作为个人？大多数工作组为松散的个体，导致了医疗的混乱。一个护士可能配合 5~10 医生工作，可能接收到相互矛盾的指令。所以我们认为,一个团队只有一个指令将是今后的目标。

● 一个参与者能否代表一个较大的群体?在多站点的管理式医疗组织,来自一个地方的人可能是一个工作组的成员。该成员将代表该地区,并在达成共识后,负责管理该地区。

● 有没有谁"必须"参加,以确保 SDM 方法可以被接受?医务主任、护理董事及其他行政人员可能是关键人物,他们是促进 SDM 过程被广为接受的关键人物。他们的加入往往是必要的,能确保适当的资源分配。

一般来说,需要进行 4~6 小时的会议才能完成定制过程。所有的参与者应该持有一份快速指南的副本。

协助小组接受 SDM 实践指南和主要决策路径有 8 个步骤:

1. 共享愿景,并呼吁团队行动。
2. 提供有关糖尿病和胰岛素抵抗的信息。
3. 建立共识。
4. 制定实践指南。
5. 制定主要决策路径。
6. 共享定制的实践指南和主要决策路径。
7. 回顾具体决策路径。
8. 讨论实施。

第 1 步:共享愿景,并呼吁团队行动

第一步是回顾 SDM 的目的、定制过程和长期目标(定向会议期间开展)。SDM 是为了寻求一种疾病管理的循证方法。使用决策路径指导临床决策。自定义社区 SDM 允许专业人员参与治疗决策。我们的目标是共享同一个社区保健的长远愿景以及这个愿景实现的方法。应包括具体的目标,如建立一个诊断和分类,改善血糖控制,并减少并发症发生率的统一标准。

第 2 步:为临床决策提供科学原理

SDM 适用于初级保健医生和团队,但它依赖于专家的充分参与。因此,与糖尿病、高血压、肾病、肥胖,以及其他相关疾病专业人士进行会议以深入交流信息是很重要的。从一开始就让专家参与有助于建立多学科共识,并确保初级保健提供者和专家之间的一致性。没有专家的情况下,依靠参考材料、严格的代谢控制,以及多学科的方法达成一致。

确保建立 SDM 的科学基础,简介应包括分类、诊断、病理生理学、每种类型糖尿病的自然病史,以及相关的疾病和并发症。该简介提供了一种奠定 SDM 的科学基础的方法。我们建议,定制流程的参与者都有 SDM 的科学基础。简报确保每个参与者都有机会了解胰岛素抵抗、胰岛素缺乏以及受损的肠促胰岛素作用的主要原理、治疗方法;监测并发症;以及了解疾病过程中的关键因素。该介绍可以在 1~2 小时内完成,应提前定制。

第 3 步:建立共识

适应实践指南和主要决策路径的过程是建立共识的最佳方式。所有参加者有机会对每个问题发表评论。讨论结束后,组内达成一致是可能的。在该组不能决定的情况下,转向科学证据,以确定它是否是数据不足或是在科学界尚未达成统一的问题。投票应作为最后的手段,因为这样往往还会有少数人不满。专家可以试图说服少数人改变观点。

第 4 步:制定实践指南

SDM 的设计使得每种类型的糖尿病和相关疾病的指南的结构相似。该实践指南有 7 个组成部分:风险因素和筛查、诊断、治疗方案、治疗目标、监控、随访、监视。在许多情况下,实践指南的某些元素不能被自定义,因为国家或地区的共识已经存在。一些情况下,定制化是不可能的,包括危险因素和诊断标准。

从筛选一个实践指南来开始这一进程。2 型糖尿病常被选中是基于它的发生率和复杂性。从筛选开始着手。

筛选

许多组织都有筛选对象和筛选频率的选择标准。在美国,2 型糖尿病的高危人群,如少数群体、糖尿病前期患者和具有胰岛素抵抗的个体,一般筛选与年龄无关。一般筛选 45 岁以上的个体。随着更多的流行病学数据的收集,这点可能会改变。基于不同的民族、种族和年龄分布,每个社区都是不同的。当地的 2 型糖尿病的发病率应作为最终的指导。这也是确定目标人群和社区特定高危人群的好机会。实践指南应具有临床适用性并反映组内临床医生的年龄、民族或种族。每个参与者都应该有机会参与讨论。这是确定"异常值",并确保他们已计入定制过程的时机。

定制实践指南时,一个关键的考虑因素是建立统

一的系统来分类 1 型、2 型和妊娠(期)糖尿病,特别是出于今后编码和监测的考虑。很多时候,2 型糖尿病患者被错误分类,因为为达到血糖控制目标通常需要胰岛素。如果能牢记这些疾病的基本病理生理学,错误分类可能会避免。1 型糖尿病是典型的自身免疫性疾病,2 型糖尿病是由于抗胰岛素和胰岛素相对缺乏,结合损害了肠促胰岛素的作用,胰岛素抵抗首先在妊娠期发现导致妊娠期糖尿病的发生。因此,风险因素及筛选标准应将这些方面考虑在内。肥胖、早期的糖耐量受损、家族史、常见的胰岛素抵抗状态(多囊卵巢综合征和黑棘皮病),以及酮缺乏(中重度)是 2 型糖尿病的普遍信号。

诊断

诊断标准不一致和证据不足,是 SDM 未揭露的最常见的问题。因此,应对每种类型的糖尿病当前的诊断标准进行审查。虽然不能修改标准(因为已经被国际认可),但可以澄清标准,从而制定更严格的标准。空腹和随机血糖水平被认可;随机的血糖水平需有"症状",明确症状,并加以证实是很必要的。实践指南应对它们进行阐明,并按照诊断决策路径确保一致性。

当前的 1 型和 2 型糖尿病诊断标准是相同的:空腹血糖 ≥126mg/dL(7.0mmol/L)或随机血糖 ≥200mg/dL(11.1mmol/ L),伴有症状(如多尿、烦渴和多食),这两种情况均可以明确诊断。只有年龄和症状可能显著不同。其他方法(例如,口服葡萄糖耐量试验,或者在特殊情况下,C 肽或谷氨酸脱羧酶抗体)仅在难以确诊糖尿病分型时才得以使用。最近,HbA$_{1c}$ 已被推荐用于诊断糖尿病:HbA$_{1c}$≥6.5% 被定义为糖尿病,HbA$_{1c}$ 5.9%~6.4% 为"高风险"[2]。对于妊娠糖尿病,在美国只通过 3 小时的 100g 口服葡萄糖耐量试验进行诊断。

注意 高血压和肥胖可能存在争议。高血压合并糖尿病患者的标准是 130/80mmHg (1 mmHg = 0.133kPa)或更高。可以从许多方面进行解释;必须收缩压和舒张压同时满足条件,还是收缩压或舒张压其中一个满足条件即可?肥胖已被定义为体重指数 ≥30kg/m^2,但是,许多中心使用 27.5kg/m^2 的标准。由于这些差异存在,充分讨论并达成共识是非常重要的。

治疗

小组可能不同意用特定的方法治疗疾病,但为患者提供的所有治疗方案是必须达成共识的,也是制定实践指南所必要的。这就避免了患者"货比三家"的心态。例如,许多 2 型糖尿病患者都在寻找不推荐胰岛素治疗的专业人士。一部分原因是他们害怕打针,另一部分原因是他们误认为只有病情严重时才使用胰岛素。这些患者往往寻求不提供胰岛素治疗的医疗服务。列出所有可用的治疗方法的第二个原因是确定当前提供给患者的治疗选择。最后,提供加强糖尿病管理的科学依据。

通过讨论目前实践中的各种疗法和标准,提供了再次检查各种药剂作用的机会。回顾治疗方案在不同类型糖尿病的相似性治疗方面也是一个机会。对于所有类型的糖尿病,医学营养治疗(MNT)是治疗的重要部分。对于 2 型糖尿病和妊娠糖尿病,MNT 可能是独立的治疗。当胰岛素(1 型、2 型和妊娠期糖尿病)或口服药物(用于 2 型糖尿病和妊娠糖尿病)被使用,MNT 应同步于药代动力学。每个社区都有自己的胰岛素治疗方法,根据自身喜好选择口服降糖药或者非胰岛素注射剂。然而,胰岛素治疗方法应被用于治疗方式或阶段治疗中。SDM 实践指南介绍每种类型的糖尿病最流行的阶段治疗。小组可以修改它们。具体决策路径已经被开发用于目前所有的治疗方法,包括较新型的肠促胰岛素疗法。

治疗目标

虽然不同社区的治疗目标有所不同,但越来越多的证据证明需要控制血糖水平接近正常。明确的证据证明严格控制血糖对 1 型、2 型和妊娠期糖尿病是有利的。基于此,国内外专业协会提出了血糖水平接近或处于正常范围内。这些都反映在 SDM 方案建议的实践指南。达到或接近 SDM 的目标是值得鼓励的。达到这些标准可以被视为长期目标,也是每一个患者的终期指标。此外,SDM 认识到对于年轻和老年患者,以及没有经济能力和认识能力受损的患者,可能需要更加个性化和较为宽松的目标。

SDM 采用 HbA$_{1c}$、SMBG 和 CGM 来衡量血糖控制水平。由于实验室使用不同的方法检测 HbA$_{1c}$,因此,SDM 使用本地实验室的正常范围为标准进行控制。设置 HbA$_{1c}$ 指标有助于实现控制和达到这一目标的可能性。自我监测的范围必须独立于 HbA$_{1c}$,因为它们不能与 HbA$_{1c}$ 直接结合 (部分原因在于它们的检测模式不同)。SDM 提出的目标见表 2.1。其用作一般指南。CGM 代表监测的最高级形式,因为它消除了测试的时间偏差,并能够产生昼夜血糖模式。目标根据个人糖代谢的资料设置。临床目标是效仿正常昼夜血糖模式,而不提高低血糖风险。

设定特殊情况下的目标也是很重要的。例如,HbA_{1c} 不应用于妊娠期糖尿病,因为血糖指标在正常的 HbA_{1c} 范围内。6 岁以下的幼童和 65 岁以上的老年人有稍高代谢指标,因为有低血糖风险。然而,对于绝大多数非妊娠患者来说,接近或在正常范围内的指标是合适的。

监测

接下来,解决血糖监测系统的问题。HbA_{1c}、SMBG 和 CGM 水平为确定患者是否达到其指标提供基础。因此,使用这些检测来发展监控模式。由于患者之间存在个体差异,它可能需要改进,不过其对建立整体规则(可能是最小)仍是有益的。由于小组确立血糖监测指南和 HbA_{1c} 检测频率,需要确定将数据用于决策和监控测试的次数。

SDM 采用自我监测(SMBG 或 CGM)的数据,其与临床决策相关的目的包括以下四项:①识别潜在的代谢异常;②调整用药和 MNT 的时间和剂量;③评估治疗的有效性;④维持理想的血糖控制。对于临床决策,SDM 在很大程度上依赖于 SMBG 或 CGM 检测血糖模式,以识别潜在的生理缺陷,确定饮食计划、药物剂型和运动、活动方面最适当的改进。测试的频率根据调整和维护阶段而有所变化。一般情况下,进行临床决定时,至少为期两周的每天 4 项 SMBG 试验是必需的(表 2.2)。对于 CGM,两周内连续测试是最合适的。在这两种情况下,这些最低标准的设定是为了提供相关的整体血糖暴露、变异性和稳定性数据。这些特性与各种形式的糖尿病的长期或短期并发症的发展有关。

血糖暴露指个人经历模式或典型一天后的整体葡萄糖负担。过量暴露是指正常血糖风险暴露和个别患者暴露之间的区别。无糖尿病者的血糖水平为 70~140mg /dL(3.9~8mmol/L)。然而,平均数可能会产生误导。无糖尿病者在无意识下经历约 3% 的低血糖[血糖<70mg/dL(3.9mmol/L)](通常在夜间)。他们还会有上升到近 200mg/dL(11.1mmol/L)的血糖波动。如果持续测量他们的血糖,其暴露为平均 2400mg/(L·24h) [133mmol/(L·24h)]。糖尿病患者每小时通常会经历大于 3000mg/(L·24h)[167mmol/(L·24h)]或超过 600mg/(L·24h)。当比较血糖变异性(通过四分位距测量)和血糖稳态(由时刻到时刻变化的葡萄糖水平表示)时,糖尿病患者通常会遇到更大的可变性和较小的稳定性[3]。

当治疗方法经常改变时,调整阶段的血糖监测次数可能会增加。在维持阶段,患者已达到血糖目标,需要监测血糖以确认是否需要进一步微调。如果 SMBG/CGM 数据由 HbA_{1c} 证实,该阶段的测试次数可能会减少。在所有情况下,自我监测必须有一个明确的目标,而且必须实际收集资料。如果患者的医疗保健专家忽略测试结果,患者会很快放弃血糖监测。

无论是 CGM 还是 SMBG,所有的血糖数据必须被

表 2.1 每种糖尿病类型的血糖指标

分型	自我血糖控制目标	糖化血红蛋白控制目标
1 型糖尿病	70 ~140mg/dL(3.9 ~ 7.8mmol/L)(50%)	<7.0%
2 型糖尿病	70 ~140mg/dL(3.9 ~ 7.8mmol/L)(50%)	<7.0%
妊娠期糖尿病	60 ~120mg/dL(3.3 ~ 6.7mmol/L)(100%)	不适用

表 2.2 推荐每日自我血糖检测频率

分期	调整阶段			维持阶段		
	1 型	2 型	GDM	1 型	2 型	GDM
MNT	NA	2~4+	6 或 7	NA	1 或 2	6 或 7
口服药	NA	2~4+	6 或 7	NA	1 或 2	6 或 7
联合治疗	NA	2~4+	NA	NA	1 或 2	NA
基础胰岛素	NA	2~4+	NA	NA	2~4	NA
预混胰岛素	4~6+	2~4+	6 或 7	4	2~4	6 或 7
基础胰岛素/丸药	4~6+	4+	6 或 7	4	2~4	6 或 7
胰岛素泵	4~6+	NA	NA	4	NA	NA

GDM,妊娠期糖尿病;MNT,医学营养与运动治疗;NA,不适用。

验证。数据应该从仪器上传至显示数据的软件程序中，以便于临床决策。自我血糖监测的数据应该从一个有内存的仪器中获取。这种仪器具有一定内存，能记录血糖值和相应的时间及日期。患者或医疗专业人士可以通过储存的数值确定过去几周的血糖模式，然而，为了保证准确性和记录的方便，应该连接一台电脑，血糖的数据以表格的形式呈现（可以在图表中插入）。这在报告试验结果时减少了错误的可能性。它能使患者了解血糖管理模式，从而能够自行评估其血糖水平，进行预先治疗（例如，营养、运动和药物）。SMBG 测试应该在一天中具有决定性的时间进行，通常是餐前及睡前(即晚餐后 3~4 小时)。特殊情况下，如夜间低血糖、午后低血糖和餐后高血糖，SMBG 测试可以适当增加。CGM 也需要核查。在这种情况下，SMBG 可作为校准和佐证的手段。不像 SMBG，CGM 在测试的时间和频率上无偏差。

HbA$_{1c}$ 用于临床决策的原因有两个。第一个原因是它能够证实体现在 SMBG 或 CGM 所反映的血糖控制。糖基化血红蛋白是血红蛋白和葡萄糖之间化学反应（糖基化）的测量标准。糖基化血红蛋白在红细胞 120 天的寿命中是累积的[4-8]。HbA$_{1c}$ 代表的时间相当于红细胞半衰期(50~60 天)，反映前 10 周血糖的平均水平[7,8]。由于 SMBG 或 CGM 的提升，HbA$_{1c}$ 的水平会下降。在 SMBG / CGM 中使用 HbA$_{1c}$ 的第二个目的是评估治疗是否达到效果。很多时候，患者持续进行无效疗法。社区需要一种能使医疗团队中的每一个成员（或者付费者）都方便地评估医疗过程的标准。HbA$_{1c}$ 能很好地反映治疗的整体效果。如果 HbA$_{1c}$ 升高，治疗并不起作用，必须调整或改变治疗方法。同样，如果 SMBG 或 CGM 居高不下，目前的治疗也是失败的。

问题

在实践指南中，提出以下五个与监测有关的问题。

(1)使用 SMBG 的频率是多少？

在初始选择治疗和调整阶段，每天至少需要进行 4 次 SMBG 测试以评估治疗。如果没有达到目标结果，须进行评估以确定潜在的问题或指出其他问题。然后选择一种新的疗法。在稳定期间，仍然应每天进行 4 次，特别是对于使用胰岛素的患者。如果情况允许减少 SMBG，以下替代模式之一将能提供充分的数据：

- 每天 3 或 4 次，每周 2~3 天(成人 2 型糖尿病患

者)。
- 每天 1 次或 2 次，每天不同的时间(成人 2 型糖尿病患者)。
- 每天 4 次，平日 1 天，周末 1 天(成人 2 型糖尿病患者)。

还有很多其他的选择，但请记住，必须保证总体血糖控制的准确评估，其可用于指导替代疗法的选择或表明更多的测试是否是必要的。

由于 CGM 相对较新，其可用性比较有限，但是 SDM 建议使用，且认可其局限性。CGM 是使用胰岛素输注泵患者，他们难以维持较好的血糖控制并避免低血糖风险，以及当前治疗无效且 SMBG 无帮助的患者的首选。CGM 应用于 1 型糖尿病，其数据被用于调整治疗，或低血糖的高发人群采用。对于 2 型糖尿病患者，CGM 应用于治疗方案选择前两周，选择后持续长达 2 个月(限于调整的目的)，此后每 6 个月间隔使用。每一次使用应进行 2 周监测。

(2)HbA$_{1c}$ 监测频率是多少？

理想情况下，HbA$_{1c}$ 值每季度应予以复查，并且在患者看病之前提供给临床医生。这些数据可以与自我的监测数据进行比较(例如，CGM 和 SMBG)以进行更精确地控制评估。有时 HbA$_{1c}$ 不可用或不准确(例如，输血后的血红蛋白)，获得空腹血糖水平，能够替代血糖控制整体评估(访视)。须将该测试结果与 SMBG 做比较，如 HbA$_{1c}$。另一种替代试验中，果糖胺可以提供前 2~3 周整体血糖控制，可以代替 HbA$_{1c}$。然而，果糖胺相对 HbA$_{1c}$ 的可比性目前还没有被广泛研究。

(3)HbA$_{1c}$ 和 SMBG 或 CGM 何时可以同时使用？

当开展密集的治疗或自我监测无法验证的时候可以同时使用。因为 SDM 依赖于健全的自我监测的数据，结合周期性的 HbA$_{1c}$ 确定数值。

(4)哪些人群可以不监测 HbA$_{1c}$？

由于 HbA$_{1c}$ 是一个回顾性的指标，它一般不用于诊断妊娠期糖尿病患者先前是否存在高血糖的情况，除非患者有潜在的 1 型或 2 型糖尿病。在这种情况下，基线措施是可取的。妊娠状态下血糖通常较妊娠前下降 20%。即使妊娠期糖尿病的管理不善，血糖水平一般不会高到能使 HbA$_{1c}$ 显著升高的水平。

(5)哪些人群应监测酮体？

所有 1 型糖尿病患者出现任何连续不明原因的 SMBG/ CGM 值>240mg/dL(13.3mmol/L)的情况或有任何疾病或感染存在，应监测其酮体。对于妊娠期糖尿

病患者或 2 型糖尿病患者,监测酮体应确保无饥饿现象存在。监测频率取决于患者。一般情况下,怀孕时 1 天 1 次比较好。

随访和监测

随访频率根据个人情况而定。在调整阶段,随访将包括每周电话联系和每月的访视。在维持阶段,访视频率应保持规律。一般情况下每年 3~4 次。SDM 为糖尿病并发症及其并发症的管理和监测提供了符合要求(国家标准)的检查内容和程序。根据社区人口及他们的特定风险,收集到的数据可能需要根据每次随访进行修改。

第 5 步:制定主要决策路径

实践指南完成后,小组应考虑相应的主要决策路径。给每个小组评估治疗顺序和其中每个治疗选择的准则的机会是很重要的。虽然 SDM 包含每种类型的糖尿病的主要决策路径,但制定使其能代表当地参与者的共识。定制应确保科学可信性。虽然 SDM 材料所反映的当前的常规实践已证明是临床有效的,但有限的资源可能使它们需要进行修改。

在定制过程中,社区应该考虑改变如下方面:
- 治疗方案列表。
- 治疗方案的顺序。
- 首次治疗的标准。
- 从一种治疗转换到下一种治疗的标准。

注意:尽管在一般情况下,患者在 2 型糖尿病的自然病程中需要更复杂的治疗,但 SDM 不是单向的。有时逆转治疗(用医疗营养品代替口服剂)是适合的。这个决策应该基于由 HbA_{1c} 确定的 SMBG/ CGM 数据。

在开始制定前,小组应熟悉主要决策路径的布局:
- 矩形内所列阶段。
- 名字旁附有从一个阶段转换至下一个阶段的条件。
- 两药、三药和胰岛素的阶段,包含选择最适当治疗的标准。

治疗选择

首先,看一下由 SDM 策略提供的主要决策路径,并注意治疗的进展。必须基于资源或其他因素对治疗的选择或进展进行修改。如果是这样,是需要改变的。

但是要注意,一个专家小组评价建议的治疗,代表了强化血糖控制的最简单、最有效的路径,应该由小组慎重考虑。

变更治疗方法的标准

有效的管理需要一个目标和足够的时间来实现。不幸的是,在调整阶段,由于血糖控制并未改善,延长时间是十分常见的。很多糖尿病患者血糖控制目标没有实现,依然停留在一种疗法。SDM 支持每种治疗间的快速转换,一种治疗方式的失败,预示着另一种治疗方式的开始。

共同管理治疗

SDM 是指在不牺牲质量的情况下优化基层医疗服务。因此,为每个主要决策路径考虑专家意见提供了机会。或许社区没有足够的资源来提供所有的治疗选择。例如,许多初级保健医生没有受过胰岛素泵治疗的训练。回顾主要决策路径并且和专家共同确定治疗方式。在任何共同管理的情况下,初级保健提供者继续担任护理协调员。这是一个遵循主要决策路径以确保团队所有成员可以继续提供一致的高质量的护理的机会。

选择初始治疗

SDM 涵盖了初诊患者的治疗和先前诊断病例的延续,其根据 SDM 的协议执行。对于最近被诊断的病例, 做出或确认诊断并确定初步治疗的时间是可变的。一般情况下,应该在几天内确认。对于大多数患者,确诊前无须初始治疗,因此,在等待期间不存在医疗问题。然而,对于诊断时患者的空腹或随机血糖超过 300mg/dL(16.6mmol/L),无论是否酮体阳性,都必须立即进行胰岛素治疗。对于 30 岁以下患者尤为重要。1 型和 2 型糖尿病的鉴别诊断可能需要花费数天才能完成大量的实验室测试。在这段时间内,患者可能发展成酸中毒。这可能会导致糖尿病酮症酸中毒(DKA)。为避免 DKA,建议开始胰岛素治疗直到血糖水平可以降至<200mg/dL(11.1mmol/L)。

对于那些已经在治疗中和处于 SDM 转型的患者,开始阶段即新的治疗方法被选中的时间点。建议使用 SMBG/CGM 数据、实验室血浆血糖和 HbA_{1c},尽可能确保改善血糖控制的快速和有效。对于已经自我监测和 HbA_{1c} 数值可用的患者, 额外测量实验室空腹血糖是有益的。这些数据将帮助区分初始胰岛素缺乏和有胰岛素抵抗的患者（2 型糖尿病的自然病程表明胰岛素相对不足发生于发病后 7~10 年，常常伴随随机血糖明显升高）。一些社区医生可能不愿意选择更复杂的方案，因为他们认为患者不太可能服从，且他们自己可能不熟悉如何开始、调整和维持这些疗法。SDM 为每个治疗阶段提供了具体决策路径，已经在许多机构进行了测试，并通过专家小组评审。

注意　建议将血糖和 HbA$_{1c}$ 水平纳入主要决策路径。小组可能会选择对其进行修改。但是，结果应该是一致的一套标准，用以决定被选中的治疗方式。这样就避免了医疗小组的几个成员诊治患者时形成混乱。

第 6 步：共享定制的实践指南和主要决策路径

大组内的不同成员协助修改 SDM 过程，决定了整个小组对各型糖尿病的实践指南和主要决策路径的接受程度。如果任何小组的成果与 ADA 或者其他国内外专家组织的实践标准不符，可参考糖尿病专家意见。小组应采用既实用又可用的准则。偶尔，指南可能过于严格或过于宽松，这时，要广纳意见，耐心倾听，并留下充裕的时间进行讨论。

一旦实践指南和主决策路径达成共识，回顾选定的具体决策路径与 SDM 是否相似。如果小组均按照糖尿病类型划分，就要重新开会商讨。

第 7 步：回顾具体决策路径

所有治疗决策路径是根据治疗阶段而定，它们是独立的，包含起始阶段、调整/维持阶段。他们是为了证明治疗方案的实施，并不意味着要做修改。这些决策遵循美国食品与药物管理局的指南并包含禁忌证或注意事项。

开始治疗

启动阶段开始于准入标准（血糖诊断标准）。然后进入就诊和血糖目标。而后获取目标信息以了解"如何开始"治疗并记录启动治疗相关信息。

调整治疗

接下来是决策路径的调整/维持阶段。再次强调，治疗结构遵循一套设定模式。决策路径始于关键数据的简要回顾。接下来是当前血糖控制的评估。如果患者已经达标，其进入维持阶段。随访指南详列于右侧框中。如果患者未达标，必须确定原因。其潜在原因往

往是依从性。SDM 提供了一个具体的决策路径，以评估患者的依从性，并确定糖尿病行为的典型心理或社会反应。如果依从性不是问题，接下来的问题是，是否需要做出一些改变。为了确定这一点，需用到一个简单的算法。如果上一次随访的 SMBG/CGM 或 HbA$_{1c}$ 比目标小 2 倍，且平均 SMBG/CGM 已经下降 15mg/dL（0.8mmol/L），HbA$_{1c}$ 下降 0.5% 超过 1 个月。如果发生上述情况，目前的治疗可以不加调整继续实施。但是，如果治疗不符合这些标准，就需要做进一步调整。每种药物都有最大安全剂量和有效剂量。口服制剂简单明了。对于胰岛素，一般来说，大于 1U/kg（青少年 > 1.5U/kg）是超出正常值的，需要重新评估治疗。SDM 为每个调整阶段提供标准，并且还提供了从一种治疗切换到下一种治疗的理由。对于口服制剂联合应用或胰岛素治疗的选择是基于空腹高血糖或整体血糖均高。对于二甲双胍治疗，给予基础胰岛素治疗后仍持续空腹高血糖、夜间低血糖，或在过去 12 个月血糖不达标。

胰岛素调整指南

SDM 根据治疗的每个阶段提供了胰岛素调整准则。这些准则为基于胰岛素作用曲线的标准向上或向下调整胰岛素的使用剂量提供一般准则。我们强烈建议将 SMBG/CGM 值用作基础的标准，以判断如何调整胰岛素的量。该指南是根据血糖的波动图形。必须确保在开始改变胰岛素剂量之前检测图形。同时还要评估食物和营养摄入模式，以确定是否需要更加一致，或胰岛素是否需要更好地匹配食品消费。

辅助决策路径

本部分包含常见的就医、低血糖、病情评估、教育、营养、运动和依从性评价的决策路径。小组应审查选择的路径来使参与者熟悉团队成员的角色和责任。首先是糖尿病教育。请注意，决策路径列出的教育者接见患者之前的数据以及每次访视需要的时间。营养和运动遵循相同的模式。依从性评估涵盖了代谢参数，反过来，一些行为线索可以解释依从性差的原因。

病例研究

回顾具体决策路径，将这些路径应用到实际的病例研究中。从在机构治疗的患者记录中选取三四个典型案例进行总结，并将其作为工作的基础。其中应包括诊断、初始治疗、过渡到胰岛素治疗，以及高血压和血

脂异常等并发症病例。病例研究针对实际情况，检测 SDM 的准则。

第 8 步：讨论实施

在会议休会之前，需要制订实施计划。额外的会议对于敲定计划可能是必要的，但应该立即开始。推动社会全面实施，在很大程度上将取决于社区。一旦该小组就实践指南和主要决策路径达成共识，需要确定时间表落实规定 SDM 材料被分发到社区及患者何时及如何转化为 SDM。大多数社区在刚达成共识后就确立了时间表，启动所有新发现病例，并包含每个图表中的实践指南或流量表的决定是常见的。其他决定，如更改图表、安排患者、设立糖尿病教育和营养程序，可能需要一点时间。在本次会议上，要实施优先级列表的步骤，并且组内成员要承担相应的分配责任。

评估糖尿病分阶段管理策略的临床结果

SDM 在过去的 20 多年中经历了多次评估。最广泛的是一项为期 2 年的多中心研究，在此研究中 SDM 是主要的干预措施，医疗中心对提高糖尿病护理的质量得到一致认同。为了保持独立的评价，与会者将通过 NCQA，即一个总部设在美国的非营利非政府机构进行评估。

推进护理和教育解决方案合作伙伴的研究

为了应对全美国对糖尿病护理质量问题的认识不断提高，国际糖尿病中心(IDC)在 2002 年运用综合作用研究模型进行了为期 3 年的提高糖尿病管理的研究。40 个医疗中心的代表参加了在明尼苏达州举行的为期 2 天的研讨会，其重点是解决提供给糖尿病患者的护理质量的不足。最终，医疗中心被邀请加入推进护理和教育解决方案合作伙伴研究(PACES)。30 个中心申请加入；10 个中心被选中（9 个成人护理中心和 1 个儿童项目），选择基于多样性考量，包括规模大小、服务人口、地理位置，以及医疗机构的类型（例如，诊所、学术医疗中心或独立医生协会）。该项目分为三个阶段：①定向；②实施；③评估。第一阶段包括实地考察、采访主要机构的代表，以及介绍会。第二阶段涵盖 SDM 和患者教育培训，制订实施计划和 SDM 实施[9]。第三阶段包括收集和分析 1 年的临床过程和结果数据，以及申请 NCQA 糖尿病供应商识别程序(DPRP)对护理改进的认可。八个中心完成了该项目，并提交最终数据。最初没有中心符合 DPRP 认可的标准。但在研究结束时，所有中心均符合标准[9]。

国际范围内的糖尿病管理：巴西、墨西哥、中国、俄罗斯和印度

SDM 的实施、评价和传播已经持续了 20 多年。2006 年，IDC 在几个国家进行了广泛的调查，以评估其对医疗过程和结果的总体效果。目的是要使用用于 PACES 研究中的 DPRP 标准以评估 2 型糖尿病患者的护理质量。在进行 SDM 培训前，随机选择了 5 个国家，即印度、中国、巴西、墨西哥和俄罗斯的临床试验点。其中两个国家(巴西和俄罗斯)同意了后续随访。在每个国家，选择 SDM 支持者并实施执行计划。所有 SDM 材料翻译成当地语言，并对其进行调整以反映该地区独特的医疗文化。SDM 训练在当地进行，以确保参与者数目最大化。训练前，依照基线水平，对 5007 例参与积极治疗的患者进行了图表审核(印度，2278；中国，489；巴西，1106；墨西哥，925；俄罗斯，209)。在美国，没有临床中心满足所有 DPRP 标准。但是，在一些国家，特定的标准是满足的。中国、印度和墨西哥满足低密度脂蛋白水平 ≥130mg/L 的标准，俄罗斯满足眼睛和足部检查标准[10]。

在 3 个月和 8 个月后执行的后期项目图表审核显示，5 个俄罗斯中心的患者 HbA_{1c}(P <0.00001)显著改进。在巴西，研究人员指出，一个中心的患者的血压有改善的趋势，另一个中心的患者血糖有改善趋势，但是这种趋势无显著意义[9]。

这些数据突出了在改善糖尿病医疗系统或选择社区时所面临的挑战。SDM 的过程提出了改善结果的两个关键因素：
1. 改进护理过程，使之更标准、高效。
2. 提供具体的路径来管理治疗。

这两个方面需要社区花时间来充分整合，然而，随着时间的推移，这些关键因素能够改善结果。

参考文献

1　Field MJ and Lohr KN (eds). *Clinical Practice Guidelines: Directions for a New Program*. Institute of Medicine Publication 90-08. Washington, DC: National Academy Press, 1990.

2　American Diabetes Association. Standards of medical care in diabetes: 2011. *Diabetes Care* 2011;34(Suppl. 1):S11–S61.

3　Mazze R, Strock E, Wesley D, *et al*. Characterizing glucose exposure for individuals with normal glucose tolerance using continuous glucose monitoring and ambulatory glucose profile (AGP) analysis. *Diabetes*

Technology and Therapeutics 2008;10(3):149–59.

4 Rahbar S, Blumenfeld O, Ramney HM. Studies of an unusual hemoglobin in patients with diabetes mellitus. *Biochemical and Biophysics Research Communications* 1969;36:838–3.

5 Bunn HF, Gabby KH, Gallop PM. The glycoslylation of hemoglobin: relevance to diabetes mellitus. *Science* 1978;200:21–7.

6 Bookchin RM, Gallop PM. Structure of hemoglobin A1c; nature of the N-terminal beta chain blocking group. *Biochemical and Biophysics Research Communications* 1968;32:86–93.

7 Trivelli LA, Ramney HM, Lai H-T. Hemoglobin components in patients with diabetes mellitus. *New England Journal of Medicine* 1971;248: 353–7.

8 Koenig RJ, Peterson CM, Kilo C, *et al.* Hemoglobin A1c as an indicator of the degree of glucose intolerance in diabetes. *Diabetes* 1976;25:230–2.

9 Mazze RS, Powers MA, Wetzler HP, Ofstead CL. Partners in advancing care and education solutions study: impact on processes and outcomes of diabetes care. *Population Health Management* 2008;11(6):297–305.

10 Strock ES, Mazze RS. Quality of diabetes care in India, China, Brazil, Mexico and Russia. *Practical Diabetes International* 2009;26:195–200.

第 **3** 章

糖代谢的特点

关键点

- 正常的糖代谢不能仅仅通过像HbA$_{1c}$和血糖平均值这样简单的测量指标来评价。
- 糖尿病管理的目的是模仿正常血糖模式。
- 通过模仿正常葡萄糖模式,糖尿病患者可实现和无糖尿病者具有相同的并发症发病率。
- 昼夜血糖模式是了解糖尿病患者的血糖控制的关键。
- 昼夜血糖监测可了解血糖暴露、可变性和稳定性,以确保优化模拟正常糖代谢。

糖尿病管理的中心环节是血糖水平的测量。从筛查到诊断和治疗,关键是以血糖为轴心。几乎所有主要的成果研究都以血糖水平作为主要终点,评价血糖水平对糖尿病并发症风险的影响[1-3]。过去30余年的研究中,多是采用糖化血红蛋白作为血糖控制的主要衡量指标。然而,近20年来,糖代谢的有效特征性指标发生了演变。

从糖化血红蛋白到连续血糖监测

早期临床应用研究中,用HbA$_{1c}$来衡量血糖控制情况的好处是明显的,但目前认为临床使用的有效性较为有限。一系列研究表明,有120天寿命的红细胞中的血红蛋白与葡萄糖之间发生糖基化化学反应[4-9]。他们发现,A$_{1c}$,一个血红蛋白分数,对血糖持续的变化高度敏感。他们的研究表明,糖耐量正常的人的糖化血红蛋白水平显著低于糖尿病患者;他们进一步研究血糖水平和HbA$_{1c}$之间的关系,得出的结论是,在一段大约等于红细胞的半衰期(50~60 天)的时间内,血糖相对稳定时,实验室数据显示HbA$_{1c}$与平均血糖高度相关[10,11]。然而,当血糖上下波动时(低血糖和高血糖的时期),该相关性有不确定性。长时间高血糖会使

HbA$_{1c}$升高。似乎任何期间的高血糖,不论红细胞生成还是接近细胞凋亡均会升高糖基化血红蛋白水平。与此相反,长期低血糖会打断短期的高血糖产生的效应,从而掩盖高血糖水平。

在形成期,HbA$_{1c}$和日常血糖之间关联的临床局限性是显而易见的,临床决策的普遍共识不能仅仅依靠 HbA$_{1c}$。几项后续研究重申了这一立场。1984 年,Peacock[12]回顾了大量的研究,得出如下结论,糖化血红蛋白是一个相对值,能够区分血糖控制的 "好"与"坏",但不能区分低血糖和高血糖变化。他指出,因为"不同患者昼夜血糖水平存在差异性,因此 HbA$_{1c}$ 不能直接转化为平均血糖浓度"[12]。

关于 HbA$_{1c}$ 的临床应用的报道主要来自 Rohlfing 及联营公司[13],它与血糖的综合性指标的关联限于空腹高血糖、餐后血糖和平均血糖,以及在实验室条件下测得的峰值血糖浓度。同时,Derr 等[14]发现,在一般情况下,血糖变化并没有被反映在 HbA$_{1c}$中,不过血糖显著变化有 HbA$_{1c}$ 升高的倾向。1441 名受试者参与 McCarter 等[15]进行的糖尿病控制和并发症试验(DCCT)的回顾性分析,他们分析了超过 9 年的毛细血管样本,并与同期测量的 HbA$_{1c}$ 数据比较。他们发现,标准偏差、血糖波动对 HbA$_{1c}$ 具有"相对不重要"的影响[15]。此外,对低血糖的评估无果而终。在另一项研究中,Kilpatrick 等[16]研究认为"HbA$_{(1c)}$、平均血糖(MBG)和血糖变化的测量在确定 1 型糖尿病的低血糖的个体风险中发挥独立作用。因此,在发生低血糖的患者中,这三个方面的血糖评估都应予以考虑"[17]。

发展到平均血糖

尽管早期观点认为 HbA$_{1c}$ 的临床意义有局限性,但美国糖尿病协会、欧洲糖尿病协会、国际糖尿病学会和国际临床化学和实验室医学联合会等非政府组织在

2007 年试图扩大 HbA$_{1c}$ 在糖尿病管理中的作用[18]。他们认为 HbA$_{1c}$ 与平均血糖同样重要,在临床实践中检验 HbA$_{1c}$ 已成为"糖尿病护理评估的基石"[19]。根据 2009 年完成的一项多国研究的结果,该组织发现了一种"精确的转换算法",将得到"A$_{1c}$ 衍生"的平均血糖[20,21]。他们建议试验室测得的 HbA$_{1c}$ 用于估计平均血糖 (eAG)。例如,7.5% 的 HbA$_{1c}$ 值等于 169mg/dL 的平均血糖水平。公式为 eAG = 28.7×HbA$_{1c}$−46.7。尽管这是在非政府组织的支持下,但通过分析可得出平均血糖水平。

自我血糖监测的产生

虽然试图用 HbA$_{1c}$ 替代平均血糖,但这可能有一个致命的缺陷。毫无例外,HbA$_{1c}$ 无法检测到糖尿病的发病率、发病时间、病程或低血糖的程度;同样的,它不能识别高血糖发作的时间和持续时间。在超过 30 年的发展中,临床上已经出现某种形式的自我监测。

自我监测血糖(SMBG)有其临床优点,也可能有缺陷。早在 1986 年,患者发现存在记忆体无法察觉的情况,SMBG 可出现漏报(不良值的遗漏)、多报(目标外数值)和不准确(误差报告)[22-25]。无论是在美国、欧洲、亚洲或拉丁美洲,患者可伪造他们的记录,从而使 SMBG 对临床决策产生不可预知的影响。当患者未注意到测血糖装置的存储器中的功能时,他们可能改变测试结果,提供一种误导临床的数据(即省略了过高和过低的读数,加入虚假正常值)。当有记忆功能的仪表变得市场化,一些但不是全部异常的测试已被解决。SMBG 需要规范化,测试时间和频率需要与治疗对应,与白天和夜间血糖控制的目标相协调。频繁测试的不便,从设备获得数据的障碍,对这种技术普遍缺乏热情,最终导致了使用不足。这反过来又导致了 SMBG 的目的从根本上产生偏离。当它被引入时,SMBG"承诺"彻底改变临床决策。尿液测试的不足之处可以被一种指导临床决策的可靠且准确的方法取代。所以,重要的是用于管理 DCCT[15]实验(严格控制)的技术。研究结束后,SMBG 被誉为有助于实现严格的血糖控制的指标。

该结论证实是不科学的。已经发现 SMBG 在糖尿病管理中的作用有一些严重缺陷,其中包括:①可验证性;②时间;③显示;④可解释性。

自我监测血糖核查

SMBG 可以分为两个子类:已核实的和未经核实的。已核实数据直接储存在血糖测量装置中,数据直接显示在设备中,或上传到计算机中。未核实的数据记录在患者的日志或传真机中。虽然两者之间的差异是显而易见的,但有必要重申。核实的数据不可改变,且通常准确代表测量时的血糖水平。未经核实的数据存在四种类型的错误:多报、漏报、不精确和抄写错误。以相反的顺序考虑,在纸(或记录)上填写数据可能有 10% 的错误概率。据报道,其他三类误差为 0~100%。此外,这些错误往往会合并发生,且没有具体的指标可用于识别容易犯这样错误的患者。尽管有这些缺点,但依赖未经核实的记录数据做出临床决策(和一定程度上的研究成果)已经普遍被接受。

鉴于 SMBG 的缺陷,一些研究者(不承认 SMBG 的未经核实的缺点)的结论是,大多数患者自我监测血糖可能是无用的。在包括 450 例随机受试者的研究中,Farmer 及其同事[26]要确定干预治疗 12 个月后,HbA$_{1c}$ 水平是否存在显著差异;非胰岛素治疗的 2 型糖尿病患者随机分为 1~3 个干预组:①规范常规护理,保健服务提供者每 3 个月测量 HbA$_{1c}$ 水平(对照组);②使用血糖仪,遵循参与者就结果所咨询的医生提出的建议(较不密集的自我监测);③熟练使用血糖仪解释结果,根据结果决定饮食、运动和药物依从性(更深入的自我监测)[26]。他们已经克服了以前的方法上的缺陷(如样本量),研究者选择行为模式(使用 SMBG)作为干预治疗的主要理论依据。结果显示没有小组得到改善。作者得出结论,"常规的自我血糖监测对于非胰岛素治疗的 2 型糖尿病患者合理控制血糖,似乎在最佳情况下有一些优势;它不能被很好地接受;程序中涉及的成本、精力和时间的花费用来支持其他健康行为更好些"[26]。然而,作者没能解释 SMBG 数据对于临床医生的决策方面是很有意义的。

自我监测血糖的时间

虽然鼓励患者频繁测试,可能患者也不会那么做。测试次数可能会不符合他们的药物作用曲线以及食物的类型和用量。测试时,有低血糖的怀疑倾向往往会歪曲 SMBG 结果。但是,时间上的问题是,夜间血糖值一般都缺如。基本上,昼夜葡萄糖水平数值的 1/3 会缺失。

自我监测血糖的代表性

SMBG 的目的是展现糖尿病的血糖控制情况。使用平均 SMBG 来表示血糖控制水平是误导性的,因为夜间血糖波动情况没有表现,而造成测量误差。因此,平均血糖的临床意义具有片面性。

自我监测血糖的解释

SMBG 的解释可能是问题最大的。从某种程度上说，作为研究和临床措施的 HbA$_{1c}$ 的出现导致 SMBG 被抢占。准确的、可靠的、易于理解的 HbA$_{1c}$ 的出现被认为是代表临床结果和那些有助于预测预后变量的金标准。SMBG 仅仅是 HbA$_{1c}$ 的替代指标。从这个角度来看，假设两者是密切相关的，SMBG 的变化有助于显著改变 HbA$_{1c}$。最近只有少数研究者提出不同观点[11-14]。尽管处于这样的环境中，SMBG 推动临床决策的观点尚未完全建立。没有大规模的临床试验明确用于评估这两种方法在糖尿病中的疗效。例如，英国前瞻性糖尿病研究(UKPDS)不要求核实自我监测血糖数据或对这些数据进行系统分析，用于临床决策或作为观察指标[2]，它将 HbA$_{1c}$ 作为主要终点。每一个合作研究机构获准开发自己的治疗策略（依赖或不依赖 SMBG）。最近，控制糖尿病心血管风险(ACCORD)研究将需要进行 SMBG 的口服治疗患者分为标准组(<1次/天)和密集组(>2次/天)[3]。然后，根据 SMBG 数据来改变两组治疗方案。然而，因为 SMBG 指标不是研究的重点，ACCORD 进行了大量不同的测试，SMBG 数据的记录和存储，以及测试方式各不相同。因此，其无法用来指导临床决策。DCCT 以相同方式操作。

在正常情况下，研究和实践不依赖于已核实的 SMBG 指导的临床路径进行决策[27]。虽然人们普遍认为，改变胰岛素剂量和时机可能需要 SMBG 算法和不易发生低血糖的疗法（如双胍类、噻唑烷二酮、基于肠促胰岛素治疗）通常不需要频繁调整。因此，SMBG 路径似乎是不必要的。各种类型糖尿病患者的 SMBG 和临床决策之间缺乏直接关联是接受已核实的 SMBG 作为糖尿病诊疗一部分的一个基本阻碍。

尽管试图通过直接下载 SMBG 的数据到电脑来纠正这些误差，测试时间和数值频繁偏差仍然是收集可靠 SMBG 数据的一个显著障碍。因此，当调查人员计算平均血糖值时，他们需要处理数据的有效性、数值大小，以及这些测试的时间的变化。不过，研究人员仍继续使用这些 SMBG 数据来证明 HbA$_{1c}$ 与平均血糖值之间的密切关系。

连续动态血糖监测

连续葡萄糖监测(CGM)技术是利用插入皮肤的小于 5mm 的电化学传感元件连续测量血糖水平。该传感器被连接到一个小发射机，传播无线电信号到接收器，接收器将该信号转换为葡萄糖值，并存储测试的时间和日期信息。然后，接收器可以将数据传输到计算机上进行分析。有些接收器具有基础分析的能力。各厂商的产品系统是相同的，该传感器（置于手臂或腹部）每次测试时间为 3~7 天[28,29]。

CGM 的数据是唯一的，因为它们是组织间液的葡萄糖水平，而不是血糖水平。为了使这些值相当于血糖，每个设备使用基于频繁 SMBG 测定（校准）的特殊计算法来调整：①时间滞后；②葡萄糖水平变化速率的差值。毛细血管床的葡萄糖通过被动扩散的方式转移到间质中。当血中葡萄糖的浓度比在间质液中高时，葡萄糖穿过毛细血管床和间质屏障继续转移，直到在血液和组织液中的葡萄糖水平相同。达到这个稳定状态的时间被称作"时间滞后"。在实验室条件下，时间差异可以通过测量时间转移血糖曲线，即通过绘制 CGM 值曲线，同时测量毛细血管葡萄糖值，应用 YSI 做葡萄糖水平分析。转移所需的时间等于滞后的时间[30]，同样，变化率可由 CGM 特定时间内（通常测量超过 30 分钟）曲线上升和下降的斜度变化来表示。在任何时间点绝对值的差称为偏值，测量使用的 YSI 参考和 CGM 设备之间同时采取配对平均数及中位数来表示绝对的和相对的差异(ARD)。差异或偏值作为参考值的百分比差异被报道。通过计算 YSI 参考值和 EGM 设备(AUC$_{device}$)曲线的区域面积测量葡萄糖暴露差异。他们以百分比形式报道[(AUC$_{device}$/AUC$_R$)×100]。

CGM 的可靠性和临床适用性也一直受到评估。可靠性是由 CGM 记录的值与预期值（调整为初始化）的数值之间的差来确定，并且被报道为预期值的百分比。临床适用性是基于两个方面的分析确定的：克拉克误差网格和 Bland-Altman 分析。当 YSI 和 CGM 值有差别时，克拉克误差网格预测临床错误类型[31]。Bland-Altman 分析判断 CGM 设备是否可与 YSI 或其他设备相互影响[31,32]。

关于滞后时间、测量值的差异，以及 CGM 与实验室数据比较的准确性的研究如下：

- 与使用 YSI 技术同步测量之间存在最多 13% 的差异。
- 克拉克误差网格区域 A 和 B 之间的差值为 90%~98%[30]（后者是一种针对 CGM 值加以运算的测量方法。放置在 A 区或 B 区内意味着基于 CGM 的决策与依据实验室数据的决策并无显著不同。）
- 葡萄糖暴露范围的差异中有 90%~100% 是一致的。

● 滞后时间为 0~20 分钟，取决于稳定的血糖水平；血糖越稳定，差值越小。

● CGM 可替代的实验室测定（基于 Bland-Altman 分析，适用于除实时调整外的所有测定）。

昼夜血糖模式识别：正常、糖耐量异常（糖尿病前期）和糖尿病

众所周知，糖尿病的并发症不是基因决定的。相反，它们是由于葡萄糖代谢紊乱所致，即正常葡萄糖代谢出现紊乱后对大小血管造成严重的生理负担。因此，临床上糖尿病的管理是通过模仿正常的糖代谢，纠正代谢紊乱。因此，如果达到正常血糖时，应该有可能降低短期和长期的糖尿病并发症风险，以达到无糖尿病人群患病风险一致。

因此，第一步是识别正常的昼夜血糖控制。不幸的是，依据流行病学研究结论描述的正常的血糖模式没有生物或临床相关性。为了模仿正常的代谢，有必要从某种集成了重要的生理及行为参数的方式识别正常的代谢（例如，营养和活性），只能通过仔细了解无糖尿病者的昼夜血糖模式来识别。直到几年前，其一直难以捉摸。如前文所述，应用 SMBG 在识别各种代谢紊乱时体现出很多显著的局限性。CGM 技术的出现和发展改变了这一局面。

CGM 数据记录包括日期和时间的测试值而且没有偏差。因此，这些值可以以图形方式显示。CGM 发明之前，以图形表示的 SMBG 数据仅限于"模型的一天"。为了确定是否有一个基本的模式，所有 SMBG 数据根据数值和测试时间显示，不包括日期（图 3.1）。这使得特定模式的检测（可重复事件）在白天进行监测，

假设患者以足够的频率（每天至少 4 次）进行测试。由于测试往往在进餐前后进行，不容易确定两餐间血糖模式的本质。同样的，由于夜间测试是有限的，夜间血糖模式仍然遥遥无期。CGM 的引入和分析技术的进步已经显著提高检测血糖的基本模式。

现在以独特的方式代表连续血糖数据采用的模态分析是可以的。所有的 CGM 值被批量从 CGM 接收器传送到计算机。动态血糖曲线（AGP）将 CGM 值显示以单独或模态一天形式收集起来（图 3.2 和图 3.3），并根据时间收集，而不考虑日期[28,33,34]。AGP 绘图分为 5 个时间序列，平滑的曲线代表第 10、第 25、第 50（中位数）、第 75 和第 90 个频率百分位数。此方法因重复测量血糖而不符合高斯分布。为了进一步表明血糖值的准确性，区分离散变量，为了进一步表明血糖值的准确，来区分离散值，AGP 显示可以补充有重叠的个别值。在这种方式中，AGP 可以形象地从统计学角度描绘总体昼夜血糖特点。这些特性被归类为血糖暴露、异样性和稳定性代表葡萄糖代谢的无效变化。AGP 可按任意天数绘制，然而，临床上，CGM 至少 14 天内必须产生具有代表性的 AGP（预测的确定性接近 90%）[35,36]。

血糖暴露

血糖暴露的概念源于药代动力学和药效学。有效的"半衰期"药物的测量通常表示为作用曲线下的面积。对于 AGP 分析，通过梯形图解法计算曲线（AUC）下的面积[34]。中位曲线被应用，因为 AGP 可在任意时间点重复测量。因此，昼夜 AUC 表示为 mg/(dL·24h)，x 轴表示时间（以小时表示），y 轴表示血糖的高低（表示为 mg/dL 或 mmol/L）（图 3.3）。清醒状态、睡

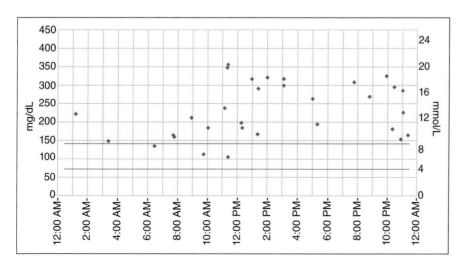

图 3.1　男性 2 型糖尿病患者使用基础/餐时胰岛素治疗，HBA$_{1c}$ 9.2%。30 天内平均每天 1 次的自我血糖监测数据。平均血糖为 230±74mg/dL(12.8+/-4.1mmol/L)。

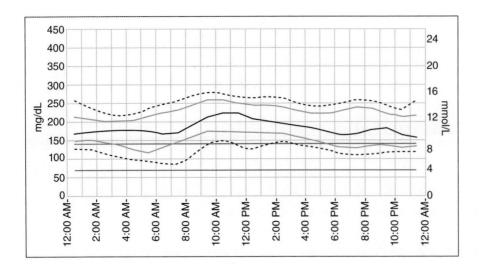

图 3.2 图 3.1 中同一患者,30 天内持续自我血糖监测,共 3226 个数据。平均血糖为 186 ±55mg/dL (10.3 +/- 3.1mmol/L)。

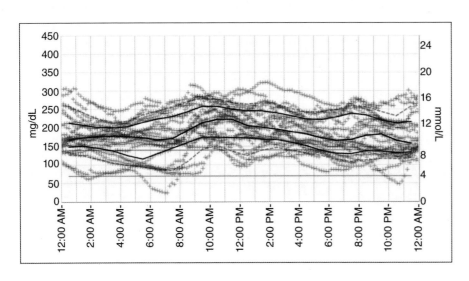

图 3.3 动态血糖曲线显示连续血糖监测数据和数据点的重叠。

眠状态、空腹和餐后的 AUC 都以同一种方式决定,并通过小时数表示[(例如,夜间 11 时至上午 7 时可表示为 mg/(dL·8h)]。所有血糖暴露值均可以标准化(通过小时数划分血糖值)。

血糖变化

因为每天同一时间的血糖值都不是规律变化的,四分位数间距(IQR)可用来表示血糖变化。血糖变化指监测期间的第 25 和第 75 个百分位值之间的平均差异。需提出的临床问题是,是否在任何特定时间,血糖水平保持一致。例如,如果患者每天早餐都包含同样成分, 问题可能是餐后血糖反应有多少变化。图 3.4 显示了同一个患者连续 3 天的血糖变化。注意血糖反应的变化。第 4 天将是什么样的?最可能的答案是,它可能降到 IQR。这可以从计算 CGM 数据得出。

血糖稳定

AGP 也可以表示血糖稳定性,以中位数(第 50 个百分位值)的平均绝对小时率变化[mg/(dL·h)]表示[34]。它已逐渐成为衡量血糖波动的重要方法。有越来越多的证据表明,血糖不稳定引发的事件,必然导致血管并发症的级联效应。众所周知,葡萄糖水平突然变化与氧化应激、炎性细胞因子诱导和血管并发症相关[37]。通过中位曲线的变化测量,可评估血糖波动的幅度。AGP 分析可以分段对特定时间段的数据进行检查,如检查餐后血糖波动的情况。当 AUC 分析和餐后血糖波动相结合,有可能:①量化多余的血糖暴露程度;②量化餐后血糖波动情况;③将这些数据与氧化应激等生物学变化联系起来。

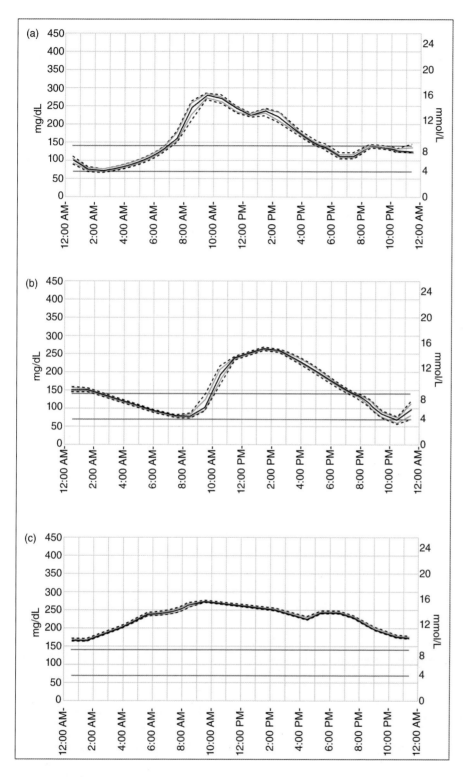

图 3.4　同一患者连续 3 天的动态血糖监测数据,显示昼夜血糖模式的显著变化:(a)第 1 天;(b)第 2 天;(c)第 3 天。

正常糖代谢和糖代谢异常的特点

在本书中,AGP 分析将用来说明一些重要的临床问题。如前文所述,为了了解血糖控制情况,应理解正常糖代谢。为了了解正常糖代谢情况,为 32 例无糖尿病者佩戴 CGM 装置 30 天,保持正常的饮食和运动,

记录下所有间发事件[28]。要确认这些患者糖代谢正常,并确保没有潜在的影响葡萄糖耐受的代谢问题,选择了非肥胖、血压正常的个体,毛细血管血糖<100mg/dL(5.6mmol/L),HbA_{1c}<6%。对受试者进行了一夜 10 小时禁食,然后进行口服葡萄糖 75g 糖耐量试验(OGTT),采用放射免疫法测定空腹和 2 小时胰岛素水平,用高压液相色谱法测定 HbA_{1c}。为了进一步测定胰岛素抵抗

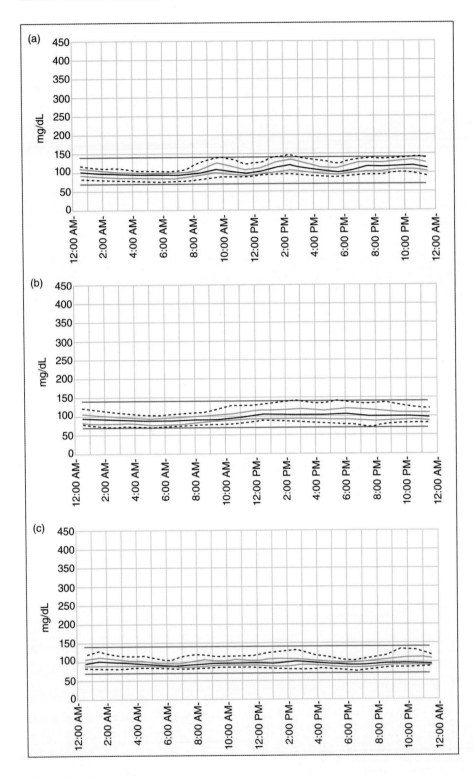

图 3.5　三个正常糖耐量患者的动态血糖监测数据，显示血糖暴露的范围、多样性和稳定性。所有患者在持续血糖监测 30 天内遵循常规饮食和运动。

情况，研究人员运用稳态模型评估确定胰岛素敏感性，只有符合所有条件的对象才可以进入试验。

如图 3.5 所示，这些人的昼夜血糖模式是唯一的。其特点是相对平稳，变化不大，稳定性高。然而，个体的特点不是一致的。因此，恰当地描述它至少需要有三个参考模式：正常高值、正常值和正常低值。受试者的血

糖暴露、可变性和稳定性最接近的小组平均值被认定为正常参考范围。两个额外的附加值用于说明血糖暴露时从高到低的正常范围：可变性和稳定性。参考案例的定量数据汇总于表 3.1。非肥胖成人平均正常的糖耐量为 2200~2600mg/(dL·24h) 或接近 100mg/(dL·h)。需要注意的是，夜间血糖偏低。表 3.1 还包括一组选定的

表 3.1　正常糖耐量和糖尿病患者的血糖测量

血糖测量	NGT(n=32)	范围	DM(n=30)	范围	NGT–DM
CGM 的数目	3065±636	1066~3995	3373±455	2434~3953	NS
A_{1c}(%)	5.3±0.3	4.9~5.8	7.5±0.9	5~9.1	P<0.001
平均值(mg/dL)	102±7	94~117	159±32	98~248	P<0.001
SD(mg/dL)	18±4	14~27	57±16	30~96	P<0.001
血糖暴露					
总 AUC[mg/(dL·24h)]	2421±155	2217~2793	3673±742	2291~4792	P<0.001
标准化 AUC[mg/(dL·24h)]					
总体	101±6	92~116	153±31	96~246	P<0.001
日间	105±8	90~118	159±34	92~220	P<0.001
夜间	97±6	87~113	141±32	102~179	P<0.001
中位数					
第 50	101±6	92~116	154±32	95~246	P<0.001
血糖变化					
IQR(mg/dL)	21±4	14~29	73±23	30~120	P<0.001
<70mg/dL(%)	3±3	0~12	5±4	0~12	NS
平均值<70mg/dL(h)	0.6	0.3~1.2	1.2	0.2~2.6	P<0.03
70~140mg/dL(%)	93±5	85~98	41±19	7~81	P<0.001
平均值 70~140mg/dL(h)	11.1	3.8~20.7	2.8	1~4.6	P<0.001
>140mg/dL(%)	4±4	0.3~16	54±20	8~79	P<0.001
平均值>140mg/dL(h)	0.7	0.4~1.4	5.5	0.9~16.4	P<0.001
<60mg/dL(%)	1±1	0~4.4	3±3	0~8.3	P<0.001
>180mg/dL(%)	0.2±0.5	0~2.5	33±20	4~82	P<0.001
>200mg/dL(%)	0.1±0.2	NA	25±18	1~70	P<0.001
血糖稳定性					
中位数的平均变化[mg/(dL·h)]	3.0±1	1.3~5.4	10.2±3.7	3.6~19	P<0.001

A_{1c},糖化血红蛋白;AUC,曲线下面积;CGM,连续血糖监测;DM,糖尿病;IQR,四分位数间距;NA,未取得;NGT,正常糖耐量;NS,无意义;SD,标准差。mg/dL 除以 18 可转换为 mmol/L。

1 型或 2 型糖尿病患者连续 30 天的 CGM 数据作为对照。AGP 提供了所有类型糖尿病的血糖代谢紊乱范围,针对糖尿病治疗和治疗启动。关于 AGP 将在其他相关章节中详述。

实现正常糖耐量

没有糖尿病人群的标准数据中,白天和夜间的血糖情况仅有微不足道的变化。这种平稳的血糖水平不会造成突发的血糖水平改变(氧化应激)而对小血管造成额外负担。整体模式看似是轻微起伏的平行曲线,得出葡萄糖的利用和胰岛素产生之间有稳定和可预测的关系。

上述模式在糖尿病患者中可以被模仿吗?目前认为模仿正常的血糖情况不能减少过多的低血糖发生[3]。直到最近,才发现这个观点的缺陷是不能鉴别正常血糖的生理特点。试图以 HbA$_{1c}$<6% 和平均血糖<120mg/dL(6.8mmol/L)作为血糖达到正常的标准,没有区分昼夜血糖的细微差别,导致了低血糖 [3]。因为大多数临床医生仅以 HbA$_{1c}$ 和平均血糖水平为指标定义正常,结果可能会产生误导。事实上,Matthews 及其同事[38]在归纳分析临床应用的广泛回顾性研究中得出的结论是,依靠常规统计方法,如平均血糖,确定临床相关事件可能是具有欺骗性的。他们指出,"归纳分析应该有一些明确的与临床或生物学特征相关的措施",并警告道,"研究人员被迫决定需要回答的具体问题[38]。"依赖 HbA$_{1c}$ 和平均血糖的目标治疗方案可能太重视归纳总结和这些观点的接受度,提出它们是否真正适合临床问题。问题依然存在[38]:平均血糖和 HbA$_{1c}$ 之间是否有很强的有意义的相关性?从本质上讲,如果 HbA$_{1c}$ 和平均血糖均达标,患者是否达到正常血糖?正常的血

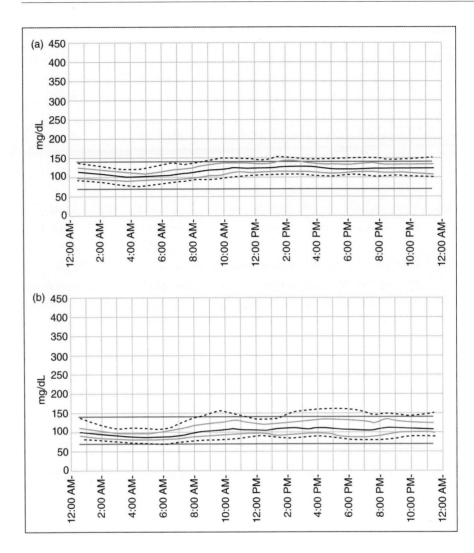

图 3.6　对比两位糖耐量正常和 HbA_{1c} 相同（5.6%）的受试者，使用动态血糖监测测定的血糖暴露水平不同。

糖是静态还是动态的？它是代表一个特征还是一系列血糖控制的情况？

图 3.6 描绘了正常血糖代谢和 HbA_{1c} 为 5.6% 的两个患者的曲线。图 3.6(a) 显示了具有正常糖代谢者的昼夜图形显示正常上限。通过 OGTT 和胰岛素水平评估，将其归类为"正常"。但是，相比于图 3.6(b) 中个体，则有显著的差异。该个体总体血糖暴露升高 13%，血糖变化增大 20%，血糖稳定性降低 30%。总体而言，图 3.6a 所示的个人较"参考案例"有更高的糖尿病患病风险。然而，这并没有反映在 5.6% 的 HbA_{1c} 水平。在 2010 年，几个国家组织认为采用 HbA_{1c} 作为风险评估的基础及潜在的糖尿病诊断依据。HbA_{1c} 为 5.7%~6.5% 会被归类为糖尿病前期。AGP 不一致。图 3.7 描述了这一新标准。

正常的糖代谢、氧化应激和并发症

该指导原则源于致力于严格控制血糖的众多多中心临床试验得出的结论，并不是生物学预定的。糖代谢异常对血管造成显著的生理负担；因此，血糖水平异常的个体存在发生微血管和大血管并发症的风险[39]。这些异常的血糖水平已被定性为血糖过度暴露和显著血糖波动。如前所述，无糖尿病的个体的血糖暴露维持在 2200~2600mg/(dL·24h)[122~144mmol/(L·24h)]。相反，即使 1 型或 2 型糖尿病患者得到良好血糖控制，其血糖暴露超过 3000mg/(dL·24h)[167mmol/(L·24h)]，平均为 3600mg/(dL·24h)[200mmol/(L·24h)]。持续性高血糖会导致氧化反应，造成内皮细胞损伤的级联效应，最终引发大量导致内皮损伤的化学事件，还会导致过量的氧化应激产物产生，以及晚期糖基化终产物的积累，进一步加剧内皮损伤。短期血糖集中波动可以进一步"协助"造成血管损伤的机制，引发炎性细胞氧化[40]。

综上所述，平均血糖和 HbA_{1c} 是葡萄糖稳态的主要指标的观念受到巨大挑战。昼夜血糖模式将更好地描绘代谢异常的情况，而不单单通过 HbA_{1c} 和平均血糖来描绘。

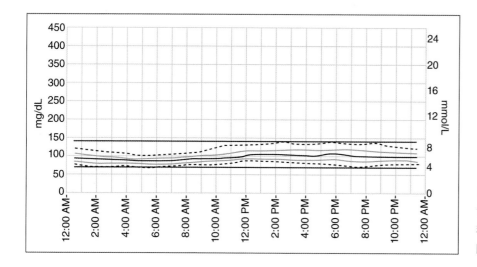

图 3.7　一例 OGTT 测试显示糖耐量正常但 HbA_{1c} 轻度升高的个人的动态血糖图谱；此人有较高的糖尿病发病风险。

参考文献

1 Diabetes Control and Complications Trial Research Group. The effect of intensive treatment of diabetes on the development and progression or long-term complications in insulin-dependent diabetes mellitus. *New England Journal of Medicine* 1993;329:977–86.

2 United Kingdom Prospective Diabetes Study Group. Effect of intensive blood-glucose control with metformin on complications in overweight patients with type 2 diabetes (UKPDS 34). *Lancet* 1998;352:854–65.

3 Action to Control Cardiovascular Risk in Diabetes Study Group, Gerstein HC, Miller ME, Byington RP, *et al.* Effects of intensive glucose lowering in type 2 diabetes. *New England Journal of Medicine* 2008; 358:2545–59.

4 Rahbar S. An abnormal hemoglobin in red cells of diabetics. *Clinica Chimica Acta* 1968;22:296–8.

5 Rahbar S, Blumenfeld O, Ranney HM. Studies of an unusual hemoglobin in patients with diabetes mellitus. *Biochemical and Biophysical Research Communications* 1969;36:838–43.

6 Bunn HF, Gabby KH, Gallop PM. The glycosylation of hemoglobin: relevance to diabetes mellitus. *Science* 1978;200:21–7.

7 Bookchin RM, Gallop PM. Structure of hemoglobin A1c: nature of the N-terminal beta chain blocking group. *Biochemical and Biophysical Research Communications* 1968;32:86–93.

8 Trivelli LA, Ranney HM, Lai H-T. Hemoglobin components in patients with diabetes mellitus. *New England Journal of Medicine* 1971;248: 353–7.

9 Koenig RJ, Peterson CM, Kilo C, *et al.* Hemoglobin A1c as an indicator of the degree of glucose intolerance in diabetes. *Diabetes* 1976;25: 230–2.

10 Goldstein DE, Little RR, Wiedmeyer HM, *et al.* Glycated hemoglobin estimation in the 1990's: a review of assay methods and clinical interpretation. In: Marshall SM, Home PD (eds) *Diabetes Annual*, vol. 8. Amsterdam, The Netherlands: Elsevier, 1994:193–212.

11 Goldstein DE, Little RR, Wiedmeyer HM, *et al.* Glycated hemoglobin: methodologies and clinical applications. *Clinical Chemistry* 1986;32: B64–70.

12 Peacock I. Glycosylated haemoglobin: measurement and clinical use. *Journal of Clinical Pathology* 1984;37:841–51.

13 Rohlfing CL, Wiedmeye HM, Little RR, *et al.* Defining the relationship between plasma glucose and HbA_{1c}: analysis of glucose profiles and HbA_{1c} in the Diabetes Control and Complications Trial. *Diabetes Care* 2002;25:275–8.

14 Derr R, Garrett E, Stacy G, Saudek C. Is HbA_{1c} affected by glycemic instability? *Diabetes Care* 2003;26:2728–33.

15 McCarter RJ, Hempe JM, Chalew SA. Mean blood glucose and biological variation have greater influence on HbA_{1c} levels than glucose instability: an analysis of data from the Diabetes Control and Complications Trial. *Diabetes Care* 2006;29:352–5.

16 Kilpatrick E, Rigby A, Goode K, Atkin S. Relating mean blood glucose and glucose variability to the risk of multiple episodes of hypoglycaemia in type 1 diabetes. *Diabetologia* 2007;50:2533–61.

17 Cefalu WT, Wang ZQ, Bell-Farrow A, *et al.* Glycohemoglobin measured by automated affinity HPLC correlates with both short-term and long-term antecedent glycemia. *Clinical Chemistry* 1994;40:1317–21.

18 American Diabetes Association, European Association for the Study of Diabetes, International Federation of Clinical Chemistry and Laboratory Medicine, International Diabetes Federation. Consensus statement on the worldwide standardization of the hemoglobin A1C measurement. *Diabetes Care* 2007;30:2399–400.

19 Mazze RS, Strock E, Borgman S, *et al.* Evaluating the accuracy, reliability, and clinical applicability of continuous glucose monitoring (CGM): is CGM ready for real time? *Diabetes Technology and Therapeutics.* 2009;11:11–18.

20 Nathan DM, Kuenen J, Borg R, *et al.* Translating the A1c assay into estimated average glucose values. *Diabetes Care* 2008;31:1473–8.

21 Rentfro AR, McEwen M, Ritter L. Perspectives for practice: translating estimated average glucose (eAG) to promote diabetes self-management capacity. *Diabetes Educator* 2009;35:581, 585–6, 588–90.

22 Shamoon H, Mazze R, Pasmantier R, *et al.* Assessment of long-term glycemia in type I diabetes using multiple blood glucose values stored in a memory-containing reflectometer. *American Journal of Medicine* 1986; 80:1086–92.

23 Langer O, Mazze R. Relationship between glycosylated hemoglobin and verified self-monitored blood glucose among pregnant and non-pregnant women with diabetes. *Practical Diabetes International* 1987;4: 32–3.

24 Langer O, Mazze R. The relationship between large-for-gestational-age infants and glycemic control in women with gestational diabetes. *American Journal of Obstetrics and Gynecology* 1988;159:1478–83.

25 Mazze R, Zimmet P, Lang A, Endersbee R. Computer-based patient monitoring systems: use in research and clinical practice. *Diabetes Care* 1988;11:62–6.

26 Farmer AJ, Wade AN, French DP, *et al*; DiGEM Trial Group. Blood glucose self-monitoring in type 2 diabetes: a randomised controlled trial. *Health Technology Assessment* 2009;13:iii–iv, ix–xi, 1–50.

27 American Diabetes Association. Standards of medical care in diabetes: 2011. *Diabetes Care* 2011;34(Suppl. 1):S11–61.

28 Mazze RS, Strock E, Wesley D, *et al.* Characterizing glucose exposure for individuals with normal glucose tolerance using continuous glucose

monitoring and ambulatory glucose profile analysis. *Diabetes Technology and Therapeutics* 2008;10:149–59.

29 Goldstein DE, Little RR, Lorenz RA, *et al.* Tests of glycemia in diabetes. *Diabetes Care* 2004;27:1761–73.

30 Stout PJ, Racchini JR, Hilgers ME. A novel approach to mitigating the physiological lag between blood and interstitial fluid glucose measurements. *Diabetes Technology and Therapeutics* 2004;6:635–44.

31 Clarke WL, Cox D, Gonder FL, *et al.* Evaluating clinical accuracy of systems for self-monitoring of blood glucose. *Diabetes Care* 1987;10: 622–8.

32 Bland J, Altman D. Statistical methods for assessing agreement between two methods of clinical measurement. *Lancet* 1986;1:307–10.

33 Mazze R, Strock E, Simonson G, Bergenstal R. *Staged Diabetes Management: A Systematic Approach*, 2nd edn, revised. Chichester, UK: Wiley & Sons, 2006.

34 Mazze R, Lucido D, Langer O, *et al.* Ambulatory glucose profile: representation of verified self-monitored blood glucose data. *Diabetes Care* 1987;10:111–17.

35 Mazze R. The future of self-monitored blood glucose: mean blood glucose versus glycosylated hemoglobin. *Diabetes Technology and Therapeutics* 2008;10(Suppl. 1): S93–101.

36 Dunn TC, Crouther N. Assessment of the variance of the ambulatory glucose profile over 3 to 20 days of continuous glucose monitoring. *Diabetologia* 2010;53(Suppl. 1):S421.

37 Monnier L, Mas E, Ginet C, *et al.* Activation of oxidative stress by acute glucose fluctuations compared with sustained chronic hyperglycemia in patients with type 2 diabetes. *Journal of the American Medical Association* 2006;295:1681–7.

38 Matthews JNS, Altman DG, Campbell MJ, Royston P. Analysis of serial measurements in medical research. *British Medical Journal* 1990;300: 230–5.

39 Brownlee M, Hirsch IB. Glycemic variability: a hemoglobin A1c-independent risk factor for diabetic complications. *Journal of the American Medical Association* 2006;295:1681–7.

40 Humpert P. Oxidative stress and glucose metabolism: is there a need to revisit effects of insulin treatment? *Diabetologia* 2010;53:403–5.

第 **2** 部分

糖尿病的治疗

第 4 章

1型糖尿病的检测和治疗

要点

- 1型糖尿病可以在任何年龄确诊，发病高峰年龄在青春期前和青春期的早期阶段。
- 很多1型糖尿病患者的急性并发症与疾病确诊前持续高血糖的严重程度直接相关。因此，早期检测会有不可估量的临床获益。尤其是及时的诊断可避免进一步的代谢失调和糖尿病酮症酸中毒的风险。
- 血糖控制对于降低微血管和大血管并发症非常重要。
- 在治疗起始阶段，随着血糖逐步下降，每天多次监测血糖（可以考虑持续血糖监测）和每月随诊都是很必要的。糖化血红蛋白水平在血糖下降最初的第一个月即开始有反应，但直到第二个月末时HbA$_{1c}$水平才能充分反映起始治疗的效果。

1型糖尿病（之前被称为胰岛素依赖的糖尿病或青少年发病的糖尿病）是以胰岛功能缺陷、不能产生足量的胰岛素为特点。最初人们认为1型糖尿病仅限于儿童发病，现在认为1型糖尿病可发生于任何年龄，在青春期前和青春期达到高峰。2002—2005年，美国每年平均约有 15 600 名年轻人新确诊为1型糖尿病[1]。国际糖尿病联盟（IDF）在全世界范围评估，每年约有 76 000 名 15 岁以下的儿童确诊为1型糖尿病[2]。

不同于以往，关于普通人群中1型糖尿病发病率、流行情况尚没有精确的评估数据。这是因为1型糖尿病定义未能得到标准化，而且常常会有将应用胰岛素的患者误诊为1型糖尿病。然而普遍认为在美国大约有 940 000 人患有1型糖尿病，占所有糖尿病患者的 5%。IDF 指出，全世界在小于 15 岁的儿童群体中，1型糖尿病发病率以每年 3% 的速度增长[2]。

在全球范围内，1型糖尿病患者数有显著差别。一项针对紫外线 B 辐射与1型糖尿病之间相关性的研究发现：在纬度越高的国家1型糖尿病发病率也越高。最靠近赤道的国家，1型糖尿病发病率亦最低[3]。然而，以下两个因素使得很难在全球范围内评估1型糖尿病的发病率与流行情况。

1. 人口移居：例如，在以色列国家1型糖尿病发病率增高，是由于欧洲人口的移居。

2. 胰岛素和医疗照护的可获取性：例如，在靠近赤道的国家，由于贫穷或他们居住在农村环境中，1型糖尿病患者经常缺乏足够的医疗资源或胰岛素供应。例如，在非洲中部，胰岛素供应非常有限，胰岛素缺乏和医疗照护的缺乏使得患者很可能在1型糖尿病确诊之前即已死亡。

病因学

1型糖尿病的直接原因被认为是胰腺胰岛 β 细胞功能的进行性破坏。β 细胞破坏的原因似乎是由于 β 细胞表达的抗原诱发的自身免疫反应。触发自身免疫反应的机制是一个研究的热点。目前认为，β 细胞功能破坏系遗传因素与一个或多个环境触发因素共同作用的结果[4]。

人类白细胞抗原（HLA）分型确定了有 2 个等位基因，被认为是糖尿病致病基因：HLA-DR3、HLA-DR4。在大多数已确诊的1型糖尿病患者群中至少存在其中一个等位基因[5]。然而，HLA-DR3 和 HLA-DR4 等位基因在大约 40% 的非糖尿病患者群中亦有检出，提示除了遗传倾向外，尚有其他因素参与了1型糖尿病的发生发展。对同卵双胞胎进行的为期 24 年的研究发现，其中 1 人患1型糖尿病，针对非患病的同胞经过 24 年的随访，有 36% 会发生1型糖尿病[5]，然而另外的 64% 无此相关性，这支持以下两个理论：①存在某些环境触发因素，导致自身免疫型的 β 细胞损伤，从而使受损的那个双胞胎患病，而另一位未受影响；②在没患病的双胞胎个体中,存在有保护性因素。有意思的是,HLA-DR2 等位基因与疾病呈负相关,因为该基因几乎不能在 1 型糖尿病患者中检出[7]。

胰岛 β 破坏是通过直接的针对胰岛 β 细胞抗原的自身免疫反应而产生的,导致了淋巴细胞在胰岛中的浸润诱发胰岛炎症反应。直接针对胰岛细胞自身抗原的抗体被称为胞质胰岛细胞抗体(ICA),通过对 ICA 的监测发现,在疾病确诊之前即可在循环系统中检出 ICA[8]。尽管有多种候选自身抗原,但有一个受到了诸多关注,针对谷氨酸脱羧酶的自身抗体,谷氨酸脱羧酶是 γ 氨基丁酸产生过程中需要的酶,被认为是 1 型糖尿病发生发展中的关键性抗原;另外,针对人胰岛素的自身抗体也经常在初发 1 型糖尿病患者中检出[9]。

正如之前提到的,引起胰岛细胞自身免疫破坏始动因素的识别是许多研究和讨论的主题。病毒感染被认为是一个可能的触发机制。先天性疱疹病毒的感染与 1 型糖尿病的发病有密切关系[10]。其他病毒(柯萨奇病毒、腮腺炎病毒、疱疹病毒)在 1 型糖尿病发展中也被认为是相关因素,但后面一组与 1 型糖尿病的关系还不太清楚。由于这个原因,研究聚焦于这些高危人群中预防 1 型糖尿病的可能性上。

在 1994 年,美国国立卫生研究院开始了 1 型糖尿病预防试验(DPT-1),该研究试图验证这样一个假说,即在高危人群早期持续应用低剂量胰岛素(每日 2 次皮下注射或每日 1 次口服胶囊),可以预防 1 型糖尿病的发生。由于 1 型糖尿病发病率相对较低以及从 ICA 阳性进展为 1 型糖尿病的速度较慢,研究人员对 1 型糖尿病患者的家庭成员研究了数年,迄今为止,结果仍不是很乐观[11,12]。低剂量胰岛素的应用似乎并未阻止 1 型糖尿病的发生。然而 DPT-1 确实证明了针对 1 型糖尿病的大型预防试验是可行的。

在 2004 年,成立了国际试验网络用于探寻预防、延缓和逆转 1 型糖尿病进展的方法。网络临床试验包括 2 种类型的研究:①1 型糖尿病发展的自然过程研究:该试验募集了 1 型糖尿病的高危人群进行大型队列研究,用于寻找 1 型糖尿病危险因素的新数据。②糖尿病干预研究,用于验证延缓、阻止 1 型糖尿病进程的治疗措施或验证保存 1 型糖尿病患者残存胰岛素分泌能力的治疗方法。通过自然病程研究的初始结果,对于 1 型糖尿病的发生风险和预防策略,目前仍没有充分的证据[13,14]。

其他的自然病程和预防试验包括:青少年中糖尿病的环境决定因素(TEDDY)[15],降低胰岛素依赖性糖尿病遗传风险试验(TRIGR)[16]及胰岛素依赖性糖尿病预测和预防计划(DIPP)[17]。

1 型糖尿病生理状态

1 型糖尿病在不同年龄经历了不同疾病阶段。在儿童及青少年,1 型糖尿病的症状往往是突发(病史多在几天至数周),尽管在这类人群中疾病发展的时间范围不是很明确。在成人,胰岛细胞的破坏可能经历数年,随之高血糖诱发急性症状的出现,例如多尿、多饮、多食及体重下降。这些症状的出现预示着胰岛 β 细胞功能完全破坏的最终阶段,如果未被及时发现,会导致糖尿病酮症酸中毒的出现。

1 型糖尿病的检测

这部分讲述了 1 型糖尿病诊断和治疗方法选择的相关内容。从临床指南开始,随后是监测、诊断及治疗的主决策路径。有条理地列出了一系列立足于改善血糖控制的策略。同时也提出了每个时期具体的决策路径(治疗方案的选择)、辅助决策路径(包括低血糖的处理、教育、营养及依从性评估)和决策的理论基础。

尽管没有哪个人群先天对 1 型糖尿病具有免疫力,但某些年龄组及种族人群确实存在发病的较高风险。居住在斯堪的纳维亚半岛,1 型糖尿病患儿的兄弟姐妹在青春期和青春前期是发病率最高的人群。而居住在美国的成年的非洲裔居民和土著民族居民发病率最低。

1 型糖尿病可在任何年龄发病,但是大多数病例是没有家族史的儿童及青少年。在募集到的这两组人群中,约 2% 的儿童是在婴幼儿期发病,37% 在 2~5 岁发病,41% 在 6~12 岁发病,20% 在 13~19 岁的青春期发病[18,19]。在普通人群(儿童)中发病风险为 1/400,在小于 40 岁的年轻成人群体中发病风险为 1/1000,但是患有 1 型糖尿病的成年人的后代及 1 型糖尿病患者的兄弟姐妹发病风险是升高的,发病率约为 5%[20]。在普通儿科病房及全科医疗场所,有证据显示急性并发症与疾病诊断前持续高血糖的严重程度直接相关,故早期检测 1 型糖尿病可使患者获益。尤其是及时诊断可避免进一步的代谢失调和发生糖尿病酮症酸中毒的风险。

诊断

尽管在过去,许多 1 型糖尿病患者会发生糖尿病酮症酸中毒(DKA),但是良好的监测可避免糖尿病酮症酸中毒的发生。对于正常的糖代谢而言,胰岛素是必需的。在胰岛素缺乏的情况下,血液中葡萄糖水平过高,由于糖从尿中排泄导致脱水,同时机体依赖脂肪的代谢作为能量的主要来源。酮体是脂肪代谢的副产物。如果没有被检测到,患者将会发生糖尿病酮症酸中毒,这是一种内科急症。多数患者应该更早地得到诊断。有经验的医生可以注意到一个或多个 1 型糖尿病患者的典型症状:

- 多尿(尿量过多)
- 多食(进食过多)
- 烦渴(过度口渴)
- 血糖的绝对值升高[空腹血浆葡萄糖大于 126mg/dL(7.0mmol/L)和(或)随机血糖大于 200mg/dL(11.1mmol/L)]
- 成人及儿童疑有慢性高血糖时往往会有糖化血红蛋白水平的升高(一般大于 6.4%);然而,糖化血红蛋白并不作为诊断标准
- 无法解释的体重下降
- 视力模糊

儿童及青少年 1 型糖尿病的检测

儿童及年龄较小的青少年对初级保健医生是一种挑战。在儿童及小于 14 岁的青少年中出现不能解释的多尿及身体生长发育不良时,临床医生应考虑到糖尿病的可能。尽管多尿更多见于泌尿道感染、滥用利尿剂、精神性烦渴或肾脏疾病,但是糖尿病是需要被排除的。与遗尿、夜尿增多有关的问题可以帮助发现尿频。在因频繁小便导致临床脱水的儿童中,需高度怀疑是 1 型糖尿病。生长发育不良也可能是由于其他非器质性因素所致,然而,也可能是由于胰岛素不足引起的长期严重高血糖导致能量丢失所致。此外,约有 10% 的 1 型糖尿病患儿在诊断时是没有症状的。最后,超重的 1 型糖尿病患儿容易与 2 型糖尿病混淆,尤其是西班牙裔、非洲裔美国人及亚裔美国人群。尽管对此类患儿更倾向于考虑诊断 2 型糖尿病,但任何一个有典型 1 型糖尿病症状的肥胖患儿均需按 1 型糖尿病治疗,直到有确定证据[C 肽的检验和(或)GADA 检测]才支持 1 型糖尿病。

更多有关儿童 2 型糖尿病的信息见表 5-7。

年龄大于 30 岁的成人中 1 型糖尿病的检测

年龄大于 30 岁的成人是另一个不同的挑战。因为在这些人群中 1 型糖尿病发展经历了一个较长的阶段,他们对于那些常见症状并不了解,这些症状往往较轻而被忽视。当高血糖被确诊时,经常被误诊为 2 型糖尿病。这种情况多数见于超重的年轻人。Zimmet 和他的合作伙伴[21]研究发现,在英国糖尿病前瞻性研究中被诊断为 2 型糖尿病的人群中多达 10% 事实上患有成人迟发型 1 型糖尿病(LADA)。在这项研究中,这个亚组患者有自身免疫性糖尿病特征性的标志物:如抗谷氨酸脱羧酶抗体(GAD)、胰岛细胞抗体(ICA)。而且比研究中其他患者年龄更偏轻,体型更偏瘦。有意思的是,这些诊断 LADA 的患者在进展到完全依赖胰岛素维持血糖的数年之前,可通过单纯临床营养及运动治疗或合用口服药物即可得到有效的血糖控制。LADA 起始治疗不依赖胰岛素,是因为胰岛 β 细胞破坏速度慢。不论什么情况下,糖尿病的诊断依靠随机血糖或空腹血糖的监测,可见"筛查及诊断策略路径"。

诊断标准

在有急性代谢紊乱(酮体阳性)症状的患者中,空腹血浆葡萄糖(FPG)≥126mg/dL(7.0mmol/L)和(或)随机血糖(CPG)≥200mg/dL(11.1mmol/L)足以诊断糖尿病。在空腹或随机血糖均不能明确诊断的情况下,需要行口服 75g 葡萄糖耐量试验,若 OGTT 2 小时血糖大于 11.1mmol/L,可诊断糖尿病。一些研究人员指出,糖化血红蛋白(HbA$_{1c}$)大于 6.4% 也应考虑为诊断糖尿病的标准[22],然而 HbA$_{1c}$ 不能对糖尿病进行分型,在这一点不是一个很有用的诊断工具。胰岛素释放水平降低(对 C 肽的分析)可能在将来用来作为早期诊断 1 型糖尿病的指标。但是目前来说,糖尿病的诊断仍是统一的。在年龄大于 40 岁的倾向于诊断为 1 型糖尿病的特定人群中,在没有酮症酸中毒的情况下,鉴别诊断依赖于对 C 肽的分析和 1 型糖尿病免疫标志的分析。在诊断 1 型糖尿病时,糖刺激前后的胰岛素分泌量都非常低。相比之下,2 型糖尿病患者通常有明显的餐后胰岛素水平升高(高胰岛素血症)。对于胰岛细胞抗体(ICA)、胰岛素抗体(IAA)及抗谷氨酸脱羧酶抗体(GADA)的检测,也可用于区分 1 型糖尿病和 2 型糖尿病。无论何时在糖尿病鉴别诊断上若有疑义,持续高血糖状态下,推荐应用胰岛素治疗,直至对糖尿病做出分型诊断。

筛查

1 型糖尿病的筛查并没有标准方案。然而一般说来，空腹血浆葡萄糖（FPG）的监测优于随机血糖（CPG）的监测，尤其是在没有症状的情况下。如果 FPG<100mg/dL(5.6mmol/L)，没必要继续筛查。如果 FPG 在 100~125mg/dL(5.6~6.9mmol/L) 之间或随机血糖在 140~199mg/dL(7.8~11.0mmol/L) 之间，需进行进食含 60~75g 碳水化合物的饮食试验或 75g 葡萄糖刺激试验。如果在 OGTT 2 小时内或进餐后的 4 小时内，血糖≥11.1mmol/L，需行诊断试验来鉴别 1 型糖尿病及 2 型糖尿病。

通过 HbA_{1c} 进行筛查和诊断

2010 年，美国糖尿病协会(ADA)提出通过糖化血红蛋白来对糖尿病进行检测。这是基于国际专家组的推荐，专家来自 ADA、IDF 及欧洲糖尿病研究协会。如有 HbA_{1c}≥6.5% 可诊断糖尿病。那些 HbA_{1c} 水平在 5.7%~6.4% 之间的患者定义为高危人群。这个诊断标准的理论基础是，大量研究表明，当 HbA_{1c} 水平超过 6%~6.4% 时[22]，视网膜病变风险增高。尽管 HbA_{1c} 在诊断糖尿病筛查中有很重要的作用，但也有局限性。首先，它不能用于区分 1 型糖尿病及 2 型糖尿病。其次，切点值不能反映血糖控制中每天血糖值的变化或饮食及运动对血糖变化的影响。HbA_{1c} 不能单独应用，需联合实验室空腹及随机血糖的检测来确诊。由于筛查和诊断时，HbA_{1c} 也不能采用床旁即时检测的方法。HbA_{1c} 的检测方法应采用符合美国国家糖化血红蛋白标准化计划(NGSP)认证的实验方法。

1 型糖尿病的诊断

由于儿童及青少年 2 型糖尿病发病率的升高、成人 1 型糖尿病发病年龄的增大及酮体(血及尿)阳性时鉴别诊断的缺乏，1 型糖尿病的诊断就变得越来越困难。然而多数情况下，1 型糖尿病是通过空腹血浆葡萄糖、随机血糖及血尿酮体、发病年龄及症状(表 4.1)来诊断。在没有代谢紊乱(酮体阳性)的情况下，第二个诊断试验来确诊 1 型糖尿病是有必要的，且应在 24 小时内进行。为了确定患者没有发生酮症酸中毒的风险，应每 4 小时一次监测尿或血的酮体及血糖。如果空腹血糖达到诊断标准，1 型糖尿病即可确诊。当怀疑 1 型糖尿病没有达到诊断标准时，应当评估是否存在针对胰岛细胞的抗体及血浆胰岛素水平减低。

表 4.1　1 型糖尿病操作指南

诊断	多见于年龄小于 30 岁的非肥胖人群，但可见于任何年龄组
血浆葡萄糖	A_{1c}≥6.5%；随机血浆葡萄糖（CPG）≥200mg/dL(11.1mmol/L) 加症状，空腹血浆葡萄糖(FPG)≥126mg/dL(7.0mmol/L)，或 OGTT 2 小时血糖≥200mg/dL(11.1mmol/L)；如有急性代谢紊乱[酮体阳性和(或)有明确的高血糖]，立即诊断；否则应在 24 小时内复测
症状	常见症状：多尿、烦渴、食量增加、夜尿增多、体重下降
	偶可见：视物模糊、泌尿系感染、宫颈感染、乏力、急性腹痛、流感样症状
尿酮体	经常阳性，可有或没有酮症酸中毒
治疗方案选择	胰岛素治疗(基础联合餐时或混合胰岛素)或胰岛素泵，同时配以饮食及运动计划；普兰林肽可与胰岛素合用
	注：这些患者需要应用胰岛素，不能用口服药物
目标	
自我血糖监测	• 大于 50% 的自我血糖监测在达标范围内
	• 餐前血糖 70~140mg/dL(3.9~7.8mmol/L)
	• 餐后血糖<160mg/dL(8.9mmol/L)(开始进餐 2h 后)
	• 餐前至餐后 2 小时上升不超过 40mg/dL(2.2mmol/L)
	• 睡前血糖 100~140mg/dL(5.5~7.8mmol/L)
	• 无严重低血糖或夜间低血糖出现
	• 没有酮体
	• 如出现无感知的低血糖或反复发作严重低血糖，上调餐前血糖目标值
A_{1c}	• 目标<7.0%(应个体化)
	• 监测频率：每 3~4 个月 1 次
	• 用 A_{1c} 来校正自我血糖监测数据或当自我血糖监测数据无法获得时，用来调整治疗
血压	<130/80mmHg，平均自我血压监测<125/75mmHg
血脂	LDL<100mg/dL(2.6mmol/L)
	HDL>40mg/dL(1.0mmol/L，男)，>50mg/dL(1.3mmol/L，女)
	TRI<150mg/dL(1.7mmol/L)
	注：有心血管危险因素的患者 LDL 目标值<70mg/dL

A_{1c}，糖化血红蛋白 A_{1c}；HDL，高密度脂蛋白；LDL，低密度脂蛋白；OGTT，口服葡萄糖耐量试验；TRI，三酰甘油。

对 1 型糖尿病和 2 型糖尿病的鉴别诊断：最后的注意点

2011 年，美国疾病控制及预防中心指出：在特定人群中(如年龄为 10~19 岁的亚裔、夏威夷居住的美国土著人及美国印第安人)，儿童及青少年新诊断的 2

型糖尿病患者数超过了 1 型糖尿病患者数[1]。尽管多数新诊断患者存在肥胖，但亦有可能存在肥胖的 1 型糖尿病患者[23]。兄弟姐妹或父母无 2 型糖尿病的家族史、儿童的体重发生变化、缺乏典型症状（多尿、多饮、多食）的情况下应进行鉴别诊断。而且在任何一种情况下，均应进行胰岛素水平的评估（如果胰岛素治疗还没有启动）或 C 肽水平的评估（在急性情况下已经给予胰岛素治疗）。而且，胰岛细胞抗体也应推荐检测。如果这些检测无法进行或无法立即进行，均按 1 型糖尿病治疗。

尽管大于 60 岁的人群很少发生 1 型糖尿病，但糖尿病分阶段管理（SDM）建议以下人群进行 GADA 检测：①以前确诊 1 型或无 2 型糖尿病；②体型消瘦；③需要外源性胰岛素治疗，但是拒绝应用。GADA 经常在自身免疫性疾病中检出，而自身免疫性疾病常合并出现。因为 1 型糖尿病（非 2 型糖尿病）是典型的自身免疫性疾病，GADA 可用于糖尿病的分型。

有酮症的高血糖状态或有其他代谢紊乱的表现，1 型糖尿病的诊断一般不需要其他辅助检测手段。尽管酮体是 1 型糖尿病与 2 型糖尿病一个很重要的区别点，但单纯依靠酮体鉴别两者是远远不够的。在 2 型糖尿病患者中也可有酮体出现，尤其多见于印度次大陆、亚洲地区。这是由于西方高碳水化合物饮食习惯的引入，使得在 2 型糖尿病发病时就已有相对的胰岛素缺乏，在胰岛素严重缺乏时，由于高血糖及低胰岛素水平（相对于食物摄入而言）会出现酮体。

1 型糖尿病治疗方案的选择

不管患者是儿童、青少年还是成人，1 型糖尿病的治疗需要以模拟正常生理需要量来补充外源性胰岛素。图 4.1 是一个没有糖尿病的 29 岁男性的动态血糖谱。通过 30 天的动态血糖监测，可以看出血糖基本接近 100mg/dL（5.6mmol/L）。尽管是进食不同碳水化合物量的饮食，还是运动、睡眠，血糖没有明显的变异。此外，在活动及睡眠状态，血糖也处于相对的稳定状态。

用于治疗 1 型糖尿病的胰岛素有 4 种类型。根据它们的作用时间进行分类：速效、短效、中效及长效。早在 20 世纪 90 年代初期，通过 DNA 重组生产的胰岛素就已经出现了。1996 年，第一个胰岛素类似物，赖脯胰岛素诞生了。它是一个更精准的控制起效时间、作用高峰及持续时间的速效胰岛素。它是正规胰岛素

的两个氨基酸互换位置产生的。它比正规胰岛素皮下吸收速率更快。第二个速效胰岛素，门冬胰岛素，在 2000 年诞生。在作用曲线上二者不相上下（有轻微的差异）。2001 年，第一个长效胰岛素类似物，甘精胰岛素诞生。从那以后，更多的化合物面世，包括长效胰岛素地特胰岛素和速效胰岛素赖谷胰岛素也陆续诞生。

所有的胰岛素都可通过标准的胰岛素注射器或胰岛素笔来进行注射。外置胰岛素泵也可用于速效胰岛素的注射。

生理性（基础/餐时）胰岛素治疗和传统（混合）胰岛素治疗的比较

胰岛素注射有两种常见方式：①生理性治疗方法，②传统治疗方法。生理性胰岛素治疗方法目的在于通过胰岛素治疗配合患者的生活方式以使进餐和运动时的血糖维持稳定。生理性胰岛素治疗方案包括餐时及加餐时的大剂量（短效或速效胰岛素）和每日 1~2 次基础或长效胰岛素注射。基础/餐时大剂量胰岛素也可以通过持续胰岛素泵注射。胰岛素泵可以调节基础和餐前胰岛素用量。由于生理性胰岛素治疗方案目的在于模拟正常生理状态，它在优化血糖控制，增加治疗灵活性上有更好的前景。相比之下，传统胰岛素治疗是让饮食及运动适应胰岛素的作用特点。传统的胰岛素治疗方案至少包括每日两次混合胰岛素注射（速效或短效胰岛素及中效胰岛素），它需要每日在特定时间进食一日三餐、需要的时候加餐及特定时间运动，以发挥最佳控制血糖的能力。

目标

1993 年，糖尿病控制和并发症试验（DCCT）是一项为期 9 年、在美国和加拿大进行的多中心的研究，研究中纳入了 1441 名 1 型糖尿病患者，结果发现任何血糖的改善都可使患者获益。研究进一步证实，接近正常水平的血糖控制可以避免微血管病变的发生或进展[24]。在接下来的数十年，这些观点被其他大量研究进一步证实[25]。在 DCCT 研究阶段，还没有动态血糖监测手段，用校正的自我血糖监测的数据不足以反应昼夜血糖持续接近"正常"。没有动态血糖的数据，控制和维持目标是 HbA$_{1c}$ 低于 7%。HbA$_{1c}$ 值要达到目标值需要自我血糖监测的数值有一半以上餐前血糖 70~140mg/dL（3.9~7.8mmol/L），餐后 2 小时血糖 <160mg/dL（8.9mmol/L）（见表 4.2 和表 4.3）。[国际儿童和青少年糖尿病协会（ISPAD）[26]在 2009 年制定的临

研究	年龄	诊断	发病年龄	HbA$_{1c}$	性别	体重(kg)	身高(cm)	体重指数	收缩压	舒张压
所有研究	29 岁	未确诊	0	5.1%	女	51.8	158.2	20.7	103	62
N	目标		高血糖	正常	低血糖		平均数	标准差	最大值	最小值
3041	70	140	3.1%	90.7%	6.2%		98.6	20.6	181	19.0
百分位	第 10百分位	第 25百分位	中位数	第 75百分位	第 90百分位		变异率位差	稳定性变化中位曲线[mg/(dL·h)]		
曲线	77.0	87.3	99.1	111.3	121.9		24	2.9		

血糖暴露–曲线下面积(AUC)				统计数据集(仅限于动态血糖监测)			
	觉醒	睡眠	总体		<70	70~140	>140
时间	早 7 点	晚 11 点		每天的平均时间	2.9	4.4	1.5
AUC	1755.1	622.4	2377.5 mg-24h/dL	平均持续时间(小时)	0.5	4.9	0.5
标准化	109.7	77.8	99.1 mg–h/dL	占监测时间的比率	6.2%	90.7%	3.1%
				连续数据总的时间(小时)	506.8		
				连续数据总的时间(天)	21.1		

曲线

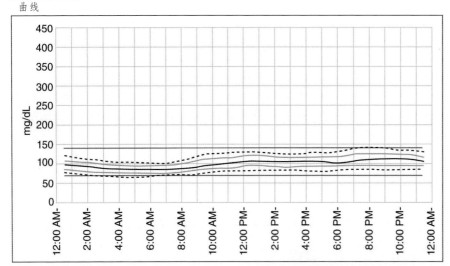

每天的监测

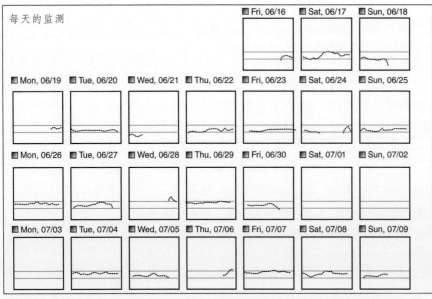

提示：每日表格中的灰色水平线反映了控制面板中目标区间的设置

图 4.1　正常的动态血糖谱。最下面的控制面板显示了每日的平均曲线。注意，与总的 AGP 一样，每日平均曲线相对平坦。

床实践指南中建议血糖控制应制定更低的目标。尽管儿科内分泌专家建议降低 HbA$_{1c}$ 控制目标，但低血糖的风险亦相应增加。]动态血糖监测可用来反应血糖昼夜波动的特点，使得临床上观察血糖昼夜波动模式成为可能,有利于临床医生发现血糖代谢异常。像前面提到的所谓的"正常"的特性，可以一目了然地展现出来。

尽管应该考虑到患者的个体化差异(比如年龄)，但这些目标都是符合实际的，而且也容易达到 (图 4.2)。对于糖尿病患者,血压和血脂也必须控制在正常范围内。

监测

1 型糖尿病患者合理的治疗方案往往包括血糖水平和血、尿酮体的监测。目前有两种不同的血糖监测方法:自我血糖监测(SMBG)和动态血糖监测(CGM)。如前所述，动态血糖监测克服了自我血糖监测的许多缺点。动态血糖监测更加可靠、准确，更具可校正性，并且不受监测时间的影响。然而动态血糖监测也有一个明显的局限性:组织间液的葡萄糖与同步的血浆葡萄糖比较时易受"时间滞差"的影响。当血浆葡萄糖浓度高于组织间液时，葡萄糖通过血管床进入到组织间液。这个延迟称为"时间滞差"。通过毛细血管/组织间液屏障的移动是被动弥散，时间滞差在不同患者之间存在差异。如果血糖值需要进行实时校正，那么这种差异性就变得很重要了。这样一来，应用毛细血管葡萄糖进行实时校正是很有必要的，尤其是存在低血糖的情况下。然而很显然动态血糖监测的获益明显高于

它的局限性。CGM 装置可提供低血糖报警、显示血糖趋势并可以搜集大量不良事件相关的血糖数据。在没有动态血糖监测设备的地方，依赖自我血糖监测是很

表 4.2　成人 1 型糖尿病血糖控制目标

	目标
自我血糖监测	• >50%的自我血糖监测结果是在目标范围内 • 餐前血糖 70~140mg/dL(3.9~7.8mmol/L) • 餐后 2 小时血糖小于 160mg/dL(8.9mmol/L) • 餐前到餐后 2 小时血糖波动在 40mg/dL 之内 • 睡前血糖为 100~140mg/dL(5.5~7.8mmol/L) • 没有严重的低血糖或夜间低血糖出现 • 没有酮症 • 如出现无感知的低血糖或反复发作严重低血糖,上调空腹血糖目标值
A$_{1c}$	• 目标<7%(可有个体差异) • A$_{1c}$ 监测频率:每 3~4 个月 1 次 • 用 A$_{1c}$ 来校正 SMBG 结果或当无法进行 SMBG 时作为调整治疗的依据
血压 血脂	• <130/80mmHg,平均自我血压监测<125/75mmHg LDL<100mg/dL(2.6mmol/L) HDL>40mg/dL(1.0mmol/L,男),>50mg/dL(1.3mmol/L,女) TRI<150mg/dL(1.7mmol/L) 注:有心血管疾病的患者 LDL 目标值<70mg/dL(1.8mmol/L)

A$_{1c}$,糖化血红蛋白 A$_{1c}$;HDL,高密度脂蛋白;LDL,低密度脂蛋白;SMBG,自我血糖监测;TRI,三酰甘油。

表 4.3　按年龄段划分,儿童 1 型糖尿病血浆葡萄糖和 HbA$_{1c}$ 的目标

	血浆葡萄糖目标范围(mg/dL)		A$_{1c}$(%)	理论基础
	餐前	睡前/夜间		
婴幼儿和学龄前儿童(0~6 岁)	100~180 (5.5~10.0mmol/L)	110~200 (6.1~11.1mmol/L)	<8.5	• 容易低血糖 • 对胰岛素敏感 • 饮食及活动具有不可预测性 • 在没有过度低血糖出现的情况下,更低的目标<8.0%是合理的
学龄儿童(6~12 岁)	90~180 (5.0~10.0mmol/L)	100~180 (5.5~10.0mmol/L)	<8.0	• 容易低血糖 • 在没有过度低血糖出现的情况下更低的目标<7.5%是合理的
青春期和年轻人(13~19 岁)	90~130 (5.0~7.2mmol/L)	90~150 (5.0~8.3mmol/L)	<7.5	• 在没有过度低血糖出现的情况下<7.0%的目标是合理的

制定血糖目标的关键理念:①目标制定应该个体化,在获益-风险评估的基础上,采用更低的目标可能是合理的;②对频繁发作低血糖或发生无感知低血糖的儿童,血糖控制目标需要调整;③对于应用基础加餐时胰岛素方案的人群,当餐前血浆葡萄糖值和糖化血红蛋白水平之间存在差异时,应检测餐后血糖水平,以帮助评估血糖情况。

研究	年龄	诊断	发病年龄	HbA$_{1c}$	性别	体重	身高(cm)	体重指数	收缩压	舒张压
所有研究	32 岁	1 型糖尿病	31 岁	4.9%	男					
N	目标		高血糖	正常	低血糖		平均数	标准差	最大值	最小值
2556	70	140	7.9%	81.3%	10.8%		97.8	29.2	219.0	19.0
百分位	第 10 百分位	第 25 百分位	中位数	第 75 百分位	第 90 百分位		变异率位差	稳定性 变化中位曲线[(mg/dL·h)]		
曲线	69.1	81.6	95.5	112.4	131.9		30.8	3.6		

血糖暴露–曲线下面积(AUC)				统计数据集(仅限于动态血糖监测)				
	觉醒	睡眠	总体			<70	70~140	>140
时间	早 7 点	晚 11 点		每天的平均时间		2.8	5.0	2.2
AUC	1642.5	650.5	2293.0	mg–24h/dL	平均持续时间(小时)	0.9	3.9	0.9
标准化	102.7	81.3	95.5	mg–h/dL	占监测时间的比率	10.8%	81.3%	7.9%
					连续数据总的时间(小时)	426.0		
					连续数据总的时间(天)	17.8		

曲线

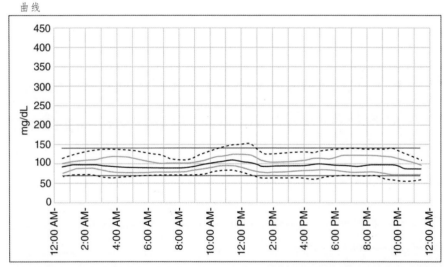

每天的监测

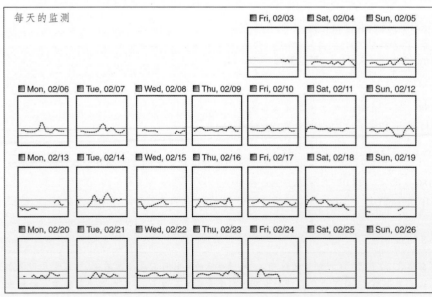

提示:每日表格中的灰色水平线反映了控制面板中目标区间的设置

图 4.2 "接近正常"的 1 型糖尿病患者的动态血糖谱;糖化血红蛋白 4.9%。每日监测显示了日间血糖的明显变异,尤其是 2/14 周二那天。

必要的(更多相关信息见第 3 章)。

与动态血糖监测不同,自我血糖监测需要认真及时地获取做出临床决策时需要的血糖数据。在糖尿病分阶段管理的三个时期:初始治疗阶段、调整治疗阶段和维持治疗阶段,建议不同的监测模式。在初始治疗阶段,血糖数据的搜集是早期很重要的一步,用以确保血浆葡萄糖水平能反映胰岛素治疗方案和饮食调整的效果。自我血糖监测需定时采集有关空腹、餐后 4 小时期间及夜间血糖的重要数据,因此需要每天多达 8 次的血糖监测。建议餐后血糖监测是随机时间测定,确保能覆盖餐后 4 个小时。需注意的是,在图 4.3 中动态血糖监测显示了餐后血糖峰值和回归到餐前水平的血糖数值可能出现在餐后的不同时间。依靠所谓标准的餐后 2 小时来测定血糖,可能会遗漏达峰时间、峰值、恢复时间的评估。

在整个调整治疗阶段,自我血糖监测应该与胰岛素作用曲线同步来确定胰岛素作用高峰。这种同步化增加了每次胰岛素注射前的自我血糖监测。在维持治疗阶段,自我血糖监测可以调整至每次胰岛素注射前测定,以确保血浆葡萄糖水平持续处于稳态。这些检测只能确定血糖水平在餐前恢复到目标水平。其次,它可以作为餐后血糖值的替代。然而,在合并有其他疾病、低血糖和其他突发情况下,应增加测定次数,来评估这些事件对整体血糖控制的影响。此外,患者应该间断测定随机血糖。在其他特殊情况下需要调整自我血糖监测方式:明确运动对血糖的影响、营养治疗变动及其他事件时突然改变胰岛素剂量和胰岛素注射时间。在这些情况下,推荐增加测定次数来保障临床决策。大量研究表明,患者会伪造自我血糖监测数

据或漏记血糖结果,推荐应用带有记忆功能的血糖检测仪[27]。这种检测仪可直接记录血糖数值,监测时间和日期,从而阻止伪造发生。多数此类设施能提供血糖均值,并能下载到计算机以图表形式显示出结果。

不管是常规血糖监测还是特殊情况下的更多血糖监测,动态血糖监测及自我血糖监测数据直接反映了治疗方案是否足够理想,也能为治疗团队制订出合理的治疗方案提供信息。自我血糖监测数据的缺失使得临床医生和患者几乎不可能做出临床治疗决策。决定胰岛素剂量、评估胰岛素治疗结果、评估饮食和运动,都需要持续精确的血糖数据的反馈。目前只有自我血糖监测可提供这个反馈。

血中的酮体也可以通过一种特殊的仪器测定,这种仪器可以同时测定血糖和酮体,也可以测定尿糖和尿酮体。尿酮体的检出滞后于血酮体。测定血酮体可以比测定尿酮体早 2~4 小时发现糖尿病酮症酸中毒。不论何时连续两次以上监测血糖均大于 240mg/dL (13.3mmol/L),都需要测定酮体。如果酮体结果阳性,需要给患者补充速效胰岛素,并复测酮体。持续酮体阳性,需要及时处理,避免可能发生的糖尿病酮症酸中毒(DKA)。此外,在任何疾病或感染的状态下,都需要监测酮体。

生长和发育

对于 1 型糖尿病患儿的父母而言,或许没有什么比生长发育更受关注了。胰岛素缺乏及其伴随的血糖控制不佳,可能引起生长延缓,这可能导致出现发育问题。频繁发作酮症酸中毒住院治疗会导致长期发育问题及其他并发症的出现。一般说来,患有糖尿病的

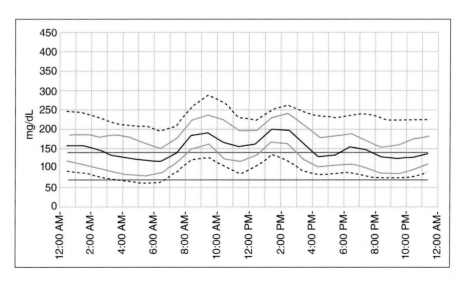

图 4.3　1 型糖尿病动态血糖谱显示不同餐后血糖峰值。

儿童经治疗后能使血糖维持在接近正常水平就不会影响生长发育。

随访

在确诊和初始治疗阶段,为了确保患者(或患者监护人)能够适应糖尿病,使自己有足够的能力进行自我照护,每天进行沟通交流是很有必要的。其次每周电话联系和每两周一次及每月一次的访视对于分析 CGM/SMBG 数据建立个体化的日常管理是必要的。来自血糖监测的数据和每季度一次的糖化血红蛋白监测的数据,对于判定治疗的效果是最关键的。随诊中需要的其他数据,包括体重、身高[用于计算体重指数(BMI)];饮食及注射胰岛素剂量的变化;运动/活动习惯的变化;CGM/SMBG 监测的频率;自我血糖监测的时间和结果;低血糖发作的频率;如果合并有高血压时,当前的血压水平;最新的实验室数据;首次随诊后完成的饮食记录或回忆 24 小时内的进餐情况;饮食计划问题及其他可以影响血糖管理的心理问题。因为所有新诊断的患者和许多正在治疗的患者需要持续的糖尿病教育和营养咨询,因此这些要素是随诊计划中不可缺少的一部分。

并发症的监测

一般来说,慢性并发症是在糖尿病发病后的 7~10 年出现。然而,由于病史长短不明确、慢性起病(如 LADA 患者)及其他一些因素的可能,每年都要对并发症进行全面的监测就显得十分必要。视网膜、肾脏、神经系统、心血管、口腔及皮肤病都应当每年检测。

1 型糖尿病的主要决策路径

图 4.4 展示了 1 型糖尿病的主要决策路径。在大多数情况下,儿童、青少年及成人都是从基础加餐时胰岛素方案开始。

一旦医生诊断了 1 型糖尿病,就需要立即启动胰岛素治疗(最长不超过 24 小时)。需要决定的是患者是住院启动胰岛素还是门诊启动胰岛素治疗。很多医疗机构已经建立了门诊患者安全启动胰岛素治疗的系统。如果缺乏教育及随访的资源,那么患者应该收住院。如果患者已经出现糖尿病酮症酸中毒或有昏迷的高危因素,立即收住院。

以前,胰岛素初始治疗方案的选择主张用最简化的方案来满足患者生活方式的需要。因此,会倾向于初始应用混合胰岛素-速效或短效与中效胰岛素混

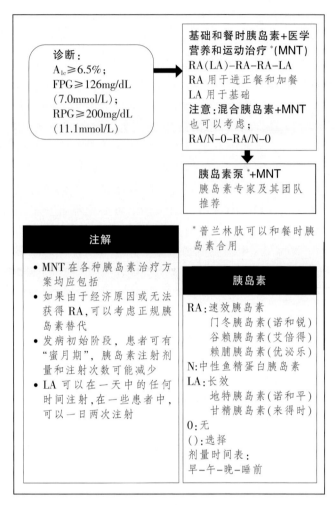

图 4.4　1 型糖尿病的主要决策路径。FPG:空腹血浆葡萄糖;RPG:随机血浆葡萄糖;MNT:医学营养和运动治疗。

合-于早餐和晚餐前皮下注射。然而,最近的"代谢记忆"的证据倾向于另外一种不同的方法。对来自 DCCT 及其随访的数据进行再分析,糖尿病干预和并发症的流行病学研究表明,任何时期的正常或接近正常的血糖控制均可减少患者并发症的风险[25]。在 DCCT 研究中接受长期严格血糖控制的患者,尽管在试验结束后又恢复了血糖控制差(HbA₁c≥8.0%)的状态,但仍比在试验期间血糖控制差而后续血糖有所改善的对照组有更低的微血管发病率[25]。尽管研究结果需要进一步的评估,但"代谢记忆"似乎确实存在。因此,在 1 型糖尿病自然病程中,早期达到血糖的最佳控制是糖尿病分阶段管理(SDM)的一部分。在诊断一经确立,儿童、青少年和成人应立即给予基础/餐时胰岛素,以利快速达到血糖的严格控制。胰岛素泵的治疗也可以推荐,但是只有基础/餐时胰岛素治疗方案被理解和完善后,才可以启动。在极少见的情况下,如果患者或家庭

成员不能或不愿意接受胰岛素强化治疗方案,可以应用速效/超短效与中效胰岛素联合的混合胰岛素治疗方案。此外,所有的患者应该了解每种治疗方案,包括胰岛素泵的治疗,这样可以做到知情决策(在儿科,在蜜月期如果胰岛素需要量非常小的情况下,启用胰岛素泵比较困难)[28]。

医学营养和运动治疗的原则

MNT 是胰岛素治疗中的一个组成部分。强调与胰岛素治疗同步,MNT 包括饮食、运动计划。尽管有几种 MNT 方案,但基本原则是确保营养成分的摄入是平衡的,碳水化合物要占适当的比例,以避免出现高血糖。MNT 作为生理性胰岛素一部分,依赖于患者在每顿餐前及运动前和睡前、计算胰岛素所需剂量。需要频繁的自我血糖监测,并要有“计算”碳水化合物和评估运动对血糖水平影响的能力。应用当前的血糖水平和胰岛素/碳水化合物比值,患者可以计算维持血糖在正常水平所需的胰岛素剂量。然而这仅是一个简化方案,因为碳水化合物并非是转化成能量被组织摄取的唯一营养素。蛋白质可以较慢地在肝脏通过糖异生转化为糖。因此含高蛋白低碳水化合物的饮食会引起餐后数小时血糖显著升高,不是餐后立即升高。相比之下MNT 作为传统胰岛素治疗中的一部分,它的目标是调整饮食达到混合胰岛素和相对较少的注射次数使血糖控制达标。患者必须在早晨确定早餐和午餐的内容及晚餐前决定晚餐、夜宵吃什么,同时也要考虑到混合胰岛素中普通胰岛素和中效胰岛素的作用曲线。

儿童代表了一个不同的饮食挑战模式。要确保有足够的营养物质的摄入来满足生长和发育需求。此外,由于小一些的儿童不能摄入全部饮食计划中的食物,因此预先制定胰岛素剂量很困难。

胰岛素类型和作用特点

目前,胰岛素的应用有两种方式:注射和胰岛素泵输注。四种类型的胰岛素均可通过皮下注射,而胰岛素泵只能应用速效胰岛素。胰岛素泵可以提供持续皮下基础胰岛素注射(以一个非常小的剂量)和大剂量胰岛素注射 (用于控制进餐和运动相关的血糖波动)。对所有类型的胰岛素和所有注射方法,作用曲线由以下因素决定:胰岛素类型、胰岛素来源、缓冲化合物、注射部位及运动。因此,吸收速率不能像作用时间曲线一样可以预测。图 4.5 列出了不同类型胰岛素的作用曲线。

一些通用的规则可以使以上的影响因素导致的变异性达到最小。因为每位患者对胰岛素的反应都有微小的差异,使常见注射部位(上臂和腹部)、运动的时间和持续时间固定会有帮助。确定每位患者胰岛素作用曲线需要患者 SMBG/CGM 数据。尽管处方是基于经典的胰岛素作用曲线,患者之间的变异使得我们无法确定胰岛素作用高峰发生时间。因此 SMBG/CGM 监测应该用来“绘制”胰岛素作用曲线。对于每种胰岛素治疗方案,糖尿病分阶段管理(SDM)提供了一个自我血糖监测(SMBG)指南,用于指导测定时间,以获得足够多的数据用于描绘胰岛素作用曲线。

速效胰岛素

赖脯胰岛素(速效胰岛素 RA)是第一个通过计算机模拟产生的人胰岛素类似物,计算机化学家模拟了众多的分子内部关系来预测胰岛素类似物在不同条件下的作用。在这种特殊情况下,研究人员通过将人胰岛素 B 链 28 位和 29 位氨基酸次序互换发现了一种胰岛素类似物。这个新发现的胰岛素类似物的第 28 位为赖氨酸、29 位为脯氨酸,因而被命名为赖脯胰岛素。赖脯胰岛素并不像普通胰岛素一样在溶液中形成典型的胰岛素六聚体。因此它比普通胰岛素吸收速度快、达峰时间短(60~90 分钟),而且持续时间更短(大约 3 小时)。与赖脯胰岛素相似,门冬胰岛素是第二个面世的速效胰岛素,它在皮下注射后吸收速度快,60~90 分钟内达峰,4 小时内被机体清除。门冬胰岛素是在人胰岛素的基础上进行修饰,在溶液中不形成六聚体。因此,它的快速起效可允许餐前即刻胰岛素注射的方式来达到血糖控制的目的。这使得时间安排更加精准,评估碳水化合物的摄入也更加现实。第三个速

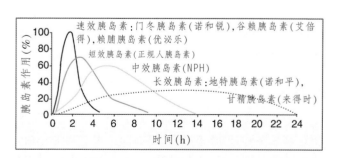

图 4.5　胰岛素作用曲线。用这些胰岛素的作用曲线作为评估每种胰岛素峰值和作用持续时间的主要方法;作用曲线因患者、活动水平、活动时间及其他因素影响而有所不同;自我血糖监测在不同的时间间隔至少每日监测四次以形成完整的日间血糖变化谱;也可以进行持续血糖监测。NPH,中性鱼精蛋白。

效胰岛素类似物是谷赖胰岛素,与其他两个速效胰岛素类似物有相似的作用时间。尽管谷赖胰岛素可以在开始进餐后 20 分钟内注射,但如果在开始进餐 15 分钟内注射, 可以达到更好的效果。糖尿病分阶段(SDM)管理建议,患者尽量在进餐开始前应用速效胰岛素,因为这样它可以更好地模拟正常生理状态下的胰岛素分泌。最重要的是,速效胰岛素作用特点是没有明显的"拖尾现象",这减少了在两餐之间碳水化合物加餐的需要,并减少了低血糖发生风险。

短效胰岛素

正规胰岛素需要在餐前注射。当在餐前 30~40 分钟注射时,正规胰岛素能够正好与餐中碳水化合物的分解及餐后血糖的升高相吻合。为了评估正规胰岛素的效果,患者应该在下一餐前测量血糖值。餐前高血糖提示对于前一餐的进餐量而言,正规胰岛素量是不足的。相反,如果餐前血糖低了,提示胰岛素注射过多,进餐量少,或者运动水平过量(比如剧烈运动)。建议 SMBG/CGM 应该在正规胰岛素应用前进行。

图 4.5 显示了正规胰岛素常规作用曲线, 但这种作用可能并不像图中所示的那样可以预测。由于注射部位、吸收率、膳食状态及运动水平不同,胰岛素起效、达峰和持续时间会有显著的变化。需注意的是,正规胰岛素在注射后 30~45 分钟起效,也可能再延迟 30 分钟之久。在达峰之前曲线是陡直的, 在注射后 2~3 小时之间达峰。一般来说,起效越慢,达峰也越慢。正规胰岛素的维持时间是 4~6 小时。 需要注意的是下降曲线是缓慢的,因此存在一个"拖尾现象"或者说是"延迟效应"。这样一来,尽管图 4.5 中大部分胰岛素在中午之前已经被利用,但直到下午 4 点,仍有残余的胰岛素在持续发挥作用。此外,正规胰岛素的整体作用曲线可以因第二种胰岛素的介入而受到影响,比如中效或长效胰岛素。在这两种情况下,第二种胰岛素可以提高正规胰岛素的峰值和持续时间。

中效胰岛素

中效胰岛素的持续时间一般是 10~16 小时,但是也可延长至将近 20 小时,达峰时间一般是 4~8 小时。作用曲线见图 4.5。中效胰岛素常与速效或短效胰岛素混合制成预混制剂。混合胰岛素可能会影响吸收率。当与正规胰岛素混合时,中效胰岛素的吸收率会延迟约 15 分钟,尽管这个作用没有重要的临床意义。在中效和速效胰岛素制成预混制剂的情况下,也会发

生相似的可以忽略的吸收速率的延缓现象。尽管一些内科医生建议正规胰岛素或赖脯胰岛素应该与其他胰岛素分开应用,但因为总体影响很小,只有在治疗困难时,才需要考虑这一点。

为了评估中效胰岛素达峰作用,应该在注射 8~14 小时后监测血糖。仅在晚餐前测定血糖是不足以确定早餐前中效胰岛素的剂量是否合适的。如果在晚餐前注射中效胰岛素,它的作用可以通过测定夜间和第二天的空腹血糖水平来评估。如果证实在下午 3 点左右发生低血糖,需要减少早晨中效胰岛素的剂量。如果证实夜间低血糖发生,需要考虑减少晚间中效胰岛素剂量或改变注射时间。如果要在低血糖时加餐,应该在常规进餐时减去相同热量的食物摄入,以保证总的能量摄入没有增加。

注意 70/30 的预混含量(70%中效和 30%短效);预混 75/25 [75%中效鱼精蛋白赖脯胰岛素 (NPL)和 25%赖脯胰岛素];预混 70/30(70%中效鱼精蛋白胰岛素和 30%门冬胰岛素);预混 50/50(50% NPL 和 50%赖脯胰岛素)。以上均是可以购买到的,然而预混胰岛素是不被推荐用于 1 型糖尿病的。

长效胰岛素类似物(甘精胰岛素和地特胰岛素)

目前有两种长效胰岛素类似物:甘精胰岛素和地特胰岛素,作用持续时间可将近 24 小时。因为它们持续作用,相对平稳,没有峰值的特性,它们已经成为提供基础胰岛素需求时的标准品。

甘精胰岛素是一个长效胰岛素类似物,其最重要的特点是没有作用高峰(然而部分患者会在注射后 4~8 小时有一个轻微的小高峰),可以在基础/餐时治疗方案中,用于提供基础胰岛素。它是在人胰岛素基础上经过修饰,产生了一种轻度酸性(pH=4.2)可溶,在中性环境下不可溶的胰岛素。当甘精胰岛素被注射到皮下组织后,会形成微细沉积物缓慢溶解,并以非常稳定的速度进入血液中。这可以实现以一个相对低的剂量在长达约 24 小时的时间持续供给胰岛素,类似于胰岛素在空腹或基础状态下的分泌。与中效胰岛素相比,甘精胰岛素的一个明显的优势是减少了夜间低血糖的风险,改善了空腹血浆葡萄糖[29]。由于甘精胰岛素是在轻度酸性的环境下起效,因此不能和其他胰岛素混合(例如在中性环境下起效的胰岛素)。甘精胰岛素可以在一天中的任何时间应用。然而,一旦启用了甘精胰岛素,每天用药的时间就应基本固定,这样可以从它的 24 小时持续作用中获益。固定在每天大致

相同的时间注射,也可避免出现过量或剂量不足的情况。部分患者需要一日两次注射甘精胰岛素来实现完整的 24 小时覆盖。

地特胰岛素是另一个长效人胰岛素类似物。它是在 B29 位赖氨基酸残基上共价结合了一个长链脂肪酸。脂肪酸链通过抑制胰岛素六聚体在皮下组织的溶解,达到延缓胰岛素吸收入血的目的。脂肪酸链也可以使胰岛素在入血后与清蛋白结合,延缓胰岛素的生物效价。地特胰岛素也不能与其他胰岛素混合,因为它也能影响其他任何一个类型胰岛素的作用。脂肪酸链对胰岛素最直接的作用是改变了胰岛素的药代动力学。地特胰岛素的半衰期是 5~7 小时,血浆胰岛素峰浓度出现在 3~8 小时,作用的持续时间为 14~24 小时。与甘精胰岛素相似,地特胰岛素也降低了夜间低血糖风险,改善了空腹血糖水平的控制。有关地特胰岛素一个有趣的研究发现是,与中效胰岛素 N 和甘精胰岛素相比,应用地特胰岛素可以使血糖动态变化终点患者间变异性更低。地特胰岛素在吸收和降糖作用上的变异性更小。这种在变异性上的降低使得地特胰岛素用量更稳定,血糖变异更小。总的说来,地特胰岛素似乎比甘精胰岛素持续时间短[30,31],因此需要一日 1~2 次的皮下注射。

基础/餐时胰岛素

这种方案的目标是平衡基础/餐时胰岛素的需要量。为达到这个目的,长效胰岛素甘精胰岛素或地特胰岛素常被用作基础胰岛素。为了统一表示多种基础胰岛素,糖尿病分阶段管理中应用缩写 LA 来表示长效胰岛素:甘精胰岛素和地特胰岛素。最常见的是,糖尿病分阶段管理应用 RA 来表示餐时胰岛素,指的是速效胰岛素:门冬胰岛素、赖脯胰岛素、谷赖胰岛素。总的说来,基础/餐时胰岛素方案目的是为了减少总胰岛素需要量,从而尽量避免胰岛素过量。

基础/餐时胰岛素起始
RA-RA-RA-LA

多数 1 型糖尿病患者在确诊后即需要立即启动基础/餐时胰岛素治疗方案。需要的胰岛素总剂量是以当前体重和酮体情况来计算出来的。如果血酮体是 1.5mmol/L 或更低、尿酮体阴性至轻中度升高,每日胰岛素总量是按 0.5U/kg 计算。如果血酮体是 1.6mmol/L 或更高、大量尿酮体出现,每日胰岛素总量按 0.7U/kg 来计算。起始时,基础长效胰岛素(甘精胰岛素或地特胰岛素)占每日总剂量的 50%,注射时间为睡前。剩余

的胰岛素以速效胰岛素方式分配到每餐前(可以按照患者的进食计划进行再调整)。例如,体重 72kg 的患者,尿酮体阴性,他每日的胰岛素总量是 36U(72kg×0.5U/kg=36U)。其中 50% 为甘精胰岛素睡前注射,剂量为 18U。剩余的胰岛素以三餐前每次 6U 的速效胰岛素给予应用(图 4.6)。

注意　如果因为费用问题或无法获取长效胰岛素,晨起和晚上两次中效胰岛素(N)的注射可替代长效胰岛素。在某些情况下,正规胰岛素也可以用作餐前胰岛素注射。

基础/餐时胰岛素调整治疗阶段
RA-RA-RA-LA

第一个目标是控制空腹血浆葡萄糖(图 4.7)。需要注意的是,夜间长效胰岛素(LA)是关键的胰岛素。如果空腹血浆葡萄糖低于目标水平,减少长效胰岛素剂量。如果血糖高于目标水平,增加长效胰岛素剂量。每次调整 1~2U。在每次调整治疗后用 3 天左右的时间来确定治疗效果。这些调整方案直接与患者有关。如果怀疑夜间低血糖,患者需监测夜间随机血糖或应用动态血糖监测来进行监测。可以考虑减少长效胰岛素剂量、睡前加餐或将长效胰岛素移至上午应用。由于本方案 RA 用于覆盖每顿进餐,测定下一餐前血浆葡萄糖的水平可以指导速效胰岛素剂量的调整。在餐后 1~2 小时测定血浆葡萄糖来指导短效胰岛素剂量的调整。需注意的是,进餐后的 2 小时内血糖上升目标应不超过 40mg/dL(2.2mmol/L)。这种方案与应用其他胰岛素方案一样,MNT 在调整治疗期间会有很大的帮助。由于可以发现问题寻找病因,因此由此入手持续最高血糖。通常,需要首先改变胰岛素剂量,然后是改变饮食计划。一旦治疗方案改善了血糖控制,达到了目标血糖水平,再去解决下一个最高血糖。在这个过程中,SMBG/CGM 作为最好的数据来源是非常重要的。如果需要的话,可以增加测量次数。预计需要花费数星期的时间,调整方案才能实现整体血糖改善。

由于碳水化合物的摄入随饮食的变化而变化,用于控制餐后血浆葡萄糖的 RA 的剂量也随之变化。应用胰岛素/碳水化合物系数可以帮助患者以更好地评估基于碳水化合物饮食的胰岛素需要量,尤其是当患者想进食比日常更多的碳水化合物时,这个系数会显得尤为重要。例如,假设一个通常情况下进餐 60g 碳水化合物的患者,决定进食含 85g 碳水化合物的晚餐。如果患者知晓胰岛素/碳水化合物系数,他就能在餐前决定如何调整 RA 的剂量来满足额外进食的碳水

初次诊断或既往应用混合胰岛素
（在 2~4 小时内开始胰岛素治疗；如果在诊断时有急性疾病或酮症酸中毒、存在心理社会因素、无法完善门诊教育者需要收住院）

↓

开始基础/餐时胰岛素治疗

RA(LA)–RA–RA–LA

初诊或启用新胰岛素
- 计算总剂量　基于血/尿酮体和当前体重；酮体阴性到轻中度升高，0.5U/kg 起；大量酮体，0.7U/kg 起
- 睡前长效胰岛素(LA)起始剂量为一天总量的 50%
- 平均分配每日总剂量的剩余部分，速效胰岛素的方式分配到每餐前（也可以依饮食计划来重新调整）
  例如，72kg 患者×0.5U/kg=36U 的胰岛素总量
  分配如下：6U RA-6U RA-6U RA-18U LA

既往应用混合胰岛素
- 如果 HbA₁c<9%，减少当前日胰岛素总量的 10%
- 如果 HbA₁c≥9%，维持当前日胰岛素总剂量
- 重新分配 50% 为 LA；50% 为 RA
- 平均分配 RA 到每顿餐前（或许需要根据饮食计划进行调整）
  例如，HbA₁c 是 8.4%，当前日总量为 60U，60U/d×(1%~10%)=54U/d
  分配如下：9U RA-9U RA-9U RA-27U LA

注意：LA(长效胰岛素)可以在一天的任意时间给予，但是时间需要固定；有时需要每日两次注射

↓

随访
内科：每日电话联系 3 天，然后 2 周内诊室随诊
教育：每日电话联系 3 天，然后 2 周内诊室随诊
进入到基础/餐时胰岛素调整治疗阶段

图 4.6　基础/餐时胰岛素起始。A₁c，糖化血红蛋白；DKA，糖尿病酮症酸中毒。

患者应用基础/餐时胰岛素治疗方案没有达标

目标
- A₁c<7%
- 餐前血糖 70~140mg/dL (3.9~7.8mmol/L)
- 餐后血糖<160mg/dL (8.9mmol/L)

↓

患者是否按处方注射胰岛素？　——否→　对患者进行教育；如果存在依从性问题，考虑心理评估；如果在 6 个月内没有改善，考虑胰岛素泵

↓ 是

基础/餐时胰岛素模式调整治疗阶段

时间	血糖	胰岛素调整
早餐前	<70mg/dL (3.9mmol/L)	减少睡前 LA 1~2U
	>140mg/dL (7.8mmol/L)	增加睡前 LA 1~2U
中午	<70mg/dL (3.9mmol/L)	减少早餐前 RA 1~2U
	>140mg/dL (7.8mmol/L)	增加早餐前 RA 1~2U
晚餐前	<70mg/dL (3.9mmol/L)	减少午餐前 RA 1~2U
	>140mg/dL (7.8mmol/L)	增加午餐前 RA 1~2U
睡前	<100mg/dL (5.5mmol/L)	减少晚餐 RA 1~2U
	>140mg/dL (7.8mmol/L)	增加晚餐 RA 1~2U

总结：
1. 参照胰岛素调整治疗指南
2. 考虑应用胰岛素/碳水化合物系数（见图 4.8）及修正因子（见图 4.9）
3. 如果长效胰岛素不能覆盖 24 小时，可以考虑每日注射两次

饮食和运动调整

低血糖模式	高血糖模式
• 增加进餐时碳水化合物的摄入	• 减少进餐时碳水化合物的摄入
• 运动前增加碳水化合物的摄入	• 运动前减少碳水化合物的摄入
• 增加加餐量或加餐	• 减少加餐量或停止加餐
• 减少运动量	• 增加体力活动

图 4.7　基础餐时胰岛素剂量调整。BG：血糖。

化合物的需求。图 4.8 列出了计算胰岛素/碳水化合物系数的步骤。总的来说，任何正餐或加餐只要剂量超过一个碳水化合物选择份均需要应用速效胰岛素。

另一个用于基础/餐时胰岛素治疗的工具是校正因子。校正因子可以确定 1U 速效胰岛素可以使血糖降低多少。校正因子可用于增加 RA 剂量来降低血糖以达到推荐的血糖目标。图 4.9 描述了如何确定修正因子。简单来说，用 1800 除以胰岛素每日总量，用于评估 1U RA 可以降低血糖的水平。

注意：应用正规胰岛素的患者，是用 1500 除以胰岛素日总量。

联合胰岛素碳水化合物系数和校正因子可以作为糖尿病强化管理非常有价值的工具。这些先进的胰岛素管理技术使患者在胰岛素剂量调整上更加灵活，并最终能获得更严格的血糖控制。1 型糖尿病和 2 型糖尿病患者均可从胰岛素碳水化合物系数及校正因子中获益。最关键的是糖尿病团队与患者密切联系，为患者提供必要的教育，能达到更好的效果。

共同管理策略

糖尿病分阶段管理强调，当治疗方案未能使患者血糖达标的状态下，通过从糖尿病专家那寻求建议和帮助来共同管理糖尿病。共同管理并不意味着没有患者的参与。专家应该对糖尿病分阶段管理非常熟悉、

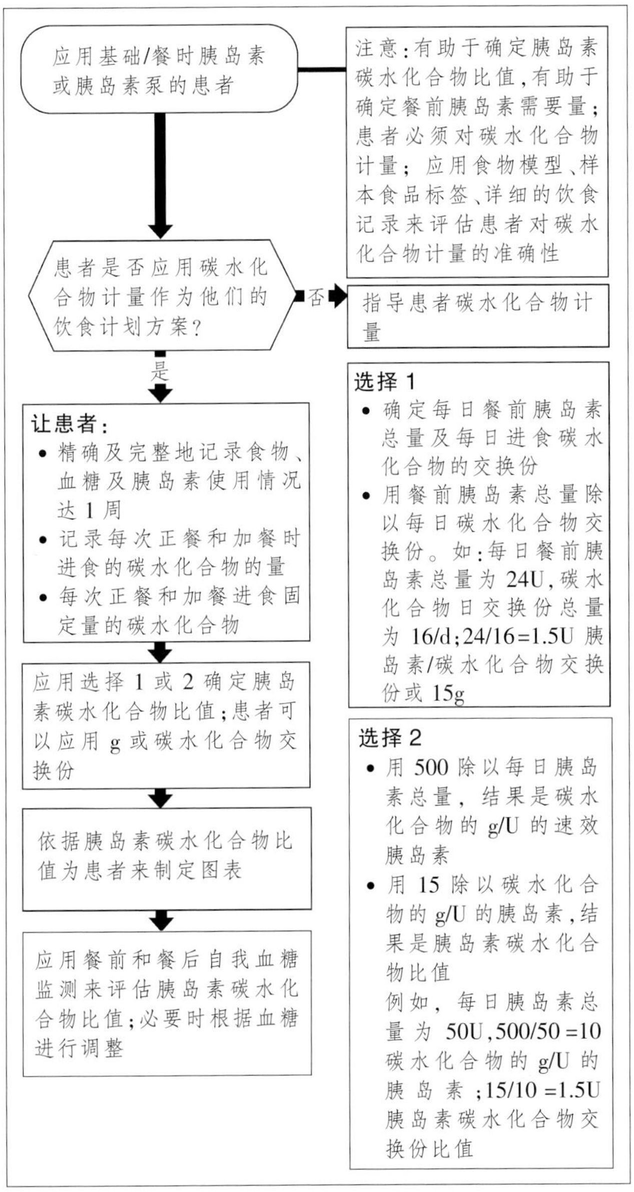

```
┌────────────────────────┐      ┌──────────────────────────┐
│ 应用基础/餐时胰岛素     │      │ 注意:有助于确定胰岛素     │
│ 或胰岛素泵的患者        │─────▶│ 碳水化合物比值,有助于     │
└────────────────────────┘      │ 确定餐前胰岛素需要量;     │
            │                   │ 患者必须对碳水化合物       │
            ▼                   │ 计量;应用食物模型、样     │
┌────────────────────────┐      │ 本食品标签、详细的饮食     │
│ 患者是否应用碳水化       │      │ 记录来评估患者对碳水       │
│ 合物计量作为他们的  否  │─────▶│ 化合物计量的准确性         │
│ 饮食计划方案?          │      └──────────────────────────┘
└────────────────────────┘      ┌──────────────────────────┐
            │ 是                 │ 指导患者碳水化合物计       │
            ▼                   │ 量                         │
┌────────────────────────┐      └──────────────────────────┘
│ 让患者:                │
│ • 精确及完整地记录食物、│      ┌──────────────────────────┐
│   血糖及胰岛素使用情况   │      │ 选择 1                     │
│   达 1 周              │      │ • 确定每日餐前胰岛素       │
│ • 记录每次正餐和加餐时   │      │   总量及每日进食碳水       │
│   进食的碳水化合物的量   │      │   化合物的交换份           │
│ • 每次正餐和加餐进食固   │      │ • 用餐前胰岛素总量除       │
│   定量的碳水化合物       │      │   以每日碳水化合物交       │
└────────────────────────┘      │   换份。如:每日餐前胰     │
            │                   │   岛素总量为 24U,碳水     │
            ▼                   │   化合物日交换份总量       │
┌────────────────────────┐      │   为 16/d;24/16=1.5U 胰  │
│ 应用选择 1 或 2 确定胰岛 │      │   岛素/碳水化合物交换     │
│ 素碳水化合物比值;患者可 │      │   份或 15g               │
│ 以应用 g 或碳水化合物交  │      └──────────────────────────┘
│ 换份                    │      ┌──────────────────────────┐
└────────────────────────┘      │ 选择 2                     │
            │                   │ • 用 500 除以每日胰岛      │
            ▼                   │   素总量,结果是碳水       │
┌────────────────────────┐      │   化合物的 g/U 的速效     │
│ 依据胰岛素碳水化合物比   │      │   胰岛素                   │
│ 值为患者来制定图表       │      │ • 用 15 除以碳水化合      │
└────────────────────────┘      │   物的 g/U 的胰岛素,结   │
            │                   │   果是胰岛素碳水化合       │
            ▼                   │   物比值                   │
┌────────────────────────┐      │ 例如,每日胰岛素总         │
│ 应用餐前和餐后自我血糖   │      │ 量为 50U,500/50=10      │
│ 监测来评估胰岛素碳水化   │      │ 碳水化合物的 g/U 的       │
│ 合物比值;必要时根据血糖 │      │ 胰岛素;15/10=1.5U       │
│ 进行调整                │      │ 胰岛素碳水化合物交         │
└────────────────────────┘      │ 换份比值                   │
                                └──────────────────────────┘
```

图 4.8　胰岛素碳水化合物系数。

```
┌────────────────────────┐      ┌──────────────────────────┐
│ 应用基础/餐时胰岛素     │      │ 修正因子决定 1U 速效或    │
│ 注射或胰岛素泵的患者    │      │ 短效胰岛素可以降低的       │
└────────────────────────┘      │ 血糖值;用于确定患者餐     │
            │                   │ 前需要在平时餐前剂量       │
            ▼                   │ 基础上额外补充多少单       │
┌────────────────────────┐      │ 位的胰岛素来达到血糖       │
│ 确定修正因子            │      │ 的控制目标                 │
│ 用 1800 除以每日胰岛素  │      │ 例如:餐前血糖是 260mg/dL │
│   总量;结果均为每单位   │      │ (14.4mmol/L),目标血糖值是│
│   胰岛素的血糖下降水平   │      │ 140mg/dL(7.8mmol/L);超过 │
│ 例如:1800/60U 胰岛素=  │─────▶│ 目标值 260~140=120mg/dL  │
│   30,因此 1U 速效胰岛素│      │ (6.7mmol/L);             │
│   会使血糖下降 30mg/dL  │      │ 应用修正因子 30mg/dL     │
│   (1.7mmol/L)          │      │ (1.7mmol/L)120/30=4U 额外│
│ 注意:对应用短效(正规)  │      │ 补充的胰岛素               │
│   胰岛素的患者,用 1500 │      │ 注意:仅适用于餐前胰岛     │
│   除                    │      │ 素剂量的修正               │
└────────────────────────┘      └──────────────────────────┘
```

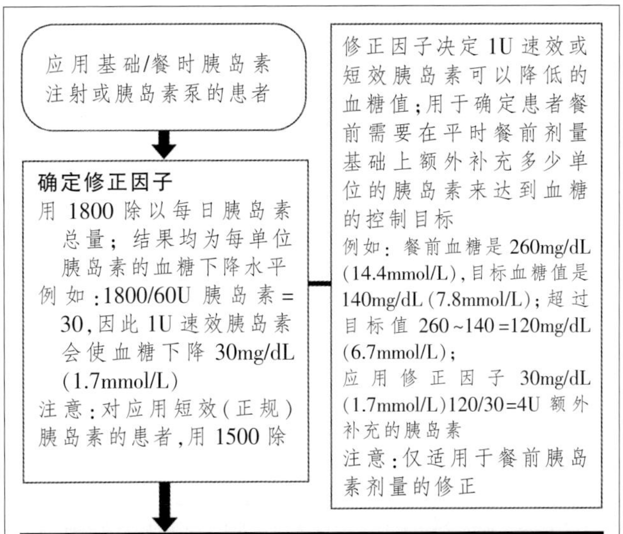

修正因子计算的例子		
胰岛素总量(U)	用于速效胰岛素的 1800 法则(血糖降低/U 胰岛素)	用于普通胰岛素的 1500 法则(血糖降低/U 胰岛素)
30	60mg/dL(3.3mmol/L)	50mg/dL(2.8mmol/L)
40	45mg/dL(2.5mmol/L)	38mg/dL(2.1mmol/L)
50	36mg/dL(2.0mmol/L)	30mg/dL(1.7mmol/L)
60	30mg/dL(1.7mmol/L)	25mg/dL(1.4mmol/L)
70	26mg/dl(1.4mmol/L)	21mg/dl(1.2mmol/L)
80	23mg/dl(1.3mmol/L)	19mg/dl(1.1mmol/L)
90	20mg/dl(1.1mmol/L)	17mg/dl(0.9mmol/L)
100	18mg/dl(1.0mmol/L)	15mg/dl(0.8mmol/L)

图 4.9　胰岛素修正因子。

了解,明白患者已经完成哪些治疗阶段。建议应该非常的具体。如果要想使建议很有实用性的话,详尽的询问疾病病史及治疗进展非常重要。在一些患者中,治疗方案已经是让人绞尽脑汁,专家确定已经到达了治疗的极限。如果决策是让患者使用胰岛素注射泵或试验性治疗阶段,必须确保你明白治疗决策的理论基础,明白它是如何起作用的,而且很清楚你在患者治疗中的作用。

胰岛素泵

对于一些患者,在未达到血糖控制目标、无法满足生活需求或患者表述的其他因素时,持续皮下胰岛素注射(CSII)是一个必须选择的方案。CSII 或胰岛素泵需要一个更长时间的基础治疗期(一个月),治疗阶段糖尿病治疗团队更密切的监督指导和稳定期更密切的监管。

胰岛素泵初始治疗

在持续皮下胰岛素注射(CSII)准备阶段,核实每天血糖控制的情况,以利于计算基础和餐时胰岛素剂量。在推荐患者到内分泌专家那就诊前,需要回顾主要决策路径,确定胰岛素碳水化合物系数(见图4.10)。确保专家与患者遵循了同样的决策路径。确保对患者认真地进行了胰岛素泵装置相关的教育和示范。只有在患者展示有能力使用胰岛素泵装置,治疗才可以开始。需提醒患者至少保证在每次餐前大剂量注射前必须进行血糖监测。

开始,应用每日长效胰岛素总量减少 10%(必要时在某些患者可以减少达 20%,尤其是儿童)再除以 24 小时来计算基础率(U/h)。例如,如果每日甘精胰岛素总量为 30U,第一步是减掉 10%[30U×(1-10%)=

27U]。下一步,27U 除以 24 小时,得到每小时胰岛素基础率(27/24=1.13U/h)。餐前胰岛素大剂量用患者现有的胰岛素碳水化合物系数及修正因子来决定(见图 4.8 及图 4.9)。

胰岛素泵调整治疗阶段及胰岛素泵维持治疗阶段

　　从确定是调整基础还是餐时胰岛素剂量开始,发生于餐后的持续高血糖时,应用 SMBG/CGM 来确定餐前大剂量的调整。如果发生了高血糖,需要增加胰岛素 1~4U(见图 4.11)。当必需增加 50% 的胰岛素用量时,确保这是随着时间的推移而逐渐增加的。调整基础胰岛素用量时需在血糖升高前的 2 小时开始,并维持这个剂量达 4~6 小时。例如,一些 1 型糖尿病患者会在 4~6 点之间有一个血糖快速上升的过程(叫黎明

现象)。为了调整这种状态,需要从凌晨 2 点开始增加基础量,直至 6 点。应用胰岛素泵治疗的患者能快速达到维持阶段。如果不能,应考虑治疗方案依从性的问题。对于所有应用胰岛素泵治疗的患者,均应该与专家密切配合。这个复杂的治疗模式有很多的技术性问题需要强调和重视。

1 型糖尿病患者中较少的胰岛素方案

　　尽管当今基础/餐时胰岛素治疗方案在 1 型糖尿病中被广泛应用,但有特殊的情况,仍在应用混合胰岛素每日 2 次或 3 次皮下注射的治疗方案(速效胰岛素或短效胰岛素与中效胰岛素的混合应用),当由于无法获得或因费用问题导致长效或速效胰岛素类似

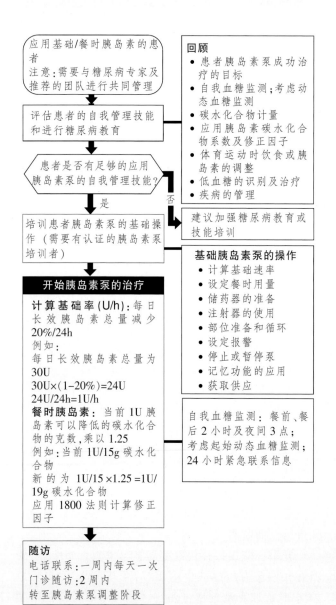

图 4.10　1 型糖尿病胰岛素泵的初始治疗。

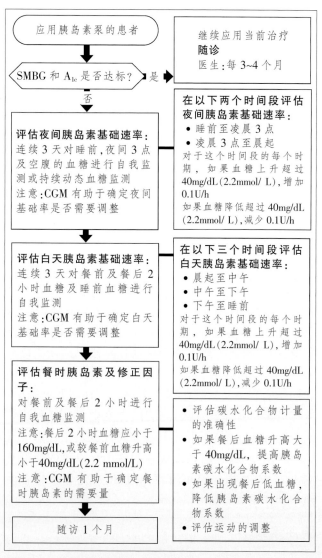

图 4.11　1 型糖尿病胰岛素泵治疗调整阶段。A_{1c}:糖化血红蛋白;BG:血糖;CMG:动态血糖监测;SMBG:自我血糖监测。

物不能常规被应用时,这种方案可以考虑应用。在一些患者中,他们不愿意一日多次注射;因此这个方案可以是一个到强化或生理胰岛素治疗方案的过渡。

混合胰岛素初始治疗

R/N-0-R/N-0 或 RA/N-0-RA/N-0

确定胰岛素初始剂量:确诊时胰岛素日需要量总量依赖于发病时体重和酮体(血或尿),酮症是胰岛素显著缺乏的早期表现,并有进展为糖尿病酮症酸中毒(DKA)的风险。胰岛素量的计量是用 U/kg,其依赖于实际体重(图 4.12)。如果大量酮体,建议胰岛素总量按 0.7U/kg 计算;如果酮体阴性至轻度的增加,建议胰岛素总量按 0.5U/kg 计算。每日胰岛素总量分配到早餐和晚餐两个时间段应用(相差将近 10 小时)。早餐前剂量占每日总剂量的 2/3。这进一步被分成 1/3 的短效或速效胰岛素及 2/3 的中效胰岛素;小剂量的速效或短效胰岛素用于覆盖早餐。中效胰岛素用于覆盖午餐及下午的加餐。回顾一下早餐前混合胰岛素的作用曲线。需注意的是,到晚餐之前,胰岛素已经大部分被代谢清除。晚餐前的剂量(占总剂量的 1/3)是短效或速效胰岛素及中效胰岛素各占一半。同样,餐时大剂量用于控制进食相关的血糖升高,中效胰岛素用于提供基础胰岛素来抑制夜间肝糖输出。

新诊断 1 型糖尿病患者的确诊会在一天中的任何时间(例如上午 10 点左右及下午较晚的时间)。在计算出每日胰岛素总量后,如果患者是在上午诊断,给予上午的大剂量(每日总量的 2/3)。如果患者在午后的任意时间被确诊,可以给予小剂量的短效胰岛素,可将患者血糖控制到应用晚餐前的大剂量。到了进晚餐的时间,给予晚餐前的剂量(占每日总量的 1/3)。如果应用了速效胰岛素类似物,确保患者可有小量的加餐备用。由于监测在任何胰岛素治疗方案中都是很必要的,在患者学会自我血糖监测或持续动态血糖监测之前,建议其第二天门诊就诊以持续血糖管理。

血糖监测:糖化血红蛋白、动态血糖监测及自我血糖监测

糖化血红蛋白在治疗初就应该测定,用于提供基线资料。随后应该在每次的临床随访中再次监测以评估血糖达标的进程。在一开始治疗时,就应同步进行自我血糖监测(SMBG)或可以时进行 CGM,以评估治疗的有效性。血糖监测 CGM 或 SMBG,可以提供多种功能,测定时需要充分考虑胰岛素作用特点。由于持续动态血糖监测是持续血糖的采集,告知患者什么时候应当看血糖记录,这是个时机问题。相

确诊 1 型糖尿病

开始混合胰岛素

RA/N-0-RA/N-0

确诊时

如果患者在上午来就诊:

- **计算总剂量**:基于尿酮及当前体重;尿酮体阴性或轻中度酮体升高,剂量为 0.5U/kg;大量酮体的从 0.7U/kg

	上午	中午	下午	睡前
分配	2/3	0	1/3	0
RA/N 比例	1:2	–	1:1	

如果患者在午后 12 点就诊:

- 基于尿酮体及当前体重计算起始剂量;对于尿酮体阴性及轻度酮体升高的患者,起始剂量为 0.2U/kg;对于尿酮体中度至重度升高的患者,起始剂量为 0.3U/kg
- 午后应用 RA/N 的比例为 1:1
- 每 4 小时监测一次血糖及酮体
- 必要时补充 RA
- 计算下一天的总剂量
- 第二天的上午继续随诊患者

在初始胰岛素治疗后,建议患者接受营养治疗及糖尿病教育

注意:如果因为费用问题或无法获得速效胰岛素,可用正规胰岛素来替代速效胰岛素

随诊

医生:每天电话随诊持续 3 天;然后是 2 周内门诊随诊

教育:每天电话随诊持续 3 天;然后是 2 周内门诊随诊

转至预混胰岛素调整治疗阶段

图 4.12　1 型糖尿病应用混合胰岛素初始治疗。

比之下,自我血糖监测需要在特定时间进行监测。对于应用混合胰岛素方案,在每次注射之前及在胰岛素起效、达峰及终止时的血糖水平很重要。在本质上,胰岛素治疗方案越简单,越需要多次血糖监测。例如,对于一日两次注射短效和中效胰岛素混合剂型的方案,最少的血糖监测包括:①每次注射前确定注射剂量;②预计速效胰岛素达峰时间以调整饮食或注射时间;③在午餐前以确定中效胰岛素是否足量;④中效胰岛素达峰时间(在注射 5~9 小时后,也就是午后 4 点左右)进一步评估中效胰岛素是否会导致低血糖。这种监测方案需要在晚饭前第二次注射时重复。这样,需要有 8 次的监测。应用持续动态血糖监测要达到这个目的相对容易。应用自我血糖监测就更加困难。确保胰岛素是很精确地在发挥作用。患者也应该在夜间不同时间测定血糖。以前建议每周至少 1~2 次在夜间 3 点进行血糖监测,但来自于持续动态血糖监测的新证

据表明，患者需要的不仅仅是夜间 3 点的血糖监测，也需要其他时间点的血糖监测(不同个体经历不同的胰岛素达峰时间)，而且也需要更多的监测次数[27]。

教育及行为问题　糖尿病教育应该立即启动。可以建议患者咨询糖尿病教育师。患者教育的标准是非常严格的，包含生存技巧、日间管理、饮食及运动、糖尿病的调整及急性(如 DKA)和长期慢性并发症(如视网膜病变)的监测。更多关于 1 型糖尿病的教育及行为问题的信息，请参照本章的 75~77 页。

混合胰岛素的调整阶段
R/N-0-R/N-0 或 RA/N-0-RA/N-O

这个阶段的基本原理是减慢胰岛素的调整以达到血糖控制水平，避免出现低血糖和血糖过高。此外，在糖尿病照护团队中需要建立不同专业医护人员之间的合作。教育护士及营养师是健康照护团队中的重要组成部分，照护应当考虑到可行性。在糖尿病动态管理中，教育护士及营养师起到了尤为重要的作用。调整方案指南在第二天开始(见图 4.13)。

大于 12 岁的患者长期血糖控制目标应该设定在 70~140mg/dL(3.9~7.8mmol/L)之间，不发生酮症及严重的低血糖。达到血糖控制目标的速率是每月平均血糖值下降 20~30mg/dL(1~1.7mmol/L)(平均糖化血红蛋白下降 1%~1.5%)。这样能确保在低血糖风险最低的同时缓慢稳定的血糖改善。中期目标有利于促进血糖逐步降至正常的整体目标的实现。尽管在这个范围内的血糖都是可接受的，目标是每个月血糖值下降超过一半。为了达到这个目标，需要进行剂量的调整和注射时机的调整。快速的反应仅限于那些发生高血糖和低血糖的时候。在这些时候，建议对胰岛素进行剂量的调整。反应模式需要首先确定基本的模式，然后做长期改变。图 4.14 阐述了 AGP 如何帮助确定需要什么样的治疗选择。

补充小剂量胰岛素用于控制特定情况下的高血糖是可行的(大于 250mg/dL 或 13.9mmol/L)。在调整治疗阶段，长期胰岛素剂量的调整基于 14 天调整模式。调整模式的数据资料来源于 CGM/SMBG。模式调整的原则是每个患者有一个稳定的糖胰岛素比值。这种稳定性可以用可预测模式来描述。特定的胰岛素剂量与血糖水平具有相关性。

例如，早晨中效胰岛素用量的持续增加会导致下午晚些时候(晚餐前)的血糖水平降低。这个初始数据的收集确定了这样的模式是否可以很容易地确定。当经过 14 天的摸索和纠正，血糖模式已经基本

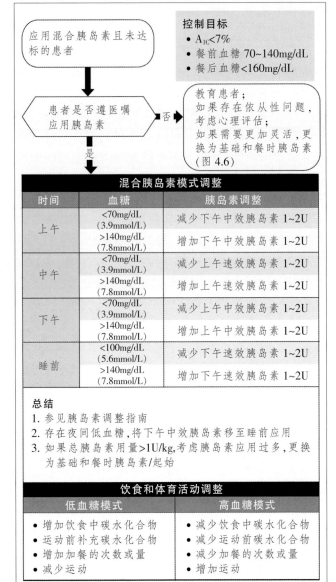

图 4.13　1 型糖尿病混合胰岛素/调整。A_{1C}，糖化血红蛋白。

确定,1 型糖尿病的治疗可以遵循一个可预测的路径。然而，通常而言，确定一个特定的模式需要几个 2 周的试验。因为饮食计划、运动、季节等的变化，模式可能发生变化。如此而言，血糖模式需要持续的反复评估。

让患者尽量保持一致的食物和锻炼计划，只是去改变胰岛素的剂量。使用混合胰岛素治疗方案，反应模式应当预先考虑到胰岛素的作用曲线，包括短效和中效胰岛素。考虑到 R 在 2~3 小时达峰，但是作用可能要持续 8 小时之久。相比之下，RA 在 1~1.5 小时达峰，持续大约 3 小时。最后，N 在 5~9 小时达峰，持

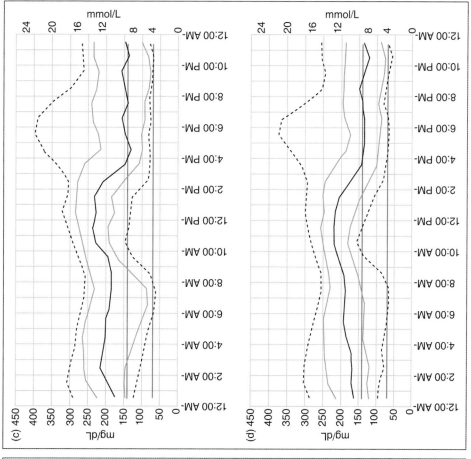

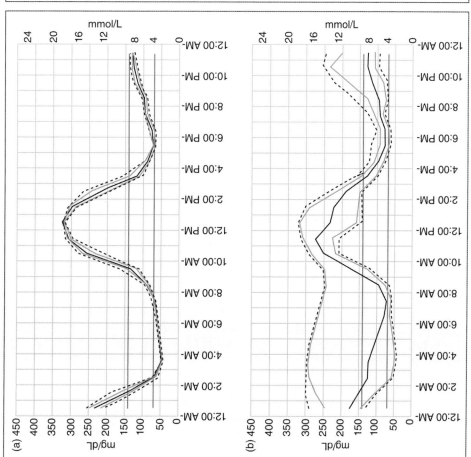

图 4.14　一名 1 型糖尿病的患者第 1、3、14 和 30 天的血糖曲线。（a）第一天的动态血糖谱；（b）3 天动态血糖谱（AGP）；（c）14 天；（d）30 天。注意第 14 天的模式与第 1 天有何不同，尤其是过夜血糖水平。另外，注意第 14 天和第 30 天血糖谱的相似度。

续达 22 小时之久。一旦单独使用胰岛素模式的作用已达到最大程度,再考虑调整饮食和运动计划。碳水化合物最容易产生快速血糖反应,而蛋白质对血糖的影响稍慢些(通过转化为丙酮酸和产生肝脏糖异生的前体物质)。运动直接影响代谢控制,这依赖两个因素:餐后状态和胰岛素水平。

有时,当出现急性情况如低血糖(胰岛素反应)或高血糖时,启用快速反应是必需的。不论是当血糖低于 70mg/dL(3.9mmol/L)或大于 240mg/dL(13.3mmol/L)时,急性状态都有可能发生(图 4.15)。血糖水平类似于速度的测定,总在不断地发生变化。当测得的血糖水平为 60mg/dL(3.3mmol/L)时,它可能是由 50mg/dL(2.8mmol/L) 上升而来并可能继续升至 90mg/dL

(5.0mmol/L),也可能正处于下降过程中。在这种情况下,应当于测试后 15~30 分钟再次进行第二次血糖测试来确定血糖变化的方向。对于正在经历低血糖的患者,建议提供快速作用的口服葡萄糖。弄清楚血糖变化的方向,避免患者暴露于不必要的血糖骤然上升。如果患者有这些事件的模式—低或高血糖—为了长期的修正,一定要考虑反应模式。在特殊情况下的血糖达标应当采用补偿性的调整。

随着患者度过最初的几天,应当设定新的目标。最终,目标应该是接近正常的血糖水平。使用 SDM 应使平均 SMBG/CGM 每月减少 15~30mg/dL(0.8~1.7mmol/L)和相应平行的糖化血红蛋白减少 0.5%~1%。如果这些变化并未发生,与患者一起重新审查治

研究	年龄	诊断	发病年龄	HbA$_{1c}$	性别	体重	身高(cm)	体重指数	收缩压	舒张压
所有研究对象	52 岁	1 型糖尿病	15 岁	7.3%	女		153.8	70.7	414.0	19.0
平均值	目标		高血糖率	正常	低血糖		平均数	标准差	最大值	最小值
3781	70	140	52.9%	34.8%	12.2%		153.8	70.7	414.0	19.0
百分位	第 10 百分位	第 25 百分位	中位数	第 75 百分位	第 90 百分位		变异率位差	稳定性变化中位曲线 [mg/(dL·h)]		
曲线	80.5	105.8	151.5	197.9	243.7		92.2	12.4		

血糖暴露–曲线下面积(AUC)				统计数据集(仅限于动态血糖监测)			
	觉醒	睡眠	总体		<70	70~140	>140
时间	早 7 点	晚 11 点		每天的平均时间	1.6	5.0	3.5
AUC	2757.5	877.8	3635.2	mg–24h/dL	平均持续时间(小时)	1.9	1.7	3.6
标准化	172.3	109.7	151.5	mg–h/dL	占监测时间的比率	12.2%	34.8%	52.9%
				连续数据总的时间(小时)	630.2		
				连续数据总的时间(天)	26.3		

统计图表

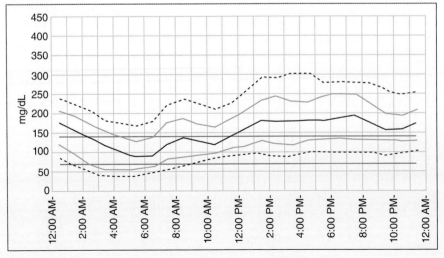

图 4.15 一名女性 1 型糖尿病患者的动态血糖谱,她接受混合胰岛素治疗,糖化血红蛋白 7.3%。显著的变化[四分位数间距(IQR)=92.2mg/dL]是由于与胰岛素用量不当相关的日间变异。AUC,曲线下面积;AMG,持续血糖监测。

疗方案。

随访数据应包括身高;脱鞋和着轻便衣物测得的体重;进度变化,饮食和(或)胰岛素;运动习惯的改变;重新审查 SMBG/CGM 的记录,包括测量频率,测量时间和结果;低血糖发作的频率;如果存在高血压,记录目前的血压水平;新的或更新的实验室数据;从第一次访视后完成的饮食记录或 24 小时饮食回忆;饮食计划问题和(或)顾虑。在调整阶段,调整治疗促使餐前血糖更快达到 70~140mg/dL(3.9~7.8mmol/L)的目标。改变胰岛素的使用,使胰岛素与医学营养和运动治疗相同步,同时可以选用其他的策略来进一步确保葡萄糖尽快下降。为了使这一阶段的血糖下降,至少每天 4 次 SMBG 和每月的诊室访视(接触)是必要的。在整体血糖降低的 1 个月内应该开始出现糖化血红蛋白水平的相应改变。然而,若要使最初治疗的效果充分地体现在糖化血红蛋白上,至少需要到第二个月的月底。从那时起,对于 12 岁以上的患者,至少应使 HbA_{1c} 保持每月 0.5%~1% 的下降幅度, 直到 $HbA_{1c}<$ 7.0%。如果在一段合理的时间内未能达到血糖控制,需要更换为基础/餐时胰岛素治疗方案。

混合胰岛素维持
R/N-0-R/N-0 or RA/N-0-RA/N-0

患者应该达到代谢控制,同时预防微血管并发症(糖化血红蛋白<7%)。SDM 隐含的是并非所有的患者都能够达到接近正常的血糖水平这样一个现实,因此支持个体化的代谢目标。如果患者已达到共识的目标,血糖的自我监测必须继续执行下去。在维持阶段,只要能够收集到充分的数据来证实血糖处于持续的稳定,SMBG/CGM 模式可以相应减少。

SMBG 一些可选择的模式包括:①隔天;②每天内随机测量;③略减少每天中的测量次数。动态血糖监测也可调整为每月中旬进行。然而,正如前文所建议的,这需要充分的自我血糖监测来替代。这个决定是建立在关注患者的基础上——对于改进的控制给予支持和奖励。任何情况下都不应当停止监测。事实上,我们有充分的理由认为更积极的血糖监测可以发现在控制上的任何不良变化。早期发现可以使恢复严格的代谢控制更加容易。

预混胰岛素治疗:三次注射方案

患者如果出现以下情况,应该考虑改为每日三次注射方案:①预混胰岛素每日两次注射方案调整治疗 12 个月后仍不能达到血糖控制(或已经达到最大安全剂量 1.5U/kg);②如果患者使用预混胰岛素在任意时

间出现持续性上午高血糖和(或)夜间低血糖。提醒患者采取睡前注射 N,与晚饭前注射 N 相比,几乎所有的 1 型糖尿病患者都更有可能达到和保持空腹血糖接近正常的水平而不发生夜间低血糖。患者应该已经看到主要决策路径,因此,可能会同意改变为需要增加注射的治疗方案和 SMBG/CGM。

三次注射预混胰岛素能适用于以下三种在使用两次注射预混胰岛素时可能遇到的情况:

1.空腹血糖高于目标值;

2.晚餐时间和热量摄入不固定;

3.夜间低血糖。

空腹血糖不达标可能存在数种原因(图 4.16)。相关的主要原因有夜间肝糖输出增多,夜间血糖升高,午后应用中效胰岛素的晨峰作用。肝糖输出过多是胰岛素作用不足的结果,许多研究者认为,随着 β 细胞功能的衰竭, 肝脏的参与可能导致葡萄糖的分泌不同步。这个不同步的葡萄糖释放将会导致血糖水平高于正常。第二个因素,高血糖通常是晚餐进食较高比例的碳水化合物和睡前加餐的结果。增高的糖负荷可能无法通过午后的短效胰岛素来得到控制,这将会导致睡前高血糖,而睡前加餐使这一情况更加恶化。这些因素共同使得夜间血糖水平升高,并在空腹血糖测量上得到反映。最后,夜间低血糖可能是由于晚餐前中效胰岛素应用过多,同时伴有夜间碳水化合物量不足(图 4.17)。通常,晚餐中的热量和碳水化合物的含量, 随着胰岛素注射时间差异或不适当的胰岛素剂量, 共同导致空腹血糖升高和夜间低血糖。将晚餐中效胰岛素(N)改到睡前应用,调整后可以改善空腹血糖控制,并减少夜间低血糖的发生概率。

混合胰岛素三次注射/起始 R/N-0-R-N 或 RA/N-0-RA-N

从每日两次的注射疗法改变为每日三次的注射疗法,维持每日总剂量相同,把晚餐的中效胰岛素移至睡前(约在 9~10PM)。注意,睡前进行 SMBG/CGM 是必要的。一旦开始了三次注射方案,可能会需要调整晚餐前 R/RA 和早餐前 R/RA 的量。通常情况下,早晨 R/RA 胰岛素用量会减少,晚上的胰岛素 R/RA 用量会增加。

混合胰岛素三次注射/调整 R/N-0-R-N 或 RA/N-0-RA-N

在调整阶段成功执行的关键是要确定太高或太低的血糖模式和做出适当的胰岛素调整以达到目标

统计图表

研究	年龄	诊断	发病年龄	HbA$_{1c}$	性别	体重(kg)	身高(cm)	体重指数	收缩压	舒张压
所有研究	55 岁	1 型糖尿病	26 岁	7.4%	女					

平均值	目标		高血糖	正常	低血糖		平均数	标准差	最大值	最小值
3928	70	140	56.9%	36.2%	6.9%		153.1	58.1	360.0	23.0
百分位	第 10百分位	第 25百分位	中位数	第 75百分位	第 90百分位		变异率位差	稳定性变化中位曲线 [mg/(dL·h)]		
曲线	96.5	118.7	152.3	191.4	217.3		72.2	9.1		

血糖暴露–曲线下面积(AUC)				统计数据集(仅限于动态血糖监测)		<70	70~140	>140
	觉醒	睡眠	总体					
时间	早 7 点	晚 11 点		每天的平均时间		0.7	2.7	2.1
AUC	2875.9	779.4	3655.4	mg-24h/dL	平均持续时间(小时)	2.5	3.2	6.7
标准化	179.7	97.4	152.3	mg-h/dL	占监测时间的比率	6.9%	36.2%	56.9%
					连续数据总的时间(小时)	654.7		
					连续数据总的时间(天)	27.3		

统计图表

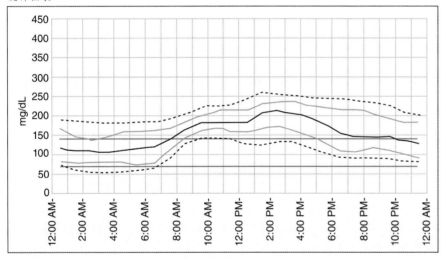

图 4.16 一名女性 1 型糖尿病患者的动态血糖谱，患者接受基础/餐时胰岛素治疗，平均血糖（153±58）mg/dL [(8.5±3.2)mmol/L]，糖化血红蛋白 7.4%。夜间血糖波动导致空腹低血糖，正如图中所示的 8AM~9AM。这张动态血糖监测还显示了 8PM~10PM 间的餐后高血糖。

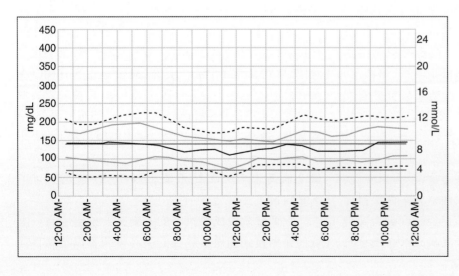

图 4.17 这张动态血糖监测显示大约 15% 的血糖水平在低血糖范围,时间分布在午夜到凌晨 6 点间。它还显示了从整个夜间持续到觉醒的数小时内显著的血糖变异。

血糖。采用这样的方案,通常调整早晨的短效胰岛素是非常必要的。早晨 R/RA 用量过大的首要迹象是中午低血糖(图 4.18)。因为这些胰岛素有不同的达峰时间和维持时间,我们会发现 RA 所致的低血糖比 R 所致的发生时间要早。事实上,R 的作用往往与早上的 N 相叠加,从而导致午后低血糖。减少早晨 R 或 RA 的用量可以解决这一问题。同样,重新调整早餐,将一部分热量调整至上午的加餐也是十分必要的。

第二个问题是,晚餐前的血糖可能会升高。在这种情况下,考虑增加早晨 N 的用量。这往往会增加峰值作用持续的时间。另外,如果早晨的 N 导致午后低血糖,则应降低早晨的剂量。然而,如果睡前的 N 导致

空腹血糖降低,日间的胰岛素用量可能需要减少。如果下午的血糖低于 70mg/dL(3.9mmol/L),考虑减少早晨 N 的用量。其他原因,如运动也可能使血糖下降,如果在中午时分进行运动,在运动之前和之后都应当密切监测血糖。

注意不要用饮食计划的改变来"配合"胰岛素。尽量维持最初的饮食。只有在无法继续改变胰岛素时才可尝试改变饮食计划。

进一步的调整与睡前的血糖水平相关(9~10PM)。其主要受晚餐和晚上短效胰岛素的用量所影响。睡前血糖应在 100~160mg/dL(5.6~8.9mmol/L)之间。考虑增加晚餐 R/RA 的用量或改变晚餐食物的量。睡前高血

统计图表

研究	年龄	诊断	发病年龄	HbA$_{1c}$	性别	体重(kg)	身高(cm)	体重指数	收缩压	舒张压
所有研究	67 岁	1 型糖尿病	22 岁	7.0%	女					
平均值	目标		高血糖	正常	低血糖		平均数	标准差	最大值	最小值
3511	70		140	39.8%	48.8%	11.4%		131.2	53.6	321.0	20.0
百分位	第 10 百分位	第 25 百分位	中位数	第 75 百分位	第 90 百分位		变异率位差	稳定性变化中位线 [mg/(dL·h)]	
曲线	71.2	94.6	126.5	161.5	195.7		66.9	9.7	

血糖暴露–曲线下面积(AUC)				统计数据集(仅限于动态血糖监测)			
	觉醒	睡眠	总体		<70	70~140	>140
时间	早 7 点	晚 11 点		每天的平均时间	2.2	5.3	3.2
AUC	2020.5	1016.3	3.36.9 mg–24h/dL	平均持续时间(小时)	1.3	2.2	3.0
标准化	126.3	127.0	126.5 mg–h/dL	占监测时间的比率	11.4%	48.6%	39.8%
				连续数据总的时间(小时)	585.2		
				连续数据总的时间(天)	24.4		

统计图表

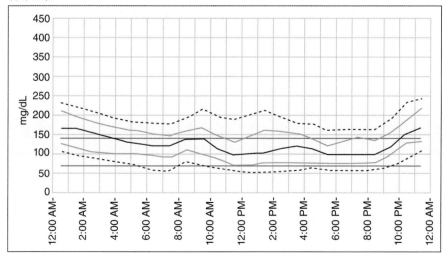

图 4.18　一名女性 1 型糖尿病患者的动态血糖谱,糖化血红蛋白7%。监测血糖30天,模式出现了中午和晚上 8 点之间的低血糖。每一次低血糖事件至少持续 75 分钟,占所有测值的11%。

糖常常会持续下去,导致空腹血糖升高。

预混胰岛素三次注射/维持 R/N-0-R-N 或 RA/N-0-RA-N

一旦患者的血糖可以稳定地控制在接近正常的水平,血糖监测就应做出适当的调整。这时,可以选择采用饮食和运动计划来提高血糖的稳定性。对于应用两种不同的胰岛素和三个时间段的方案,需要做出小的调整,而且这时必须通过充分的血糖监测数据来证实血糖持续达标。

如果血糖未达标或无法维持达标,抑或是常常发生低血糖事件,则建议更换为基础/餐时胰岛素方案或考虑采用胰岛素泵治疗。

如拟将混合胰岛素转换为基础/餐时胰岛素治疗,在 HbA$_{1c}$<9%时,应将胰岛素总量减少 10%;HbA$_{1c}$≥9%时,则维持原来的胰岛素用量。胰岛素总量的减少是因为基础/餐时胰岛素治疗模式更加符合生理,所以胰岛素需要量较小,同时,胰岛素用量的减少也可以减少低血糖风险。将胰岛素中的 50%作为基础量(长效),50%作为大剂量(短效)在每一餐前应用(参见基础/餐时胰岛素起始作为补充推荐)。

每日一次注射

在有些情况下,一位成年患者自诉正在应用每日一次皮下注射胰岛素的治疗方案,可能是中效胰岛素每日一次皮下注射或每天上午混合应用中效及短效胰岛素一次注射。尽管目前这种情况在 1 型糖尿病的患者中是极为罕见的,但是它确实存在,并且必须被详细地登记。与所有其他阶段情况一样,首要的就是去收集足够充分的数据来确保一次注射是否有效及是否能够持续有效。如果患者自诉每日一次注射预混胰岛素,应该考虑是否调整目前的剂量,抑或是转换为基础/餐时胰岛素治疗方案。

在血糖控制情况的评估上,可应用自我血糖监测/动态血糖监测和 HbA$_{1c}$,注意高血糖和低血糖所处的时段,过夜血糖监测可以提供补充的资料。如果决定继续维持目前的治疗方案(即患者的血糖水平基本达标),基于自我血糖监测的结果,可以参照图 4.13 中的推荐对胰岛素进行调整。这种方案很难维持血糖长期达标,因此,SDM 强烈建议患者更换为基础/餐时胰岛素方案,这样更加符合生理,而且更容易使血糖长期达标。

调整和维持治疗的注意事项

调整和维持治疗的思考

在调整阶段,我们的目标是识别问题(血糖控制或生活方式问题)并提供干预措施来解决这些问题。要做到这一点,统一的指南是必要的。在这个阶段,目标血糖范围已经缩小到餐前 70~140mg/dL (3.9~7.8mmol/L),酮体阴性(可能需要确定个体化的治疗目标,特别是 12 岁以下的儿童和老年人)。如果这个目标已经达到,且 SMBG/CGM 已经从存储表数据证实,继续目前的反应模式。按照决策路径和注意反应模式的以下方面。

在将近 60%的新诊断 1 型糖尿病的患者中,胰岛素的需要量可能会在诊断后第一年内出现一段时间的减少,这就是通常所说的"蜜月期"。正如之前所讨论的,1 型糖尿病是由于胰岛 β 细胞的破坏。然而,在诊断之初并非就已经出现了所有的 β 细胞功能的丧失。在许多情况下,诊断时存在显著的高血糖(血糖>350mg/dL 或 19mmol/L)和导致一个被称为"葡萄糖毒性"的状态。给予外源性胰岛素治疗开始后,胰腺可以恢复一部分产生胰岛素的功能。这是在血糖模式很少变动和(或)低血糖时由 SMBG/CGM 记录到的。为了改善血糖控制和防止低血糖,应减少胰岛素的剂量(很少停用)。蜜月期可以持续数月至 1 年,甚至更长的时间,每个人有所不同。由于蜜月期随时可能突然停止,持续的 SMBG/CGM 监测和糖化血红蛋白监测对于评估增加胰岛素的需要是非常重要的。

无论采用何种治疗,维持阶段指的是这样一个时期:医疗人员和患者都同意,在这一期间将不会对治疗进行进一步的重大变化。这个决定是基于血糖控制满意,以及对于日常作息的灵活性感到满意的患者。尽管在维持阶段可以进行小的调整,但不应该必须进行治疗上的重大变化。为了确认稳定性,SMBG/CGM 必须继续。在任何情况下都不应该停止 SMBG/CGM。

一个新的观点:增加普兰林肽

普兰林肽是一种新的药物,如果单用胰岛素餐后血糖仍控制不佳,可加用普兰林肽作为餐时胰岛素的辅助治疗。普兰林肽是胰淀粉样多肽(Amylin)的一种合成类似物。它具有以下作用:

1.抑制餐后胰高血糖素的分泌;

2.延迟胃排空;

3.产生饱胀感。

见图4.19和图4.20。

急性并发症的管理

在糖尿病管理中，很少有能像糖尿病酮症酸中毒、低血糖及患病状态那样的事件引起患者和医生的关注。这一部分逐条概述了以上几种情况(关于糖尿病酮症酸中毒更加全面的信息，参见第10章)。为防止上述情况，当它们出现时要一步步地按流程处置，并且确保它们不会再次发生，这在糖尿病的管理中是非常重要的。在大多数情况下，糖尿病酮症酸中毒和低血糖是可以预防的。与糖尿病管理的其他方面相比，糖尿病酮症酸中毒从SMBG/CGM中获益最多，然而，也常常会有例外发生。

糖尿病酮症酸中毒的管理

对于1名确切患有1型糖尿病的患者，在第一次被诊断时就去确认他当时是否合并存在酮症酸中毒是非常重要的，因为，如果不接受治疗，它可能在不到24小时的时间内就引发内科急诊。糖尿病酮症酸中毒包括三种现象:高血糖、酸中毒和酮症，以上三者的出现均是由于胰岛素的不足。糖尿病酮症首先通常表现为肝脏及肾脏葡萄糖产生过多，在胰岛素不足的情况下，肝脏及肾脏产生的胰岛素可以达到正常状态下的2倍之多。同时伴随着外周组织对葡萄糖摄取的减少，葡萄糖在外周利用减少既是因为胰岛素的不足，也是因为胰岛素拮抗激素活性的增加。在严重高血糖的状态下，残存胰岛素的效用减低使得这个循环更加恶化，这样就使得血糖水平进一步升高。胰岛素缺乏的同时，胰高血糖素、儿茶酚胺、皮质醇等胰岛素拮抗激素升高，使得脂解作用增强，酮体进一步升高。最终，通过渗透性利尿而引起脱水、失钠和钾离子的丢失，导致电解质紊乱。

尽管轻度的酮症酸中毒患者可以通过门诊治疗管理，但必须注意密切的监测和迅速的反应，如此而言，住院管理应是首选的。糖尿病酮症酸中毒的诊断需基于临床症状、体格检查和实验室检查的支持，单独具有酮症是不足以诊断的。糖尿病酮症酸中毒的常见表现有多尿、烦渴、多食，同时伴有腹部不适，Kussmal呼吸(深大呼吸)，呕吐、脱水和呼气的丙酮

应用基础和餐时胰岛素，混合胰岛素或胰岛素泵，且未达标

起始普兰林肽

将普兰林肽认为是餐时胰岛素的辅助治疗

普兰林肽是胰淀粉样多肽(Amylin)的一种合成类似物，具有以下作用:

－抑制餐后胰高血糖素分泌

－延迟胃排空

－产生饱胀感

起始剂量

• 普兰林肽(Symlin)

1型糖尿病15μg皮下注射或2型糖尿病60μg皮下注射；考虑3~7天滴定法调整剂量

• 在正餐和较大份的加餐[>250kcal和(或)30g]之前应用

胰岛素调整

• 将餐时胰岛素(RA,R或预混)减少50%以减少低血糖风险

自我血糖监测

• 监测餐前，餐后和睡前血糖来评估普兰林肽的反应

预期临床获益

A_{1c}下降0.5%

体重下降2~6磅(0.9~2.7kg)

注意：增加普兰林肽可能因增加胰岛素的效用而引起低血糖

注意和禁忌

• 证实胃轻瘫

• 无感知低血糖

• 普兰林肽或其成分过敏，包括间甲酚(一种防腐剂)

普兰林肽不应用于以下患者:

－对于目前胰岛素方案和自我血糖监测依从性差者

－糖化血红蛋白大于9%

－在过去的6个月中反复出现严重低血糖

－需要使用胃动力药者

副作用

• 恶心为最常见的副作用，常随时间延长有所改善

• 低血糖

－普兰林肽不引起低血糖

－胰岛素诱发的低血糖可能出现

注意:阅读包装内置入的详细处方信息

随访

在3~7天滴定法调整剂量更换为普兰林肽/调整

图4.19 普兰林肽/起始。A_{1C},糖化血红蛋白。1kcal≈4185.85kJ。

味,患者可能伴有神志不清或嗜睡。典型的实验室检查可见到血糖水平超过250mg/dL(13.9mmol/L),pH值低于7.3,碳酸氢根低于15mEq/L,血酮体和尿酮体均为阳性。

治疗的目标是纠正脱水(包括血压和出入量的稳定),控制血糖稳定(<200mg/dL或11.1mmol/L),电解质稳定(血清碳酸氢盐>18mEq/L),静脉血pH值大于7.3。起始治疗是静脉给予等渗盐水和胰岛素的持续输注,直至代谢恢复平衡和血钾水平可以被测定,如果

应用普兰林肽和胰岛素联合治疗的患者

控制目标
- A$_{1c}$<7%
- 餐前血糖
  1型糖尿病:70~140mg/d
  (3.9~7.8mmol/L)
  2型糖尿病:70~120mg/dL
  (3.9~6.7mmol/L)
- 餐后血糖<160mg/dL(8.9mmol/L)

普兰林肽剂量调整(μg)

	起始	下次	下次	最大
1型糖尿病	15	30	45	60
2型糖尿病	60	120	–	120

在正餐和较大份的加餐[超过250kcal和(或)30g]之前皮下注射;用药至少3天,若无恶心症状可增加剂量

胰岛素调整
- 如果血糖低于目标范围或患者出现低血糖,需要减少餐时胰岛素;见基础和餐时胰岛素/调整
- 当普兰林肽用量稳定,按需要调整餐时胰岛素用量;见基础和餐时胰岛素/调整

自我血糖监测
- 当调整普兰林肽剂量以评估反应时,至少每周检查自我血糖监测的结果;考虑应用动态血糖监测

患者教育
- 再次强调低血糖的症状、体征和治疗;见低血糖的治疗/院外患者
- 如未进餐或进餐量小于250kcal或30g碳水化合物,不要使用普兰林肽
- 进餐前即刻应用或进食数口后应用普兰林肽可将恶心降至最轻
- 勿将普兰林肽与胰岛素混合应用
- 普兰林肽注射部位需与胰岛素注射部位或泵部位相间隔5cm(2英寸)以上
- 如果发生严重低血糖,会在普兰林肽注射后3小时内出现

随访
内科:每月
如果剂量无法耐受,减少或停用普兰林肽;见基础和餐时胰岛素/调整

图4.20 普兰林肽/调整。A$_{1c}$,糖化血红蛋白。1kcal≈4185.85kJ。

需要的话,应给予补充钾离子并评估是否需要给予碳酸氢钠,一般而言,起始的症状可在24小时之内得到缓解。

对于新诊断的患者,一旦糖尿病酮症酸中毒纠正,应立即起始基础+餐时胰岛素治疗。可以采用与不合并DKA时相同的计算方法,对于门诊患者,必须保证在其离开诊室之前已经获得了必需的生存技能的教育。因为DKA是一种痛苦的创伤性的经历,特别是对于新诊断为1型糖尿病的患者,在这个时候去掌握生存技能并非最理想的时机,生存技能作为随访的一部分必须在下一次的复诊中再次得到确认。

糖尿病酮症酸中毒持续阶段的管理

一些患者会反复发生DKA,尤其是在最初诊断后的第一年内,而且在青少年糖尿病中尤为显著。这往往可以追溯为对糖尿病管理的错误理解。SMBG/CGM必须同酮体检测一样被认为是糖尿病管理中重要的一部分,大部分的DKA是可以预防的。如果DKA反复发生而教育又似乎不是问题所在,要警惕潜在的社会心理因素。建议转诊到顾问医生或心理医生,转诊最好在糖尿病教育者的评估之后进行,大多数的青少年因为不当的行为导致DKA的发生。

低血糖管理

低血糖的原因一般是因为胰岛素用量过多和(或)注射胰岛素后未能及时进餐,第一步是明确患者是否伴有癫痫发作或意识不清,发生上述两种情况任何一种,都应立即就医。如果能够获得自我血糖监测或动态血糖的数据,立即检测血糖确认存在血糖水平的降低。如果当时无法获得血糖的数值,给予胰高血糖素并尽快进行血糖水平的测定,此后继续密切监测血糖。当低血糖反应控制后,寻找低血糖的原因。一般

而言,胰岛素用量过多、进食过少,或是运动时未调整饮食或胰岛素用量常可导致严重的低血糖反应。

如果患者神志清醒,那么接下来的问题是患者是否需要辅助措施来渡过低血糖,进行血糖测定确认低血糖。一些患者在血糖下降过快时也会出现低血糖的症状,例如,血糖从 270mg/dL 降至 120mg/dL。这些症状需要治疗,但大多不需要立即去医院或应用胰高血糖素。

如果患者确实存在低血糖并且需要帮助,但是患者是清醒的并且可以吞咽,这时可以让他喝果汁、糖水或其他形式的碳水化合物(如苏打汽水)。患者的情况稳定后,立即寻找低血糖原因,应重新对患者进行教育指导,重新评估饮食、运动计划、胰岛素用量和时间。

对于轻中度低血糖的患者,虽然他们有低血糖的症状,但还能够做到自己管理自己,此时应加强自我血糖监测/动态血糖监测。发生低血糖时必须记录好血糖的水平,同时,确定患者在低血糖时的认知状态也是非常重要的。患者应该能够描述低血糖的症状和针对低血糖所采取的措施。

轻中度低血糖的治疗一般包括摄入 15g 碳水化合物,并且再次测定血糖,如果血糖达到 100mg/dL(5.6mmol/L),这时停止治疗并每隔 2 小时测定血糖直至下次进餐是安全的。增加的血糖监测的频率是确认低血糖治疗是否有效的最佳方式,也是预防下次低血糖发作的一个很好的学习工具。提醒患者血糖是一个动态变化的数值,在不断的发生变化,而并非是静态的生理性的测量数值。为了快速达到一个稳定的状态,患者必须消除胰岛素对食物的作用,当患者进食多次仍不能纠正低血糖或是无法进食,此时可采取注射胰高血糖素来对抗低血糖,持续低血糖状态应当在糖尿病方面的内分泌专家指导下给予积极有效的治疗。

预防低血糖需要对可能的诱发因素进行仔细的重新评估,包括:过度应用胰岛素(通常>1U/kg),过于积极的胰岛素补充,饥饿,活动量增加,饮酒和其他疾病的影响。为了预防低血糖的发作,SMBG 应保证每日 4 次以上,或是启用 CGM。两次注射方案应当调整为以速效胰岛素为基础的每日多次注射方案。

患病状态的管理

患病状态下血糖水平通常会升高,这是因为患病时体内会释放应激激素,而这种释放与进餐无关(然而对于儿童患者,血糖水平可能会降低,尤其是那些更小一些的患儿)。应指导患者维持他们日常的饮食计划和胰岛素治疗方案,如果血糖升高,建议增加极低热量饮料的摄入(例如白水、汤、苏打水)。如果患者有恶心的症状或是已经出现呕吐,在可能的情况下应当提供患病期间特殊的饮食计划,将血糖监测和血酮体、尿酮体的监测增加至每 2~4 小时 1 次,如果 SMBG/CGM 结果显示血糖已经超过 240mg/dL(13.3mmol/L),患者需要在他们目前方案的基础上额外增加短效胰岛素或胰岛素类似物(约为日常胰岛素用量的 10%),如果需要的话,每 2~4 小时追加一次。应指导患者如果血糖超过 240mg/dL(13.3mmol/L)和(或)已出现中-大量的酮体,则需要联系医生。当出现中-大量酮体时,应将胰岛素的用量加倍,监测酮体,直至酮体转为阴性。对于应用胰岛素泵的患者,他们需要改变胰岛素输注部位,注射胰岛素直至酮体转阴。由于糖尿病酮症酸中毒随时可能发生,患者需要随时与医生保持联系以避免疾病进展出现内科急症。病情较重的患者如果出现以下情况可能需要安排住院进行治疗:血糖持续高于 400mg/dL(22.2mmol/L),大量酮体持续超过 6 小时,持续的呕吐或腹泻,或电话联系不能解决问题。

更多关于 1 型糖尿病相关并发症的信息,见第 8 章。

1 型糖尿病和妊娠

通常情况下,对于性生活频繁的育龄期女性,以及努力怀孕或已经妊娠的女性的糖尿病管理,应当遵循以下原则:

1.性生活频繁的女性应当采取适当的避孕措施,直至她们血糖控制后再计划怀孕。

2.所有计划妊娠的女性均应在妊娠前使得血糖接近正常。高血糖最严重的风险是在孕期的前 8 周内增加先天畸形的发生(此期为器官形成期,且常为妊娠确认之前)。

3.所有妊娠女性都应对血糖控制情况进行评估,并采取措施达到妊娠期间血糖控制标准(比非妊娠状态时低 20%)。

糖尿病女性孕前的血糖管理需要密切的监测(图 4.21)。这一重要的管理问题的全面探讨见第 6 章。

患者教育

患者教育不仅对于新诊断和刚开始治疗的患者十分必要,对于那些病史较长的患者也同样重要。必须对患者及其家庭进行糖尿病管理中生存技能的指导,包括饮食计划、运动、SMBG/CGM、胰岛素注射技术、低血糖的处理以及日常护理相关的问题。最好能安排营养师调查患者的饮食史并进行全面的饮食评估,然后确定一个适当的饮食计划,帮助患者执行下去,并在需要的时候帮助其解决生活方式的问题。另外,也需要提供运动相关的信息。

在诊断及其后的时间,患者教育都是糖尿病管理密不可分的一部分。每一名患者或其父母都应当理

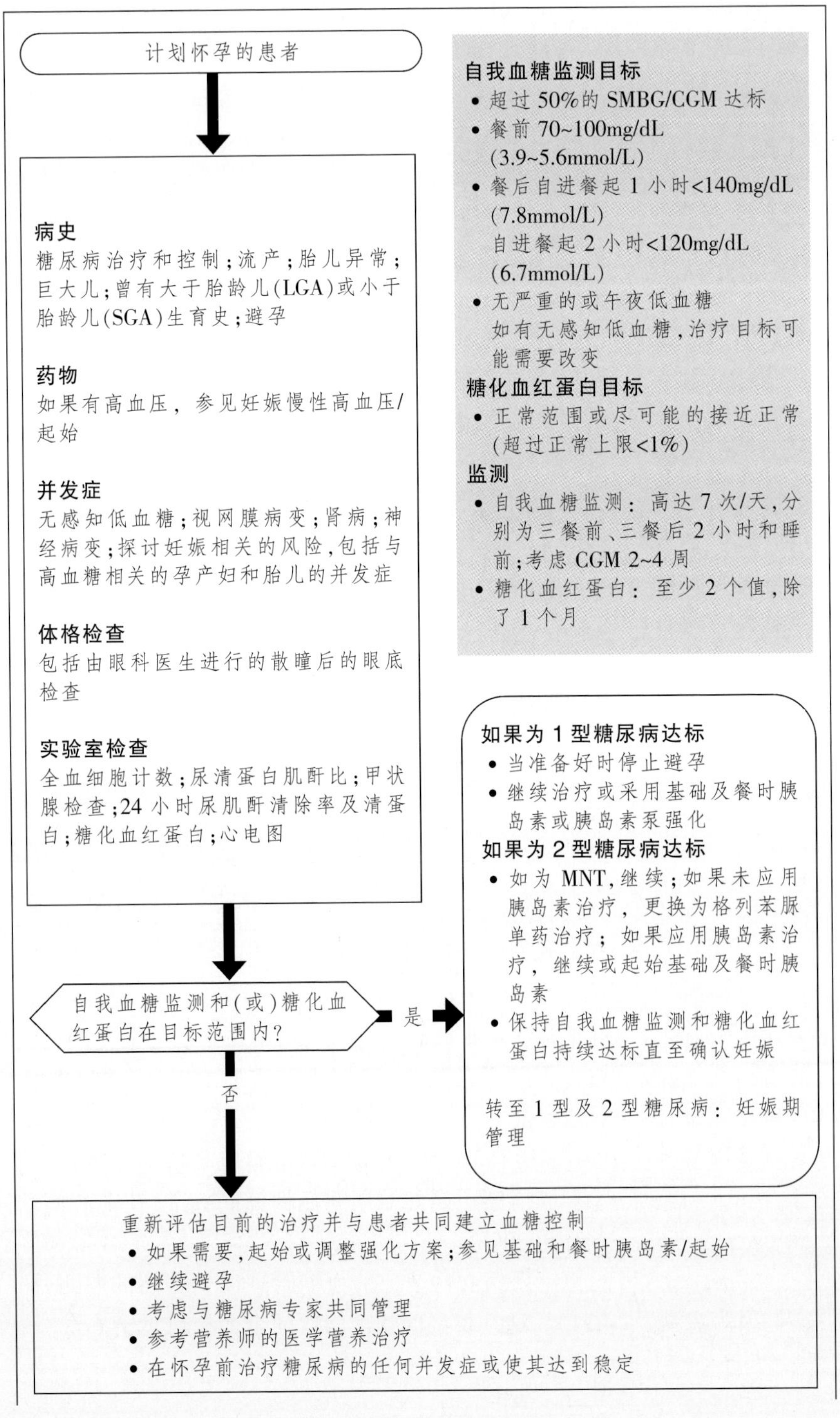

计划怀孕的患者

病史
糖尿病治疗和控制;流产;胎儿异常;巨大儿;曾有大于胎龄儿(LGA)或小于胎龄儿(SGA)生育史;避孕

药物
如果有高血压,参见妊娠慢性高血压/起始

并发症
无感知低血糖;视网膜病变;肾病;神经病变;探讨妊娠相关的风险,包括与高血糖相关的孕产妇和胎儿的并发症

体格检查
包括由眼科医生进行的散瞳后的眼底检查

实验室检查
全血细胞计数;尿清蛋白肌酐比;甲状腺检查;24小时尿肌酐清除率及清蛋白;糖化血红蛋白;心电图

自我血糖监测和(或)糖化血红蛋白在目标范围内? —是→

否

自我血糖监测目标
- 超过50%的SMBG/CGM达标
- 餐前70~100mg/dL (3.9~5.6mmol/L)
- 餐后自进餐起1小时<140mg/dL (7.8mmol/L) 自进餐起2小时<120mg/dL (6.7mmol/L)
- 无严重的或午夜低血糖 如有无感知低血糖,治疗目标可能需要改变

糖化血红蛋白目标
- 正常范围或尽可能的接近正常 (超过正常上限<1%)

监测
- 自我血糖监测:高达7次/天,分别为三餐前、三餐后2小时和睡前;考虑CGM 2~4周
- 糖化血红蛋白:至少2个值,除了1个月

如果为1型糖尿病达标
- 当准备好时停止避孕
- 继续治疗或采用基础及餐时胰岛素或胰岛素泵强化

如果为2型糖尿病达标
- 如为MNT,继续;如果未应用胰岛素治疗,更换为格列苯脲单药治疗;如果应用胰岛素治疗,继续或起始基础及餐时胰岛素
- 保持自我血糖监测和糖化血红蛋白持续达标直至确认妊娠

转至1型及2型糖尿病:妊娠期管理

重新评估目前的治疗并与患者共同建立血糖控制
- 如果需要,起始或调整强化方案;参见基础和餐时胰岛素/起始
- 继续避孕
- 考虑与糖尿病专家共同管理
- 参考营养师的医学营养治疗
- 在怀孕前治疗糖尿病的任何并发症或使其达到稳定

图4.21 1型糖尿病和2型糖尿病妊娠前的计划。CGM,持续血糖监测;SMBG,自我血糖监测。

解糖尿病及其管理的重要性。在美国,认证的糖尿病教育者必须完善一整套的训练课程,既包括教学的也包括实践性的学习来使得他们可以对新诊断的糖尿病患者进行指导。在多数情况下,医院会雇佣这样的护士或营养师,他们会评估患者是否已经准备好,具备学习的能力,回顾患者的病史,检查患者目前的生活方式,讨论在糖尿病治疗方案中必须做出哪些改变。

在诊断之初,患者会接受胰岛素管理和生存技能的训练(选择注射部位、旋转、注射胰岛素、血糖测定、低血糖的管理)。另外,患者还应学会进行自我血糖监测和动态血糖监测,并将结果记录在特定的表格中。

患者在自我管理上担负主要责任,而且必须在离开医生诊室时对于自己的技术和理解能力具有充分的自信。在诊断后不超过3天的时间内要对患者进行教育回访,以便再次确认患者的理解和技能。可能的话,更多的关注应当从生存技能(胰岛素管理、低血糖和 SMBG/CGM)转向饮食、运动和症状,尤其是低血糖。逐渐地提高患者的基础知识可以确保其密切遵守糖尿病治疗方案。

在其后数天中,评估患者对糖尿病的反应,治疗效果及其遵从治疗方案的能力。每天4次的血糖监测(或是动态血糖监测)应当在这一时间坚持执行,血和尿的酮体也应当密切监测直至转阴。此后,只有在出现无法解释的两次血糖读数超过 240mg/dL(13.3mmol/L)或患者患病的情况下再次检测血尿酮体。在诊断后的第2天和第3天中,患者对于血糖测得值的汇报是非常重要的,他可以通过诊室汇报、电话汇报或通过电子方式等途径。来自患者的 SMBG 数据需要被核实。如果可能的话,每位患者都应被要求使用带有内存功能的血糖仪(提供验证后的血糖数据)。如果无法采用这样的工具,应该在诊室访问时观察患者的 SMBG/CGM 技术,并且,如果结果可疑,应通过实验室检查进行相关验证。这样才能确保临床决策是基于可靠的、准确的数据。患者操作技术、试纸条、血液样本的量和血糖仪的清洁程度都应进行检查。

医学营养和运动治疗及教育

建立一个完整的饮食计划是糖尿病管理的一个重要组成部分。饮食计划着重于饮食在整体治疗策略中的作用。它的含义是全面的,不仅要与胰岛素治疗相匹配,同时也要与运动相融合。通常而言,1型糖尿病营养治疗的成功有赖于将患者日常饮食(尤其是每餐中碳水化合物的量)、体育运动与胰岛素治疗融为一体。

使进食与胰岛素同步:建立一个饮食计划

模拟生理方式来给予胰岛素是1型糖尿病患者最佳的治疗方案。然而,单独应用胰岛素治疗无法获得接近正常的血糖值。理想的治疗包括使饮食、运动处方和胰岛素治疗的完美结合。为了获得最佳的血糖控制,患者必须配合上述的三个部分。然而,处方可能是不同的,它既包括对于饮食、运动和胰岛素的量和应用时间的非常详细和严格的限定,也包括如何配合这些一系列的计算方法或规则。

开发一个系统的方法来实现对于1型糖尿病患者的营养管理,这需要从收集数据开始,这些数据是初始干预的基础。

评估身高和体重

确定适当的营养干预的初次访视应当包括一个非常仔细的且要记录下来的对于身高和体重的评估。身高要脱鞋后测量,并且不能采用患者自己提供的身高数值。体重需要脱去鞋子,穿轻便的衣服再进行测量。对于儿童,其身高和体重应标示在国家卫生统计中心增长图上,以此作为今后访视时监测身高和体重的基线。对于成人,身高和体重可以用 BMI 来表示,其为体重除以身高平方(单位=kg/m²)。对于成人而言,BMI 在 25~30kg/m² 之间属于超重,如果 BMI>30kg/m² 就可认为是肥胖。

评估营养需要

在确定了身高/体重比值之后,必须获得足够的数据来制订一个饮食计划(例如,胰岛素方案、实验室化验结果、用药情况、病史和整体的治疗目标)。一个完整的饮食史应该包括既往的饮食计划,其他的饮食限制,以往的体重和最近体重变化情况(用身高校正后的),体重目标(如果可以获得),食欲,进食或消化问题,饮食计划,谁来做饭,典型的一天内的食物摄入量(要计算出大概的热量和营养素的组成,其他营养成分,进餐的频率和时间),在外用餐的频率和选择,乙醇摄入量,使用维生素或营养补充剂的情况。

饮食调查所获得的数据需要与运动调查相结合,运动调查要包括运动习惯的回顾和体力活动水平。(患者平时做哪些活动?是否规律运动?什么时间运动?有哪些会阻碍或防止患者运动的情况?患者是否愿意或是对增加体力活动感兴趣?)社会心理学/经济和家庭的因素也必须被评估(参加下面的行为问题和评估),包括居住环境、烹饪设备、经济、教育背景、职业、民族和(或)宗教信仰。

应用 SMBG/CGM 搜集数据来评估饮食和运动在整体糖尿病控制上的效果非常重要。如果 SMBG/CGM 数据缺失,患者和专业人士就无法有充分的信息来确定目前的饮食计划是否合适。因此,评估患者对血糖目标范围的知识,如果需要的话,复核血糖检测方法和测定频率,复核记录的血糖结果来确定高血糖、低血糖和目标范围内血糖分别的发生率,这些都是非常重要的。

饮食计划应当是个体化的,应基于饮食史、进餐模式、患者喜好、社会经济学因素、民族/文化和宗教习惯以及生活方式。热量的制定上,应能满足儿童生长发育的需要和成人维持理想的体重。

宏量营养素组成

饮食计划应当是个体化的,应当根据患者的生活方式和饮食习惯,同时考虑到当时的医疗条件。(例如,如果关注体重的维持,热量摄入就需要重新调整;如果胆固醇升高是一个值得关注的问题,则应将饱和脂肪酸的摄入减少至总脂肪摄入量的 10% 以下;而如果关注的是三酰甘油的升高,适当减少食物中碳水化合物以及脂肪的量。如果肾脏疾病突出,就应考虑减少蛋白质的摄入。)

关于饮食计划及生存技巧的教育包括教授基础营养,糖尿病营养指南,开始有改变目前的计划来满足这些指南的想法。

需要注意以下几点:

1.什么时间吃和吃多少:使得整天的胰岛素应用与饮食相匹配,避免进餐间隔过长,选择小份的食物,避免不吃饭,对于应用基础/餐时治疗和胰岛素泵治疗的患者,加餐不是必需的。

2.吃什么?每天都应该选择丰富的食物种类,选择低脂肪的食物,避免食用甜味剂含量高的食物,如含糖的碳酸饮料、糖浆、糖和甜点。"我的餐盘"是一个很好的指南(www.myplate.gov;见图 4.22)。为了保持正餐和加餐中碳水化合物的摄入和消耗的平衡,计算碳水化合物的量是一种行之有效的方法。

定义和指南:内容应当包括:①碳水化合物,蛋白质和脂肪的意义,可以通过每种营养素食物来源的例子说明;②讨论营养素指南,例如少吃脂肪,多吃碳水化合物,少用添加甜味剂,食用更多的纤维,适当的时候为了降低体重减少食物总摄入量;③建议在目前的

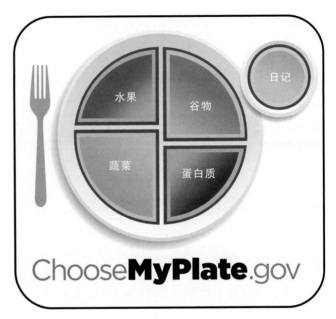

图 4.22　我的餐盘。来源:美国农业部。

饮食习惯基础上做出些改变,如食品购物技巧。

4.坚持做记录:为了鼓励患者保持对饮食/运动/自我血糖监测/动态血糖监测做记录,应当为患者提供记录表格并要求在下次访视之前完成。应当交会患者如何去记录饮食摄入(实际吃的食物和数量,吃饭的时间),运动习惯(类型,频率和持续时间),血液测试(时间和结果)。

患者营养教育

第一次访视应该安排在被诊断后的 2 周之内而且血糖已经达到一个平稳的水平后进行。在首次访视时需要收集患者完整的饮食史,并与实验室检查结果、目前的健康状况和胰岛素治疗方案相结合。注册营养师看到患者之前,必须向患者提供实验室检查结果和其他相关的医疗信息。

一个完整的饮食评估,短期的饮食计划和长期的饮食教育应当在第一次营养访视时完成。下一次的访视应当是结合了个体化的饮食计划的重新评估,需要反映民族、社会经济、患者的个人偏好,同时满足糖尿病患者的个人需要。这时,探讨如何将血糖结果和饮食计划结合,患者教育应该将重点放在理解适当的饮食摄入的重要性,学会如何去测定能量摄入,知晓不同的营养素对于血糖水平的影响。

运动评估

将饮食计划与运动史的数据相结合,包括运动习惯和体力活动水平的回顾。

1.患者做什么活动?患者运动有规律吗?什么时间

运动？

2.患者有哪些限制可能会阻碍/预防/改变处方给他的运动类型？

3.患者是否愿意或有兴趣进行更多的体力活动？

这些元素在一起提供了一个框架，以用于患者教育。

制订和总结短期目标

短期目标应该是具体的并可以在 1~2 周内实现。目标应当专注于饮食和运动，重点应在每个时间，每个范畴内改变一个或两个特定的行为(例如，在每天较为固定的时间用餐，有一个常规固定的晚上加餐，或在运动时每小时吃 10~15g 碳水化合物)。

饮食/运动/自我血糖监测和动态血糖监测的记录

提供给患者在下一次访视前需要完成的记录表，提供关于如何记录食物摄入量的指导(实际吃的食物和量，吃饭的时间)，运动习惯(类型，频率和持续时间)和血液测试(时间和结果)。

随访计划

安排下一次的见面，每一次访视的记录应当包括评估和干预的书面记录。报告应当包括：

1.评估信息的总结；

2.短期目标；

3.教育干预；

4.长期目标；

5.推荐的具体的活动；

6.将来的随访计划，包括需要再次提出的额外的教育话题。

调整和维持饮食计划

收集随访的数据，包括脱鞋和穿轻便衣服时测得的体重 (18 岁以下的患者还需要收集身高的数据)，改变的饮食和(或)胰岛素时间，以及运动习惯的变化。回顾自我血糖监测/动态血糖监测的记录，包括测量的频率、时间和结果，低血糖发作的频率，以及存在高血压的患者当时的血压情况。记录新的或校正后的实验室数据，从第一次访视开始的饮食记录或 24 小时的饮食回顾，饮食计划中的问题和(或)其他相关的问题。

基于血糖值的变化，确定治疗是否有效或是否需要改变。需要问的问题如下：

1.血糖值是否有下降的趋势？

2.有无低血糖发作？发作是否与运动或未进餐或延迟用餐有关？

3.有没有高血糖的模式？

4.餐后血糖都低于 160mg/dL(8.9mmol/L)吗？

5.血糖值在达标范围内的比率有多少？(血糖值总体下降 10%或更多的可能是现实的)

6.需要改变运动和(或)活动的水平么？例如，患者可能有一个在最少 10~15 分钟、每周 3~4 次基础上逐渐增加的体力活动。患者是愿意或能够做得更多？

7.饮食的习惯有改变么？例如，患者通常的饮食和加餐与胰岛素的作用曲线相吻合，在合理的范围内选择恰当的食物；患者可以通过适当的加餐来调整延迟的正餐；为了预防低血糖和高血糖对于饮食进行适当的调整。患者能进一步改善饮食的总体质量吗？

8.患者的体重有变化吗？如果患者是理想体重，其体重会进一步增加或降低？(对于肥胖的患者，体重下降 1kg(1~21b)可能是一个理想的结果)。如果体重是稳定的，那么患者在食物的选择和(或)运动方面是否做出了积极的改变？

9.对于儿童，生长发育是否正常？患儿在改善血糖控制的同时是否存在体重增加过度？

10.评估短期目标的实现情况和患者是否愿意做出进一步的改变。如果治疗有效，继续；如果治疗无效，干预。

干预

识别并推荐在胰岛素、食物和运动上做出可以改善结局的变化，例如：

1.正餐和零食加餐时间相一致；

2.使胰岛素与进食同步；

3.固定进餐间隔及时间；

4.饮食比例与选择；

5.运动频率/持续时间/类型/时间。

如果必要的话，在患者反馈的基础上调整饮食计划。加强饮食计划的一致性，尤其是在时间和加餐上；加强调整延迟进餐的方法。在推荐的基础上重置短期目标。是否有一些生存的自我管理技能需要再次复核(例如：运动、饮食摄入、胰岛素管理和时间、低血糖或疾病管理)？是否需要增加其他的自我管理技能？例如乙醇的使用、餐厅的用餐选择、标签读识、处理特殊的场合、碳水化合物的计算，以及其他的信息来促进自我照护和灵活性。

如果出现以下情况，推荐进行第二次随访，如患者改变生活方式有困难、需要额外的支持和鼓励、没有达到体重目标，或需要进一步的自我管理能力。随访应当安排在 2~4 周内。如果不需要立即进行随访，则应当将下次访视安排在 3~6 个月之内。在血糖达到接近正常的水平之前,应较为频繁地访视患者。应完善营养评估和干预的书面文件并放在患者的档案或医疗记录文件中。报告应包括教育干预,短期目标,具体的行动建议,后续随访计划,包括增加的教育主题。

后续随访

让患者脱鞋,着轻便衣服,测量体重。回顾药物的变化(例如,胰岛素注射的剂量/频率)和运动习惯的变化。回顾自我血糖监测/动态血糖监测的记录,包括测量的频率、时间和结果,目前的血压水平,糖化血红蛋白和其他新的或校正的实验室检查结果。回顾自从首次访视以来的饮食记录或 24 小时的饮食记录,饮食计划问题和(或)其他相关的问题。

另外,评估治疗是否有效,或是否需要调整,基于以下改变:

1.糖化血红蛋白;

2.血糖值;

3.运动和(或)活动水平;

4.饮食习惯;

5.体重或生长发育;

6.并发症(例如:高血压,高血脂,肾病)。

评估短期目标的完成情况和患者是否愿意进行进一步的改变,如果治疗有效,继续。如果治疗无效,干预。

干预

在绝大多数情况下,医疗团队的成员都不愿意推荐改变治疗方案,这种态度导致治疗效果的降低和治疗上的不必要的错误。如果有团队成员发现下列的任何情况(尤其是营养师和护士),考虑立即改变治疗。

1.血糖水平(自我血糖监测/动态血糖监测的平均值)每月下降未达到 15~30mg/dL(0.8~1.7mmol/L)。

2.血糖水平(自我血糖监测/动态血糖监测的平均值)未能在 3~6 个月内达到目标范围。

3.每月糖化血红蛋白下降未达到 0.5%~1.0%,3~6 个月内糖化血红蛋白未达到目标范围。

4.患者血糖水平未得到改善,体重仍在下降或增加。

5. 升高的血压对于改变饮食习惯,减轻体重和(或)运动的变化没有反应。

6.在营养干预 4~6 个月后血脂仍超出目标范围。

如果实验室数据没有改善,患者也不愿意改变饮食和运动,那么,进一步的营养干预似乎也无法得到更好的治疗结果。

除了之前所提及的,一定要确保医生,营养师或护士教育者回顾长期目标,讨论正在进行的护理,评估儿童的生长发育情况,如果需要的话额外检查体重下降,并评估整体血糖和血脂的控制。重新制订短期目标和回顾自我管理技能。明确是否有生存或进一步自我管理的技能问题需要解决。如果患者在生活方式的改变,减肥和(或)进一步的自我管理技能训练方面需要帮助,推荐增加后续随访。如果不需要进一步的随访,在 6 个月内安排下一次与营养师的约见。应当计划持续的营养访视。一旦患者已经理解和实施了营养计划,就应当至少每 6 个月总结回顾一次。

书面的干预文档应当包括一份营养干预结果的总结(医疗结果,饮食和运动习惯的改变),所提供的自我管理技能指导/评价,基于结果的推荐和随访计划。

在调整阶段,调整治疗以尽快达到血糖目标,空腹血糖 70~140mg/dL(3.9~7.8mmol/L)。胰岛素的改变,饮食计划和胰岛素、运动的同步,以及其他的可能的保证血糖控制的策略。在血糖逐步降低期间,有必要启动/继续 CGM 或将 SMBG 增加 6~8 次/天以及确保每月一次的访视。整体血糖下降后的 1 个月内应开始出现糖化血红蛋白水平的反应。然而,直至第 2 个月底,初始治疗的效果才能通过糖化血红蛋白得到反映。从那时起,糖化血红蛋白水平还应当保持持续下降,至少每个月 0.5%~1%,直到糖化血红蛋白接近正常水平(在正常值上限的 1 个百分点)。

运动计划

作为糖尿病照护的一部分,为了保证适当的锻炼而制订的运动处方需要仔细进行体能的评估。开始运动计划前应当进行详细的体格检查(记住,许多患有 1 型糖尿病的老年人可能已经多年没有参加规律的运动锻炼了)。体格检查应当包括高血压、冠心病、神经病变(尤其是无症状的缺血性心脏病)、严重的视网膜增殖性病变,对于年龄超过 40 岁的患者或是 30 岁以上但糖尿病病史超过 10 年的患者应进行应激心电图的检查,整体健康水平和血糖控制情况。通常,对患者的评估基于以下四个指标:最大耗氧量(VO$_2$max,摄取和转换的氧),持续时间(重复运动),力量(负重)和柔韧性(延展运动)。如果这个评价无法实现,需要联系一个社区卫生服务中心或俱乐部。运动水平的确定是个体化的,而且必须解决如下的问题,如什么时间运动,运动的频率,每次运动多久,用什么样的速度。运动计划的评估应该考虑到当可用的胰岛素过多或过少时对运动的影响。正如之前所提及的,运动必须仔细地做计划。

规律锻炼的患者可以从血糖控制的改善中获益,而血糖的改善是其整体治疗的组成部分,所以同时他的整体健康得到了改善。为了避免低血糖和高血糖,在运动之前进行自我血糖监测是非常重要的。请注意,在胰岛素不足的状态下进行运动,血糖将会升高。

行为问题和评估

糖尿病的诊断需要身体和心理调整,尤其是对于青少年和年轻人。对他们来说,糖尿病是一个独特的困境。一方面,他们将回到正常的生活,另一方面,他们又必须负起自我照护的职责,还需要恢复接近正常的血糖水平,这使问题变得更加棘手。问题的一个早期表现是患者不能遵从医生规定的方案。然而,在寻求一种心理学解释之前,医疗者可能会误以为是患者依从性不好。因此,在找寻心理学解释之前,SDM 建议对患者的依从性进行评估。影响糖尿病管理的有关行为的决策路径讨论如下。

依从性评估

依从性评估开始的部分是对于由患者报告的目前血糖控制水平(SMBG/CGM)和实验室检查结果(糖化血红蛋白)的评估。这一步十分必要,因为如果目前的治疗无效,那么首先需要调整医疗干预。如果相关性很差,确认患者是否真正理解测量技术、设备和如何报告。让患者实际操作测试技术,同时留取同步的血液样本送实验室检查。如果患者测试的结果与实验室结果相关度很差,那么应当重新教授患者正确的操作技术。

可用于与糖尿病相关的依从性评估,并可以很容易地在初级保健设置实施的四个方面,包括饮食计划,药物,SMBG/CGM 和运动。每个方面都以类似的方式实施。首先,明确患者是否理解了行为和糖尿病之间的关系。其次,确定患者是否准备好了去设定明确的短期行为目标。第三,明确为什么目标没有实现。第四,如果目前的目标没有完成,准备按这个路径回到上一步。

对于胰岛素依从性评估的具体决策路径参见图4.23。

1.确保理解。基于行为改变的理论转换模式,所有针对依从性的决策路径都是以患者是否理解行为和糖尿病之间的联系开始的[32]。人们已经发现,改变行为但不理解为什么它是重要的,则往往会导致失败的结局。因此,关键是要让患者知道具体的关于饮食、运动、药物或 SMBG/CGM 与糖尿病管理和并发症预防究竟是如何相关的。

2.明确患者到底愿意做什么。在大多数情况下,任何关于依从方案重要性的错误理解都可以通过这个系统的方法来得到解决。

3.与患者一起制订目标。设定简单、合理、明确的短期目标,例如"每天增加一次餐前的自我血糖测定"。设定不可能实现的目标无疑会导致失败。

4. 明确患者是否已经达到目标或是尝试去达标。准备重新设定目标,回到前一步。当行为改变时,确定

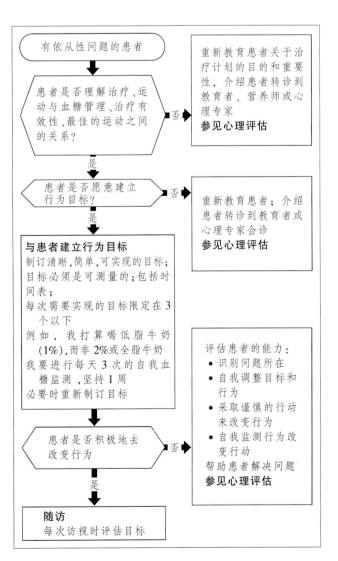

图 4.23　评估治疗依从性问题。

新的明确的目标。常常要求患者帮助协助制订新的目标。然而,对于一些患者这样的方法也常常不能奏效。一些患者不愿意改变他们的行为。对于克服这种不愿意改变的行为,持续加强地改变它,同时与教育相结合,有时会有所帮助。

5.当行为改变时,重新设定目标。在每一次后续的访视中再次检查行为,确定依从性评估的优先性,采用同样的步骤。如果这样无效,考虑转诊到行为专家(心理学家或顾问医生)。

意见分歧

对于那些拒绝测试的患儿,不依从处方服用药物的成年人和对饮食不加控制的少年,必须鼓励他们将这样的信息告诉医疗团队。同样的,对于坚持严格依从方案的医生,希望100%符合限制饮食的营养师,以及希望患者对糖尿病快速调整的护士教育工作者,他们将这些期望说明出来并迎接患者的挑战。在谈判过程中,对目标、责任、期望达到一个共识,将对于患者和医疗团队都会有所助益。共识应当减少患者的焦虑,同时也减少许多医疗专业人员在治疗没有被遵从时的失望程度。共识就像是一份合同,用于与主要的决策路径相接,它记录了患者和医疗者共同的期望是什么。

心理和社会评估

当开始一项新的治疗手段（例如强化胰岛素治疗）,或是发现一个潜在的并发症时,心理和社会的功能障碍都可能发生在 1 型糖尿病患者的身上。这些功能障碍常常反映在个体在罹患 1 型糖尿病后对于生活方式改变的调整适应上。在诊断之初或是进行一项新的治疗手段时,关注的焦点应当放在患者获取为当下生存和长期自我保健所需的知识和技能。患者获得这种新知识和技能的能力与社会和心理的调整是相关的。心理学因素(诸如抑郁和焦虑)和社会学因素(如行为障碍）可以显著地干扰自我照护技能的获得以及对于糖尿病严重性的接受度。然而与普通人群相比,抑郁在糖尿病患者群中更为常见,筛查常常依靠患者自己报告的症状。因为这可能是不确定的,所以推荐采用一项校正后的抑郁量表进行常规筛查。糖尿病患者常常会合并进食障碍,糖尿病与饮食密切相关,这样就构成了一套独特的行为问题。由于饮食的改变可能会干扰治疗,可能导致严重的,持续时间较长的并发症,所以对于明显的体重下降必须要给予足够的重视。

如果心理和社会适应不良,它最终会导致血糖控制不佳。这样反过来,会增加急性和慢性并发症的风险,并进一步加重心理和社会功能障碍。要打破这种循环,识别功能不良的最早期症状和进行适当的干预是十分必要的(框4.1)。对于一名新诊断的患者(以及被考虑要进行治疗上的重大调整的患者)应考虑去咨询一个心理学专家或是接受过专门训练可以早期识别社会心理功能障碍症状的社会工作者,并在破坏性的行为发生之前就进行干预。通常,需要进行一个或两个咨询来检测潜在的心理问题并给予有效的干预。对这些早期预警迹象的识别需要一个完整的心理和社会的基础。要获得此信息的方法之一是使患者开始有下列的想法,即糖尿病可以通过糖尿病患者和医生(团队)共同管理,而且患者拥有做决定的权利。如果

框 4.1　社会心理评估

- 评估心理健康和抑郁
  - 与同伴关系问题
  - 工作/学校恐惧症
  - 睡眠障碍
  - 抑郁或焦虑问题
  - 器官功能问题
  - 情感和情绪上大的变化
  - 年龄不恰当的行为
  - 家庭系统动力学
- 评估社会适应性
  - 家庭冲突
  - 旷工/旷课
  - 学习或工作表现下降
  - 药物/酒精成瘾
  - 攻击行为
  - 退学、辞工或与家庭决裂
  - 家庭对糖尿病的反应
- 评估行为方式
  - 过度的行为
  - 冲动行为
  - 过度工作或工作疲惫
  - 缺乏注意力
- 评估饮食失调
  - 厌食或暴食行为
  - 暴食或强迫性进食
  - 高血糖是体重管理的基础
  - 拒绝进食

患者将会与医生一起对以后的临床决策做决定,大多数患者开始与医生互动。

　　成功的糖尿病管理(患者责任占到超过 90% 的比例)赋予患者及家属与医疗团队共同做决定的权利,这样可以有效地使患者加入到健康照护团队中来,确保患者能够理解和承担临床护理的责任。共同的决定权承认,患者和医生可能会对一些问题有不同的视角,包括对疾病的严重程度的认识,对于每个医疗保健专业人士的责任和对患者表现的期望。患者可能会感到医生会做出所有与护理有关的决定,患者应该是被动的。另外,医生可能会觉得患者应该做出关于饮食、胰岛素和运动的日常决定。

　　共同的决定权可以使患者、家属和健康照护团队之间达成一致,从而使得每一名参与其中的照护人员明确自己在照护中的责任和期望。它还建立了团队所有成员都同意遵循的决策路径。从社会心理学的角度来看,它可以被看作是一个合同,合同中患者表达了详细的期望,医疗保健专业人士也有机会决定如何使得这些责任和期望符合糖尿病管理计划。它提供了一个去审查那些可能影响整体治疗目标行为的机会。

1 型糖尿病预防和胰岛素治疗进展

　　随着糖尿病所带来的负担在全球范围内不断扩大,研究者一直在力图寻找更强的 1 型糖尿病的预测标志,开发新的胰岛素剂型,以及开辟胰岛素的新的给药途径。

强化风险预测

　　在科学继续进一步揭示新的 1 型糖尿病的自然病史的同时,调查人员也在不遗余力地将这些结果转化为更好的技术用来预测疾病。正如前言中所提到的,曾被认为是 1 型糖尿病的病因之一的细胞损伤,似乎是由于遗传因素和一种或更多种环境因素所引起的自身免疫反应造成的。研究发现,基因(HLA)和免疫标志物(自身抗体)可以预测 1 型糖尿病的继续进展,这在疾病高风险的人群中和被认为 1 型糖尿病低风险的一般人群中都得到了证实。这些预测标志物不断地被细化,以利得出一个更敏感的量化的个人疾病风险[33]。

胰岛素的注射方式

　　1.胰岛素笔用针头。用于皮下注射胰岛素的笔用针头曾一度笨重到 12.7mm×29G 的尺寸,现在已经可以做到短至 5mm×31G。目前正在研究的还有 4mm×32G 的笔用针头。Hirsch 等[34]最近证实,这些纳米针可以达到与 8mm 和 5mm 针头等效的血糖控制,同时患者的疼痛减少和胰岛素的泄漏是类似的。

　　2.膜片泵。膜片泵可以是完全独立的或使用无线装置与控制器连接来实现胰岛素经皮或经皮下微导管输注。

　　3.免注射技术。通过皮内途径实现无针胰岛素输送也正在进行临床试验。使用诸如离子导入或超音波的技术目前处在临床发展的早期阶段。使用空心微针技术可能是未来提供无痛胰岛素给药的另一种选择。

新的胰岛素

　　1.超速效类似物。"超快"胰岛素产品正在开发,它能够具有比速效胰岛素更快的药代动力学特性。目前正在调查一个迅速吸收的吸入型胰岛素(Technosphere 或 Afrezza)[35,36],一种快速起效可注射的人胰岛素(Linjeta,前身为 VIAject)[35]和重组人透明质酸酶[36],它可与速效胰岛素同时使用以改善胰岛素的吸收性和利用度。

　　2.超长效类似物。目前正在进行临床试验评估超长效类似物-德谷胰岛素在 1 型糖尿病中的安全性和有效性。最近的概念验证研究中采用德谷胰岛素每日 1 次或每周 3 次给药方式,观察 16 周,结果显示与甘精胰岛素可使糖化下降 1.5% 相比,德谷胰岛素每日 1 次用药,16 周后糖化血红蛋白水平可降低 1.3%,每周 3 次给药可使糖化血红蛋白下降 1.5%。研究观察到德谷胰岛素所导致低血糖事件更少,尽管在此项试验中低血糖的诊断阈值采用的是 ≤56mg/dL,这与标准定义的 ≤70mg/dL 相比,可能不够敏感[37]。

(李娜丽 译　贾国瑜 校)

参考文献

1 Centers for Disease Control and Prevention. *National Diabetes Fact Sheet: National Estimates and General Information on Diabetes and Prediabetes in the United States, 2011.* Atlanta, GA: US Department of Health and Human Services, Centers for Disease Control and Prevention, 2011. http://www.cdc.gov/diabetes/pubs/factsheet11.htm

2 International Diabetes Federation Diabetes. Atlas. http://www.diabetesatlas.org/content/diabetes-young-global-perspective

3 Mohr SB, Garland CF, Gorham ED, Garland FC. The association between ultraviolet B irradiance, vitamin D status and incidence rates of type 1 diabetes in 51 regions worldwide. *Diabetologia* 2008;51:1391–8.

4 Knip M. Environmental triggers and determinants of beta-cell autoimmunity and type 1 diabetes. *Review of Endocrine and Metabolic Disorders* 2003;4:213–23.

5 Palmer JR, Lernmark A. Pathophysiology of type 1 (insulin-dependent) diabetes. In: Porte D and Sherwin RS (eds) *Ellenberg and Rifkins Diabetes Mellitus*, 5th edn. Stamford, CT: Appleton and Lange, 1997.

6 Olmos P, A'Hern R, Heaton DA. The significance of concordance rate for type 1 (insulin-dependent) diabetes in identical twins. *Diabetologia* 1988;31:747–50.

7 Sanjeevi CB, Lybrand TP, Landin-Olsson M, *et al.* Analysis of antibody markers, DRB1, DRB5, DQA1 and DQB1 genes and modeling of DR2 molecules in DR2-positive patients with insulin-dependent diabetes mellitus. *Tissue Antigens* 1994;44:110–19.

8 Bottazzo GF, Florin-Christensen A, Doniach D. Islet cell antibodies in diabetes mellitus with autoimmune polyendocrine deficiencies. *Lancet* 1974;2:1279–83.

9 Myers MA, Rabin DU, Rowley MJ. Pancreatic islet cell cytoplasmic antibody in diabetes is represented by antibodies to islet cell antigen 512 and glutamic acid decarboxylase. *Diabetes* 1995;44:1290–5.

10 Karounos DG, Wolinsky JS, Thomas JW. Monoclonal antibody to rubella virus capsid protein recognizes a beta-cell antigen. *Journal of Immunology* 1993;150:3080–5.

11 Pozzilli P. The DPT-1 trail: a negative result with lessons for future type 1 diabetes prevention. *Diabetes/Metabolism Research and Reviews* 2002;18:257–9.

12 Diabetes Prevention Trial: Type 1 Diabetes Study Group. Effects of insulin in relatives of patients with type 1 diabetes mellitus. *New England Journal of Medicine* 2002;346:1685–91.

13 TrialNet. Type 1 diabetes. http://www.diabetestrialnet.org/index.htm.

14 Mahon JL, Sosenko JM, Rafkin-Mervis L, *et al.* The TrialNet Natural History Study of the Development of Type 1 Diabetes: objectives, design, and initial results. *Pediatric Diabetes* 2009;10:97–104.

15 Hagopian WA, Lernmark A, Rewers MJ, *et al.* TEDDY—The Environmental Determinants of Diabetes in the Young: an observational clinical trial. *Annals of the New York Academy of Sciences* 2006;1079:320–6.

16 The TRIGR Study Group. Study design of the Trial to Reduce IDDM in the Genetically At Risk (TRIGR). *Pediatric Diabetes* 2007;8:117–37.

17 Kukko M, Kimpimäki T, Kupila A, *et al.* Signs of beta-cell autoimmunity and HLA-defined diabetes susceptibility in the Finnish population: the sib cohort from the Type 1 Diabetes Prediction and Prevention Study. *Diabetologia* 2003;46:65–70.

18 Libman I, Songer T, LaPorte R. How many people in the U.S. have IDDM? *Diabetes Care* 1993;16:841–2.

19 Dokheel TM. An epidemic of childhood diabetes in the United States? Evidence from the Allegheny County, Pennsylvania, Pittsburgh Diabetes Epidemiology Research Group. *Diabetes Care* 1993;16:1606–11.

20 Dorman JS, McCarthy BJ, O'Leary LA, Koehler AN. Risk factors for insulin dependent diabetes. *Diabetes America* 1995;96–1468(2):166–77.

21 Zimmet P, Turner R, McCarty D, *et al.* Crucial points at diagnosis. *Diabetes Care* 1999;22:B59–64.

22 American Diabetes Association. Standards of medical care in diabetes: 2011. *Diabetes Care* 2011;33(Suppl. 1):S11–61.

23 Verbeeten KC, Elks CE, Daneman D, Ong KK. Association between childhood obesity and subsequent type 1 diabetes: a systematic review and meta-analysis. *Diabetic Medicine* 2011;28:10–18.

24 Diabetes Control and Complications Trial Research Group. The effect of intensive treatment of diabetes on the development and progression or long-term complications in insulin-dependent diabetes mellitus. *New England Journal of Medicine* 1993;329:977–86.

25 Lachin JM, Genuth S, Nathan DM, *et al.*; DCCT/EDIC Research Group. Effect of glycemic exposure on the risk of microvascular complications in the diabetes control and complications trial—revisited. *Diabetes* 2008;57:995–1001.

26 Rewers M, Pihoker C, Dohaghue K, *et al.* ISPAD Clinical Practice Consensus Guidelines 2009 Compendium. Assessment and monitoring of glycemic control in children and adolescents with diabetes. *Pediatric Diabetes* 2009;10(Suppl. 12):71–81.

27 Mazze RS, Strock E, Wesley D, *et al.* Characterizing glucose exposure for individuals with normal glucose tolerance using continuous glucose monitoring and ambulatory glucose profile analysis. *Diabetes Technology and Therapeutics* 2008;10:149–59.

28 Abdul-Rasoul M, Habib H, Al-Khouly M. 'The honeymoon phase' in children with type 1 diabetes mellitus: frequency, duration, and influential factors. *Pediatric Diabetes* 2006;7:101–7.

29 Home PD, Ashwell SG. An overview of insulin glargine. *Diabetes/Metabolism Research and Reviews* 2002;Suppl. 3:S57–63.

30 Danne T, Lupke K, Walte K, *et al.* Insulin detemir is characterized by a consistent pharmacokinetic profile across age-groups in children, adolescents, and adults with type 1 diabetes. *Diabetes Care* 2003;26:3087–92.

31 Lepore M, Pampanelli S, Fanelli C, *et al.* Pharmacokinetics and pharmacodynamics of subcutaneous injection of long-acting human insulin analog glargine, NPH insulin, and ultralente human insulin and continuous subcutaneous infusion of insulin lispro. *Diabetes* 2000;49:2142–8.

32 Prochaska JO, Norcross JC, Diclemente CC. *Changing for Good.* New York, NY: Avon, 1994.

33 Bonifacio E, Ziegler AG. Advances in the prediction and natural history of type 1 diabetes. *Endocrinology Metabolism Clinics of North America* 2010;39:513–25.

34 Hirsch LJ, Gibney JA, Albanese J, *et al.* Comparative glycemic control, safety and patient ratings for a new 4 mm × 32G insulin pen needle in adults with diabetes. *Current Medical Research and Opinion* 2010;26:1531–41.

35 Forst T, Pfützner A, Flacke F, *et al.* Postprandial vascular effects of VIAject compared with insulin lispro and regular human insulin in patients with type 2 diabetes. *Diabetes Care* 2010;33:116–20.

36 Muchmore DB, Vaughn DE. Review of the mechanism of action and clinical efficacy of recombinant human hyaluronidase coadministration with current prandial insulin formulations. *Journal of Diabetes Science and Technology* 2010;4:419–28.

37 Zinman B, Fulcher G, Rao PV, *et al.* Insulin degludec, a new generation ultra-long acting insulin, used once daily or 3-times weekly in people with type 2 diabetes: comparison to insulin glargine. In: Proceedings of the 70th Scientific Session of the American Diabetes Association, Orlando, FL, June 25–29, 2010; Abstract 40-OR.

第 5 章

成人2型糖尿病

要点

- 糖尿病前期、代谢综合征、胰岛素抵抗是2型糖尿病的预兆。
- 2型糖尿病是糖尿病最普遍的类型，具有很强的遗传性和生理性因素。
- 代谢综合征是一组代谢异常疾病，包括高血压、肥胖、血脂紊乱、高血糖。
- 在疾病发展的不同阶段需要采用多种治疗方案。
- 与2型糖尿病相关的三个潜在的缺陷:胰岛素抵抗、胰岛素不足和肠促胰岛素作用受损。这种潜在的缺陷可能发生在每一个民族不同的群体中。
- 治疗目标旨在通过一个安全的和有效的方法恢复正常的昼夜葡萄糖模式,控制高血糖同时降低低血糖的风险。
- 单独治疗高血糖不足以防止微血管和大血管并发症。
- 治疗高血压和血脂紊乱与控制高血糖同样的重要。

2011 年,美国国家疾病预防控制中心(CDC)和国家慢性病预防和健康促进中心报道, 有大约 2580 万美国人患有糖尿病[1]。其中绝大多数(95%)为 2 型糖尿病。此外,估计有 7900 万人为糖尿病前期,另外有 700 万没确诊的糖尿病[1]。每年,20 岁及 20 岁以上人群多达 190 万人被诊断为糖尿病,2 型糖尿病作为一个潜在的因素,与半数的死亡相关。如果按照高危人群分组,发病比例的改变更值得关注。在那些 65 岁以上的人群中,糖尿病的患病率翻倍到 26.9%(1090 万)。在高危种族,发病数量可以增加 5 倍,甚至在儿童和青少年中, 2 型糖尿病的发病率也在增高。在 2010 年 10 月, 美国国家疾病预防控制中心估计到 2050 年,1/3 的美国成年人将患有 2 型糖尿病[2],并且这一现象是世界性的。按照目前的趋势增长下去,到 2030 年糖尿病患者将从 3 亿增长到 4.38 亿[3]。

美国或其他国家有共同的因素与糖尿病患病率增加有关:①改善的生活条件;②人口的老龄化;③儿童和成年人的肥胖率增加;④营养不良;⑤西方化的饮食;⑥活动的减少。在亚裔美国人,西班牙人和东南亚人中糖尿病的相对风险是高加索人的 2 倍[4]。

病因

用最简单的术语来描述, 2 型糖尿病是遗传和环境因素共同介导的疾病,以外周组织(肌肉、肝脏和脂肪)胰岛素抵抗和相对胰岛素不足,以及肠促胰岛素功能紊乱共同作用为特点,但尚不清楚三个因素的发生顺序:(胰岛素抵抗,胰岛素缺乏,肠促胰岛素功能紊乱)。大部分情况下,2 型糖尿病患者存在不同程度的上述三种状态,或许反映了 2 型糖尿病发病机制的多因素特性。重要的是要注意到胰岛素抵抗、胰岛素缺乏、肠促胰岛素功能障碍是随病程逐渐进展的。糖尿病分级管理(SDM)至少依赖于对导致这些失调的生化和分子紊乱的一个基本的了解,从而做出对该病的预防和治疗的临床决策。对于 2 型糖尿病的治疗方式的管理越来越多样化,针对胰岛素抵抗(噻唑烷二酮和双胍类),针对胰岛素分泌不足(磺脲类、氯茴苯酸类、胰岛素和胰岛素类似物)和针对肠促胰岛素功能障碍[二肽基肽酶 4(DPP-4)抑制剂和胰高血糖素样肽 1(GLP-1)受体激动剂]。

B 细胞功能缺陷

发展为 2 型糖尿病的个体可能存在两个与胰岛素分泌有关的缺陷。首先,在进餐开始他们可能无法分泌足够的胰岛素。这个早相的胰岛素分泌是必要的,来抑制进餐开始后的高血糖并向肝脏传递信号减少内源性葡萄糖的产生。疾病持续一段时间（未知）后,B 细胞也无法充分应对餐后血糖的升高(图 5.1)。

两相 B 细胞应答的缺陷最终导致有效胰岛素减少。在血糖正常的 2 型糖尿病患者的亲属中存在这种胰岛素分泌缺陷,这表明胰岛素产生的减少可能是 2 型糖尿病进展中的早期缺陷[5]。

在 2 型糖尿病的进展中,患者往往存在高胰岛素血症,是因为 B 细胞为了应对在外周组织增加的胰岛素抵抗。有趣的是,在患者中可能同时存在高胰岛素血症和高血糖,因为此时是一个在发展中的相对胰岛素缺乏阶段,也就是说,高胰岛素血症可能不足以克服胰岛素抵抗,葡萄糖代谢异常导致高血糖的发生。此外,在这个高胰岛素血症的早期,胰岛 B 细胞功能障碍似乎表现为第一时相胰岛素分泌的减少和对葡萄糖反应的下降。随着时间推移,胰岛 B 细胞功能继续恶化,胰岛素分泌进一步下降。随着血液中葡萄糖水平的上升出现了一个恶性循环,产生了一个葡萄糖毒性环境,进一步削弱 B 细胞功能使得葡萄糖水平升得更高(图 5.1)。当患者被诊断为 2 型糖尿病时,胰岛 B 细胞功能估计已经丧失 50%~70%[6,7]。

为什么胰岛 B 细胞功能紊乱呢? 这仍然是一个科学研究领域的热点,它似乎是许多因素结合在一起导致的。这些因素包括以下几个方面:

1.B 细胞对胰岛素促泌剂的敏感性的改变;

2.由于胰岛素抵抗导致胰岛 B 细胞功能的衰竭;

3.葡萄糖毒性;

4.B 细胞脂质的沉积(脂毒性);

5.由于胰岛素抵抗导致的胰岛素需求的增加;

6.氧化应激;

7.肠促胰岛素功能的下降。

这种从胰岛素抵抗到胰岛素缺乏的顺序,在欧洲人中已经被很好地证实,而在亚洲人中还没有彻底的阐明。对亚洲人来说,高碳水化合物饮食可能刺激过多的胰岛素产生而不伴有胰岛素抵抗[4]。在亚洲人群中初诊 2 型糖尿病的患者通常体重正常[9],证实 2 型糖尿病的发生未必经历胰岛素抵抗。二十多年来,研究报道亚洲人因为他们从农村搬到城市中心,他们的饮食发生了显著改变、丰富的高碳水化合物食物往往"滋养"了这些人。当体重增加和胰岛素抵抗最终发生时,最初的反应是分泌胰岛素来弥补升高的血糖水平[10,11]。在正常的营养条件下,亚洲人群分泌的胰岛素的量较低。因此,可能产生两个结果:首先,试图弥补过低的胰岛素储备可能过早耗竭 B 细胞;其次,它可能不足以平衡过量的葡萄糖。营养过剩导致体重增加,体重增加又导致胰岛素抵抗。

这些主要是亚洲人与其他人种不同经历了大幅饮食改变。某些民族,包括美国印第安人和波利尼西亚人,有一个生存的遗传倾向,当食物充足时有利于能量的存储(脂肪),饥荒时期有利于能量的节约。提供一样的食品供应,同样的"节俭基因"在食物充足时是有利的,饥荒时变得有害,导致人口趋于过多存储能源(导致体重增加和严重的胰岛素抵抗)[12]。

胰岛素抵抗

对导致 2 型糖尿病胰岛素抵抗分子机制的研究

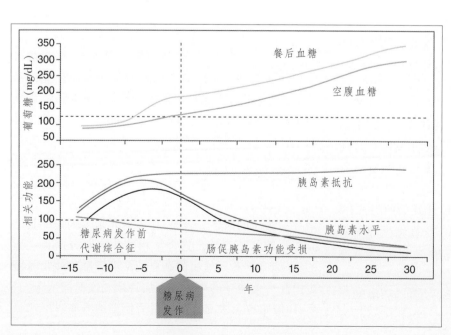

图 5.1 糖尿病的自然病史。ⓒ2011 国际糖尿病中心。

正在进行,但整个机制的研究还远未完成。很明显,在外周组织的胰岛素抵抗是多因素的, 不是单一的缺陷造成的。它是一个在几个信号通路上的共同缺陷导致的胰岛素介导的葡萄糖摄取减少。以下部分简要地介绍了当前对这个复杂多层面的代谢紊乱的理解。

胰岛素抵抗似乎开始于胰岛素受体的水平。这些受体位于胰岛素敏感细胞的表面,引发一连串级联反应诱导葡萄糖吸收和代谢。这个级联反应的第一步是通过关键的酪氨酸残基的自身磷酸化激活受体。激活的受体包含固有的酪氨酸激酶活性,导致关键信号蛋白胰岛素受体底物(IRS-1,IRS-2,IRS-3)的磷酸化。在受体水平的胰岛素抵抗主要是由于受体酪氨酸激酶活性被抑制。其次是 2 型糖尿病患者胰岛素受体数量轻微的减少[14]。磷酸酪氨酸磷酸酶(PTPase)的激活,通过裂解磷酸酪氨酸残基的磷酸基团使胰岛素受体失活的酶,已被证明可以导致胰岛素抵抗[15]。

肥胖和胰岛素抵抗之间的关系

超重(肥胖)与胰岛素抵抗之间的正相关关系已经建立了几十年,但确切的因果关系尚未能清晰的描述。在脂肪组织三酰甘油(脂肪)储存的增加如何导致肌肉和肝脏组织胰岛素抵抗, 一个解释是游离脂肪酸水平的增加(FFA)与肥胖有关。肥胖者往往 FFA 水平升高,其原因是高脂饮食摄入同时伴随着脂肪合成受抑制及脂解作用增强。升高的 FFA 水平,减少肌肉组织胰岛素介导的葡萄糖摄取[16],增加肝糖的输出导致高血糖[17]。因此,与肥胖相关 FFA 水平,增加提供了一个过多脂肪沉积(体重增加)与胰岛素敏感组织胰岛素抵抗的直接联系。

另一个把肥胖和胰岛素抵抗联系在一起的是肿瘤坏死因子(TNFα)。这种从脂肪组织和骨骼肌分泌的细胞因子已被证明有多种作用, 包括诱导肿瘤细胞溶解,调节脂质代谢,脓毒性休克。TNFα 还可以引起胰岛素抵抗和 2 型糖尿病[18]。例如:TNFα 水平与 2 型糖尿病患者体质指数(BMI)[19]明确相关,并且减少肌肉中胰岛素介导的葡萄糖的摄取[20]。其作用机制被认为是 TNFα 导致的胰岛素受体介导的磷酸酪氨酸激酶活性的下降和直接使 IRS-1 失活。TNFα 不是导致肥胖相关的胰岛素抵抗的唯一的细胞因子,要全面了解在外周组织中胰岛素抵抗, 还需要进一步的研究。

身体脂肪分布对胰岛素抵抗的影响

体脂分布在胰岛素抵抗的形成中起着至关重要的作用。例如:一个有着中心性或躯干脂肪分布的个体(腰臀比>1)比下半身脂肪分布的个体有着更高水平的胰岛素抵抗[21]。一个腰围超过 40 英寸(101.6 厘米)的男性比腰围超过 35 英寸(88.9 厘米)的女性胰岛素抵抗。更重典的体型分类"苹果型"和"梨型"临床上很容易区分,并提供依据来识别高胰岛素抵抗的患者。

为什么体内脂肪储存的位置不同,对胰岛素抵抗的贡献就不同呢?目前的研究表明,脂肪储存的位置不同其代谢活性不同。中心性或躯干储存的脂肪比下半身储存的脂肪具有更高的代谢活性。代谢活跃意味着脂肪组织可以通过脂蛋白脂肪酶更有效地储存三酰甘油脂,并通过脂肪酶的作用迅速分解三酰甘油,将 FFA 释放到血液中。这种 FFA 进入到血液中导致肝脏和骨骼肌胰岛素抵抗增加。

氧化应激与胰岛素抵抗之间的关系

胰岛素抵抗形成的另一个因素与活性氧(ROS)和氧化应激相关。一个假说认为,胰岛素抵抗是以高胰岛素血症、高血糖和高 FFA 为特征,所有这些反过来,增加了 ROS 的产生[22]。

氧化应激加剧胰岛素抵抗随后导致 2 型糖尿病这个理念并不新鲜。已经有研究支持 ROS 可以影响胰岛素受体在靶组织的作用,表明 ROS 激活"多重丝氨酸激酶级联",反过来,干扰受体后酪氨酸磷酸化,从而在细胞水平减少胰岛素发挥最佳的能力。

肠促胰岛素功能障碍

导致 2 型糖尿病级联事件的第三个因素是肠促胰岛素作用的受损。一个多世纪前,科学家们观察到在胃肠道一个"因子"可以降低血糖浓度[23]。20 年后,这个"因子"被命名为肠促胰岛素[24,25]。然而,直到 1969 年肠促胰岛素才被描述为餐后分泌的葡萄糖依赖的肠胰轴激素[26]。研究人员发现高达 50%的餐后胰岛素的分泌是依赖于肠促胰岛素。20 年后,肠促胰岛素被认识, 发现餐后胰岛素的分泌 80%由 GLP-1 刺激产生,GIP 占 20%[27]。

通常,营养摄入后(特别是容易吸收的碳水化合物和脂肪)肠促胰岛素从回肠、结肠、直肠释放以应对肠腔内升高的葡萄糖, 众所周知,当血糖达到大约

90mg/dL（5mmol/L）时[28]，肠促胰岛素 GLP-1 从小肠的 L 细胞大量分泌达到基础水平的 3~8 倍，并变得有生物活性。这种高分泌引起"肠促胰岛素效应"，即随着葡萄糖摄取同时胰岛素的分泌增加，从而维持葡萄糖稳态。已经观察到，肠促胰岛素效应只有在食物经胃肠道消化吸收后才能产生。因此，这种肠促胰岛素效应在静脉注射葡萄糖和口服葡萄糖后测量的胰岛素分泌的量存在差异，后者高于前者。也观察到，当血糖下降后，GLP-1 停止刺激胰腺 B 细胞胰岛素的分泌[29]。那些进展成 2 型糖尿病的患者存在缺陷，表现在食物摄入与胰岛素反应的不同步。据报道，在那些 2 型糖尿病患者中，血糖达到诊断标准前 25% 的肠促胰岛素功能丧失[30]。

糖尿病前期、糖耐量受损和糖尿病高风险

考虑到公共健康和个人健康的积极主动性，大多数专家同意描述糖尿病高危人群的特征。然而有些"高危人群"过于广义，例如印第安人等，其他基于量化的手段可能更有意义。图 5.1 展示了三个变量描述了未确诊或治疗不佳的 2 型糖尿病的自然病史。通过了解自然史，可以发现导致高血糖潜在缺陷的线索。一些缺陷先于糖尿病的发生，可能有必要干预。在发展为 2 型糖尿病之前，血糖水平高于正常血糖范围，导致葡萄糖稳态受损状态（IGH）（糖尿病前期）。IGH 包括两类：空腹血糖受损（IFG）和糖耐量减低（IGT）。IFG 诊断是指空腹血糖（FPG）数值在 100~125mg/dL 之间（5.6~6.9mmol/L），IGT 指 75 克口服葡萄糖耐量试验（OGTT）2 小时血糖数值在 140~199mg/dL 之间（7.8~11mmol/L）。第二组人是指那些满足风险定量试验糖化血红蛋白 A1c（HbA1c）在 5.7%~6.4% 之间的人。在这个范围水平的人群被证明早期糖尿病视网膜病变的发生率显著高那些 HbA1c 低于 5.7% 的人群。

（图 5.2）

如前所述，2 型糖尿病高危人群往往有血浆胰岛素水平升高（高胰岛素血症）。胰岛 B 细胞通过合成和分泌胰岛素以应对增加的胰岛素抵抗，从而维持血糖正常。可以通过应用放免法测定血液中胰岛素的量来间接衡量。当患者从糖尿病前期发展成糖尿病时，第一时相胰岛素，特点是为应对开始的餐后血糖升高而突然爆发式胰岛素释放，分泌逐渐消失。胰岛 B 细胞无法维持合成和分泌胰岛素的需求，几年后，逐渐失去分泌足量胰岛素的能力。这种胰岛 B 细胞功能的衰退叫做 B 细胞衰竭。引起 B 细胞衰竭的一个因素是持续高血糖导致的葡萄糖毒性[22]。从过多的胰岛素分泌到胰岛细胞衰竭的过程在某种程度上与高血糖的持续时间和血糖升高的水平相关。这个过程通常发生在几年内，受如饮食、运动和体重增加这些因素的调节。最终，如果不能恢复近似正常的血糖，患者有可能达到一种胰岛素缺乏（胰岛素不足）状态，而外源性胰岛素成为唯一可行的治疗选择。

混淆这些因素的是，一些 2 型糖尿病患者产生过多的肝糖。胰岛素的功能之一是在进食状态抑制肝脏葡萄糖的生产和增加糖原的合成。肝脏胰岛素抵抗（表现为不能产生基础胰岛素而在禁食状态下充分抑制糖异生，产生过量的葡萄糖）导致空腹血糖水平升高。

自始至终，进展到糖尿病过程与胰岛素抵抗相伴随，被认为是代谢综合征的一部分，以前称为 Reaven 综合征，X 综合征，代谢紊乱综合征和胰岛素抵抗综合征。认为是细胞和血管胰岛素抵抗的结果，它的特点是肥胖、高血压、血脂异常和肾脏疾病。

目前，尽管有这些"糖尿病前期"或者高危因素，也无法预测绝对会发生 IGH 或 2 型糖尿病。这些事件的发生是由胰岛素抵抗的遗传倾向和肥胖以及环境

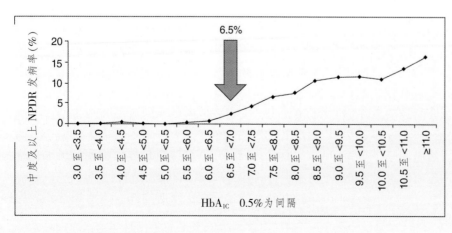

图 5.2　显示以糖化血红蛋白 0.5% 为间隔的视网膜病变的患病率和年龄在 20~79 岁之间的视网膜病变的严重程度。NPDR，非增殖性视网膜病变。Reprinted with permission from International Expert Committee. International Expert Committee Report on the role of the A1C assay in the diagnosis of diabetes. Diabetes Care 2009;32:1327‐34.

因素如饮食结构和活动程度混合决定的。遗传因素是如此的重要，以致某些民族和种族发生 2 型糖尿病的风险更高。据最新的美国疾病预防控制中心统计[1]，与非西班牙裔白种成年人相比，亚裔美国人发生糖尿病的风险高出 18%，西班牙人风险高出 66%，非西班牙裔黑人风险高出 77%。西班牙裔美国人诊断为糖尿病的风险与那些来自古巴或中美洲和南美洲的人群几乎是相同的（比非西班牙裔白种成人高 66%），比来自墨西哥的人高出 87%，比来自波多黎各的人高出 94%[1]。

2 型糖尿病的治疗方案的概述

开始治疗时，SDM 鼓励医生制定切实可行的治疗目标并告知患者这些目标。这样做可以使患者理解，在制定最合适的治疗方案前，需要接受多种的试验性治疗方案。在与患者和其他医疗团队成员分享这些信息的过程中，一个系统的双向糖尿病治疗方案随即形成。最初治疗可能从简单到更复杂的方案，一旦血糖稳定，可以制定出更简单的方法。

2 型糖尿病的主要决策路径中有四种一般治疗类别：医学营养治疗和运动治疗（MNT），单药治疗（通常是二甲双胍）联合 MNT，联合治疗（2~3 种药物治疗方案）加上 MNT 和胰岛素联合 MNT 方案（图 5.3）。患者主要根据血糖控制水平按照一系列标准进入相应治疗组，但血糖水平并非唯一根据。治疗方案的选择基于科学的原理和患者的意愿。患者接受并坚持治疗的意愿受社会经济、教育和心理因素的影响。应该寻求一个科学原理与患者意愿的平衡。

在应用每种治疗方法的具体决策路径前，我们将简要介绍糖尿病治疗主要决策路径的科学原理。

医学营养和运动治疗

MNT 是通过控制饮食和制定运动计划达到能量摄入与输出的平衡。适度增加活动联合减少 5%~10% 膳食脂肪和碳水化合物的摄入能够增加胰岛素的敏感性，改善葡萄糖的吸收和加强血糖的控制。然而考虑到大多数人仅通过改变生活方式的方法不能达标，因此美国糖尿病协会（ADA）和欧洲糖尿病研究协会（EASD）共同推荐在糖尿病诊断后在应用生活方式干预的同时开始二甲双胍治疗[31]。SDM 与这个建议一致。亚洲人主要体现在与热量摄入过多相关的胰岛素轻度不足，恢复低碳水化合物饮食以及摄入更多

天然食物可能在不依赖药物的前提下，就足以改善血糖控制。

口服药物

当 MNT 失败，或者诊断糖尿病时血糖水平超出单独应用 MNT 治疗的界限，应该添加口服药物治疗。MNT 贯穿 2 型糖尿病治疗的始终，对于口服药治疗而言扮演着重要的角色。营养摄入和能量输出与药物同步发挥作用，以保证治疗效益的最佳化。

口服药根据作用分为 4 类：胰岛素增敏剂、胰岛素促分泌剂、α 糖苷酶抑制剂和 DPP-4 抑制剂。

胰岛素增敏剂

胰岛素增敏剂进一步细分为噻唑烷二酮类（TZD）和双胍类，前者增加葡萄糖在胰岛素敏感靶组织的吸收，后者主要抑制肝脏糖异生。TZD 作用在肌肉和脂肪组织，通过与细胞核的过氧物酶体增殖激活受体（PPAR）结合，激活 PPAR-γ，进而导致葡萄糖转运蛋白 4（GLUT-4）的表达和胞内运动，能够快速吸收葡萄糖。二甲双胍主要作用在肝脏，抑制糖异生，从而抑制过量的肝糖输出。因此，这类药物的主要作用是改善胰岛素敏感性和降低空腹血糖。

值得注意的是，近期发现 TZD 存在安全性和有效性问题。最近，Graham 及其同事，比较了在 65 岁及以上人群服用罗格列酮或吡格列酮脑卒中、心力衰竭和死亡的风险。对于上述三种不良后果，罗格列酮与吡格列酮相比有更高的风险。包含 56 个研究的荟萃分析，Nissen 和 Wolski[33]发现服用罗格列酮的患者与安慰剂组相比心肌梗死的发生率升高 28%~39%。鉴于这些发现，在美国罗格列酮的使用受到限制，在欧盟禁用。也有研究发现 TZD 与非外伤性骨折相关。为了检验在骨折患者 TZD 药物（和其他抗糖尿病药物）的应用，Meier 和他的团队[34]在美国进行了一个病例对照分析，包含 1020 例骨折患者（年龄 30~89 岁）和 3700 名匹配对照。与未应用 TZD 的人群比较，应用 TZD 的药量达到 8 倍或 8 倍以上（经过 12~18 个月治疗）的人群，其发生骨折风险的比值比是 2.43。这种联系独立于年龄和性别，骨折风险随 TZD 剂量增加而增加。

2011 年 6 月，美国食品药品管理局（FDA）从一个 10 年的流行病学研究中[35]评估 5 年的中期结果，修改了现有的关于吡格列酮与癌症风险的安全警告。该机构指出，虽然应用吡格列酮膀胱癌的风险不是全部都升高，可那些服用吡格列酮超过 12 个月的患者膀胱

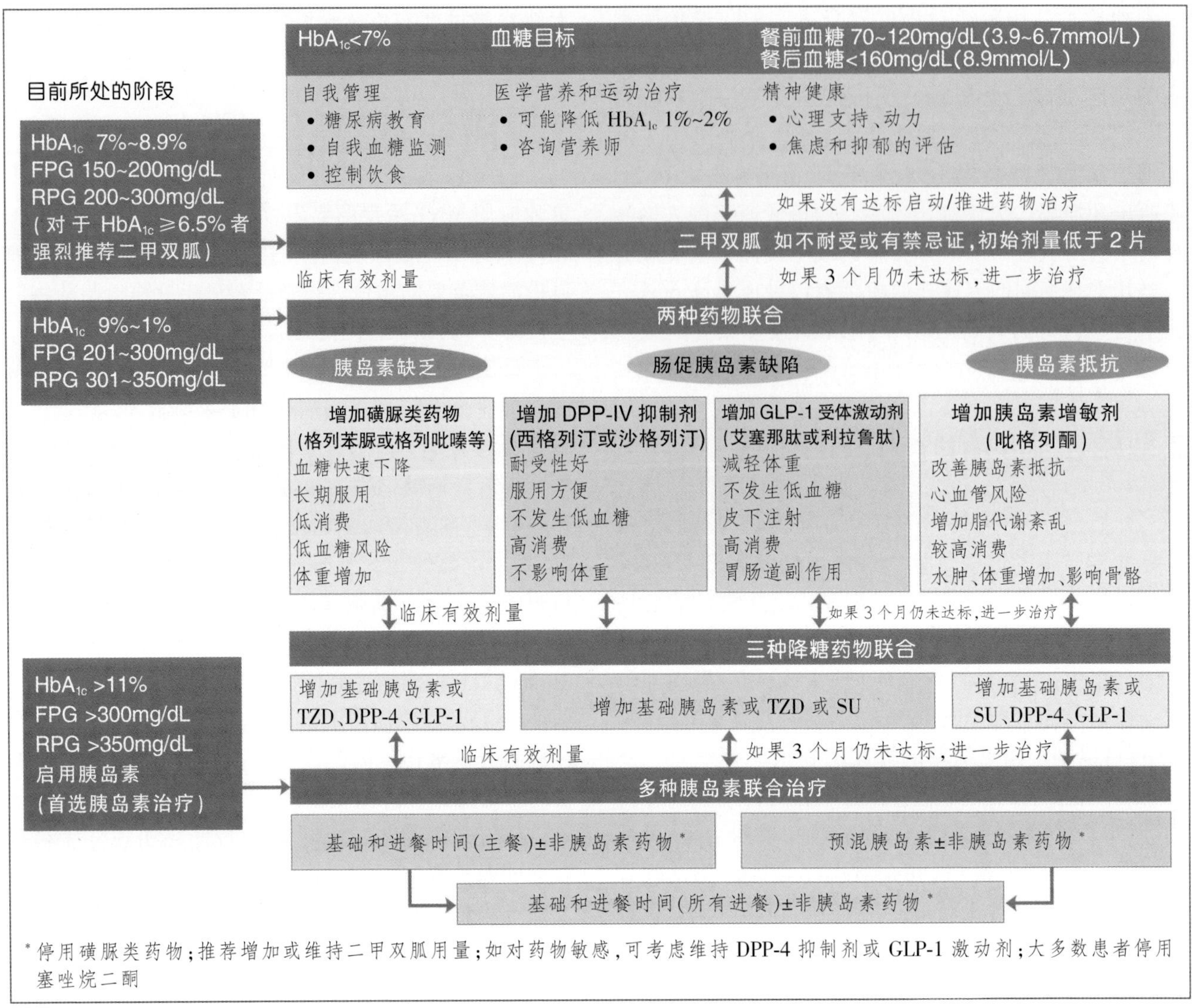

HbA1c<7%
血糖目标
餐前血糖 70~120mg/dL(3.9~6.7mmol/L)
餐后血糖<160mg/dL(8.9mmol/L)
目前所处的阶段
自我管理
• 糖尿病教育
• 自我血糖监测
• 控制饮食
医学营养和运动治疗
• 可能降低 HbA1c 1%~2%
• 咨询营养师
精神健康
• 心理支持、动力
• 焦虑和抑郁的评估
HbA1c 7%~8.9%
FPG 150~200mg/dL
RPG 200~300mg/dL
(对于 HbA1c≥6.5%者强烈推荐二甲双胍)
如果没有达标启动/推进药物治疗
二甲双胍 如不耐受或有禁忌证,初始剂量低于 2 片
临床有效剂量
如果 3 个月仍未达标,进一步治疗
HbA1c 9%~1%
FPG 201~300mg/dL
RPG 301~350mg/dL
两种药物联合
胰岛素缺乏
肠促胰岛素缺陷
胰岛素抵抗
增加磺脲类药物
(格列苯脲或格列吡嗪等)
血糖快速下降
长期服用
低消费
低血糖风险
体重增加
增加 DPP-IV 抑制剂
(西格列汀或沙格列汀)
耐受性好
服用方便
不发生低血糖
高消费
不影响体重
增加 GLP-1 受体激动剂
(艾塞那肽或利拉鲁肽)
减轻体重
不发生低血糖
皮下注射
高消费
胃肠道副作用
增加胰岛素增敏剂
(吡格列酮)
改善胰岛素抵抗
心血管风险
增加脂代谢紊乱
较高消费
水肿、体重增加、影响骨骼
临床有效剂量
如果 3 个月仍未达标,进一步治疗
三种降糖药物联合
HbA1c >11%
FPG >300mg/dL
RPG >350mg/dL
启用胰岛素
(首选胰岛素治疗)
增加基础胰岛素或
TZD、DPP-4、GLP-1
增加基础胰岛素或 TZD 或 SU
增加基础胰岛素或
SU、DPP-4、GLP-1
临床有效剂量
如果 3 个月仍未达标,进一步治疗
多种胰岛素联合治疗
基础和进餐时间(主餐)±非胰岛素药物*
预混胰岛素±非胰岛素药物*
基础和进餐时间(所有进餐)±非胰岛素药物*
*停用磺脲类药物;推荐增加或维持二甲双胍用量;如对药物敏感,可考虑维持 DPP-4 抑制剂或 GLP-1 激动剂;大多数患者停用塞唑烷二酮

图 5.3 2 型糖尿病主要管理路径。DPP-4,二肽基肽酶-4;FPG:空腹血浆葡萄糖;GLP-1,胰高血糖素样肽-1;HbA_{1c}:糖化血红蛋白;RPG:随机血浆葡萄糖;SU:磺酰脲类药物;TZD:噻唑烷二酮。mg/dL÷18=mmol/L。© 2011 International Diabetes Center.

癌的风险增加 14%。根据这些研究,FDA 建议健康机构:①在活动性膀胱癌的患者不能处方吡咯列酮;②对有膀胱癌史的患者要谨慎处方吡咯列酮。以前的流行病学研究使得法国药品管理局推迟在法国应用含有吡咯列酮的药品。德国也建议不在新诊断糖尿病的患者中应用吡咯列酮。

胰岛素促分泌剂

胰岛素促分泌剂(磺脲类和氯茴苯酸类)作用于胰岛 B 细胞,与 ATP 敏感性钾离子通道结合促进胰岛素的分泌。胰岛素促分泌剂使胰岛 B 细胞去极,反过来允许钙离子进入细胞内促进胰岛素释放。因为氯茴苯酸类半衰期短,它们可以在进餐后立刻服用。这两种促泌剂受到胰岛 B 细胞数量的限制,当胰岛 B 细胞数量少的时候,促分泌作用减弱。胰岛素促泌剂既不增加胰岛 B 细胞数量,也不引起胰岛素生成的增加。促进胰岛素释放的作用是有限的。因此,它被用于胰岛素相对缺陷的患者。胰岛素绝对缺乏的患者需要应用外源性胰岛素以补充殆尽的胰岛素储备。来自糖尿病终点进展试验(ADOPT)的结果也显示,当应用格列苯脲(磺脲类药物)单药治疗时,与二甲双胍或罗格列酮相比患者血糖控制的持久性更短[36]。

α 糖苷酶抑制剂

另一种口服药物,α 糖苷酶抑制剂,作用在胃肠道,通过作用于 α 糖苷酶延缓碳水化合物和其他营养物质的分解和吸收。α 糖苷酶对那些不能控制食欲而导致餐后血糖升高的患者有益。

DPP-4 抑制剂

这是一类相对新的药物。DPP-4 抑制剂通过一个新颖的途径改善肠促胰岛素的作用。DPP-4 使得肠促胰岛素半衰期很短(GIP<7 分钟,GLP-1<2 分钟)。发现在肠道内皮细胞毛细血管床的 L 细胞以及肝脏、肾脏和循环系统中,DPP-4 裂解 GIP 和 GLP-1 的 N 端二肽残基使得它们失去生物活性。当热量摄入后,肠促胰岛素从肠道分泌,通过肠道的毛细血管床,然后通过肝脏的毛细血管床到达胰腺(刺激胰岛素的产生和分泌)。在这些部位 DPP-4 可以使 90%的肠促胰岛素被分解,因此,在到达胰岛 B 细胞时使 GLP-1 失去生物活性。在正常情况下,GLP-1 随着营养物质的摄入而大量分泌,为了克服 DPP-4 对肠促胰岛素的巨大干扰[37]。2 型糖尿病患者的特点是较低的 GLP-1 水平。GLP-1 的减少和 DPP-4 的作用使餐后胰岛素的反应降低。通过应用 DPP-4 抑制剂选择性抑制 DPP-4,允许更大量的 GLP 到达肠促胰岛素受体。

通常,口服单药治疗可使血糖下降 60mg/dL (3.3mmol/L)或 HbA_{1c} 下降 1%~2%。作为单药治疗,二甲双胍,TZD 和磺脲类药物是最有效的,可以使 HbA_{1c} 下降 2%。DPP-4 抑制剂和 α 糖苷酶抑制剂作为单药治疗可使 HbA_{1c} 下降 1%。当一种口服药与有效的 MNT 联合时,这种累积的效益可使 HbA_{1c} 下降 3%。

联合治疗

当寻求更大的血糖降低时,应联合口服药和 MNT 治疗,并且应该明确地认识到目前的治疗方案不足以解决潜在的缺陷。不推荐加用另一种同类药物,因为它们有相同的作用机制。

选择两种或更多种的药物治疗糖尿病时需要了解它们的相互作用。表 5.1 总结了可以用来优化血糖控制的两种药物组合方案。注意在选择药物的时候应该考虑到糖尿病伴发症和糖尿病相关并发症的存在。

GLP-1 激动剂联合治疗

2009 年年底,随着 GLP-1 受体激动剂或 GLP-1 激动剂被批准用作单药治疗,这类药物可以与其他单药联合治疗:主要是二甲双胍的最佳选择。

加用 GLP-1 激动剂(利拉鲁肽和艾塞那肽)针对受损的肠促胰岛素作用而治疗,这种注射制剂与传统的口服药一样,可以作为一个初始的治疗选择。不像 DPP-4 抑制剂,GLP-1 激动剂 (实际是受体激动剂)提供了天然的 GLP-1。与天然的 GLP-1 一样有相同的葡萄糖依赖性特性[降低血糖 90mg/dL 以上(5mmol/L)和不出现低血糖],艾塞那肽和利拉鲁肽不仅刺激胰岛素的产生和释放,而且还可以抑制食欲和减慢胃排空。因此,与天然的 GLP-1 相比,GLP-1 受体激动剂可为靶细胞提供更多的具有生物活性的 GLP-1,其降糖效果类似且无低血糖发生风险。

胰岛素促分泌剂联合治疗

2 型糖尿病是由多种机制参与的,因此通常会启动两种或两种以上的药物治疗。那些应用胰岛素促泌剂达到临床最大有效剂量、有胰岛素抵抗或显著的餐后高血糖的患者,他们的候选药物是添加一种胰岛素增敏剂,或基于肠促胰岛素的治疗(DPP-4 抑制剂或 GLP-1 激动剂)或者胰岛素。当存在空腹高血糖时除非禁忌,否则建议加用二甲双胍。TZD 可以用于以代谢综合征为特征的严重胰岛素抵抗的患者(高血压、低高密度脂蛋白、高三酰甘油和向心性肥胖),尽管此类药物目前应用是有限的。GLP-1 激动剂(艾塞那肽和利拉鲁肽)或 DPP-4 抑制剂(西格列汀和沙格列汀)建议用于餐后高血糖的患者。进一步选择应根据肝肾功能和高血糖的程度。例如,在磺脲类药物上加用艾塞那肽或利拉鲁肽,可使 HbA_{1C} 再下降 1%。目前,对于 HbA_{1c} 在 9%~11%的患者应该考虑联合治疗。HbA_{1c} 在 11%或更高的患者起始治疗方案应包括胰岛素。

增敏剂联合胰岛素治疗

最常见的联合治疗是胰岛素增敏剂二甲双胍加用一种磺脲类药物。这种药理学上的联合可以使 HbA_{1c} 下降 4%。如表 5.4 所列举的,有胰岛素抵抗和胰岛素不足的患者,他们在诊断时平均 FBG 在 251~300mg/dL[(13.9~16.6mmol/L(HbA_{1c} 为 9%~11%)]最有可能从增敏剂联合促泌剂治疗方案中获益。如果加用一种 TZD,将通过增加靶组织对胰岛素的敏感性而治疗持续的高血糖。TZD 联合二甲双胍可以使 HbA_{1c} 降低 1%~2%。

肠促胰岛素联合治疗:其他一些注意事项

当增敏剂和(或)促泌剂的组合未能达到最佳治疗效果时,添加肠促胰岛素可能使临床获益。下面是基于肠促胰岛素联合治疗方案时的一些指导原则:

1.在那些 HbA_{1c} 超过目标值 1%~2%,超重的和(或)餐后高血糖的患者,添加 GLP-1 激动剂(利拉鲁肽,艾塞那肽)作为联合治疗。

2.在那些 HbA_{1c} 超过目标值 1%的患者加用 DPP-4 抑制剂(西格列汀,沙格列汀)作为联合治疗。在临床

表 5.1　两种药物治疗选择

目前治疗	二甲双胍	磺脲类药物	DPP-4 抑制剂	GLP-1 激动剂	TZD
加用这些药物的一种					
二甲双胍		优点:餐后血糖升高,体型消瘦,费用低 副作用:低血糖,体重增加	优点:餐后血糖升高,体重影响中性,耐受性好 缺点:费用高	优点:餐后血糖升高,降低体重 缺点:胃肠功能紊乱,低血糖,费用高	优点:胰岛素抵抗,空腹血糖升高,肥胖,血脂紊乱 缺点:心衰,外周水肿,体重增加,骨折
磺脲类	优点:空腹血糖升高,肥胖或消瘦,费用低体重影响中性 缺点:肾脏疾病,乳酸酸中毒,胃肠功能紊乱		优点:餐后血糖升高,体重影响中性,耐受性好 缺点:费用高	优点:餐后血糖升高,降低体重 缺点:胃肠功能紊乱,低血糖,费用高	优点:胰岛素抵抗,空腹血糖升高,肥胖,血脂紊乱 缺点:心衰,外周水肿,体重增加,骨折
DPP-4 抑制剂	优点:空腹血糖升高,肥胖或消瘦,费用低,体重影响中性 缺点:肾脏疾病,乳酸酸中毒,胃肠功能紊乱	优点:餐后血糖升高,体型消瘦,费用低 副作用:低血糖,体重增加		未提及	优点:胰岛素抵抗,空腹血糖升高,肥胖,血脂紊乱 缺点:心衰,外周水肿,体重增加,骨折
GLP-1 激动剂	优点:空腹血糖升高,肥胖或消瘦,费用低,体重影响中性 缺点:肾脏疾病,乳酸酸中毒,胃肠功能紊乱	优点:餐后血糖升高,体型消瘦,费用低 副作用:低血糖,体重增加	未提及		优点:胰岛素抵抗,空腹血糖升高,肥胖,血脂紊乱 缺点:心衰,外周水肿,体重增加,骨折
TZD	优点:空腹血糖升高,肥胖或消瘦,费用低,体重影响中性 缺点:肾脏疾病,乳酸酸中毒,胃肠功能紊乱	优点:餐后血糖升高,体型消瘦,费用低 副作用:低血糖,体重增加	优点:餐后血糖升高,体重影响中性,耐受性好 缺点:费用高	优点:餐后血糖升高,降低体重 缺点:胃肠功能紊乱,低血糖,费用高	

BG:血糖;CHF:慢性心力衰竭;DPP-4:二肽基肽酶–4;GI:胃肠道;GLP-1:胰高血糖素样肽 1;TZD:噻唑烷二酮。

注:如果降低糖化血红蛋白在 0.5% 以内,且患者可以耐受胃肠道副作用,α 糖苷酶抑制剂可以被考虑,如果患者有一个多变的进餐时间,则瑞格列奈,那格列奈可以被考虑。

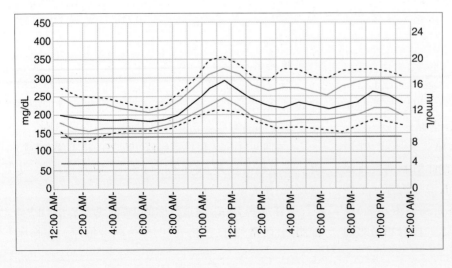

图 5.4　显示一个患者基于二甲双胍治疗 2 周的持续血糖监测的血糖轮廓图。

试验中,这些药物对体重影响是中性的,可以降低餐后高血糖。

胰岛素治疗

当胰岛素水平低于正常,或其他治疗失败,或相对胰岛素缺乏显著(例如在亚洲人种),或者非胰岛素治疗方案不能控制血糖,开始胰岛素治疗可恢复胰岛素正常的昼夜分泌模式。

20 世纪后半叶的大部分时间,糖尿病的治疗方案并未发生变化。大多数临床医生依靠磺脲类药物:①增加胰岛素的产生;②因此降低高血糖;③减少持续高血糖在胰腺和终末器官的毒性(糖毒性)。经多项研究后[38,39],在过去的 15 年他们已经达成共识,2 型糖尿病是一种进展性疾病,最终导致胰岛 B 细胞数量显著减少,因此内源性胰岛素的分泌减少。然而,关于使用胰岛素逆转低的内源性胰岛素作用的共识不是普遍的。许多医生认为,外源性胰岛素导致高胰岛素血症和低血糖,因此如果有任何可选择的不导致低血糖的药物就不应用它[40]。随着对口服药物在降糖方面能力不足(降低 HbA1c 1%~2%)的逐渐认识和大量的证据支持严格的血糖控制可以模拟正常的糖耐量, 在 20 世纪末, 关于早期依赖胰岛素的治疗方案被重新考虑。在 20 世纪的最后十年,新的胰岛素类似物的引入给医生提供了许多的治疗选择。预混胰岛素、口服药联合胰岛素和基础/餐时胰岛素为医生提供了大量的选择。一般来说,如果两种口服药(最佳剂量)不足以降低血糖达到 HbA1c 小于 7%,医生通常青睐胰岛素治疗。

胰岛素治疗根据他们模拟正常胰岛素的能力可以细分:

1.口服药加基础胰岛素。以前应用口服药治疗的患者,当单独口服药不能控制血糖时,加用胰岛素将获益。当联合胰岛素治疗时,每种口服药的有效性都已被评估,包括 TZD,α 糖苷酶抑制剂,二甲双胍和磺脲类药物。最后两类药物在临床调查中评估的更多[41]。GLP-1 激动剂联合胰岛素方案目前正在调查研究中(尤其是基础胰岛素)。虽然这种联合还没有被批准,但一种 GLP-1 激动剂加用基础胰岛素是安全的。

2.预混胰岛素方案。预混胰岛素基于一个预先固定比例中效/常规胰岛素(70/30)或胰岛素类似物与中性鱼精蛋白赖脯胰岛素(75/25 或 50/50)或鱼精蛋白门冬胰岛素构成配方,允许临床医生根据患者特定的生活方式选择适合的方案每日两次胰岛素注射治疗。

但是这种方便的治疗方案有一个明显的缺点:低血糖风险的增加。在早餐和晚餐前注射预混胰岛素是为了提供充足的胰岛素以应对餐后和两餐之间的血糖波动。然而,固定的胰岛素的治疗方案并不总是和患者的日程安排和饮食模式相一致。此外,患者可能需要在下午 3 点左右或晚上添加零食,以应对中效胰岛素的峰值作用(降低血糖)[42]。反过来,这样导致体重的增加,这似乎是一个应用预混胰岛素不可避免的后果。

3.基础加餐时方案。1990 年初期速效胰岛素被引入,1990~2005 年联合无峰值的长效胰岛素,开辟了一个基础/餐时胰岛素治疗的时期,这种方案是为了在生理上模拟夜间, 餐后和白天进餐之间的胰岛素的需求。基础/餐时胰岛素治疗方案,虽然需要更频繁的胰岛素注射,但增加在进餐和运动时胰岛素应用的灵活性。

最接近正常生理模式的方案是联合长效胰岛素补充基础胰岛素的需求和速效胰岛素控制餐后血糖。这种方法通常需要每天 3 次或 3 次以上注射。

治疗目标

曾经,很长一段时期 HbA1c 的目标设置为不高于正常上限的 1% (小于 7%),每月至少减少 0.5%[15mg/dL (0.8mmol/L)],直到达到目标。这个目标正在被重新审议, 基于即使达到接近正常的 HbA1c 也不一定表示恢复了正常的葡萄糖昼夜模式。尽管糖化血红蛋白达标可以减少人群微血管疾病的风险,但它可能“隐藏”了严重的低血糖和短时的高血糖以及血糖控制上的每日波动。当前的目标是达到正常的 HbA1c 水平并且和无糖尿病的个体相似的血糖昼夜模式(图 5.5)。潜在的假设是, 通过模拟正常昼夜的代谢模式减少糖尿病微血管和大血管并发症的风险。然而,这一目标可能不容易实现,或者在一些人群中缺乏安全性(例如,老年人或认知障碍患者);因此血糖值应该上调。事实上,强化血糖治疗在某些高危人群中是有害的[38]。

在控制糖尿病心血管疾病的风险行动(ACCORD)的研究中,研究人员调查了在已存在冠心病,或存在冠心病高危因素的 2 型糖尿病患者中,进行强化血糖治疗是否会减少心血管事件发生。研究纳入超过 10000 的人群, 他们被随机分到强化血糖治疗组(HbA1c<6%)和标准治疗组(HbA1c 7.0%~7.9%)。经过 3.5 年的随访,发生非致死性心肌梗死、非致死性脑卒中和死于心血管疾病的,在强化治疗组为 352 名,在标准治疗组为 371 名。强化血糖控制组 257 人死亡,

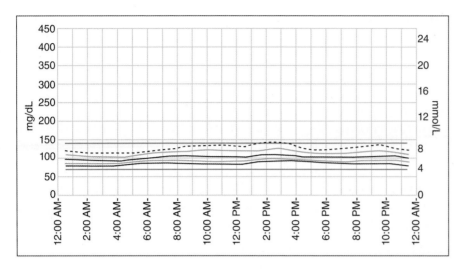

图 5.5 一个正常人的葡萄糖耐量的典型模式。平均血糖 100mg/dL(5.6mmol/L)。全部葡萄糖暴露是 2400mg/(dL·24h)。

标准治疗组 203 人死亡。这个在既往研究中未发现的死亡率，促使研究小组因为这个原因把强化治疗组的参与者转到标准治疗组中，尽管没有一个明确的指示[43,44]。后续分析显示在这个研究中，患者死亡率的增加与强化治疗本身无关，而是这些死亡的人群难以达到强化治疗的目标。那些 HbA$_{1c}$ 经过强化治疗后没有达标的患者有更高的死亡风险[43]。

当这些结果正在被质疑时，与 ACCORD 同步完成的糖尿病和心血管疾病行动:百普乐与格列齐特缓释片对照评估研究(ADVANCE)展示了对强化治疗更有利的结果[45]，在这项研究中，研究人员随机分配 11140 例患者到接受标准治疗组(HbA$_{1c}$<7%)和使用格列齐特加其他药物的强化治疗组(如果需要)实现 HbA$_{1c}$ < 6.4%或更少。结果显示:经过一个平均 5 年的随访，强化治疗组的 HbA$_{1c}$ 水平低于 (6.4%) 标准治疗组 (7.3%)。值得关注的是，强化治疗组大血管事件(例如:因心血管原因死亡的，非致死性心肌梗死，或非致死性脑卒中)和微血管事件(新出现的或恶化的视网膜病变或肾脏病变)相对减少 10%[45]。

昼夜葡萄糖模式:以达到正常的目标治疗为特征

因为 ACCORD 和 ADVANCE 研究在死亡率的结局上相互矛盾，当前对达标治疗的建议持谨慎的态度，强化治疗仅限于那些没有心血管风险和不容易发生严重低血糖的患者。在过去的十年中，在 2 型糖尿病患者中应用各种生理性手段，以模拟正常葡萄糖代谢和胰岛素分泌模式。随之而来，研究者们进行了大量研究，旨在重新寻求一种降糖药物，以模拟正常葡萄糖代谢模式[46]。动态血糖监测(CGM)更精确地描述了正常葡萄糖模式，因此使我们能够判断促泌剂、胰岛素增敏剂、肠促胰岛素，胰岛素单独或联合治疗，哪一种才是更好的治疗选择。整个这章，我们采用 CGM 得到的葡萄糖昼夜模式建立的一个生理基础来考虑所有的疗法。

虽然，近一个世纪以来，药物治疗用来恢复正常的葡萄糖耐量，然而在这个时期的大部分时间里，正常的定义一直难以捉摸。以致一位作者提出:"正常和异常的界限是个灰区"[47]。当用 CGM 来描述正常糖耐量时，之前察觉不到的夜间低血糖可以被发现[48]。此外，各种水平的高血糖，相对和绝对胰岛素缺乏，肠促胰岛素的受损也许变得更明显。而且，昼夜血糖谱的应用使我们能够区分正常糖耐量人群发生夜间低血糖的特有模式和 2 型糖尿病患者发生低血糖的临床常见模式。从本质上讲，CGM 确立了一种符合生理的血糖模式，它能够更准确反映所有糖代谢情况。

2 型糖尿病的预防

2 型糖尿病能预防吗？前面提出了几种导致 2 型糖尿病的原因和治疗的概述。本节探索预防 2 型糖尿病的可能性。2 型糖尿病的遗传倾向已经受到了广泛的关注。2 型糖尿病在拥有同质基因的人群高发，如印第安人，萨摩亚人，西班牙人，这一现象可支持遗传倾向理论。猜测这些人群他们的高患病率是归咎于"节俭基因"。"节俭基因"理论，即能量储存超过能量消耗。由于 2 型糖尿病高发人群中肥胖人群占多数，因此该理论受到推崇。这表明不仅是遗传，而且形态学也解释了肥胖通过胰岛素抵抗导致高血糖。

有妊娠糖尿病病史的女性，其早期 2 型糖尿病的发病率升高，这可能存在遗传学原因。随之而来的问题是,在这些女性中预防 2 型糖病的发生是否具有可行性?或者由于遗传决定因素,她们将不可避免地发生 2 型糖尿病呢?最近的证据显示有妊娠糖尿病的女性发生 2 型糖尿病风险的增高可能是假象。有些女性可能已经有 2 型糖尿病,直到他们怀孕时才被发现。GDM 可能确实是 2 型糖尿病的前兆。支持这个观点的有两个因素:①产后 2 型糖尿病的高发病率和②越来越依赖药物干预来控制妊娠期的血糖。反驳这种观点是接下来 2 型糖尿病的发病率差异巨大。事实上,如果没有糖尿病家族史,妊娠不伴肥胖,不是连续妊娠,那么妊娠期患糖尿病的风险会改变。

遗传、形态学和生理因素联合在一起导致 2 型糖尿病,还是他们独自作用的结果?证据支持所有上述三个条件。最有可能的是,在有 2 型糖尿病家族史,肥胖和有过 GDM 经历的女性,2 型糖尿病发生的风险将最高。相反,在没有糖尿病家族史的体型消瘦的高加索男性风险最低。为了明确这三个因素的影响,需要清楚哪些措施能够阻止必然会发生的 2 型糖尿病。例如,如果遗传因素是关键,那么在明显的高血糖出现前应用胰岛素增敏剂将是有益的。另一方面,如果肥胖是主要因素,那么 MNT 和增加锻炼/活动将对预防糖尿病有益。然而,如果胰腺 B 细胞衰竭是根本因素,那么早期联合药物和胰岛素阻止碳水化合物的快速吸收将是解决问题的方案。如果是联合因素导致的糖尿病,那么也许需要一个联合干预。这在欧洲和美国完成的一系列的研究中已经证明了。他们共同支持的观点是仔细评估糖尿病危险因素,生活方式干预可能更改这些危险因素,并且最后考虑药物可能是预防糖尿病发生最好的方式。美国多中心糖尿病预防计划(DPP)和芬兰糖尿病预防研究表明,强化干预旨在显著改变生活方式(减少热量摄入和坚持运动)减轻体重,反过来减少发生 2 型糖尿病的风险[49,50]。至少在这些数据面前有必要提升一个适当的营养和活动水平结合密切监测以便为那些高风险人群 (IGH) 提供治疗。当强化步骤未能控制血糖,可以应用如二甲双胍和噻唑烷二酮类药物不导致低血糖的药物这类。在DPP 研究中,与安慰剂相比二甲双胍可以降低 2 型糖尿病风险 31%。在 BMI>35kg/m² 的肥胖患者中这种风险的降低更激动人心。

2 型糖尿病的监测和治疗

(以下指南是针对男性和非妊娠女性,2 型糖尿病合并妊娠患者的治疗在第 6 章中讨论)。

本章为 2 型糖尿病的筛查、诊断和治疗提供了基础。它首先介绍 2 型糖尿病实践指南,随后是主要决策路径。后者列出了有序的治疗步骤以改善血糖控制。对每个阶段的具体决策路径(治疗方案)和糖尿病管理评估决策路径(医疗随访、教育、营养、依从性评估)的每一项都进行了完整描述,并且阐述了决策的依据。读完上文,注意以下内容:

1.糖尿病的诊断应该记录在图表中,应该符合 ADA 或其他类似的国家组织和国际组织制定的标准,例如世界卫生组织(WHO)[51]。

2.所有糖尿病患者应该应用 MNT 治疗,通常联合药物治疗。

3.诊断时,药物治疗需要仔细考虑,因为一些因素例如潜在的肝脏肾脏疾病,妊娠和年龄可能阻碍一些或所有药物的使用。

4.如果单药不能改善和最终恢复血糖到靶目标,联合不同种类的药物,包括胰岛素是必要的。

5.严重的持久高血糖,标志是 HbA₁ₑ>11%,或急性高血糖,标志是血糖 300mg/dL(16.9mmol/L),需要立刻开始胰岛素治疗。

6.可以调转主要决策路径的顺序。开始使用胰岛素治疗的患者,通过适当的生活方式的改变可能停止胰岛素治疗,开始口服药或单独 MNT 治疗来控制血糖。

7.糖尿病的治疗应该是综合学科的。

8.2 型糖尿病是代谢综合征的一部分;患者存在高血压,血脂紊乱,肾脏疾病的高风险,就其本身应该仔细地评估和密切监测。

2 型糖尿病实践指南

2 型糖尿病的实践指南分成 7 部分:筛查,诊断,治疗方案,目标,监测,随访和并发症监测(表 5.2)。

筛查

识别 2 型糖尿病的人群始于危险因素的监测。

2 型糖尿病的筛查基于存在的危险因素(表 5.3)。ADA 建议所有人群在 45 岁时进行糖尿病筛查。全世界的其他国家组织在筛查年龄上不同,因为每个种族发生糖尿病的风险不同。部分人群在 45 岁以前发生糖尿病,如果延误筛查可能会发生严重并发症。筛查糖尿病应该基于特定种族中糖尿病及共并发症发病

表 5.2 基于实践的糖尿病治疗指南

筛选	从 45 岁开始每 3 年筛选一次危险因素,如果有危险因素的,从更早开始筛选
危险因素	• BMI≥25kg/m²(亚裔美国人≥23kg/m²)
	• 2 型糖尿病家族史
	• 缺乏运动
	• 高血压(≥140/90mmHg)
	• 血脂异常[高密度脂蛋白<35mg/dL(<0.9mmol/L)]和(或)三酰甘油>250mg/dL(>2.8mmol/ L)
	• HbA₁c≥5.7%,空腹血糖受损[(FPG 100~125mg/dL)](5.5~6.9mmol/L 或糖耐量受损[(2h/75g OGTT 140~199mg/dL(7.8~11.1mmol/L)]
	• 之前得过妊娠糖尿病:有巨大胎儿史或孕有巨大儿史[>9 磅(>4.1kg)]
	• 血管疾病史
	• 黑棘皮症
	• 多囊卵巢综合征
	• 美国印第安人或阿拉斯加土著;非裔美国人,亚洲;本土夏威夷或其他太平洋区域的人;西班牙裔或拉丁裔

诊断	
血糖	HbA₁c≥6.5%;随机血浆葡萄糖≥200mg/dL(≥11.1mmol/L)加症空腹血糖≥126mg/dL(≥7.0mmol/L),或 2h/75g OGTT≥200mg/dL(≥11.1mmol/L);如果确定,7 日内即可诊断
症状	经常没有
	常见:视力模糊;UTI;酵母菌感染;干燥,皮肤瘙痒,四肢麻木或刺痛,疲劳
	偶有:增加排尿,口渴,食欲增强,夜尿多,原因不明的体重减轻
尿酮体	通常是阴性的

治疗方案选择	MNT;二甲双胍、两种药物联合、三种药物
目标	
血糖	• > 50%的 SMBG 值在目标范围内
	• 空腹血糖 70~120mg/dL(3.9~6.7mmol/L)
	• 餐后血糖<160mg/dL(<8.9mmol/ L)(餐后 2 小时)
	• 空腹到餐后 2 小时血糖波动在 40mg/dL(2.2mmol/L)以内
	• 睡前血糖 80~120mg/dL(4.4~6.6mmol/ L)
	• 没有严重低血糖或夜间低血糖
	• 如果预期寿命缩短、体弱的老年人,认知障碍,或其他医疗问题(如心脏病、脑卒中、无症状性低血糖、ESRD 患者)可宽松调整餐前血糖目标值
HbA1c	• 目标< 7%(上述人群 A₁c 目标可适当放宽)
	• 频率:每 3~4 个月测一次
	• 使用 HbA₁c 验证 SMBG 数据
血压	< 130/80mmHg
血脂	低密度脂蛋白<100mg/dL(<2.6mmol/L);高密度脂蛋白:男性>40mg/dL(>1.0mmol/L),女性>50mg/dL(>1.3 mmol/L);三酰甘油<l50 mg/dL(<3.9mmol/L)
	对于心血管疾病患者低密度脂蛋白<70mg/dL

监测	
SMBG	通过记忆和日记本记录
	对于 MNT、口服药物治疗、GLP-1 药物治疗者:在调整治疗阶段 3 次/天(例如空腹、最大量饮食的餐前、最大量饮食的餐后 2h);血糖达标后可减少到 3 次/天,2~3 天/周
	对于胰岛素治疗者:1~4 次/天(或更多);成本、血糖控制水平等可能随时更改;当治疗方案固定时,可根据需要检测 3 点 SMBG
CGM	考虑通过 CGM 来确认血糖模式

随访	
1 个月 1 次	调整治疗阶段每月一次访视(每周电话联系可能是必要的)
3 个月 1 次	低血糖;药物;体重/BMI;MNT; BP;SMBG 数据(下载数据);HbA₁c;眼睛和足部;糖尿病/营养;教育;戒烟咨询;阿司匹林治疗;计划怀孕的育龄妇女;抑郁症人群
诊断和每年 1 次	除了 3 个月随访一次,完成以下随访:历史和运动情况;空腹血脂;蛋白尿水平;眼底检查;牙科检查;神经系统评估;综合测试(脉冲、神经,和检验);糖尿病推荐和营养教育

并发症检测	心血管、肾脏、神经系统、足部、口腔、皮肤

BG,血糖;BMI,体质指数;CGM:持续血糖监测;CVD:冠心病;ESRD:终末期肾病;FBG:空腹血浆葡萄糖;HBA1c,糖化血红蛋;白;HDL:高密度脂蛋白;IFG:空腹血糖受损;IGT:糖耐量受损;LDL:低密度脂蛋白;MNT:医学营养和运动治疗;OGTT:口服葡萄糖耐量试验;SMBG:自我血糖监测;TRL:三酰甘油;UTI:尿路感染。

率的流行病学数据。美国印第安人,阿拉斯加本土人,非裔美国人、亚洲人,夏威夷本土人和其他太平洋岛民,和西班牙人比欧洲人患糖尿病的概率更高,年龄更早(< 30 岁)。附加风险因素包括肥胖,糖尿病家族史,高血压,血脂紊乱,既往 IGH 和既往 GDM 的女性。每个临床医生必须判定最佳筛查时机,并且需要特别注意那些存在任何危险因素的患者。

有两种不同的筛查方法(表 5.2)。最经济的筛查方法是用血糖仪测量毛细血管血糖。这虽然不能替代实验室检测,但用于证明诊断已足够精确。一个随机的毛细血管血糖>140mg/dL(7.8mmol/L)或空腹血糖>100mg/dL(5.6mmol/L)将有足够的证据要求后续实验室血浆葡萄糖测试。另一种选择是使用更昂贵,更准确的方法——实验室空腹或随机血浆葡萄糖(CPG)值作为筛查试验。

诊断

ADA,WHO 接受的 2 型糖尿病的诊断标准概述见表 5.4。

糖尿病的诊断可根据 FBG 或 CPG(伴有症状),并在另一天被证实。也可选择 75g OGTT 2 小时血糖。推荐空腹血糖检测。然而,因为很多初诊的患者处于进餐后状态,所以 SDM 建议可以用 CPG 标准完成第一次测试。因为患者不容易识别甚至承认多尿、多饮或者体重下降,所以不可能获得一个确切的病史,反复感染(尿路和真菌),疲劳,视力的改变同样是重要的症状。没有任何症状,用 CPG 作为筛查实验。如果符合诊断标准,接下来用检测 FBG。空腹状态指 8 个小时没有能量摄入。不应该常规应用 OGTT。对于 CPG 为 140~199mg/dL(7.8~11.0mmol/L)和疑似 2 型糖尿病的患者可以应用 OGTT。如果 FBG 在 ≥100mg/dL 和< 126mg/dL(5.6~7mmol/L),该患者存在空腹血糖受损。

1.症状:很多 2 型糖尿病患者没有症状。这可能是因为症状本身是轻微的或者因为患者已经习惯这些症状好多年了,不把它们与任何特殊的疾病相联系。2 型糖尿病经常伴有的症状包括疲劳,尿路感染,真菌感染,皮肤干燥和其他模糊不清的不适。当血糖控制不佳时,可能出现视力模糊和轻微的神经病变。当出现严重高血糖时,一些患者出现典型的症状:体重下降,脱水,多尿,多食和烦渴。遗憾的是,许多这样的症状通常被归咎于衰老而不是糖尿病。

2.酮体:2 型糖尿病通常没有酮体。偶尔当患者处

表 5.3　2 型糖尿病的危险因素

因素	内容
超重/肥胖	大多数 2 型糖尿病患者超过理想体重的 20% 以上,BMI>25kg/m²
家族史	有一个强的遗传倾向:兄弟姐妹有 2 型糖尿病的人具有特别高的风险,同卵双胞胎同时发病的概率为 80%~95%
年龄	发病率随年龄增加:年龄 40,预期发病率在 3%~5%;年龄 50 岁,预期发病率在 5%~8%;年龄 60~75 岁,预期发病率升高到 15%;80 岁,预期发病率升高到 25%。对于高风险的种族如美国印第安人和西班牙人,糖尿病的发病年龄低至 7 岁
高血压,高三酰甘油血症和低高密度脂蛋白胆固醇	代谢综合征(胰岛素抵抗综合征)
IFG 和(或)IGT	HbA1c≥5.75%,预期每年发展成为 2 型糖尿病的为 5%~10%。高危种族,预期每年发展成为 2 型糖尿病的可达到 15%~20%
GDM	20%~80% 的有妊娠糖尿病史的患者将在诊断 GDM 后 5 年发展成 2 型糖尿病。GDM 被认为是 2 型糖尿病在妊娠期间的"暴露"
种族或种族背景	美国印第安人,阿拉斯加本土人,非裔美国人、西班牙人、亚洲人和夏威夷本土人和其他太平洋岛民有一个 3~10 倍的患上 2 型糖尿病的更大风险
PCOS	在白人女性,研究人员估计 15%~35% 的 2 型糖尿病是归咎于多囊卵巢综合征
黑棘皮症	黑棘皮症是胰岛素抵抗的标志物;它表现为颈部,腋窝,腹股沟和皮肤皱褶处皮肤变黑

BMI,体质量指数;GDM:妊娠糖尿病;HBA1c,糖化血红蛋;HDL:高密度脂蛋白;IFG:空腹血糖受损;IGT:糖耐量受损;PCOS:多囊卵巢综合征。

*Talbott EO, Zborowski JV, Rager JR, et al. Plycytic ovarian Syndrome (PCOS): a significant contributor to the overall burden of type 2 diabetes in women. Journal of womens Health 2007;16:191-7.

表 5.4　糖尿病和葡萄糖稳态受损(糖尿病前期)的诊断标准;如果糖代谢处于代偿阶段,则在第二天重复诊断试验

	FPG(至少 8 小时无能量摄入)	CPG(与最后进餐时间无关)	75g OGTT	HbA$_{1C}$
糖尿病	FPG≥126mg/dL (7.0mmol/L)	CPG ≥200mg/dL(11.1mmol/L) 加症状(多尿,烦渴,无法解释的体重降低)	2 小时血浆葡萄糖≥200mg/dL (11.1mmol/L)	≥6.5%
葡萄糖稳态受损 (糖尿病前期)	空腹血糖受损 FPG 100~125mg/dL (5.6~6.9mmol/L)		糖耐量受损 2 小时血浆葡萄糖 140~188mg/dL (7.8~11.0mmol/L)	5.7%~6.4% 5.7%~6.4%
正常	FPG<100mg/dL (5.6mmol/L)		2 小时血浆葡萄糖<140mg/dL (7.8mmol/L)	<5.7%

CPG,随机血浆葡萄糖;FBG,空腹血浆葡萄糖 HbA$_{1C}$,糖化血红蛋白;OGTT,口服葡萄糖耐量试验。

于应激状态(败血症或心肌梗死)、伴有高血糖或饥饿状态,或高蛋白饮食/禁食状态下,可能会检测到酮体。另外,在热量摄入增多而严重胰岛素缺乏的患者有酮症可能性。

3.急症:一些未被发现的 2 型糖尿病患者由于极高的血糖水平可能出现昏迷。尽管少见,但是个需要恰当治疗的急症。在第 10 章进一步讨论和治疗的主要决策路径。

糖化血红蛋白和 2 型糖尿病筛查

2010 年由来自 ADA、国际糖尿病联盟和 EASD 的专家组成了 ADA 的国际专家小组,该小组建议指出糖尿病可以通过 HbA$_{1c}$ 确诊。如果 HbA$_{1c}$ 是 6.5% 或更高则糖尿病的诊断成立;HbA$_{1c}$ 在 5.7%~6.5% 之间的称为 "高风险"[53]。这个标准的依据是大量研究显示,当 HbA$_{1c}$ 超过 6.0%~6.4% 时,视网膜病变的风险上升。虽然 HbA$_{1c}$ 在糖尿病筛查中是有用的指标,但它也有局限性。首先,它不能区分 1 型糖尿病和 2 型糖尿病。其次,它的数值不能反映血糖控制的日常变化或来自饮食或运动的影响。HbA$_{1c}$ 不应单独使用,应该得到实验室血糖(空腹或随机血糖)检验的证实。用于筛查和诊断糖尿病的 HbA$_{1c}$ 不能应用床旁检测方法,实验室方法应该使用国家糖化血红蛋白标准化认证。

胰岛素水平、C 肽和 2 型糖尿病的筛查

胰岛素可以通过放射免疫法测量,区分 1 型和 2 型糖尿病,并用来判定葡萄糖耐量受损的患者胰岛素缺乏的程度。对于目前还没有应用胰岛素治疗的患者,可以测量总的胰岛素的水平。而对于目前应用外源性胰岛素的患者,为了判断是否有内源性胰岛素的

产生,应使用 C 肽测定。这个试验检测的是胰岛素肽链的"C Ⅱ"肽段,当胰岛素原变成有生物活性的胰岛素时,"C Ⅱ"肽被断开。因为它只能在人类内源性胰岛素多肽中被发现,所以它等同于胰岛素分泌的数量。因为它不存在于注射的胰岛素中,所以可以作用为区分内源性胰岛素和外源性胰岛素的依据。在 2 型糖尿病患者,因病程的长短,内源性胰岛素水平可能是高的,正常的或低的,因此,它们不能用于 2 型糖尿病的诊断。

儿童和青少年的筛查和诊断

近年来,18 岁以下 2 型糖尿病患者的数量急剧增加,第 7 章提供了筛查、诊断和分型以及儿童和青少年 2 型糖尿病患者管理的细节。这里,对于这组人群的筛查和检测的一些关键原则进行了综述。虽然国家没有提出需要对儿童和青少年进行 2 型糖尿病或其高危人群的筛查,但 SDM 已经主张在任何有高危因素的儿童或青少年中筛查糖尿病,并且 1 型和 2 型糖尿病都应该在考虑范畴(表 5.5)。

一般来说,白种人儿童患 1 型糖尿病的风险更高,而少数种族的儿童有更高患 2 型糖尿病的风险。体型消瘦的儿童更有可能患 1 型糖尿病,肥胖的儿童患 2 型糖尿病的风险更大。这种趋势存在,但并不普遍。因此,一个基本原则是在一个不能明确区分类型的儿童或青少年的糖尿病患者中先排除 1 型糖尿病,对于有任何明显持续的高血糖的儿童或青少年糖尿病患者用胰岛素治疗。由于中到高浓度的酮体通常提示 1 型糖尿病,因此在胰岛素治疗过程中最为重要的就是监测患者的血或尿酮体。

葡萄糖稳态受损(糖尿病前期)和糖尿病高风险

　　许多科学家和临床医生认为血糖水平低于诊断标准的患者进行干预可以预防 2 型糖尿病。空腹血糖在 100~125mg/dL(5.6~6.9mmol/L) 和 OGTT 2 小时血

表 5.5　儿童和青少年糖尿病的实践指南

筛查	有 2 个或 2 个以上糖尿病危险因素的患者每 2 年筛查 1 次,如果有症状可筛查更频繁
危险因素	超重(BMI 在第 85~94 百分位)或肥胖(≥第 95 百分位)相对于年龄和性别,向心性肥胖
	● 在一级或二级亲属中有 2 型糖尿病的家族史
	● 血压:BP>第 95 百分位相对年龄,性别,身高
	● 血脂紊乱:HDL≤40mg/dL(1.0mmol/L)和(或)三酰甘油≥250mg/dL(2.8mmol/L)
	● 以前有 IFG[血糖 110~125mg/dL(6.1~6.9mmol/L)]
	● 以前有 IGT [2 小时血糖 110~125mg/dL (7.8~11.0mmol/L)]
	● 出生时体重>4000g 或<2000g
	● 儿童的母亲在任何一次妊娠中有过妊娠期糖尿病病史
	● 黑棘皮症
	● 美国印第安人;阿拉斯加本土人;非裔美国人;亚裔美国人;夏威夷本土人;太平洋岛民;墨西哥裔美国人
	● 青春期阴毛早现,月经过少,多毛
	● 多囊卵巢综合征
	● 静态生活方式 (没有或不规律进行休闲活动的人)
诊断	
血浆葡萄糖	随机血糖≥200mg/dL(11.1mmol/L)加症状,空腹血糖≥126mg/dL(7.0mmol/L)或 100g GTT 2 小时血糖≥200mg/dL(11.1mmol/L);如果符合诊断标准,则在 7 天内明确诊断
症状	通常没有
	通常:视物模糊;泌尿道感染;疲乏;真菌感染;尿量增加,口渴,抑郁
	偶尔:食欲亢进,夜尿,不能解释的体重降低,真菌感染;皮肤干燥;皮肤瘙痒;继发性遗尿
尿酮	可能阳性
治疗方案	医学营养和运动治疗;二甲双胍;基础胰岛素或基础餐时胰岛素治疗

BG:血糖;BMI,体质量指数;BP,血压;GDM:妊娠糖尿病;HDL:高密度脂蛋白;IFG:空腹血糖受损;IGT:糖耐量受损;OGTT:口服葡萄糖耐量实验;PCOS,多囊卵巢综合征;UTI:泌尿道感染。

糖在 140~199mg/dL(7.8~11.0mmol/L)的患者被认为存在 IGH。HbA$_{1c}$ 在 5.7%~6.4%的患者也被认为存在糖尿病高风险。应用不导致低血糖的口服药和改变饮食运动一样可以显著减少糖尿病的风险 [54]。每年,5%~10%的糖耐量受损的人群在没有任何干预的情况下可以发展为糖尿病[51]。

　　SDM(糖尿病分级管理)提供诊断路径来指导空腹血糖受损的初始治疗以及随访(图 5.6)。需要了解 2 型糖尿病患者的全部病史和查体,还有糖化血红蛋白的基线。糖化血红蛋白应该在 6.5%以下。来建立 MNT(医学营养治疗),首先需要了解饮食习惯和身体运动情况。这需要患者坚持做 3~4 天记录。在这些信息的基础上,需要制定饮食和运动/活动计划。一份简单的饮食计划包括:大约 50%的热量来自于碳水化合物,30%来自脂肪,20%来自蛋白质。除了合理的饮食计划,运动计划包括增加有氧运动和肌肉锻炼。3 个月一次随访直至血糖水平达标。这些措施可以阻止 2 型糖尿病发生,很大程度上可以降低微血管和大血管合并症的风险。如果患者不能或者不愿坚持饮食或运动计划,考虑开始给予二甲双胍。

　　因为一些人群如大部分美国土著印第安人,早年发生 2 型糖尿病的风险很高(高达 50%),那么,除了糖耐量受损是否有其他早期指标能预测 2 型糖尿病。许多研究发现于高胰岛素血症通常先于高血糖症发生。血清胰岛素检测或其他更精确的诊断胰岛素抵抗的方法(如钳夹实验),虽未常规应用却可能成为 2 型糖尿病的有效预测手段。应用这些手段可以确定那些需要早期进行药物干预(胰岛素增敏剂)和生活方式改变的人群以阻止 2 型糖尿病的进程。

治疗方式

　　治疗 2 型糖尿病需要行为干预和药物治疗。除了药物治疗,MNT 和运动有助于最终治疗成功。大致上,2 型糖尿病的治疗主要分为以下 4 期:①单纯饮食控制;②单一药物治疗;③联合药物;④单纯胰岛素或联合其他药物。医生和患者通常认为上述的每个阶段都对应着糖尿病不同的严重程度。然而这是一个误区。治疗方式并不能反应疾病的严重程度,而高血糖症和并发症才是疾病严重程度的真实体现。

　　MNT 的首要目的是改善血糖和血脂水平,通过减少过度摄入碳水化合物和增加能量消耗。第二项目标是:①肥胖患者需要减少体重,②正常体重的患者需维持体重。因此,想使 MNT 有效,需要改变饮食结构

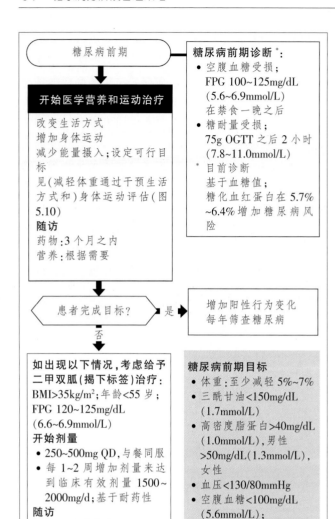

图 5.6 糖尿病前期/开始和调整。A_{1c},糖化血红蛋白;BG,血糖;BMI,体重指数;FPG,空腹血糖;OGTT,口服糖耐量试验。

和增加锻炼。这两阶段都增强胰岛素的敏感性,因此降低了血糖水平。目前的食物和运动计划试图改变能量的组成和质量:①逐渐降低血糖,②维持和降低体重,③增加运动锻炼,④提升健康饮食优化营养。

传统上,治疗的分类按照治疗方式和低血糖风险:口服或注射,低血糖或无低血糖。这种分类是错误的。我们认为药物分类按照作用方式:①胰岛素促泌剂,(磺脲类和美格替奈类);②胰岛素增敏剂(二甲双胍和噻唑烷二酮类);③α糖苷酶抑制剂;④肠促胰素;⑤外源性胰岛素。

大体上,这些药物可以单用或者不同分类的药物联合使用(基于国家药物使用规范),药物联合使用

时,通常包括 2 个或者 3 个不同类别,但是一类中的药物不能联用(二甲双胍和噻唑烷二酮)。

目标

大量研究认为,任何改善血糖的措施都是有益的,接近正常水平的血糖(HbA_{1c}<7.0%)可以降低 2 型糖尿病的微血管病变的风险和进展。要达到这个目标[55,56],至少动态血糖监测 80%或者自我检测血糖 50%的,空腹血糖应该在 70~120mg/dL(3.9~6.7mmol/L),睡前应该在 80~120mg/dL(4.4~6.7mmol/L)。然而,这些目标在一些老年或意识障碍的患者不是很容易完成,也不安全,可能需要把数值上调。

监测

合理管理 2 型糖尿病常常需要患者的自我监测。需要动态血糖监测或自我血糖监测。这个目标需要提供一份白天血糖检测表格,来记录高血糖及低血糖发生的时间段。动态血糖监测/自我血糖监测的不同部分需要开始、调整和维持这个治疗目标。

在开始阶段,数据的收集是本质部分,来反应血糖水平。如果可行,动态血糖监测应该至少在开始所有治疗之前 2 周之内完成,但是除了能量部分。在治疗的前两周,这部分需要重复。当只有自我血糖监测可行,在治疗前 2 周每天需要测试 4~7 次,开始治疗之后的 2 周需要重复。自我血糖监测不仅仅测定固定的时间:空腹、餐前、餐后 2 小时以及凌晨 3 点血糖水平,而且,应该也包括上午 10 点以及下午 3 点,运动前后立即测定,以及饭后的随机时间。

在调整阶段,自我血糖监测需要与高血糖和低血糖发生时主要的治疗方式同步。一个简单的指南:在药物可能诱发低血糖的时间测试血糖,也在药物不再发生作用时测量。动态血糖监测/自我血糖监测应该记录空腹、餐后上升期、餐后高峰、高峰持续时间、返回基线的水平。

在维持阶段,自我检测减少了患者反馈的意愿和治疗者的需要。例如,患者服用相同剂量的磺脲类药物,需要进行每周 2 天、每天 3 次测血糖。如果环境改变,如增加运动,改变饮食计划,或者中途治疗改变,建议增加测试次数来提高临床诊疗。

由于许多研究表明患者可能造假、忘记记录他们的自我血糖监测结果,需要储存器计录下来[57,58]。计量工具可以直接记录与测试的时间相一致的血糖值。一些机器能够提供一个动态的平均血糖数据。更重要的

是，他们能够与电脑相连接，能够以不同的形式显示数据，能够促进临床诊断。是否常规或者其他特殊情况，自我血糖监测数据能够直接反应患者个体治疗情况如何，促进临床医生做出合适的治疗决定。这些观点与动态血糖监测无关，所有数据都是自动的记录，并可以上传到电脑做出分析。

随访

当开始或调整治疗，一周需要安排 2 次随访。糖尿病分级管理的一个重要组成部分是，无效的治疗方式应该在早期发现，然后迅速改变。需要多次电话随访，尤其是调整胰岛素剂量的时候。最佳预期是平均血糖每月平均下降 15~30mg/dL(0.8~1.7mmol/L)，也可以理解为糖化血红蛋白下降 0.5%~1.0%，直到达到目标。然而，这种血糖逐渐下降的速度是安全的，不会使患者处于绝对或相对低血糖的风险。在主要治疗期间，干预 3 个月之后，应开始随访，这时要评估体重、血糖控制(糖化血红蛋白)以及随访间隔。

每年，血脂，尿蛋白筛查，完整的足部检查(脉搏、神经检查)，牙齿检查，散瞳检查都是被推荐的。最后，营养和糖尿病技能回顾，评价其他风险因素(吸烟、酒精摄入、体重评价)都是有益的。

胰岛素抵抗和并发症的监督

在每次随访需要监督并发症和胰岛素抵抗：如高血压、血脂紊乱、微血管病变、大血管病变(见表 5-8)。举例，足部 10g 尼龙丝试验，是对知觉和压力点的检查，对损伤、溃疡也是必要的。80%的 2 型糖尿病患者都有严重的并发症。在许多病例中，如果发现得早，并发症能够被管理，减慢进程。糖尿病分级管理对主要大血管和微血管的并发症的检查提供外在的方案。循环的筛查，快速干预，密切的随访都能够降低并发症带来的后果。

2 型糖尿病主要的诊断路径

一旦确诊糖尿病，下一步就是选择合适的治疗方式。糖尿病分级管理为 2 型糖尿病提供了主要的诊断路径，促进开始治疗方式的选择，淘汰对血糖控制失败的方式。SDM 需要达到治疗目标，这可能使患者从简单的治疗方式转变到复杂的治疗方式。如果血糖控制达到目标，可以把复杂的治疗方式转变为简单的治疗方式。SDM 的一个原则是与患者分享主要的诊疗路径和治疗目标。在整个过程中，患者了解治疗方式和

治疗目标。在每一个治疗组，都有一系列诊疗标准，但血糖控制的途径不是独立的。治疗方式的选择遵循科学原理，患者的意愿，经济负担能力。患者接受和坚持治疗的意愿受患者社会经济、教育和心理因素的影响。需要达到科学原则和患者个人意愿的平衡。

然而 SDM 是通过社区制定的，需要被重视的是选择开始治疗的科学基础。认识到资源限制、患者意愿、坚持治疗的能力，可能使医生不能选择最有效的治疗方式。SDM 在特殊诊疗路径中有内在的机制，用来评估治疗目标。如果治疗没有达到目标，需要调整，直到获得最大的效果。如果不能达到目标，需要开始新的治疗。连续调整治疗需要时限来确信这项治疗对患者是无效的。

医学营养和活动治疗阶段

MNT 可以单独运用，或与药物一起联合运用。虽然，MNT 被认为是糖尿病药物治疗的基石，它的作用与疗效观察经常被忽视。作为单独治疗，在诊断时当空腹血糖低于 150mg/dL(8.3mmol/L)，或者 CPG 餐后血糖低于 200mg/dL(11.1mmol/L)时是最有效的。

在最近几年，MNT 由于缺乏证据，所以单独使用在许多实践中被忽略。在大多数情况下，加用二甲双胍已经非常普遍了。

医学营养和活动治疗/开始

开始 MNT 的诊疗路径可以参考图 5.7。一般情况下，开始 MNT 的原则是相同的，不论单独营养运动治疗还是与药物合用。已经证实，大多数患有糖尿病的患者伴有肥胖和胰岛素抵抗。对于这些人群，体重和运动的管理对于重新建立正常血糖水平是很重要的。已经证实起始的代谢紊乱为餐后高血糖。如果要全面控制血糖，MNT 需要早期发现以下这些情况，如：能量消耗的类型、胰岛素抵抗、肠降糖素功能损伤。

饮食方案需要通过充分的饮食管理来改善血糖、血脂、血压和尿蛋白。运动管理(锻炼)通过增加能量利用来平衡营养的摄入，方案根据患者的年龄、体能和生活方式制定。如果患者需要药物治疗，他们应该继续坚持饮食与运动方案，但这些方案需要做一些调整，(例如：就餐时间)为了防止低血糖和高血糖的发生。

衡量饮食方案的合理性和患者对方案的最终依从性不仅要考虑到患者目前的身体状态，还应考虑到他们的心理状态和经济能力，在为患者制定个体化计

诊断后开始单药治疗,或者联合应用二甲双胍,2 种药物治疗,3 种药物治疗,或者胰岛素治疗

开始治疗

评估

- A_{1c}:自我血糖监测;血脂分布;蛋白尿
- 饮食历史或者 3 天饮食记录(正餐和加餐的进食时间和比例)
- 足够的营养素
- 身高/体重/BMI
- 目标体重/进食量
- 顺应性水平(力量、弹性、耐力)
- 运动时间,持续时间,类型

目标

- 自我血糖监测和 A_{1c} 在目标范围
- LDL<100mg/dL(2.6mmol/L) [<70mg/dL(1.8mmol/L),如果发生心血管疾病];三酰甘油< 150mg/dL(1.7mmol/L)
- BP<130/80mmHg
- 尿蛋白<30mg/g 肌酐
- BMI<25kg/m²(亚裔美国人<23kg/m²)
- 规律的锻炼

计划

- 设立正餐和加餐时间
- 为达到目标血糖在正餐和加餐设立一致的碳水化合物摄入(见饮食计划模板)
- 基于肥胖水平建立规律的锻炼方案

随访

药物:1 个月内
营养:2 周内

医学营养和运动治疗的指导方针

- 脂肪总量=30%总热量,肥胖者和高 LDL 者减少
- 饱和脂肪酸<10%总热量,高 LDL 者<7%
- 胆固醇<300mg/d
- 钠<2300mg/d
- 蛋白减少至 0.8g/(kg·d)(~10%总热量),如果微量蛋白尿
- 总热量减少 10%~20%,如果 BMI≥25kg/m²

饮食计划样本			
饮食	CHO	肉/替代品	脂肪
早餐	3~4	0~1	0~1
加餐	1~2	0	0~1
午餐	3~4	2~3	1~2
加餐	1~2	0	0~1
晚餐	3~4	2~3	1~2
加餐	1~2	0	0~1

1CHO=1 份碳水化合物= 15g CHO=60~90 卡路里
1 肉/替代品=1 份 oz(28g)= 7g 蛋白;5g 脂肪;50~100 卡路里
1 添加脂肪=1 份=5g 脂肪; 45 卡路里
蔬菜=1 或 2 份/天每顿饭; 不在计划中

图 5.7 医学营养与运动治疗/开始。A_{1c}血红蛋白 A_{1c};BMI,体重指数;BP,血压;CHO,碳水化合物;CVD,心血管疾病;LDL,低密度脂蛋白;SMBG,自我血糖监测。

划重新建立能量摄入和消耗之间的平衡之前,应对其是否准备好并且有能力遵从该计划进行全面评估,在此过程中,让患者了解主要决策路径,为他们提供饮食建议并设定清晰的代谢目标都是十分关键的步骤。

开始饮食随访,获得以下信息:

1.医疗历史。

2.需要通过饮食习惯和(或)3 天饮食记录来评估营养。

3.药物影响饮食处方:如高血压药物、降脂药物、影响胃肠道功能的降糖药物(α 糖苷酶抑制剂、二甲双胍、GLP-1 激动剂)。

4.实验室数据:糖化血红蛋白,血糖水平,空腹血脂,血压,肾功能,肝功能检查(丙氨酸转氨酶)。

5.患者管理目标:目标血糖、目标糖化血红蛋白,血糖监测的方法和频率,体重管理。

6.患者锻炼情况和(或)其他与患者日常活动有关的信息。

评估肥胖

决定合适的营养干预包括 BMI 的评估[BMI=体重(kg)/身高²(m)]目前,国际心、肺、血液研究协会规定超重为 BMI 在 25~29.9kg/m² 之间,肥胖为 BMI≥30kg/m²。BMI 截点在特定种族会降低(如亚洲人)。看图 5.8 来

计算 BMI,它以身体脂肪来衡量临床肥胖。BMI 减少 2 个单位相应的体重减轻 5~6kg(11~13.21b)。

一旦 BMI 被确定,需要获得以下信息:

- 完整的饮食历史,包括过去的饮食方案。
- 由于变态反应、宗教、文化、经济和偏好引起的饮食限制
- 体重历史,包括在过去的 5 年任何明显的体重减轻或增加
- 体重目标
- 目前的食欲,近期食欲的降低
- 就餐与消化问题
- 就餐时间
- 膳食准备练习
- 标准的日常食物摄入(估计近似卡路里和营养组成,其他营养的影响、膳食的频率和时间)
- 在酒店进餐的频率和机会
- 酒精的摄入
- 维生素和营养素的补充

获得与身体活动和锻炼相关的数据

1. 目前患者做何种类型的运动?
2. 患者运动规律吗?
3. 妨碍或阻止患者运动的限制性因素是什么?
4. 对于增多身体活动患者是否愿意或感兴趣?

评估社会心理/经济问题(见行为问题和评估)。在随访期间,包括对以下方面的回顾:居住环境、烹饪设备、资金、教育背景、工作、种族、宗教背景和坚定的信念。下一步,制订一个方案,包括患者与健康管理团队的共同目标,比如糖化血红蛋白的目标。对患者饮食方案的制订应该个体化,基于他们的饮食,食物结构和偏好,和其他资料:如社会经济、地区习惯、种族/文化,宗教活动和生活方式。

医学营养治疗强调行为过程。首先,需要确定血糖的控制目标以及达到目标所需要的时间,这一确定过程由医生和患者共同完成。其次,需要确定患者在该过程中能够接受多大程度的能量摄入变化。有时,改变源于了解。糖尿病患者在准备接受治疗之前必须首先了解疾病,治疗内容,长期预后。SDM 关于患者教育的部分提出相关细节,在制定饮食方案时运用 3 个原则:代替、减少和限制。

一项有效的饮食计划设计的第一步是用体积和味道都相似的甜味剂替代高热量、高碳水化合物的食物和饮品。例如,用含苏打的食物替代普通的汽水:它们具有一样的分量和相似的口感。再举一个例子,用

低脂、低糖的甜味剂替代富含脂肪的冰激凌。一般来说,患者愿意这样做,因为这不会很不方便,也很容易适应他们当前的生活方式。如果这样做仍不能充分降低血糖水平 [预期在第一周内下降 20~30mg/dL (1.2~1.7mmol/L)],那么就应该考虑更积极地减少及限制热量的摄入。如果血糖超过 2~3 周不能按这种趋势下降,那么就要换成第二种方案。通过减少主食和饮品的份数来达到减少热量的摄入。开始减少大约总热量的 10%。达到这个目标最简单的方法是减少主食和零食的摄入以减少热量的摄入。要保持总热量的缓慢下降(每周 5%),直到达到最初总摄入量的 75% 或比原来减少了 500 千卡/天的热量。这应该会使体重每周减少大约 0.5kg(1lb)。血糖会得到持续改善。如果这种方法也失败了,那么我们需要严格地限制某些食物和饮品的摄入,例如:普通的汽水,高脂奶,乳酪,黄油,冰激凌,色拉调味汁,糖浆。

替代饮食,减少以及限制饮食的方法是一种分级管理方案。我们通常需要更全面的方案。如果营养支持治疗是一项长期工作,那么这项计划必须以同时维持目标血糖和减轻体重为目标。首先,需要计算患者的目标体重 (假设血糖已经达标)。目标体重以患者 BMI 的正常范围上限来确定。接下来,我们要按这个目标再计划。例如,如果一个身高 1.7 米(5 英尺 8 英寸)的男性患者 BMI 为 32kg/m²,那么他的长期目标是达到 BMI 24kg/m²,至少需要减轻体重 23 千克(50 磅)。最初的目标将要减轻 2 千克(5 磅)体重。这需要每天净热量摄入减少 500 千卡并维持 5 周。为达到长期目标,需要保持这种新的饮食方案大约 1 年。虽然这个计划看起来需要周期较长,但人们发现如果把它看作是为减重而改变的生活方式更容易坚持。

这项方案可以根据日常活动水平和年龄进行调整。久坐不动的生活方式一般需要较少热量来维持自身的代谢率。通常,肥胖且久坐不动的人与一个经常活动的瘦人相比,为保持同样的体重所消耗的热量要少 1/3(表 5.6)。

Harris-Benedict 方程

Harris-Benedic 方程是计算所需热量的另一种方法[59]。它是一个基础能量消耗(BEE)的估算方法,见框 5.1 所示。

肥胖患者校正体重

因为要假定所有的组织都具有同样的代谢率,所以肥胖者的 BEE 应该进行校正。肥胖者身体脂肪的百分比会更高,但脂肪的代谢并不活跃。因此,以肥胖者

(a) 体重 (lb)

身高	130	135	140	145	150	155	160	165	170	175	180	185	190	195	200	205	210	215	220	225	230	235	240	245	250	255	260	265	270	275	280	285	290	295	300	305
5'0"	25	26	27	28	29	30	31	32	33	34	35	36	37	38	39	40	41	42	43	44	45	46	47	48	49	50	51	52	53	54	55	56	57	58	59	60
5'1"	25	26	26	27	28	29	30	31	32	33	34	35	36	37	38	39	40	41	42	43	43	44	45	46	47	48	49	50	51	52	53	54	55	56	57	58
5'2"	24	25	26	27	27	28	29	30	31	32	33	34	35	36	37	37	38	39	40	41	42	43	44	45	46	47	48	48	49	50	51	52	53	54	55	56
5'3"	23	24	25	26	27	27	28	29	30	31	32	33	34	35	35	36	37	38	39	40	41	42	43	43	44	45	46	47	48	49	50	50	51	52	53	54
5'4"	22	23	24	25	26	27	27	28	29	30	31	32	33	33	34	35	36	37	38	39	39	40	41	42	43	44	45	45	46	47	48	49	50	51	51	52
5'5"	22	22	23	24	25	26	27	27	28	29	30	31	32	32	33	34	35	36	37	37	38	39	40	41	42	42	43	44	45	46	47	47	48	49	50	51
5'6"	21	22	23	23	24	25	26	27	27	28	29	30	31	31	32	33	34	35	36	36	37	38	39	40	40	41	42	43	44	44	45	46	47	48	48	49
5'7"	20	21	22	23	23	24	25	26	27	27	28	29	30	31	31	32	33	34	34	35	36	37	38	38	39	40	41	42	42	43	44	45	45	46	47	48
5'8"	20	21	21	22	23	24	24	25	26	27	27	28	29	30	30	31	32	33	33	34	35	36	36	37	38	39	40	40	41	42	43	43	44	45	46	46
5'9"	19	20	21	21	22	23	24	24	25	26	27	27	28	29	30	30	31	32	32	33	34	35	35	36	37	38	38	39	40	41	41	42	43	44	44	45
5'10"	19	19	20	21	22	22	23	24	24	25	26	27	27	28	29	29	30	31	32	32	33	34	34	35	36	37	37	38	39	39	40	41	42	42	43	44
5'11"	18	19	20	20	21	22	22	23	24	24	25	26	26	27	28	29	29	30	31	31	32	33	33	34	35	36	36	37	38	38	39	40	40	41	42	43
6'0"	18	18	19	20	20	21	22	22	23	24	24	25	26	26	27	28	28	29	30	31	31	32	33	33	34	35	35	36	37	37	38	39	39	40	41	41
6'1"	17	18	18	19	20	20	21	22	22	23	24	24	25	26	26	27	28	28	29	30	30	31	32	32	33	34	34	35	36	36	37	38	38	39	40	40
6'2"	17	17	18	19	19	20	21	21	22	22	23	24	24	25	26	26	27	28	28	29	30	30	31	31	32	33	33	34	35	35	36	37	37	38	39	39
6'3"	16	17	18	18	19	19	20	21	21	22	23	23	24	24	25	26	26	27	28	28	29	29	30	31	31	32	32	33	34	34	35	36	36	37	37	38
6'4"	16	16	17	18	18	19	19	20	21	21	22	23	23	24	24	25	26	26	27	27	28	29	29	30	30	31	32	32	33	33	34	35	35	36	37	37

BMI>25kg/m² 的患者对健康不利

BMI=体重（kg）/身高²（m）

1m=39.37 英寸；1kg=2.2 磅

(b) 体重 (kg)

Height (m)	59	61	63	65	68	70	72	75	77	79	81	84	86	88	90	93	95	97	100	102	104	106	109	111	113	115	118	120	122	124	127	129	131	133	136	138
1.50	26	27	28	29	30	31	32	33	34	35	36	37	38	39	40	41	42	43	44	45	46	47	48	49	50	51	52	53	54	55	56	57	58	59	60	61
1.52	26	26	27	28	29	30	31	32	33	34	35	36	37	38	39	40	41	42	43	44	45	46	47	48	49	50	51	52	53	54	55	56	57	58	59	60
1.55	25	25	26	27	28	29	30	31	32	33	34	35	36	37	37	39	40	40	42	42	43	44	45	46	47	48	49	50	51	52	53	54	55	55	57	57
1.57	24	25	26	26	28	28	29	30	31	32	33	34	35	36	37	38	39	39	41	41	42	43	44	45	46	47	48	49	50	50	52	52	53	54	55	56
1.60	23	24	25	25	27	27	28	29	30	31	32	33	34	34	35	36	37	38	39	40	41	41	43	43	44	45	46	47	48	48	50	50	51	52	53	54
1.62	22	23	24	25	26	27	27	29	29	30	31	32	33	34	34	35	36	37	38	39	40	40	42	42	43	44	45	46	46	47	48	49	50	51	52	53
1.65	22	22	23	24	25	26	26	28	28	29	30	31	32	32	33	34	35	36	37	37	38	39	40	41	42	42	43	44	45	46	47	47	48	49	50	51
1.67	21	22	23	23	24	25	26	27	28	28	29	30	31	32	32	33	34	35	36	37	37	38	39	40	41	41	42	43	44	44	46	46	47	48	49	49
1.70	20	21	22	22	24	24	25	26	27	27	28	29	30	30	31	32	33	34	35	35	36	37	38	38	39	40	41	42	42	43	44	45	45	46	47	48
1.72	20	21	21	22	23	24	24	25	26	27	27	28	29	30	30	31	32	33	34	34	35	36	37	38	38	39	40	41	41	42	43	44	44	45	46	47
1.75	19	20	21	21	22	23	24	24	25	26	26	27	28	29	29	30	31	32	33	33	34	35	36	36	37	38	39	39	40	40	41	42	43	43	44	45
1.77	19	19	20	21	22	22	23	24	25	25	26	27	27	28	29	30	30	31	32	33	33	34	35	35	36	37	38	38	39	40	41	41	42	42	43	44
1.80	18	19	19	20	21	22	22	23	24	24	25	26	27	27	28	29	29	30	31	31	32	33	34	34	35	35	36	37	38	38	39	40	40	41	42	43
1.82	18	18	19	20	21	21	22	23	23	24	24	25	26	27	27	28	29	29	30	31	31	32	33	34	34	35	36	36	37	37	38	39	40	40	41	42
1.85	17	18	18	19	20	20	21	22	22	23	24	25	25	26	26	27	28	28	29	30	30	31	32	32	33	34	34	35	36	36	37	38	38	39	40	40
1.87	17	17	18	19	19	20	21	21	22	23	23	24	25	25	26	27	27	28	29	29	30	30	31	32	32	33	34	34	35	35	36	37	37	38	39	39
1.90	16	17	17	18	19	19	20	21	21	22	22	23	24	24	25	26	26	27	28	28	29	29	30	31	31	32	33	33	34	34	35	36	36	37	38	38

Los pacientes con IMC > 25 kg/m² tienen mayor riesgo de sufrir problemas de salud

El IMC se define como el peso corporal (en kg), dividido entre la talla en metros, elevada al cuadrado (m²) (IMC = kg/m²)

图 5.8 确认 BMI 图表。

实际体重计算的热量消耗将会偏高。然而,肥胖者实际的热量消耗增加,因为他们为步行和移动过胖的身体或承担支撑过多的脂肪组织的结构蛋白要消耗更多的热量。鉴于上述这些原因,故为肥胖者提出了下面这个体重校正公式。这个公式是基于生理理论,而不是根据直接的临床研究得出的。在 BEE 公式中,通过这个公式算出校正体重来替代实际体重进行计算:校正体重(kg)=(ABW−DBW)×0.25+DBW。

其中 ABW 指实际体重;DBW 指理想体重;0.25是代谢活跃的脂肪组织的百分比。

宏量营养素的组成

虽然总热量摄入的减少是有效的,但评估宏量营养素组成的饮食计划仍是必需的。糖尿病的分级管理推荐,饮食计划应该根据每位患者的生活方式,饮食习惯和目前的药物治疗情况采取个体化治疗方案。例如,体重是我们所关心的,那么总脂肪的摄入应该减少;如果升高的胆固醇是我们所关心的,那么饱和脂肪酸的摄入应该减少到总脂肪量的 10% 以下;如果血压是我们所关心的, 那么钠的摄入量应该限制到 2400mg/d 以下。

关于饮食计划的个体化教育包括教授营养的基本概念,糖尿病营养指南,探讨改变目前的饮食计划以达到指南要求的问题。重点包括以下几个方面:

1.什么时候吃和吃多少。将全天的食物进行分割,以避免正餐和零食的间隔时间太长。选择较小的份数。吃较少的谷类和零食。避免不吃谷类和零食(假设这是饮食计划的一部分)。

2.吃什么。每天选择多种食物。尽量选择脂肪含量低的食物。避免选择添加甜味剂的食物,如汽水、糖浆、糖果和甜点。

3.怎样选择食物。包括讲授碳水化合物、蛋白质、脂肪的简单的定义,对每种食物的来源进行举例;讨论营养指南,比如进食含较少脂肪和碳水化合物的食

框 5.1　基础能量消耗(BEE)

女性 BEE

655+(9.6×W)+(1.8×H)−(4.7×A)

男性 BEE

66+(13.7×W)+(5×H)−(6.8×A)

W,实际体重(kg);H,身高(cm);A,年龄(岁)

BEE×活动因子=热量需求总量

活动因子

- 长期久坐=1.1
- 久坐/大多数人=1.2
- 有氧运动 3 次/周=1.3
- 有氧运动 5 次/周=1.5
- 每天有氧运动=1.6

物,少吃添加甜味剂的食品,多吃富含膳食纤维的食物,减少总热量(脂肪)的摄入以减轻体重;并建议为改变他们目前的饮食模式,给予超市购物小贴士。

4.服药时饮食计划的改变。由于患者最终可能要采取口服药或胰岛素治疗的方案,所以当开始药物治疗时适当改变一些饮食计划。肥胖患者要更加注意饮食和吃的意识。饮食计划的改变是通过讨论下面这些问题完成的:食物分量与碳水化合物的关系;热量与食物脂肪含量的关系;自我监测行为的重要性,如记录总饮食摄入量增加和食欲增加的情况。

碳水化合物的计算和交换表

碳水化合物在消化道迅速分解为葡萄糖,所以它会最直接地影响血糖水平。因此,当糖尿病患者制定饮食计划时,碳水化合物的摄入量成为特别关注的问题。碳水化合物的计算方法之一,是在每餐或零食时选择特定数量的碳水化合物份数(每份为 15g 碳水化合物)。在美国一份碳水化合物是 15g,其他国家可能为 10~20g。计算碳水化合物的摄入量的同时允许加用降糖药物治疗以控制血糖(框 5.2)。应该教给餐前使用速效胰岛素或速效氯茴苯脲类降糖药的患者根据下一餐计划摄入的碳水化合物的量调整餐前药物的使用剂量。在取得一些经验之后,许多患者变得擅长自己调节药物剂量(经常会有良好的效果)。当食用包装食品时,了解营养标签注明的食物所含的碳水化合物的热量,这种计算方法是最好的。当食物或饮料的分量很难估计而且成分不明时, 这种方法是最无效的。

另一种方法是使用交换列表。食物被分为三大

表 5.6　成人所需卡路里的估算

	Kcal/lb DBW	Kcal/kg DBW
男性和体力活动的女性	~15	~30
大多数女性,久坐的男性,55 岁以上的成人	~13	~28
久坐的女性,肥胖的成人,55 岁以上的久坐的成人	~10	~20

DBW:理想体重。1lb=0.4536kg

类：碳水化合物，肉类和肉类替代品以及添加的脂肪。对于每一类食物来说，每个单元所包含的热量在一个相对固定的范围内（表5.7）。交换列表可以用来从三大类中选择食物，三大类食物又分为六小类，每一小类食物含有几乎相同分量的碳水化合物、脂肪和蛋白质。六小类包括淀粉，肉类和肉类替代品，蔬菜，水果，牛奶和脂肪。因为允许在每一小类中进行食物交换，所以食物种类的选择更加多样化，同时保持了营养成分的一致性。食品计划将包括主餐和零食三大类食物的选择。例如，一顿典型的早餐可以包括一份碳水化合物（香蕉、牛奶和面包），一份肉类（火腿）和一份脂肪（黄油）。这顿早餐总热量是270（碳水化合物）+100（肉类）+45（脂肪）=415kcal。

加强医患关系

为了支持和维持医疗营养治疗，有很多问题需要

框5.2　所有患者碳水化合物的计算

一般资料

- 碳水化合物膳食计划的计算方法只考虑碳水化合物的含量
- 可用于1型糖尿病，2型糖尿病，孕前以及妊娠期糖尿病
- 每位患者碳水化合物的摄入量个体化
- 15g碳水化合物=1份碳水化合物的选择
- 1份碳水化合物的选择是由食物列表中一份的淀粉、水果、牛奶提供的
- "单一的"和"复合的"碳水化合物的吸收率是相似的
- 强调食物总碳水化合物的含量，而不是食物的来源
- 碳水化合物是影响血糖（BG）水平的首要的和基本的营养物
- 碳水化合物摄取的一致性将有利于BG的控制
- 作为评估在主餐和零食时消耗多少碳水化合物的一种指导
- 食物选择的灵活性

糖

- 在某种程度上糖（蔗糖）影响血糖的水平类似于其他含碳水化合物的食物
- 糖和高糖食物必须计入饮食计划或替代其他的碳水化合物
- 高糖食物往往是高脂肪和低营养的食物，它们成为"无营养食品"的来源
- 不应该鼓励进食含糖和高糖食物，而应该适当地把糖和高糖食物加入到饮食计划中

注意事项

- 如果过多地摄入高脂饮食可能会引起体重的增加
- 如果饮食计划中的各种食物不均衡则会导致营养缺乏

患者和卫生保健服务者解决，这里列出了一些：

1.短期目标协议。短期目标应该是具体的、合理的和可实现的，1~2周可以完成的。目标应该提出饮食、运动和血糖监测的行为。重点是在每个方面每次改变一或两个具体行为，例如：吃早餐和少吃黄油，每周两次步行15分钟，每周三次在主餐前后监测血糖。

2.收集重要的临床资料。提供关于怎样记录食物摄入（实际吃的食物和数量，餐次），运动习惯（类型、频率和持续时间）以及血糖监测结果的说明。

3.文件。文件包括患者的评估和治疗的长期记录。记录包括评估信息，长期目标，教育干预措施，短期目标，具体措施建议，进一步随访计划的摘要，包括额外的教育话题。

调整运动/活动计划

医学营养治疗涉及饮食和锻炼/活动计划，以达到良好的葡萄糖摄取和胰岛素利用。锻炼和活动的方法在本章做了详细描述。

血糖监测

尽管患者可能开始方案完全基于医学营养治疗改善血糖控制，尤其重要的是不要忽略血糖的自我监测。通常，患者使用血糖自我监测太少。这对于患者和医疗保健专业人员是非常不利的。因为缺乏血糖自我监测数据，患者和专业人员想通过充足的数据来确定医学营养治疗几乎是不可能的。介绍动态血糖监测是不是为时过早呢？糖尿病分级管理支持收集已经证实的自我血糖监测资料，用来指导初期的和后期的治疗。只有动态血糖监测可以提供一个基于两周血糖监测产生的昼夜模式的数据，从而提供最准确和可靠的血糖控制的特点，正确指出潜在的代谢紊乱，并改善治疗方案。结果还可以用来指导后续的血糖自我监测。

评估患者对目标血糖范围的认识和血糖检测技术。在治疗的开始阶段，收集数据以用来确定医学营养治疗和增加锻炼是否合理时，血糖监测必须每天至少4次。监测指标包括餐后血糖峰值的时间，峰值，以及餐前血糖水平恢复的时间。一段时间后，假定这些时间是固定的（例如检测进餐开始后2小时）。但使用

表5.7　热量和食物交换

食物类型	热量（kcal/kg）	交换项目
碳水化合物	60~90	淀粉,水果,牛奶
肉和肉的替代品	50~100	肉
添加的脂肪	45	脂肪

动态血糖监测显示这是误导[60]。事实上,在同一患者连续监测数日,同一餐中可能产生不同的餐后葡萄糖模式。在不同患者同一餐中肯定会产生自己独特的血糖特点。因此,监测模式再也不能是以"进餐开始后的 2 小时"为特征的。而且,一旦限制为监测空腹和睡前血糖,夜间和白天监测应该重新考虑。为了解典型血糖模式,最合适的监测是每天 4~7 次随机血糖,连续 14 天。这应该与运动前后的血糖监测相结合(在早期治疗阶段至少一天两次)。在缺乏动态血糖监测的情况下,使用带有记忆功能的血糖自我监测计进行监测是确保数据准确的唯一特定的方式。不要把血糖自我监测作为一种惩罚性的措施。如果把血糖自我监测作为一种惩罚性的措施,患者可能会对医疗保健人员制造假的结果。

HbA1c 应该与动态血糖监测/血糖自我监测结合使用,而不能完全替代它们。对至少为期一个月,每天 2~4 次的血糖监测所计算的血糖自我监测的平均值,应该与 HbA1c 水平相关。血糖自我监测值和 HbA1c 水平应该一致;如果不是这样,就要怀疑血糖自我监测值有误差。

在开始阶段(1~2 周),所有自我监测数据应该每周评估。检查血糖记录,高血糖和低血糖的发生频率,血糖值在目标范围内的数量。如果几次数值超过 300mg/dL(16.7mmol/L),应考虑启动口服药治疗(见口服药/调整和口服药/维持)。如果使用动态血糖监测,可以监测昼夜的血糖模式。这将提供关于血糖控制和医学营养治疗有效性的最精确评估。

医学营养和行为疗法/调整

评估进展

最佳的方法应该是在患者开始医学营养治疗 2 周后回顾进展。在本次就诊时,给患者称体重,确定是否有饮食上的变化,药物的改变以及运动习惯的改变。回顾动态血糖监测/血糖自我监测的记录,了解监测的频率,监测的次数和结果。评估血压和获得所有相关的实验室数据。获得患者首次就诊以来的完整的饮食记录或回忆 24 小时的饮食情况。

为了确定治疗是否有效,需要检查动态血糖监测/血糖自我监测记录血糖水平下降模式。血糖水平的模式需要连续监测 14 天。如果采用动态血糖监测,可发现血糖的变异性,稳定性以发现医学营养治疗的有效性,并能指出需要补救的地方。如果采用血糖自我监测的方法,通过检查血糖仪的存储数据来验证血糖的

数值。这可以通过下载储存的血糖数据或通过滚动查看数据来完成。如果血糖较高,那么改变饮食计划是必需的。如果血糖较低,那么方案是可行的。然而,这些血糖数值必须通过 HbA1c 来证实。由于仅监测 2 周的血糖,HbA1c 将不会有太大变化。所以,再等 2~4 周重新监测 HbA1c(图 5.9)。

如果患者报告有低血糖发作,需要测定血糖值来验证。即使已经向一些患者介绍过了医学营养治疗,但他们也将"经历"头晕、烦躁、全身不适的情况,这可能是由于血糖相对较低引起的。血糖水平快速改变而没有达到低血糖(<70mg/dL 或 3.9mmol/L)水平是常见的。这可能发生在任何时间;然而,最可能的发生时间是运动、应激或没有进餐的时候。如果有高血糖的情况,通常表现为餐后血糖值超过 160mg/dL(8.9mmol/L)。改变饮食计划应该持续超过 1 个月以上。糖尿病分级管理提出指南:每月 HbA1c 改善 0.5%~1%,平均血糖相应下降 15~30mg/dL(0.8~1.7mmol/L)。如果没有达标,那么饮食计划还要联合口服药物治疗。

改进措施

1.运动和(或)活动水平的改变。患者体力活动的量应该以每周 3~4 次 10~15 分钟最小目标的体力活动开始,以后逐渐增加。患者是否愿意或者能否做得更多?

2.饮食习惯的改变。患者进餐和吃零食要有一定规律,选择合适的食物,合理的分量。如果热量摄取过多,患者能够适当减少热量摄入吗(大约每天减少 250~500 卡)?患者能够进一步改善饮食的整体质量吗?

3.体重的改变。能够维持体重和适当的体重减轻将是一个合适的结果。如果患者的体重增加,他们在食物的选择和(或)运动方面能够做出积极的改变吗?或者体重的增加是与血糖的良好控制相关吗?

4.短期目标的完成。确定患者是否实现短期目标以及他们是否愿意设立新的目标。

5.干预措施。确定并推荐使患者能够得到改善的饮食和运动计划,例如进餐间隔;适当的食品分量和食物品种的选择;主餐和加餐的时间表;运动频率/持续时间/类型/运动时间的选择,包括餐后运动降低餐后高血糖。根据患者的反馈信息调整饮食计划,重新设定短期目标。

自我管理技能的回顾

任何生存的自我管理技能都需要评估吗(例如低

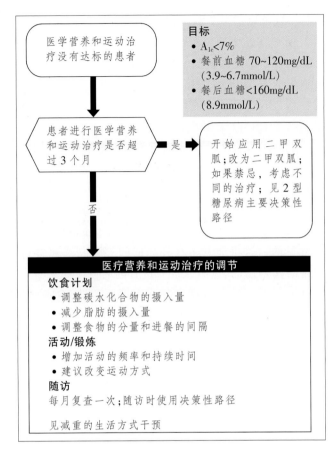

图 5.9　医疗营养和运动治疗的调节。A_{1c}：糖化血红蛋白 A_{1c}；BG：血糖。

血糖的预防、疾病的管理)?持续的自我管理技能是需要的吗(例如酒精的饮用、餐厅食物的选择、标签的阅读、处理特殊场合,提升自我照护的其他信息以及灵活性)?

设定随访计划

如果出现以下情况,建议进行第二次随访:

1.为新诊断的患者

2.难以改变生活方式

3.需要额外的支持和鼓励

4.主要目标是减重。

如果不需要立即随访的话,在 3~4 个月内安排下一次的预约随访。

随访

后续随访应该包括体重的监测(要求穿着轻薄的衣服不穿鞋);药物的调整;运动习惯的变化。审查血糖自我监测记录,包括测试的频率,测试的时间和结果。检查目前的血压水平和 HbA_{1c} 值。完成 24 小时饮食的回忆记录,并检查饮食计划的问题。此外,评估治疗是否可行,是否需要改变,基于以下几点:

1.HbA_{1c} 改善或者达标。

2.血糖值的变化:血糖值有下降的趋势吗?曾经有低血糖发作吗?低血糖与运动或漏过一餐有关系吗?有高血糖的情况吗?餐后血糖值低于 160mg/dL(8.9mmol/L)吗?血糖值是在目标范围内的多少百分比?血糖值应该每月整体下降 15~30mg/dL(0.8~1.7mmol/L)。

3.运动和(或)活动水平的改变。患者体力活动的量应该逐渐增加,每周 3~4 次 10~15 分钟最小目标的体力活动。患者是否愿意或者能够做得更多吗?

4.饮食习惯的改变:患者进餐和吃零食要有一定规律,选择合适的食物,合理的分量。如果热量摄取过多,患者能够适当减少热量摄入吗(大约每天减少250~500 卡)?患者能够进一步改善饮食的整体质量吗?

5.能够维持体重和适当的体重减轻将是一个合适的结果。如果患者的体重增加,他们在食物的选择和(或)运动方面能够做出积极的改变吗?

6.确定患者是否已经达到短期和长期的目标。这些目标对患者是否合适,是否要建立一个新的目标?

7.在调整阶段,为加速达到目标血糖水平而调整治疗。可以使用增加运动水平,减少卡路里的摄入以及其他方法以确保血糖的进一步加速下降。在降糖治疗期间,需要每天四次的血糖自我监测和每月一次的随访。HbA_{1c} 反映第一个月的整体血糖下降水平。然而直到第二个月末,初期治疗的影响才会反映在 HbA_{1c} 水平上。从那之后,HbA_{1c} 每月至少下降 0.5%,直到达到目标(HbA_{1c} 在正常上限的 1.0% 内)。

随访干预

通常,医生以外的医疗团队成员都不主张治疗方案的改变。这导致了效率的下降和治疗中不必要的错误。如果下面的任意一项被医疗团队成员中的任何人发现(特别是营养师或护士),就要考虑联系患者立即改变治疗方法:

1.血糖水平(平均动态血糖监测 /血糖自我监测)没有显示下降趋势

2.血糖水平(平均动态血糖监测 /血糖自我监测)3~6 个月没有达到目标范围

3.HbA_{1c} 没有显示下降趋势

4.HbA_{1c} 3~6 个月没有达到目标范围

5.通过改变饮食,减重,和(或)运动改变不能控制高血压(血压>130/80mmHg)

6. 4~6 个月的营养干预治疗之后血脂仍超出目标范围

注意:如果实验室数据显示患者情况没有改善和(或)患者不愿意改变食物和运动行为,那么我们就需要改变治疗方案。如果患者使用口服药物治疗,那么就要考虑根据不同的病情联合两种或多种药物治疗。否则,应该考虑把患者转诊到一个专业的医疗团队。如果医学营养治疗失败,要确定长期的治疗目标,不断的治疗,维持体重或减重,进行全面的血糖和血脂的控制。重新制定短期目标,回顾自我管理技能。确定是短期的还是长期的自我管理技能水平都需要解决。如果患者需要关于生活方式改变、减重、和(或)进一步自我管理技能训练的额外帮助的话,推荐进行后续的随访。记录干预措施的文档,应该包括营养干预治疗结果的摘要(用药效果,饮食和运动行为的改变),自我管理技能的介绍/回顾,基于上述结果给予建议,制定随访计划。

医学营养和运动治疗/维持

这可能是维持阶段最困难的。在这个阶段,血糖和 HbA_{1c} 目标已经达到。患者经常减少自我监测次数,放弃他们的饮食和运动计划。无论在任何时候患者的血糖自我监测/动态血糖监测或 HbA_{1c} 水平控制不佳,都要返回到调整治疗阶段。每 6~12 个月提供关于糖尿病和营养的教育。持续强化饮食和运动治疗重要性的教育是帮助患者维持血糖良好控制的关键因素。

运动评估

在糖尿病的管理中,通过运动来平衡饮食摄入和能量消耗是至关重要的。增加运动水平可以改善胰岛素的敏感性,这会直接影响血糖的控制。有研究显示,通过 6 周的规律运动将会引起血糖平均下降 30~45mg/dL(1.7~2.5mmol/L)[56]。这相当于 HbA_{1c} 下降 1%~1.5%。

给患者开具运动处方时,要评估患者的心肺功能,根据患者的年龄、体重、病史做适当调整(图 5.10)。通常,注册营养师或专业运动医师能够起到很大帮助。当没有专业人员指导时,常识就显得很重要。运动应该是舒适的、惯常的、始终如一的和合理的。这些应该是以患者的能力和兴趣为基础的。大部分患者在日常生活中选择适宜运动是需要创新性思维的。一些运动可以在站立、坐着、甚至躺下时进行。大部分运动是没有压力的,适合老年人进行的。有氧运动(步行、游泳)和无氧运动(举重)都是非常重要的。根据年龄调整长期目标至心肌最大耗氧量的 50%~75% 是比较安全和有效的运动计划。

运动可能需要根据季节而变化。当天气良好时选择室外步行是很好的,当恶劣天气时选择在室内的购物中心步行是最好的。运动时应该保持低热量的摄入。(如果走到面包店会导致热量摄入的增加,那它就不是一项好的运动。)运动处方要从低强度的运动开始,包括热身运动和放松运动。开始步行和举重运动时要每天规律进行(如:步行替代开车,乘电梯)。在开始期间,坚持每周运动直至达到运动目标。在运动早期,单纯通过运动降低血糖几乎是不可能的,除非饮食计划也发生改变。

如果运动无效,需要调整目标,并给患者讲解运动与血糖控制之间的关系,并考虑咨询运动专家。

单药治疗阶段(降糖药物的添加)

注意:新诊断的 2 型糖尿病患者空腹血糖在 150~200mg/dL(8.3~11.1mmol/L) 之间,或 CPG 在 200~300mg/dL(11.1~16.7mmol/L) 之间时要考虑加用二甲双胍。当血糖达到这个水平时,胰岛素抵抗、过度的肝糖输出和胰岛素分泌不足可能会导致持续的高血糖。因为单纯医学营养治疗仅能降低血糖不超过 50~75mg/dL(2.8~4.2mmol/L),所以这时需要添加药物治疗。推荐二甲双胍作为一线治疗药物。如果二甲双胍有使用禁忌,而医学营养治疗不能控制血糖使 HbA_{1c} 每月下降 0.5% 时,应该考虑换用其他药物(图 5.3)。

目前治疗 2 型糖尿病的药物有五类:胰岛素促分泌剂,胰岛素增敏剂,α-糖苷酶抑制剂,肠促胰岛素激动剂和增效剂,以及胰岛素(图 5.11)。

选择合适的药物已经成为良好的糖尿病控制的重要组成部分。

药物选择和禁忌证

在考虑启动任何药物治疗之前,必须解决以下因素。

第一步。首先应该复习一下药物的禁忌证,规定和其他可能去除药物的因素。在美国 FDA 规定了药物的使用。通常,这些规定也适用于其他国家。然而,每个国家可能有他自己的需要考虑的规定。

——目前,二甲双胍是唯一一个被 FDA 批准用于非妊娠期的 2 型糖尿病患者或 18 岁以下的胰岛素抵抗(多囊卵巢综合征)患者的药物。

——格列苯脲是唯一一个被报道用于控制妊娠期高血糖有效的药物,它不能通过胎盘屏障。

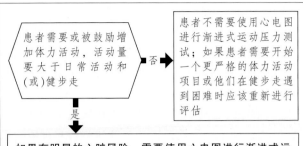

如果有明显的心脏风险，需要使用心电图进行渐进式运动压力测试；显著性风险定义如下：

- 使用 UKPDS 风险评估工具评估冠脉事件 10 年风险 ≥ 10%(http://www.dut.ox.ac.uk/index.php?maindoc=/riskengine/) 或
- 年龄 >40 岁伴或不伴心血管疾病风险因素
- 年龄 >30 岁(和糖尿病病史 >10 年)伴下列中的任意一项：高血压，吸烟，血脂异常，增殖期和增殖前期糖尿病视网膜病变，肾病，微量白蛋白尿
- 下列中的任意一项，无论年龄如何：
  - 已知或疑似有冠心病
  - 脑血管疾病和(或)外周血管疾病
  - 自主神经病变
  - 伴肾功能衰竭的晚期肾病

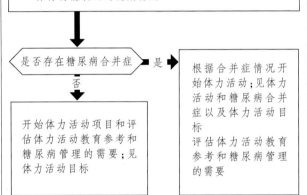

图 5.10　体力活动评估。CAD：冠状动脉疾病；CVD：心血管疾病；ECG：心电图；HTN：高血压；UKPDS：英国前瞻性糖尿病研究。

——由于口服药物既是在肝脏代谢，也是在肝脏清除，不推荐在严重肝脏疾病患者使用。肝脏损害也可以减慢药物代谢。因此，在使用噻唑烷二酮治疗之前和治疗期间需要监测血清转氨酶水平。

——因为一些口服药物是在肾脏清除，所以血清肌酐也会受到影响。噻唑烷二酮和氯茴苯酸类药物可以用于具有潜在肾脏疾病的患者（血肌酐 >2.0mg/dL 或 180μmol/L）。当血肌酐在 1.4~2.0mg/dL（120~180μmol/L）之间，除二甲双胍之外目前所有口服药均可以使用。仅当血清肌酐小于 1.4mg/dL（120μmol/L）时二甲双胍可以使用。

——一些患者会对磺胺类药物发生变态反应(磺脲类药物)。

——α-糖苷酶抑制剂和二甲双胍的胃肠道副作用可能是明显的，应该在用药之前给患者详细说明。

——其他因素也要考虑，包括药品的价格，药物对体重的影响，联合用药的低血糖风险。

第二步。第二步是确定使用一种药物治疗还是药物联合治疗。通常，当 HbA$_{1c}$<9%时，使用单药治疗。当 HbA$_{1c}$ 在 9%~11% 之间时使用药物联合治疗，例如磺脲类和二甲双胍合用。

第三步。第三步是确定潜在的缺陷主要是胰岛素抵抗，胰岛素缺乏，还是肠促胰岛素受损的作用。在诊断上，大多数胰岛素抵抗患者是超重或者肥胖的(体重指数 >27kg/m^2)，因此将启动二甲双胍治疗，严重肥胖的特殊病例(体重指数 >35kg/m^2)启动 GLP-1 激动剂治疗。因为二甲双胍抑制肝葡萄糖输出，通常它是针对控制空腹血糖的，它可以改善整体血糖控制。此外，二甲双胍有增加肠促胰岛素的作用。因为，它不会引起低血糖，完全不用担心低血糖的发生。二甲双胍通过改善脂代谢从而获得心血管益处。对于瘦的，相对胰岛素缺乏的患者应该考虑使用促泌剂或胰岛素治疗。对于肥胖的，持续餐后高血糖的患者考虑使用 DPP-4 抑制剂(框 5.3)。如果有一种以上的缺陷，考虑适合药物联合治疗。通常，如果有与进餐无关的高血糖发生，噻唑烷二酮是适应证。

单药治疗/起始

OA-(OA)-(OA)-0

注释：在大多数病例中都是一种口服药起始。然而，越来越多的医生在临床适应证明确时，愿意选择胰岛素或 GLP-1 激动剂起始治疗，这些注射药物的任何一种对于改善潜在的缺陷都是最好的治疗。

不管患者体重如何，使用任何口服药开始治疗都要从最小剂量起始。口服药通常在早餐前和(或)晚餐前给予。口服药管理者应像前面提到的那样进行药物编码的。对 OA 管理者来说第一个 OA(没加括号的)表示最常使用的时间(早餐前-空腹)。加括号的 OA 表示可选的或交替时间。当使用磺脲类药物时应该考虑两个因素：①低血糖的风险，②过敏反应(罕见)。在低血糖风险方面，通常，低剂量的口服降糖药(磺脲类，瑞格列奈，那格列奈)是安全的。对磺胺类药物有过敏者要慎用。由于二甲双胍、噻唑烷二酮和 α-糖苷酶抑

第一步:确定肝肾功能
第二步:根据适应证选择口服药

第一步		肾功能		
	SrCr	<1.4mg/dL(女性) <1.5mg/dL(男性)	1.4~2.0mg/dL(女性) 1.5~2.0mg/dL(男性)	>2.0mg/dL
	eGFR	>60	60~30	<30
无损害到轻度损害 (ALT<正常上限 2.5 倍,Child-Pugh 5~6 分)		二甲双胍,DPP-4 抑制剂,磺脲类,瑞格列奈,那格列奈,噻唑烷二酮,α-糖苷酶抑制剂	DPP-4 抑制剂*,磺脲类,瑞格列奈,那格列奈,噻唑烷二酮,α-糖苷酶抑制剂※	DPP-4 抑制剂*,瑞格列奈,那格列奈,噻唑烷二酮
中度 (ALT≥正常上限 2.5 倍,Child-Pugh 7~9 分)		DPP-4 抑制剂;瑞格列奈,那格列奈,α-糖苷酶抑制剂慎用	DPP-4 抑制剂*;瑞格列奈,那格列奈,α-糖苷酶抑制剂慎用	DPP-4 抑制剂*;瑞格列奈,那格列奈慎用;考虑胰岛素治疗
严重 (Child-Pugh >9 分)		考虑胰岛素治疗;没有资料支持使用任何种类的口服药	考虑胰岛素治疗;没有资料支持使用任何种类的口服药	考虑胰岛素治疗;没有资料支持使用任何种类的口服药

(左侧纵向:肝功能)

* 根据血清肌酐和肌酐清除率减少剂量;见 DPP-4 抑制剂/起始
※ 研究显示如果 eGFR>30 二甲双胍可能是安全的

第二步	根据适应证选择口服药		
	二甲双胍	磺脲类	α-糖苷酶抑制剂
阳性	肥胖,血脂异常,胰岛素抵抗,空腹高血糖,低价格	胰岛素缺陷,餐后高血糖,瘦的患者,低价格	餐后高血糖
阴性	乳酸酸中毒,缺氧,>80 岁,充血性心力衰竭,肾功能不全	低血糖症,体重增加,磺胺过敏(罕见)	使用 α-糖苷酶抑制剂焦虑,有限的临床获益
	噻唑烷二酮(吡咯列酮)	瑞格列奈,那格列奈	DPP-4 抑制剂
阳性	胰岛素抵抗,肥胖,血脂异常	胰岛素缺陷,灵活的进餐计划,肾功能不全	餐后高血糖,体重中等,良好的耐受性
阴性	外周性水肿,充血性心力衰竭,体重增加,价格较高,骨折	低血糖,餐时服用剂量过高,费用负担过重	价格较高,没有长期资料

图 5.11　2 型糖尿病口服药的选择。ALT:丙氨酸氨基移换酶;CHF:充血性心力衰竭;DPP-4：二肽基肽酶-4;eGFR：估测的肾小球滤过滤;TZD:噻唑烷二酮;ULN:正常上限。

制剂不会刺激胰岛素分泌,所以它们被认为是不会引起低血糖的药物。然而,它们在以后可能会与其他口服降糖药或胰岛素联用,当开始联用时要频繁地进行预防性的血糖监测。此外,这些药物还有其他的禁忌证。二甲双胍可能会引起急性胃肠道的副作用,还有,因为二甲双胍是一个像苯乙双胍的双胍类药物,存在肺部,肾脏,肝脏或心血管疾病的患者发生乳酸酸中毒的风险增加,这些患者不应给予二甲双胍治疗。α-糖苷酶抑制剂也有胃肠道的副作用,特别是胃部不适(腹痛、腹泻、腹胀)。

噻唑烷二酮被认为与骨折的发生风险增加有关。罗格列酮在欧洲市场上是买不到的,在美国是限制使用的。吡格列酮最近也被认为与膀胱癌发生的风险增加有关(见 83 页注释)。在妊娠妇女和可能生育的妇女不再需要避免所有口服药治疗。格列本脲已经非常成功地用于控制整个孕期的高血糖。因为格列本脲不通过胎盘屏障，它应该对胎儿的发育没有危害。最近，二甲双胍已成功用于试图促排卵的 2 型糖尿病和(或)多囊卵巢综合征的女性患者。

在选择一种口服降糖药治疗之前确认疾病的缺陷是很重要的。主要的潜在缺陷的鉴别不仅仅依赖于诊断时获得的数据。理想情况下，在诊断时获得 FBG，HbA_{1c} 和血浆胰岛素水平这三种信息是很有帮助的。通常，我们仅测一次随机血糖或 FBG。既然这样的话，按照 2 型糖尿病主要决策路径使用来自于诊断性测试的血糖标准。如果在诊断时能够获得基线的 HbA_{1c} 和 FBG 值，可以用来指导选择适当的治疗方案。

大部分患者在诊断时都有胰岛素抵抗的形态特征。他们有中心性肥胖，腰臀比大于 1。检测出高于正常的胰岛素水平可以证实胰岛素抵抗的存在。就像前面所提到的，胰岛素抵抗需要使用胰岛素增敏剂

来治疗。如果检测到实际血浆胰岛素水平低于正常下限，就要考虑起始胰岛素治疗。既然这样，外源性胰岛素的使用可以治疗胰岛素绝对缺乏和残余的胰岛素抵抗。

对于没有禁忌证的患者（特别是没有肝肾疾病的），任何治疗的选择都应该是以肥胖的程度、低血糖的风险和对某些药物的已知过敏为基础的。在大多数病例，二甲双胍作为一线用药。在欧洲、拉丁美洲、加拿大二甲双胍的使用经验，促使在肥胖患者二甲双胍的使用超过了磺脲类药物。如果患者有低血糖风险，选择二甲双胍尤其正确。然而，患者有胃肠道疾病，二甲双胍可能会加重这种情况，应该避免使用或慎用。在治疗之初应该告知患者，一旦获得来自于 SMBG/CGM 和持续 HbA_{1c} 监测的信息有可能更换治疗药物。

在新诊断糖尿病时就使用药物治疗的患者，与单纯医学营养治疗的患者遵循相同的应采取饮食和运动计划治疗原则。但是，应该特别注意使用磺脲类、瑞格列奈、α-糖苷酶抑制剂和二甲双胍这些药物治疗的患者。因为磺脲类和氯茴苯酸类可以引起低血糖，要强调患者必须坚持始终如一的饮食计划，避免漏餐。此外，患者应该被告知来自于 α-糖苷酶抑制剂和二甲双胍的胃肠道不适，不能通过改变饮食而轻易克服。

随访

在随访期间最初的 2 周内，患者应该每天至少做 4~7 次的自我血糖监测，为了绘制一整天的血糖谱，在不同时间监测血糖比较好。如果不做 SMBG，就要考虑进行 2 周的 CGM。在第一周和第二周血糖监测完成后，回顾 SMBG/CGM 资料以确定血糖是否得到改善，是否发生了低血糖。如果平均血糖下降超过 10%，需要继续减小剂量。制定下一个 2 周的随访计划。

口服药/调整

OA-(OA)-(OA)-0

如果 2~4 周后 SMBG/CGM 监测血糖没有显著降低(20%)，那么口服药剂量就要增加。(注释：DPP-4 抑制剂只有一种剂量，不需要调整。)根据具体的药物，选择剂量增加的时间不同。证实给患者原先制定的医学营养治疗是否被执行。继续目前治疗 1~2 周并进行 SMBG/CGM。大部分口服药需要每周调整。如果血糖没变化不超过 2 周应该也不调整口服药剂量。在血糖发生显著的变化之前仅噻唑烷二酮需要观察更长的时间(1~2 个月)。长效磺脲类降糖药允许有四个剂量

的增加(根据不同的口服药物)。需要注意的是临床有效剂量不一定是最大剂量。例如,磺脲类降糖药的临床有效剂量是最大剂量的 2/3,二甲双胍的临床有效剂量是 2000mg/d。由于患者个体对于药物剂量的反应不同,所以严密监测 SMBG/CGM 的变化是至关重要的。服用磺脲类降糖药或瑞格列奈的患者,当剂量增加时可能会引起低血糖的发生。

由于治疗开始后 4~8 周血糖水平的降低,糖化血红蛋白的值也应开始下降。如果 HbA_{1c} 水平没有改善,应该考虑以下几个方面的原因:

- 患者没有坚持降糖方案
- 营养方面(进食了过多的碳水化合物)
- 增加每日监测
- 血红蛋白病,如镰状细胞贫血。

长期的 HbA_{1c} 目标应该设定在正常上限的 1% 以内。当平均 SMBG / CGM<250mg/dL(13.9mmol/L)时预期 HbA_{1c} 每月下降至少 0.5%。如果目前平均 SMBG / CGM 超过 250mg/dL(13.9mmol/L),预期血糖在下个月会降低 30 mg/dL(1.7mmol/L),HbA_{1c} 下降 1%。如果没有达到这个目标,根据指南增加口服药剂量。如果达到了最大剂量,就要考虑口服药联合治疗或使用胰岛素治疗。

口服药/维持

OA–(OA)–(OA)–0

如果患者使用口服药已经达到了治疗目标,现在的治疗要转为维持治疗。SMBG/CGM 的监测时间表和到医疗健康专业人员那里就诊的次数应该个体化。如果就诊次数不足(尤其是老年人)可能会导致患者失去对强化治疗的兴趣,完成治疗方案几乎变得不可能。对患者勤于随访追踪,仔细评估与治疗方案有关的行为是治疗的良好基石。最低限度地,患者应该 3~4 个月就诊一次。持续评估患者并发症情况以及血糖控制的全身影响。

在药物调整和维持阶段,患者可以有暂时的体重增加[1.4~1.6kg(3~5Ib)]。这是被预料到的,一旦血糖接近正常能够被逆转的。如果患者报告有低血糖症状,应该考虑把主餐的一部分碳水化合物移作加餐,或添加碳水化合物作为加餐。然而,添加的碳水化合物应该尽量避免;因此,为了防止上午十点左右、下午或睡前的低血糖发生,首先应该考虑移作加餐、延长进餐时间以及将食物的份数分配到两个不同的时间进餐。

增加额外的治疗

表 5.1 提供了一个关于是否改变口服药,是否添加第二种口服药或改为胰岛素治疗的通用指南。通常,SMBG/CGM 和 HbA_{1c} 的数据是必须监测的。首先考虑主要缺陷。由于每种口服药作用有所不同,如果一种或另一种口服药不能改善血糖控制,那么可以联合治疗。一般来说,要维持目前口服药的临床有效剂量并且从最小剂量缓慢增加第二种口服药。如果不能达到血糖控制目标,增加第二种口服药剂量直到达到最大剂量。

开始联合治疗

对于一些患者,在诊断时就存在胰岛素抵抗、胰岛素缺乏和肠促胰岛素分泌受损。这些患者通常是肥胖的,HbA_{1c} 在 9%~11% 之间。在大多数情况下,因为糖尿病被发现时自然病程已经较晚了。通常二甲双胍和促泌剂、DPP-4 抑制剂、GLP-1 激动剂、噻唑烷二酮其中的一种双药联合治疗,旨在针对以上三种缺陷治疗的。两种药物应该从最小剂量开始使用,缓慢增加直到达到目标血糖或最大剂量。混合制剂也被使用,例如二甲双胍和格列本脲,二甲双胍和罗格列酮,二甲双胍和西格列汀。虽然大多数的联合疗法是熟悉的,并且只需要轻微的调整,但作为一个新药,可能需要进一步的了解。

DPP-4 抑制剂与二甲双胍和(或)磺脲类药物

几项研究已经评估了 DPP-4 抑制剂与二甲双胍、磺脲类药物或二甲双胍加磺脲类药物联合治疗的有效性。一项随机研究,190 名服用二甲双胍治疗的患者同时接受西格列汀 100mg 或安慰剂治疗,研究表明西格列汀组与安慰剂组相比 HbA_{1c} 水平有 1% 的改善,而且截止到研究结束时服用西格列汀的患者 HbA_{1c} 达到 7% 以下所占人数有更大的比例(西格列汀组 22.1%,安慰剂组 3.3%)[66]。

另一项为期 24 周的随机试验,1091 名患者接受了 6 个方案中的一种方案治疗:西格列汀 100mg 和二甲双胍 1000mg;西格列汀 100mg 和二甲双胍 2000mg;二甲双胍 1000mg;二甲双胍 2000mg;西格列汀 100mg;或安慰剂。结果显示二甲双胍/西格列汀治疗组的大部分患者 HbA_{1c} 有明显改善(与安慰剂比较,西格列汀 100mg 或二甲双胍 2000mg 组 HbA_{1c} 下降 2.07%,西格列汀 100mg 或二甲双胍 1000mg 组 HbA_{1c} 下降 1.57%)[67]。2007 年西格列汀加二甲双胍的盐酸片被批准上市。西格列汀加二甲双胍制剂的有效性和安全性在 453 名患者中进行了为期 24 周的双盲研究。西格列汀加二甲双胍制剂组 HbA$_{1c}$ 达到 7% 以下的患者超过 47%，而安慰剂组仅 18%[68]。一项比较西格列汀加二甲双胍与格列吡嗪加二甲双胍的有效性研究显示，虽然两组达到 HbA$_{1c}$ 目标的有效性是相同的，但低血糖事件的发生率在格列吡嗪组（32%）要高于西格列汀组（5%）[69]。西格列汀加磺脲类药物与安慰剂加磺脲类药物相比，西格列汀组 HbA$_{1c}$ 水平下降了0.74%。如果西格列汀耐受性良好的话，与安慰剂相比（7%）药物相关的不良事件的发生率（15%）更高，包括更高的低血糖事件发生率（西格列汀组 12%，安慰剂组 2%）[70]。

沙格列汀用于联合治疗时有同样的功效。在一项为期24周入组743例患者的双盲、安慰剂对照试验中，使用沙格列汀 2.5mg 和 5mg 联合二甲双胍治疗6个月时 HbA$_{1c}$（与安慰剂比较分别为 0.6% 和 0.7%）下降有统计学意义。在治疗6个月时沙格列汀 5mg 联合二甲双胍组与安慰剂组比较 FBG 也下降了 22mg/dL[71]。在 2010 年 11 月，美国 FDA 批准了沙格列汀/二甲双胍缓释片上市，剂型为 5mg/500mg，5mg/1000mg，2.5mg/1000mg，每天一次。

研究也发现了沙格列汀与磺脲类药物联合使用的有效性。在一项为期6个月试验中，768 例患者被随机分到使用沙格列汀 2.5mg 或 5mg 同时联合格列本脲 7.5mg 治疗组或单独使用格列本脲 10mg 治疗组（与安慰剂比较）。使用沙格列汀 5mg 联合格列本脲 7.5mg 治疗6个月时 HbA$_{1c}$ 明显下降（0.6%）有统计学意义，而单独使用格列本脲治疗组 HbA$_{1c}$ 反而增加 0.1%[72]。这项研究也注意到服用沙格列汀的患者体重有所增加，可能是因为血糖得到了改善。

第三个 DPP-4 抑制剂利格列汀于 2011 年 5 月在美国获批上市，利格列汀单独使用或与其他药物联合使用的有效性与安全性研究提示之后欧洲也正在考虑它的上市。利格列汀被批准用于单一用药或与二甲双胍、磺脲类药物（再加上或不加二甲双胍）、噻唑烷二酮联合使用。不像其他的 DPP-4 抑制剂那样，利格列汀在肾脏疾病患者不需要调整剂量。

DPP-4 抑制剂联合噻唑烷二酮

有一项关于西格列汀联合噻唑烷二酮的多中心、随机、安慰剂对照有效性与安全性的研究。结果显示，与安慰剂相比西格列汀组 HbA$_{1c}$ 下降 0.7%。HbA$_{1c}$ 达到 7.0% 以下的患者，西格列汀组为 45%，安慰剂组为

23%[73]。

沙格列汀联合噻唑烷二酮治疗的有效性也已被研究。在一项研究中，565 名单独使用噻唑烷二酮治疗血糖控制不佳的 2 型糖尿病患者被随机分配到三组：沙格列汀 2.5mg 加噻唑烷二酮组，沙格列汀 5mg 加噻唑烷二酮组，噻唑烷二酮组加安慰剂组。与安慰剂/TZD 组比较，2.5mg 和 5mg 沙格列汀/TZD 两组 HbA$_{1c}$ 明显下降，分别为 0.7% 和 0.9%[74]。

利格列汀与 TZD 联用时也显示有效。发表在 2011 年 7 月 *Diabetes，Obesity and Metabolism* 杂志的一项研究显示，利格列汀加吡格列酮有很好的耐受性，与安慰剂相比血糖控制明显改善。

DPP-4 抑制剂和胰岛素

西格列汀是目前唯一一个被批准与胰岛素联用的 DPP-4 抑制剂。

副作用和禁忌证

体重的变化和不良事件在 DPP-4 抑制剂的研究中被观察。大部分研究显示使用 DPP-4 抑制剂总的来说体重没有变化。然而，与使用 TZD、磺脲类药物、甚至二甲双胍相比较，使用上述药物体重增加[72,75]。恶心不是这种药物的常见副作用，低血糖的事件发生率很低，通常仅在与磺脲类药物联合使用时才会发生低血糖。西格列汀的禁忌证包括严重的过敏反应，例如过敏或血管性水肿。中重度肾功能不全的患者以及需要行血液透析、腹膜透析的终末期肾病患者被建议调整 DPP-4 抑制剂的剂量[76]。利格列汀不需要调整剂量。对于肝肾功能损害的患者不建议沙格列汀与二甲双胍联用。胰腺炎虽然罕见，但在使用西格列汀的患者中也有报道。在近期关于 2 百万糖尿病患者的分析中指出，使用艾塞那肽[校正的风险比（HR）0.86；可信区间（CI）0.60~1.24；P=0.42]或西格列汀的患者（校正的 HR 1.01；CI 0.77~1.31；P=0.97）与糖尿病对照组比较胰腺炎的发生率没有增加[77]。

西格列汀的推荐剂量是 100mg，每天一次单药治疗或与其他药物联合治疗。沙格列汀的推荐剂量是 2.5mg 或 5mg，每天一次单药治疗或与其他药物联合治疗。（中重度肾功能不全或终末期肾病患者使用西格列汀和沙格列汀时需要减少剂量。）利格列汀的推荐剂量是 5mg，每天一次。当与二甲双胍同服时，DPP-4 抑制剂应该与食物同服，最好是在晚餐时服用。

在美国维格列汀没有获批上市，维格列汀在欧洲、亚洲、拉丁美洲的许多国家可以获得。如果与二甲双胍或 TZD 联用时维格列汀的推荐剂量是 50mg，每

天两次,如果与磺脲类药物联用时维格列汀的推荐剂量是 50mg,每天一次(与食物同服或不同服均可)。

口服药治疗失败

在血糖控制阶段如果口服药治疗失败,应考虑开始口服药与胰岛素联合治疗或口服药和 GLP-1 激动剂。2 型糖尿病主要决策路径应该展示给患者,GLP-1 激动剂和胰岛素治疗应该解释给患者。在血糖显著升高的病例中,如果没有启动胰岛素治疗,患者会处在糖毒性和进展性的大血管、微血管并发症的风险之中。在这种情况下,因为 β 细胞产生的胰岛素严重受损,所以需要给予外源性的胰岛素治疗。在达到 HbA$_{1c}$正常的 1% 之内时说明口服药有效,考虑增加 GLP-1 激动剂治疗可以使 HbA$_{1c}$达到正常范围。

增加 GLP-1 激动剂

有大量关于 2 型糖尿病患者使用各种剂量的 GLP-1 激动剂(艾塞那肽,利拉鲁肽)联合口服药治疗或作为单药治疗的研究 [78~99]。大部分研究报告 HbA$_{1c}$下降 0.5%~1%,这是因为 GLP-1 激动剂降低了餐后血糖和胰高血糖素,延缓了胃肠排空,降低了体重。在某些研究,患者在使用 GLP-1 激动剂治疗后出现了饱腹感。

GLP-1 激动剂与二甲双胍和磺脲类药物联合使用

一项 109 名 2 型糖尿病患者参加的 28 天的研究中,使用目前的口服降糖药(磺脲类药物或二甲双胍)不能达到血糖的完全控制,加用艾塞那肽 HbA$_{1c}$下降了 0.7%~1.1%,而使用目前的口服药加安慰剂治疗的患者 HbA$_{1c}$下降了 0.3%[78,79,93,84]。在这些研究中,平均 40% 的参与者达到了 HbA$_{1c}$ 7% 或更低的治疗目标。有些患者参与了后续的研究,可以检测到使用艾塞那肽 1 年的获益。对于使用二甲双胍(N=51)或二甲双胍加磺脲类药物(N=77)治疗的患者来说,当在早餐前和晚餐前使用艾塞那肽 10μg 治疗时 HbA$_{1c}$平均改善了 1%[95]。

在这些研究中也检测了体重的变化和不良事件的发生。大部分研究报道了体重的下降。经过 1 年的研究,使用二甲双胍及艾塞那肽治疗的患者体重平均下降 4.5kg(9.9Ib),使用二甲双胍加磺脲类药物和艾塞那肽治疗的患者体重平均下降 3.3kg(7.3Ib)。短期研究报道体重减轻 1~1.5kg(2~3Ib)。由于剂量原因引起的恶心和其他的胃肠道反应,主要发生在治疗的初

期。关于磺脲类药物联合艾塞那肽治疗的研究报道,有 36% 的患者发生了轻到中度的低血糖症。与安慰剂比较二甲双胍或安慰剂组低血糖风险不增加。

艾塞那肽、利拉鲁肽都已经经历了广泛的临床研究,研究涉及 5000 多名患者。大部分数据来源于利拉鲁肽在糖尿病中的效果和作用(LEAD)这项试验[98~104]。LEAD 试验显示:

1. 当添加了二甲双胍和格列苯脲时,利拉鲁肽每天 1.2mg 或 1.8mg 与安慰剂(下降 0.24%)或甘精胰岛素(下降 1.09%)相比会引起 HbA$_{1c}$的显著下降(下降 1.33%)[99]。

2. 当利拉鲁肽以每天 0.6mg,1.2mg 或 1.8mg 的剂量联合二甲双胍治疗时,HbA$_{1c}$下降的水平与格列苯脲联合二甲双胍治疗时相似[101]。

3. 利拉鲁肽 1.8mg 每天一次(下降 1.12%)比艾塞那肽 10μg 每天两次(下降 0.79%)降低 HbA$_{1c}$的程度更大(框 5.4)[104]。

艾塞那肽与噻唑烷二酮联合治疗

为期 16 周的随机对照临床研究,包括 233 名单用 TZD 治疗或 TZD 联合二甲双胍治疗的患者,HbA$_{1c}$降到 7% 或以下的,艾塞那肽组有 62%,而安慰剂组仅有 16%。在 16 周时干预组患者体重减少了平均 1.5kg(3.3Ib),对照组患者体重减少了平均 0.2kg(0.4Ib)。

使用艾塞那肽治疗结果阳性的患者似乎需要长期维持治疗。一项持续 82 周的开放性扩展研究 (N=314)显示 HbA$_{1c}$和体重呈持续性下降[96]。在完成三年随访评估的患者中(N=217),使用艾塞那肽会使 HbA$_{1c}$得到持久的控制,46% 的患者 HbA$_{1c}$达到 7% 或以下,体重从基线水平进行性下降 [例如,3 年体重下降 5.3kg(11.7Ib)][97]。

利拉鲁肽联合噻唑烷二酮和二甲双胍治疗

为期 26 周的随机对照、双盲试验,1.2mg 或 1.8mg 利拉鲁肽联合二甲双胍和罗格列酮与安慰剂联合二甲双胍和罗格列酮治疗相比 HbA$_{1c}$显著下降 (两种剂量的利拉鲁肽 HbA$_{1c}$下降 1.5%,安慰剂/二甲双胍/罗格列酮联合治疗组 HbA$_{1c}$下降 0.5%)[100,103]。

艾塞那肽单药治疗

在 2009 年 11 月,美国 FDA 批准艾塞那肽作为除饮食和运动治疗之外的单一用药。这个决定是基于已经证实的艾塞那肽用于 2 型糖尿病患者单一用药效

框5.4 艾塞那肽每周一次

艾塞那肽一天注射两次。许多临床医生担心这会给患者增加不必要的负担。然而,一旦使用,它的功效似乎战胜了一些反对意见。最近,艾塞那肽每周注射一次的新的剂型完成了几项研究阶段;在几个欧洲国家它已经被批准上市,在美国正在审查中。每周一次艾塞那肽与一天两次的艾塞那肽一样有效。因为艾塞那肽可以维持7天的生物活性,它的作用不仅限于控制餐后血糖水平。它对任何超过90mg/dL(5mmol/L)的血糖水平都很敏感,每当血糖超过这个阈值时,不论是在晚间还是在空腹期间的血糖它都有作用。

果的临床研究:

1.在 Degn 和他的团队的一项报告中[105],艾塞那肽在早晚餐前 15 分钟内注射治疗使 HbA$_{1c}$ 降低 0.5%。对大部分患者来说,主要是餐后血糖的改善。因为这项研究是剂量相关性的,比较在餐前给予每天 10μg 和 20μg 剂量的效果。艾塞那肽 10μg 早晚餐前每天两次的剂量结果显示平均餐后血糖下降 (40±12)mg/dL [(2.2±0.6)mmol/L]。

2.在 Nelson 和他的合作伙伴[106]另一项随机、双盲、安慰剂对照的研究中,99 名患者接受安慰剂或艾塞那肽单药治疗,剂量 10μg 一天两次,10μg 一天一次,或 20μg 一天一次,治疗 28 天。单独使用艾塞那肽一天两次治疗,与安慰剂比较 HbA$_{1c}$ 下降有显著意义 [艾塞那肽组下降-0.4%±0.1%,安慰剂组下降-0.2%±0.1%],与安慰剂比较 FBG 下降有显著意义[艾塞那肽组下降 (-36.1±11.0)mg/dL,安慰剂组下降 (+11.0±12.7)mg/dL]。艾塞那肽单药治疗结果的改善是可以与艾塞那肽联合二甲双胍治疗相比的。使用艾塞那肽治疗与使用安慰剂治疗的患者相比,每天血糖浓度也有显著降低,如 SMBG 谱所示。

3.在 Moretto 等人[107]的第三项研究中评估了艾塞那肽在没有服用过降糖药物的患者中作为单药治疗的效果。截止到这项研究结束(24 周)时,共有 203 名患者完成此项研究,HbA$_{1c}$ 在 7%以上的患者使用艾塞那肽 5μg 治疗组中 48%的人和使用艾塞那肽 10μg 治疗组中 46%的人 HbA$_{1c}$ 达到了 7%及以下,而安慰剂组有 29%的人 HbA$_{1c}$ 达到了 7%及以下。与安慰剂组相比艾塞那肽组体重下降更多。

副作用和禁忌证

在 GLP-1 激动剂最常见的副作用就是恶心、呕吐,尤其是在治疗刚开始时或剂量增加时比较明显。幸运的是,对于大部分患者来说症状是轻微的、自限性的,如果继续治疗症状可以逐渐缓解。在使用艾塞那肽治疗的患者中近期也有胰腺炎的报告。2008 年 8 月,FDA 报告了 30 例急性胰腺炎和 6 例重症胰腺炎,包括 2 例死亡的病例。在这些被报告的胰腺炎病例中,很大比例的患者(30 例中有 27 例)有至少一项胰腺炎的独立危险因素[108,109]。就像前面提到的,随后的研究显示,与糖尿病对照组比较,使用艾塞那肽的患者胰腺炎的风险没有增加[77]。利拉鲁肽的长期研究也没有报告孤立的急性胰腺炎病例[110]。

使用 GLP-1 激动剂与胰腺炎之间关系的几个问题尚不清楚。首先,这些胰腺炎的报告是否代表潜在的因果关系或仅仅是测量偏倚;FDA 并不要求报告患者在开始使用二甲双胍、磺脲类降糖药、TZD 或胰岛素时胰腺炎的进展。因为艾塞那肽和利拉鲁肽仅在最近被 FDA 批准使用,使用这些药物发生胰腺炎的报告是命令性的。其次,来自保险理赔数据库的间接证据表明,2 型糖尿病患者发生胰腺炎的风险比非糖尿病患者要增加 2~3 倍。最后,艾塞那肽临床试验数据表明,接受安慰剂治疗的患者比接受艾塞那肽治疗的患者发生胰腺炎病例数要多。

根据这些和其他发现,目前使用艾塞那肽的禁忌证见于以下这些情况:

1.严重肾功能损害的患者(肌酐清除率<30mL/min)。

2.有胃轻瘫或其他胃肠道疾病的患者。

3.有胰腺炎风险或病史的患者。

利拉鲁肽禁用于有甲状腺髓样癌或家族史的患者以及患有多发性内分泌瘤病 2 型的患者。在动物实验中,利拉鲁肽会引起剂量依赖性和治疗时间依赖性的甲状腺 C 细胞肿瘤,这在人体临床和非临床研究中尚不能排除与这种可能性人类的相关性[110]。

起始 GLP-1 受体激动剂作为单药治疗和与其他口服药联合治疗

[(GLP-1(OA)-0-(GLP-1)(OA)-0)]

虽然 GLP-1 激动剂能够作为单药治疗起始,但它们近期仅用于如下情况:当磺脲类药物、二甲双胍或这些药物联合优化治疗不能使血糖达标时,更可能首先考虑 GLP-1 受体激动剂治疗。当符合这些条件时,GLP-1 受体激动剂可能被加到目前的治疗中。

图 5.12 列出了 GLP-1 受体激动剂作为单药治疗或联合其他治疗的起始剂量,以及预防措施。准备给患者进行 GLP-1 治疗需要考虑以下这些步骤:

1.应该详细解释治疗情况。治疗目标(针对餐后血糖降低 HbA₁c)清晰说明需要。可以通过自然病史(肠促胰岛素功能的缺失)和主要决策路径(顺序治疗)这两点加以说明。需要强化降糖治疗的益处,特别是降糖治疗与减少微血管并发症发生的相关性。

2.应该向患者演示怎样使用剂量笔注射 GLP-1 受体激动剂。

—利拉鲁肽的剂量是通过一支多剂量笔来提供的。第一周开始剂量 0.6mg/d(与进餐无关)。此时,1.2mg/d 的剂量能够使用同一支笔进行治疗。

—艾塞那肽的剂量是通过一支固定剂量的笔来提供的(5μg 和 10μg)。起始剂量是 5μg 一天两次,于早晚餐前注射。1 个月后,剂量增加到 10μg 一天两次。

1.给患者演示笔是怎样操作的。注射部位在腹部(首选)、上臂和大腿。以 90°角进针。

2.应用给予艾塞那肽时间的选择必须要解释给患者。艾塞那肽在餐前 60 分钟内注射以及两次注射必须间隔 6 个小时是非常重要的。也就是说,艾塞那肽通常在每天的第一餐和晚餐前使用。利拉鲁肽可以在一天中的任何时间注射,与进餐无关。

3.CGM 或一个可调整的 SMBG 计划是必须进行的。最初,随着 GCP-1 作用增加应增加血糖监测的次数。患者应该预期在第一天使用时就看到餐后血糖的降低。理想的是,患者应该在餐前和餐后的不同时间立即监测血糖,以便看到艾塞那肽或利拉鲁肽的作用。

4.应该告知患者可能会出现一些胃肠道不适(恶心和呕吐)。一旦患者开始耐受了 GLP-1 受体激动剂,副作用就会减轻。

5.患者需要继续目前的口服药治疗。如果患者目前使用的是磺脲类药物治疗,应该告知患者低血糖的风险可能会增加。通过减少药物剂量和增加 SMBG 的监测频率以减少低血糖的发生。

艾塞那肽的初始剂量是 5μg,腹部、大腿、上臂皮下注射,每天两次,在一天中两餐之前 60 分钟内注射,至少间隔 6 个小时。(最近研究显示对于早餐吃得较少的患者在午餐前给予艾塞那肽治疗会得到相似的血糖控制[111]。在治疗 1 个月后起始剂量增加到 10μg 每天两次(最大剂量)。增加剂量要考虑胃肠道不适和血糖控制两方面的问题。艾塞那肽不应该在饭后给药,因为在那时注射是无效的。

就像前面提到的那样,利拉鲁肽起始剂量 0.6mg/d 治疗一周;其后,剂量增加到 1.2mg。增加剂量要考虑胃肠道不适和血糖控制两方面的问题。利拉鲁肽能够在一天的任何时间给药,但应该在每天的同一时间给药。注射利拉鲁肽与进餐无关。如果血糖控制目标仍不达标,在利拉鲁肽起始治疗后的 2~4 周增加到最大剂量 1.8mg/d。

GLP-1 激动剂与二甲双胍联合起始治疗

因为 GLP-1 受体激动剂是葡萄糖依赖性的,所以当与二甲双胍联合治疗时不会增加低血糖的风险。然而,如果出现有助于降低血糖的行为(例如锻炼或漏过一餐),会轻度增加相对低血糖的风险。GLP-1 受体激动剂抑制了胰腺 α 细胞释放胰高血糖素。因此,肝脏葡萄糖的产生减少。虽然这个作用是葡萄糖依赖性的,但二甲双胍和 GLP-1 受体激动剂的联合作用可以充分减少肝脏葡萄糖的输出,导致相对低血糖的轻度风险。因此,一定要注意在 GLP-1 受体激动剂起始治疗阶段严密监测患者的血糖。然而临床研究显示,当二甲双胍与 GLP-1 受体激动剂联合使用时,低血糖的风险没有显著增加,尚没有报告相对低血糖事件的发生。同样重要的是,如果出现低血糖,要注意到 GLP-1 受体激动剂并不妨碍正常反馈调节激素的反应[96]。其次要注意的是,随着 GLP-1 激动剂与二甲双胍联合治疗的开始,胃肠道不适(恶心和呕吐)也增加了。因为,二甲双胍经常出现胃痛,因此明确这种不适是来源于二甲双胍还是 GLP-1 受体激动剂是十分重要的。如果胃肠道症状持续超过 5 天,就要减少剂量。如果症状仍然持续,GLP-1 激动剂就不要继续使用了。

艾塞那肽:

1.在每天第一餐前的 1 小时内以 5μg 起始。虽然艾塞那肽的生物活性会持续 6~8 小时,但只有当血糖高于 90mg/dL(5mmol/L)时它才将促进胰岛素的释放,当血糖下降后它将不再作用。因为它的峰值浓度是在注射后 2~3 小时之间,半衰期大约 4.5 小时,所以应该在给予艾塞那肽治疗后 1 小时保证碳水化合物的摄入。在第一次艾塞那肽注射后的 6 小时(与其药理作用相一致)和晚餐前 1 小时内给予第二次相同的剂量(图 5.13)。在图 5.13 中显示清晨的低血糖是由于艾塞那肽联合二甲双胍所引起的。虽然,两种药物多不导致低血糖,但两种药物联合可以降低血糖足以产生符合正常糖耐量的间歇性低血糖症。

使用二甲双胍或两种药物治疗或三种药物治疗时

起始 GLP-1 激动剂治疗

评估医学营养和运动治疗;见:
医学营养和运动治疗/起始
GLP-1 激动剂刺激葡萄糖依赖的胰岛素分泌,抑制胰高血糖素的产生,延缓胃肠排空,增加安全性。

起始剂量
- 艾塞那肽(百泌达):5μg BID 使用一支固定剂量的笔皮下注射 1 个月;最佳注射时间是在早晚餐前或 2 顿主餐前 30~60 分钟内(至少间隔 6 小时);不要在餐后注射
- 利拉鲁肽(诺和力):0.6mg/d 在一天中的任何时间皮下注射 1 周,与进餐无关,然后增加剂量到 1.2mg/d,利拉鲁肽注射是使用一支可调节剂量的笔

促泌剂(磺脲类药物)的调节
如果 A1c<8.5% 要考虑减少 50% 的促泌剂的剂量;否则,则维持目前剂量,监测患者的血糖以防低血糖的发生

预期临床获益
A1c 下降 1%;在 6 个月时体重下降 5lb(2.3kg)
参考患者营养与糖尿病教育

随访
内科:在 1~2 周内进行电话随访或到诊所就诊;改为 GLP-1 激动剂/调节

艾塞那肽使用的注意事项和禁忌证
- ESRD 或肾脏损害肌酐清除率<30mL/min
- 严重的胃肠道疾病(胃轻瘫)
- 胰腺炎(少见)
- 过敏反应(过敏性反应或血管性水肿)
- 妊娠期 C 类用药

注意:因为艾塞那肽延缓胃的排空,所以患者在服用需要快速吸收的药物时,应该在注射艾塞那肽之前的 1 小时内服用;如果药物需要与食物同服,那么这些药物应该在艾塞那肽还没使用时与加餐同服

利拉鲁肽使用的注意事项和禁忌证
- 有甲状腺髓样癌或多内分泌腺瘤病 2 型时禁忌使用
- 在肾脏和(或)肝脏功能损害的患者慎用,因为缺乏在这些患者中使用的资料
- 胰腺炎(少见)
- 延缓胃排空可能会影响口服药的吸收
- 妊娠期 C 类用药

GLP-1 激动剂的副作用
- 恶心(最常见),呕吐,腹泻;通常与剂量相关而且是暂时性的
- 同时服用促泌剂(磺脲类药物)的患者可能会出现低血糖
- 头痛
注释:详细规定信息见包装说明书

图 5.12 2 种胰高糖素样肽-1(GLP-1)激动剂/起始。A1c:糖化血红蛋白 A1c;ESRD:终末期肾病。

2.在开始治疗阶段,改变治疗时间之前持续 5μg 一天两次共两周。治疗时间可以改变,只要是在餐前 60 分钟之内给药即可。在考虑增加艾塞那肽剂量之前,以相同的剂量持续治疗 30 天。

利拉鲁肽:

3.利拉鲁肽每天 0.6mg 起始持续一周,如果有必要的话,剂量增加到每天 1.2mg。利拉鲁肽给药与进餐无关。随访一个月评估治疗效果。

GLP-1 激动剂联合磺脲类药物的起始治疗

通常,磺脲类药物增加低血糖的风险。当添加了 GLP-1 激动剂时,低血糖的风险进一步增加了。因此,SDM 推荐当维持治疗计划时需要减少磺脲类药物的剂量。如果患者使用磺脲类药物达到最大剂量,应该减少 50% 的剂量。如果未达到最大剂量,至少减少 25% 的剂量。

艾塞那肽(exenatide)的起始剂量为 5μg bid,应于早晚餐前 60min 服用,或一日中的两次主餐前。这样做降低了少进一餐而导致低血糖发生的可能性。因此,有必要强调下,我们不能随便少进一餐,因为磺脲类药物刺激胰岛素分泌不是自体调节的。当没有营养物质摄入时,磺脲类药物会导致低血糖。早晨的艾塞

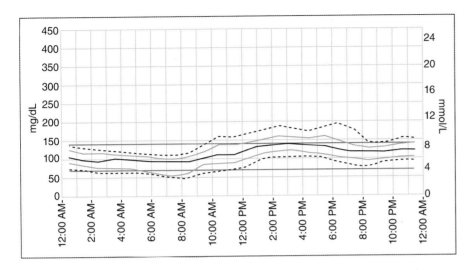

图 5.13　血糖波动曲线显示艾塞那肽联合二甲双胍治疗的效果。提示有清晨的低血糖。虽然，两种药物多不导致低血糖，但两种药物联合可以降低血糖足以产生符合正常糖耐量的间歇性低血糖症。

那肽会在 2.5 小时后产生峰值,持续作用达 6~8 小时。为了评估它的作用,在早餐后 1 小时进行 SMBG,并在午餐前再测一次。第二次给药 5μg 要与上次给药间隔至少 6 小时,如果磺脲类药物也在晚上给药,那么应该在该餐前给药,使用利拉鲁肽时,推荐测量餐后血糖,因为它会刺激胰岛素分泌。

在 GLP-1 受体激动剂与磺脲类药物开始联合使用时,可能会有胃肠道不适反应。如果患者正在使用艾塞那肽, 可以考虑每日减少一次给药继续使用 5 天,如果胃肠道反应在 5 天后仍然不消退,停止 GLP-1 受体激动剂的使用。如果餐前血糖水平低于 60mg/dL (3.3mmol/L),减少磺脲类剂量。

开始 GLP-1 受体激动剂与噻唑烷二酮类药物的联合治疗

GLP-1 受体激动剂和噻唑烷二酮类药物的不同药理作用,使得两种药联合治疗对于 2 型糖尿病患者可以发挥很大作用。由于噻唑烷二酮类药物可以增加胰岛素敏感性,GLP-1 受体激动剂的血糖依赖效应可以在促进胰岛素分泌和减慢胃排空方面均加强噻唑烷二酮类药物的作用。另外,GLP-1 受体激动剂可以与肌肉和脂肪组织中 GLP-1 受体相结合,从而增加葡萄糖的摄取。因此,GLP-1 受体激动剂控制体重增加这一效应也会联用噻唑烷二酮类药物而加强,GLP-1 受体激动剂与噻唑烷二酮类药物联合应用的原则遵循与磺脲类、二甲双胍等药物的联用原则。

在与磺脲类、二甲双胍或噻唑烷二酮类药物联用时调整 GLP-1 受体激动剂用药

当一种或两种药物与 GLP-1 受体激动剂联用时,调整方式均是一样的。当应用第一个月时, 可以予 5μg qd 的艾塞那肽或 1.2mg qd 的利拉鲁肽作为起始量。如果患者联合应用了磺脲类药物,并且有低血糖发生,首先要看低血糖是否由 SMBG(自我监测血糖)证实,其次看患者是否遵循了合适的饮食方案,然后再考虑减少至少一半的磺脲类药物剂量并监测血糖变化。如果低血糖持续存在,那么应考虑停用磺脲类药物。

下一个需要考虑的因素是胃肠道耐受性。如果患者存在持续的恶心呕吐,再维持最低剂量的 GLP-1 受体激动剂约 1 周时间。如果症状仍存在, 停止 GLP-1 受体激动剂的使用,并考虑采用基础胰岛素或胰岛素泵治疗。

评估和随访

在联用 GLP-1 受体激动剂第 1 个月后,通过测餐后血糖和 HbA1C 再次评估血糖控制情况,应该会有所下降,并且通过 SMBG/CGM(动态血糖监测)数据反映出来。如果血糖达标,无需再增加 GLP-1 受体激动剂的剂量。如果血糖仍未达标,加量至 10μg bid 艾塞那肽,1.2mg 或 1.8mg qd 利拉鲁肽,观察 1 周,评估是否有低血糖和胃肠道副作用。

GLP-1 受体激动剂与胰岛素

多项研究证实,GLP-1 受体激动剂与基础胰岛素联合应用可显著降低 2 型糖尿病患者 HbA1C 水平。研究显示,联用 GLP-1 受体激动剂可以使糖尿病晚期患者获得更多收益,而这些收益是他们从标准的治疗方法中所得不到的。

GLP-1 受体激动剂和抗生素、口服避孕药、止痛药、抗凝药

由于艾塞那肽减慢胃排空,需要快速吸收和随餐服用的药物需要重新选择用药时间（例如抗生素、西地那非、口服避孕药、止痛药等）。用药时间通常选在艾塞那肽注射前至少 1 小时,那些随餐服用的药物应该移至午餐服用或者在服药时吃少量零食。为了预防药物副作用,不应在 GLP-1 受体激动剂浓度时相内服用其他任何药物。艾塞那肽的峰浓度通常出现在皮下注射后 2~3 小时,利拉鲁肽则在皮下注射后 8~12 小时。

售后报告指出:艾塞那肽和华法林的联用可导致 INR 水平升高,从而引起出血风险。然而,在一项药物相互作用的研究中,并未发现艾塞那肽在这方面的显著作用。虽然如此,对于给那些正在服用华法林的患者加用艾塞那肽时,还是应该更加频繁地监测凝血酶原时间。一旦达到一个稳定的凝血酶原时间水平,就可以间隔一段时间进行监测[112]。

患者教育

在 GLP-1 受体激动剂治疗过程中,需要向患者强调以下几点,以使他们在这些方面做得更好:

1.了解 GLP-1 受体激动剂的作用:指出 GLP-1 受体激动剂在糖尿病自然病程中的作用时间并解释肠促胰岛素的作用。

2.自主注射技能:

–展示注射用笔:包括如何装填笔芯、新笔的启用和剂量的调节。

–示范如何用盐水进行自主注射。

–熟悉注射部位,包括腹部、上肢和大腿。

3.时间和剂量的建议:

–熟悉注射时间。艾塞那肽应于每日早晚餐前 60min 给药。利拉鲁肽则为一日一次用药,每次选择相同的时间。

–对于艾塞那肽,应提醒患者,两次用药时间间隔应大于至少 6 小时,并对应于餐前。

–剂量建议。艾塞那肽以 5μg bid 剂量起始持续约 1 个月,然后改为 10μg bid。利拉鲁肽以 0.6mg qd 起始,几周后可按需调整剂量,最大剂量为 1.8mg qd。

1.自我监测:

–SMBG 的正常值和目标值。

–注意餐中和餐后血糖变化。

2.储存:

–正在使用中的笔应存于 25℃室温条件下。提醒患者 GLP-1 受体激动剂在不使用时,应存放于冰箱,未启用的笔应储存于 2℃~8℃冰箱中。

–笔已打开≥30 天时,不要使用。

3.用餐时间考虑:

–尽量避免跳跃用餐。

–应用艾塞那肽时,确保患者明白不在餐后注射。

–熟悉用餐内容,碳水化合物总量要适当。

–重申平衡膳食的重要性。

–缓慢进食。

4.警惕恶心症状:

–避免高脂饮食。

–服用非处方镇吐药物。

–试用薄荷油,(一种无糖碳酸饮料),或者含姜食物。

–试用西兰手链(motion sickness)。

5.低糖血症意识:

–解释实际和相对低糖血症的差别。

–解释低血糖症状和适当的治疗。

6.观察副作用:

–熟悉胃肠道副作用,包括恶心、呕吐、腹泻。

–提醒患者副作用发生与剂量有关,并可随时间进展减轻。

–如果发生严重持续的腹痛症状,建议患者停止用药,立即联系医生。

7.药物相互作用:

–评估所有伴随使用的药物,检查用药时间和剂量。

胰岛素基础治疗

对于许多临床医生而言,除了一些极个别的情况,大部分初始胰岛素治疗还是伴随着一些争论和担忧的。在这部分,我们优先介绍特殊决策路径(specific decision paths),我们列出了 2 型糖尿病胰岛素治疗时常考虑的 4 个问题:①胰岛素安全吗？②对于 2 型糖尿病而言,胰岛素是否为有效的治疗措施？③胰岛素治疗是否会不可避免地导致体重增加？④胰岛素治疗是否性价比高？

这部分会以回顾性分析作为证据,着重论述长期胰岛素治疗的有效性,安全性和性价比。

1.胰岛素安全吗？

自从 1921 年人们发现胰岛素以来，它在 2 型糖尿病治疗方面的使用始终存在争议，尤其是其安全性。然而由于它的不可或缺，在 1 型糖尿病中的使用并不受质疑，只在 2 型糖尿病中的使用存在争议。我们可以把这一问题分为胰岛素的短期和长期并发症两部分来讨论。

短期并发症(低血糖)

我们所担心的最开始的短期并发症便是低血糖。胰岛素是否会导致不可逆的低血糖呢？几份研究已经证实了这一观点，目前最复杂的回顾性分析是由 Miller 及其同事进行的[113]。他们收集了 1055 位来自城市诊所的 2 型糖尿病患者数据，低血糖通常是由自我监测血糖小于 3.3mmol/L 发现的，通常有症状出现，并且在进食后缓解。严重的低血糖则需要进一步治疗。尽管如此，我们发现，应用任何胰岛素组合治疗的患者发生低血糖的概率最多不超过 30%，而单独饮食控制的患者也有 12% 的低血糖风险。研究显示，轻度低血糖与治疗无关（25%）。以下为几个独立影响因素：胰岛素、强化治疗、年龄、HbA$_{1C}$<7%、以前低血糖的发作。研究未找到严重低血糖与治疗强度之间的明确关系[113]。

在一个治疗目标性研究中（<120mg/dL 或 6.7mmol/L），Rosenstock 和他的同伴们[114] 研究了 518 位接受中效胰岛素治疗伴或不伴口服药物的 2 型糖尿病患者低血糖的发生率。将所有患者随机分为甘精胰岛素 qd 治疗组合和中效胰岛素 qd 或 bid 治疗组。两组对比，至少发生一次轻度症状性低血糖的概率分别为 61.4% 和 66%。另外，27% 接受甘精胰岛素治疗的患者存在夜间低血糖，而中效胰岛素组有 36%。

有很多其他研究人员对此持不同意见，尤其是退休军人事务合作研究(veterans affairs cooperative study)[115]，英国预期糖尿病研究[116]和 Kumamoto 研究[117]。不能一概而论地将轻度低血糖认为与某种治疗相关。多数证据显示低血糖与治疗类别无关，而与治疗措施的使用状态有关(例如，治疗强度，自我监测血糖，营养教学情况)。

大部分低血糖依赖于自我监测血糖的数据，然而自我监测因存在潜在的偏倚，常常是不准确的，因此国际糖尿病中心采用盲法 CGM 对 150 名 2 型糖尿病患者进行了 30 天的血糖监测。在这项研究中，自我监测发现的低血糖并不作为初始指标。CGM 的使用可以反映患者存在低血糖时间的长短[48]。发生低血糖时间长度的百分比约为 3%(血糖<60mg/dL 或 3.3mmol/L)，这和正常人及 1 型糖尿病患者数据相仿。这意味着在避免低血糖方面，国际糖尿病中心的治疗是很恰当的。正是这种治疗造成了中心患者与其他患者普遍低血糖发生的差异。国际糖尿病中心的研究人员还指出，低血糖的危险还有基础医源性原因(例如欠佳的临床决策)，而不完全是胰岛素治疗的内在性质决定的。

长期并发症

到了 20 世纪 90 年代中期，大量研究表明，2 型糖尿病患者的胰岛素治疗可导致高胰岛素血症和心血管疾病。因此，大家认为胰岛素治疗可能会加速动脉粥样硬化。由于 2 型糖尿病患者本身就是心血管疾病和中风的高发人群，因此他们应用胰岛素治疗并不恰当。微血管疾病的发生率随年龄升高而升高也证明了这一观点。因此随着糖尿病的持续存在，疾病风险也在增高。但是胰岛素的治疗是否会导致更进一步的风险呢？英国预测性糖尿病研究作为首个明确的研究[55]，发现胰岛素治疗与心血管疾病的发生并无明显关系。自此之后，其他研究才陆续开展。事实上，绝大多数研究发现，伴随着最少低血糖发生的正常血糖水平的恢复，对患者在心血管病程的发展中是有保护作用的，这与治疗类别无关[44]。

最近，关于肿瘤与胰岛素治疗相关性的话题被讨论得很热烈。在一项国家注册的回顾性医学调查中发现，甘精胰岛素类似物可以增加恶性肿瘤的发生率[118]。研究中所纳入记录的 130 000 名患者在开始胰岛素治疗时均无恶性肿瘤迹象。研究者还在进一步寻找它和胰岛素治疗类型间的关系。最初，研究认为甘精胰岛素与其他胰岛素相比，更不易诱发肿瘤。而进一步的分析指出，如果把胰岛素总量也作为一个影响因子的话，那么甘精胰岛素与其他胰岛素相比，危险性略高[50]。然而这项研究并没有考虑肥胖因素，在许多研究中都已经提出癌症的发生与肥胖症和 2 型糖尿病有很大关系。综上所述，我们并不能确定，甘精胰岛素是否会导致恶性肿瘤。

在另一项回顾研究中，Gary 及其同事[119]考量了研究中所使用的方法论和统计分析过程，他们得出如下结论：

尽管患者的安全在任何疾病的治疗中都是十分重要的，但我们没有理由因为一个未被证实的风险而去停止目前的治疗，就像上文中提到的甘精胰岛素。

所有的治疗都存在风险,然而我们应平衡风险与收益间的关系。良好的血糖控制收益在糖尿病患者中是显而易见的。特别是在急性并发症,微血管并发症和神经病变方面。甘精胰岛素类似物在控制血糖和减少低血糖发生方面已被证实是一种非常有效的制剂。我们的观点是甘精胰岛素应该继续使用,不应因未被证实的观点而停用。

是否有原因可以解释甘精胰岛素比其他胰岛素更易引起肿瘤呢?有一种假设认为甘精胰岛素与人类自身胰岛素及其他类别胰岛素相比,在与胰岛生长因子 1 受体的结合上有着更强的吸引力和效能。作为一种生长激素,任何胰岛素都可以加速癌前细胞及肿瘤细胞的生长。(例如黑棘皮病和皮肤结节,它们均与胰岛素抵抗相关。)如果胰岛素是种有益的生长促进因子,那么它的作用在 1 型糖尿病患者中应该更明显。而 1 型糖尿病患者中肿瘤的发生率是否比未患糖尿病的人群更高呢?这方面的证据又是矛盾的。排除胰腺本身肿瘤的影响,在 1 型糖尿病患者中,不论是按年龄还是性别来分组,均未发现肿瘤疾病风险的升高,因此,对于 2 型糖尿病患者而言,肥胖、年龄或其他因素(饮食、吸烟、环境暴露等)被认为更有可能引起肿瘤风险增高。

在 2 型糖尿病患者中,胰岛素是否是一项有效的治疗?

在这一观点上大多数研究是一致的。因为有低血糖的存在,对这一问题我们需要分别讨论。胰岛素被认为是目标性治疗策略中重要的组成部分。那么胰岛素在用于控制血糖达标时,是否有效呢?问题可以被分成两部分:①外源性胰岛素是否能模拟普通胰岛素达到日间血糖达标的目的?②外源性胰岛素是否能达到其他治疗达不到的血糖控制目标?在一项详尽的回顾性研究分析中,Mayfield 和 White[120]从三个层面阐述了这一问题:β 细胞功能的挽救、增加和替代。他们指出,在 2 型糖尿病发展的自然病程中,因 β 细胞衰竭,第一和第二时相胰岛素的分泌减少会导致高血糖。他们指出,已经临床确诊的糖尿病患者有 50% 的 β 细胞功能已经受损。胰岛素治疗,不论是基础胰岛素还是胰岛素泵的应用,均显示了挽救 β 细胞功能和逆转 β 细胞枯竭的作用,再进一步发展,当 β 细胞衰竭导致产生糖毒性时,为了控制血糖,不论是内源性胰岛素的增加还是替代治疗都是十分必要的。

Chen 及其同事[121]对有高风险糖毒性或已经出现糖毒性的患者进行研究,观察强化胰岛素治疗的效应。住院 10~14 天内全部为胰岛素强化治疗,10~14 天后患者被进行随机分组,一组继续强化胰岛素治疗,另一组改为口服药治疗以阻断 β 细胞的进一步枯竭。分别于住院期间和 6 个月后评价患者的 β 细胞功能和胰岛素敏感性。研究发现,继续胰岛素治疗在恢复和保持 β 细胞功能方面比口服药发挥的作用更大,它还可以使 HbA$_{1C}$ 水平下降 1%(6.78%±1.21% vs 7.84%±1.74%;P=0.009)。

是否外源性胰岛素可以达到其他治疗无法达到的血糖控制目标呢?关于这个问题并不易回答。如果患者在合理饮食的前提下,我们把所有的口服药和非胰岛素治疗方法都考虑进去,优势证据显示,他们对 HbA$_{1C}$ 的下降作用也不会超过 4%。因此,当 HbA$_{1C}$ 水平大于 11% 时,似乎任何口服药的组合都无法较好地控制血糖。但是当 HbA$_{1C}$ 在正常值与 11% 之间又会怎样呢?关于这方面的证据还不明确。现在有许多口服药物和胰岛素的联用方案已经被评估,但很多研究的数据都是矛盾的。最近,有一些注射制剂,如艾塞那肽等,已经被研究如何与胰岛素一起联用。最后我们发现,药物联用在生理学角度上还是有很多问题的。例如一些速效胰岛素与磺脲类或促泌剂的联用可能是多余的。还有基础胰岛素与二甲双胍联用。然而,由于一些潜在的缺陷,我们也有理由应用基础胰岛素或胰岛素泵以增补内源性胰岛素的不足,这样可以加强非胰岛素类药物的生物优势。

胰岛素治疗是否会导致体重增加?

胰岛素强化治疗控制血糖导致体重增加似乎是很容易接受的事实。ACCORD 研究中发现,在胰岛素强化治疗组,患者体重平均增加 10kg,研究者[44]发现在 2 型糖尿病患者中,基础胰岛素单独应用会导致增重大约 1.9kg,而预混合餐时胰岛素的应用分别为 4.7kg 和 5.7kg。从某种程度上说,体重增加是葡萄糖有效摄取的结果。当有足够的胰岛素供应时(不论是内源性还是外源性的),热量可转化为能量,而不是排泄掉。理论上说,饮食的改善可以纠正这一平衡。然而大部分研究都忽视了在开始胰岛素治疗时强化饮食管理和后续的变化,因此患者经常增重。如果我们选择了正确的研究方法——直接解决体重增加问题——或许外源性胰岛素对体重的影响作用便可以阐明了。

Larger 及其同事[123]假设 2 型糖尿病患者应用胰岛

素治疗后明显体重增加，是一种人为导致的病理状态。他们认为应用胰岛素治疗的受试者出现长期严重高血糖并伴随体重下降是由于血糖异常的结果。当胰岛素治疗开始时他们的体重已经在较低水平了。胰岛素治疗开始后，体重重新增加到高血糖前的状态。为了测试这一理论，研究者对过去 3 年的数据进行了回顾性分析。他们发现虽然大多数患者在应用胰岛素后都出现了体重增加，而 71% 的人并未达到之前的最高体重。他们认为胰岛素会导致不典型体重增加这一理论是不正确的，而应该是胰岛素治疗会恢复体重至接近胰岛素治疗前的最大体重值[123]。

胰岛素治疗是否性价比高？

　　一篇回顾性分析报告提到了很少有研究对 2 型糖尿病胰岛素治疗的成本效益进行评价，但是在最近的几年，人们的注意力转向了 2 型糖尿病患者胰岛素类似物治疗的成本效益。目前已经有研究对甘精胰岛素和地特胰岛素进行了评价。从短期来看，他们比人胰岛素每单位消费更高。这种费用上的差异已经引起人们对于其适用性及实用性的怀疑。像许多研究中提到的那样，人们不会选取一个起始成本昂贵的方法来进行 2 型糖尿病的治疗[124]。它很难在长期用药过程中做到节约成本。目前在胰岛素类似物与其他胰岛素治疗的经济学优势方面，科学界尚不能达成一致。

　　利用一种叫做目标性研究中心（center for outcomes research，CORE）的糖尿病模型作为医药经济学模型，Palmer 及其同事[125]评估了甘精胰岛素和地特胰岛素的成本效益。作者认为，在十年时间里，地特胰岛素类似物为每一个从中效胰岛素转为地特胰岛素治疗的患者节约了大约 2416 美元。另一项由 Valentine[126]等开展的研究也认为地特胰岛素在作为长期治疗方案的成本效益方面要优于中效胰岛素和甘精胰岛素。应用 CORE 的数据，作者发现地特胰岛素可以提高患者生活质量调整生命年（QALY）约 0.698 年和 0.063 年。然而应用地特胰岛素的间接花费可能高于中效胰岛素约 10542 美元/人。所以还应进一步规范减少间接花费约 4668 美元/人。与甘精胰岛素类似物相比，地特胰岛素不仅节约了直接医疗费用（2072 美元/人），还节约间接医疗费用（3103 美元/人）[126]。前面所述的 Valentine 和 CORE 团队的研究认为，对于选用口服降糖药治疗失败的患者，甘精胰岛素在提高患者质量调整生命年上要逊于诺和锐[127]。

　　在加拿大，Cameron 和 Bennetl[128]比较了胰岛素类似物的成本效益——传统速效胰岛素（诺和锐，优泌乐）和人胰岛素，长效胰岛素（甘精胰岛素、地特胰岛素），中效胰岛素等。结合之前研究的所有数据，作者发现在治疗 2 型糖尿病方面，没有任何一种胰岛素类似物有特别的成本效益。与常规人胰岛素相比，诺和锐和优泌乐每 QALY 分别增加了 22488 美元和 130865 美元的花费。而与 NPH 相比，甘精胰岛素每 QALY 增加了 642994 美元的花费。然而地特胰岛素治疗被认为比甘精胰岛素更昂贵，其他研究证明了甘精胰岛素比中效胰岛素有更好的经济效益[128,129]。在 2008 年，Woehl 及其同事[130]对 1000 名血糖控制不佳的 2 型糖尿病患者进行了研究，并比较了艾塞那肽与甘精胰岛素的成本效益。甘精胰岛素在所有分析模型中均被认为是有优势的。参考现在的英国全民医疗保健系统报价，甘精胰岛素对艾塞那肽的花费比是-29149 美元/QALY[130,131]。

　　对于成本效益的测量目前仍存在争论。几项研究中引用的 QALY 概念，是一个包含多项定性因素的测量成本效益的指标。更简单的实验会从降低 HbA$_{1C}$ 的角度来诠释成本效益问题。显然，我们有必要以一个更系统的方式提出成本效益这一问题。从个人角度看，此方式应对于改善生存质量有益；从临床角度看，它应对控制血糖及避免低血糖发生有益。然而，从公共健康的角度，它的制定应考虑有多少糖尿病患者达到血糖控制目标并减慢了并发症的发展。由于上述问题尚没有解决，因此胰岛素在 2 型糖尿病患者中的成本效益问题还不能下结论。

胰岛素基础治疗

　　由于胰岛素的起始治疗在糖尿病治疗中是十分重要的一步，因此和患者一起回顾一些关键的护理原则和管理路径（图 5.3），提醒患者在开始胰岛素治疗后仍需改进饮食及运动也是很重要的。

　　2 型糖尿病的胰岛素治疗是以两种方式开始的：当存在明显高血糖且初测 HbA$_{1C}$>11% 或者是非胰岛素治疗不能使 HbA$_{1C}$<7% 时。当 HbA$_{1C}$>11% 时，非胰岛素类单独治疗在恢复血糖内稳态方面是没有效果的。然而，也有报道称减少能量摄入的患者可以马上停止胰岛素治疗。从生理学的角度讲，长期慢性的高血糖状态会导致糖毒性。由于高血糖加速 β 细胞凋亡，胰岛素分泌和 β 细胞都会减少。然而作为糖毒性的前体细胞，β 细胞的枯竭是可逆的。从高血糖到 β 细胞枯竭的一系列过程均由胰岛 β 细胞的过度刺激造成，是高血糖直接产生的后果。如果长期应用促泌剂 β 细胞会得不到休息。因此,一旦血糖达到正常水平,胰岛素便可以停止了。临床上对于β细胞枯竭和糖毒性的区别是看胰岛素治疗是临时的还是长期的。如果的确是糖毒性的话,患者将需要长期外源性胰岛素来维持血糖正常。

如2型糖尿病管理路径所示(图5.3),在一系列非胰岛素治疗失败后,开始胰岛素单独治疗或联合治疗可以达到最大临床效应。延迟胰岛素治疗只会延长血糖升高导致的代谢改变。

如此章节中之前所提到的那样,许多种类的胰岛素治疗方案在临床实践中都是有效的。图5.14显示了这些胰岛素的作用情况。表5.8提供了特别的信息,包括作用起始时间,峰值,以及胰岛素作用持续时间。

提示:为什么要考虑血糖水平而不在糖尿病一开始时就应用胰岛素治疗呢?对于这一问题还存在争议,既然胰岛素可以改善胰岛素抵抗、胰岛素缺乏从而控制血糖。那为什么不把它作为一线治疗选择呢?理论上说,全世界大多数糖尿病患者在开始时都没有明显的胰岛素抵抗,这是十分明显的。然而它可能存在胰岛素相对缺乏,在几类人群中(尤其亚洲、印度次大陆、非洲)2型糖尿病的发展与碳水化合物摄入增多的饮食改变有关。这种高营养摄入会导致严重的β细胞枯竭,从而造成糖毒性。

第一步:胰岛素起始的准备工作

识别缺陷

像所有其他治疗方式一样,在以胰岛素为基础治疗起始阶段首先是要发现患者存在的潜在缺陷。需要考虑三方面情况:空腹高血糖,餐后高血糖以及代谢紊乱。理想状态下,应该在联合糖化血红蛋白及C肽

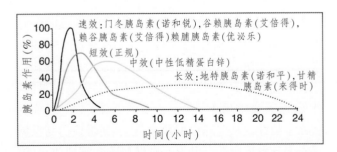

图5.14 胰岛素作用曲线。提示:可以利用这些曲线对每种类型的胰岛素作用峰值和持续时间进行粗略的评估;作用曲线易受个体差异,活性水平,时间和其他因素影响。为了提供完整的日间血糖水平,患者一日应至少进行4次自测血糖。可考虑应用持续血糖监测。

检测同时应用动态血糖监测或自我血糖监测来识别潜在的缺陷并描述当前的血糖模式。但在实际情况中,这是不现实的。怎样发现潜在的缺陷呢?可能存在两种类型的患者。首先一种是多年治疗过程中未应用过胰岛素,没有足够好的控制血糖的患者。因此,恢复接近正常的血糖水平是很困难的。对于这部分患者,需要一段时间密切自我血糖监测以发现空腹及餐后血糖水平是否均未达标。进行14天随机自我血糖监测(全天监测4~7次血糖)或者动态血糖监测应该可以提供出准确的数据。这些数据应该是按每天的时间点描述的,而不是按日期描述(按天描述模式)。这样可以发现这类患者特征性的血糖变化。对于大多数2型糖尿病患者而言,餐后血糖升高更为突出,需要优先关注。对于少数患者来说,出现空腹血糖升高,而不伴餐后高血糖。对于那些在糖化血红蛋白和动态血糖监测或自我血糖监测中反映出来的完全性代谢紊乱的患者,可能会发现空腹及餐后高血糖同时存在。如果可能, 这段基础监测时期应该不应用其他降糖药物。糖尿病患者应用口服药治疗很常见,因而潜在的缺陷会被掩盖。可能要将治疗方案换为胰岛素治疗同时摒弃对非胰岛素治疗的依赖。

生理胰岛素治疗是通过联合使用基础及餐时胰岛素来模拟正常胰岛素分泌模式,近期动态血糖监测的数据已经帮助我们了解了胰岛素昼夜分泌的模式,这种胰岛素分泌的模式是对来自内源性和外源性血糖刺激所产生的反应。虽然原因是相同的,但似乎每个患者对葡萄糖刺激的反映是不同的,有时是难以预知的。实际上,2周基线的动态血糖监测/自我血糖监测可以发现这些异常并提供充足的证据来确定初始最有效的胰岛素应用方案。表5.15阐明了这点。这包括我们所关注患者的三个信息:HbA$_{1c}$,SMBG 和 CGM。

表5.15显示出使用二甲双胍、磺脲类药物和基础胰岛素治疗的2型糖尿病患者自我血糖监测的数据(与动态血糖监测叠加)。这位患者进行了30天的动态血糖监测和自我血糖监测。根据149次自我血糖监测结果,她的糖化血红蛋白是7%,平均血糖是(160±56)mg/dL[(8.9±3.1)mmol/L]。分析表明40%的数值在目标值以内,60%的数值超过目标值。然而,自我血糖监测数据不足以区分夜间和白天。同一时期的血糖波动曲线是依据3435次动态血糖监测的数据。平均血糖是151±45mg/dL(8.3mmol/L),有46%的数值在目标值以内,53%的数值超过目标值。曲线下面积是

表 5.8　胰岛素作用摘要

胰岛素类型	通用名	商品名	起效时间(小时)	达峰时间(小时)	持续时间(小时)
基础胰岛素					
中效	鱼精蛋白锌胰岛素	生物合成人胰岛素	2~4	4~8	10~16
长效	甘精胰岛素 地特胰岛素	来得时 诺和平	2	无明显峰值	持续 24 小时 *
预混胰岛素					
快速起效预混胰岛素					
75/25 或 50/50	赖脯鱼精蛋白/赖脯	优泌乐预混	5~15 分钟	1~2 †	10~16
70/30	门冬鱼精蛋白/门冬	诺和锐预混	5~15 分钟	1~2 †	10~16
常规预混胰岛素					
70/30	中性鱼精蛋白锌胰岛素/正规胰岛素	优泌林 诺和灵	30~45 分钟	4~8/2~3	10~16
50/50	中性鱼精蛋白锌胰岛素/正规胰岛素	优泌林	30~45 分钟	4~8/2~3	10~16
餐时胰岛素					
超短效	赖脯胰岛素 门冬胰岛素 赖谷胰岛素	优泌乐 诺和锐 艾倍得	5~15 分钟	1~2	3~4
短效	常规胰岛素	优泌林 诺和灵	30~45 分钟	2~3	4~8

* 某些患者可以从每天两次注射长效胰岛素中得到获益。
† 胰岛素活性在接下来的 8~14 小时逐渐下降。

2461mg/(dL·24h)比通过自我血糖监测计算的数值低 15%。这主要是由于整夜血糖值保持了相对稳定。尽管糖化血红蛋白值提示患者的血糖控制水平接近正常，但问题是这种模式是否模拟了正常的胰岛素昼夜分泌模式，从而是不需要进一步改进治疗方案。正常的昼夜分泌模式不会引起明显的餐后血糖升高。这名患者的血糖的波动曲线显示是有持续的早餐后高血糖并且伴有整夜高血糖，同时波动性较大。磺脲类药物和二甲双胍两者均可以有效地解决餐后高血糖或夜间肝脏葡萄糖输出过多的问题。

患者准备

从单纯营养治疗，过渡到使用单种口服药物治疗，再到联合治疗，最后到胰岛素治疗，这一治疗过程通常被延迟，从诊断到成为血糖控制不佳的 2 型糖尿病患者这个过程大约需要将近 8 年时间。处于临床工作的情况，医生不能开始或升级治疗，这在 2 型糖尿病的治疗中很常见，而且这与血糖控制差相关[133]。2 型糖尿病患者中未能开始治疗或升级治疗的因素很复杂，其中包括用药指导不一致，医患之间不能有效地沟通(访问频率和时间不允许)，缺乏患者教育，药物花费过高，医生诊断病情缺乏经验，治疗的舒适度以及患者能力障碍。上述因素在使用胰岛素治疗的 2 型糖尿病患者中更为明显。

一项国际性关于糖尿病、态度、期望和需要的研究(DAWN)调查了超过 3500 个医疗服务机构，这些机构包括 13 个国家和超过 5000 名没有应用胰岛素的成人糖尿病患者，目的是了解患者和医疗机构对胰岛素治疗的态度[134]。研究发现医疗机构认为应用胰岛素治疗是自我管理差的结果（而非 2 型糖尿病的自然发展的结果）。研究还发现超过半数的患者认为胰岛素治疗的疗效一般，患者过于担心胰岛素治疗的原因包括:①害怕注射,②低血糖的风险,③潜在

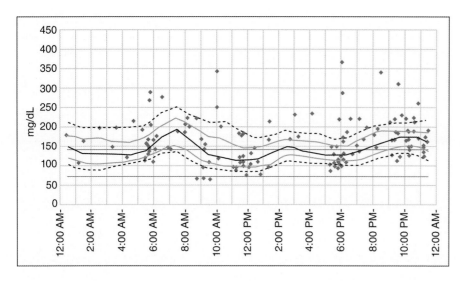

图 5.15　2 型糖尿病患者联合应用基础胰岛素、二甲双胍和磺脲类药物。点代表自我血糖监测数据（SMBG），曲线代表持续动态血糖监测数据。由于患者在出现症状时通常会检测血糖，所以自我血糖监测数值会超出一般模式，反映了动态血糖特征。

的体重增加，④自责（"我没有过于在意我的病情"），⑤认为胰岛素不会有效地控制糖尿病。

继续医学教育课程的评估是针对社区医生进行的，重点是在 2 型糖尿病中胰岛素的应用，这一评估证明使用一套系统的方法来启动和调节胰岛素，可以解决患者 116 个关于胰岛素治疗的障碍，可以增加社区医生在开始应用胰岛素时的信心。其方法包括在糖尿病的自然进程中（HbA$_{1c}$ 水平更低时）更早地应用胰岛素以及与患者合作决定治疗决策[135]。有很多的方法可以用来克服患者及社区医生开始胰岛素治疗的障碍。

胰岛素注射装置

值得注意的是，近几年传统的胰岛素注射方式得到了有效的改善，胰岛素注射器、胰岛素包装瓶及注射针头在工艺上均得到了改进；然而，对于患者来说这种注射胰岛素的治疗方法仍是不方便的，更复杂的是还需要额外的时间去学习正确的注射方法。应用一次性的皮下注射器注射出现错误是常见的，尤其是应用预混胰岛素治疗时，需要多个步骤准备。20 世纪 80 年代胰岛素笔的发明，将这一难题加以解决并且有效地提高了注射的准确性，为患者提供了便利。胰岛素笔包含一个带可调节剂量刻度的胰岛素储存器，还配有一个可拆卸的针头，需要更换的时候只需将针头直接换掉即可，胰岛素笔针头具备不同的长度（4、5、6、8、12mm）和粗细（29、30、31G）。每个患者可以选择合适的针头，。由于胰岛素笔针头不需要穿刺胰岛素瓶的橡胶塞，所以它比普通皮下注射针头更细，因而疼痛感更少。每一支笔都有一个计量刻度盘，用于选择规定数量的胰岛素，每波动 1 个单位胰岛素均可听到

一声"咔哒"声。大多数笔在开始使用前都需要首先选择一个起始量（2 个单位胰岛素）将空气从针头和胰岛素装置瓶中排出。在确定所需剂量的胰岛素之后，患者自行将胰岛素注射进入皮下组织（通常是腹部）保持大约 5 秒钟，以确保所需胰岛素全部注入。每次注射后，将使用过的针头取下并丢弃到容器中以避免胰岛素泄露从而被污染。

大量研究表明，比起传统的注射装置，患者更愿意选择胰岛素笔。在这些研究中，患者认为操作简便是至关重要的，方便和剂量的精准性是非常重要的因素[136,137]。专业人士指出，胰岛素笔是首选，尤其是对于老年患者或那些视力损害的患者，因为他们更容易教[138]。每一个胰岛素制造商都会生产胰岛素注射用笔。这些胰岛素笔已经在一些患者的应用试验中得到评估，总体上说，它们易于应用，准确并优于传统注射装置[139,140]。

最近来自于美国的一项卫生经济学研究的数据指出，胰岛素笔的使用可降低低血糖的风险，提高治疗依从性，并可降低第一次糖尿病治疗相关的成本[141]。研究确定了 1156 名 2 型糖尿病患者由使用传统的注射器/瓶改为使用胰岛素笔。这些患者更有可能坚持他们的治疗方案（基于药店的数据），并减少低血糖（60%）的发生。因为低血糖发生率的减低，使每年去医院看医生，住院，药物治疗和急诊看病的花费减少 50%。

第二步：选择胰岛素治疗

应用"标准化方案"治疗可以让 2/3 的 2 型糖尿病患者有效治疗达 10 年以上，这个观点是有争议的[142]。这种观点把复杂的个别患者等同于可以使用"标准化

方案"[142]的群体患者,忽视了有些患者诊断较晚的情况,使越来越多的亚裔人群比高加索人群发生相对胰岛素缺乏更早的证据打了折扣。因此,应用标准化治疗方案可能会延迟胰岛素的合理使用,延迟了可能永久的恢复正常的血糖模式。

有三种起始胰岛素治疗的路径:严重的急性高血糖,糖化血红蛋白大于 11%;慢性高血糖;及非胰岛素治疗方法失败。这三种情况起始胰岛素治疗的方法是不同的。应该每种情况都进行检查。由于非胰岛素治疗失败是起始胰岛素治疗最常见的原因,我们将在这里进行讨论。

当联用二甲双胍与磺脲类药物不能恢复或维持与碳水化合物代谢一致的血糖水平时,就应使用胰岛素来替代促泌剂治疗。磺脲类药物或二甲双胍可能不能再刺激衰竭的 β 细胞产生作用,形成相对胰岛素不足,在这种情况下,补充胰岛素是重要的。磺脲类药物失效通常表现为餐后高血糖和两餐之间高血糖。另一种更常见的情况就是三种非胰岛素药物治疗失效,即二甲双胍、磺脲类药物及噻唑烷二酮或 GLP-1 类似物/DPP-4 抑制剂联用。两种药物治疗失败根本的原因是不能产生足够的胰岛素来弥补食物产生的血糖偏移。在餐前增加速效胰岛素似乎是最为谨慎的选择。然而,通常突然加用速效胰岛素治疗而患者没有充足的时间来准备,可能会引发真正的低血糖或相对的低血糖反应,妨碍血糖的改善控制。

胰岛素方案的选择

糖尿病分阶段管理有三种胰岛素治疗方案:基础胰岛素联合口服药;预混胰岛素(联合或不联合增敏剂);基础加餐时胰岛素。根据许多因素来选择胰岛素方案(图 5.16)。通过评估血糖来确定潜在的生理性缺陷,将有助于选择最佳的胰岛素治疗方案。例如,空腹高血糖的患者适合应用基础胰岛素联合口服药治疗方案。如果患者空腹、餐前、餐后血糖都升高明显,推荐应用预混胰岛素或基础胰岛素/餐时胰岛素方案。

在选择胰岛素方案时患者的生活方式是考虑的重点。如果一天之中进餐时间和食物数量是固定的,那么预混胰岛素方案是有效的。相反,如果进餐时间和进食食物数量是变化的,那么基础加餐时胰岛素方案可能是最为灵活的方案,并且可以避免低血糖的发生。每一种方案都需要详细的审查。

基础胰岛素治疗

糖尿病的分阶段管理基础路径包括以低剂量起始基础胰岛素治疗来首先改善全天的基础胰岛素水平以及改善空腹高血糖。基础胰岛素方案是每天给予长效胰岛素类似物(甘精或地特胰岛素)或 NPH,每天注射一次,通常在睡前注射。

在起始胰岛素治疗前,确定哪种口服药对患者无效很重要。然而通常的治疗方案是继续目前治疗方案并缓慢增加胰岛素,所以首先发现哪种药物无效可能是更为有效的方法。磺脲类药物和二甲双胍这两种主要的药物,当使用到最大剂量的 75% 时,它们就不再能解决餐后及整夜高血糖的问题。在这种情况下,需要增加基础胰岛素并维持口服药治疗或应用 GLP-1 受体激动剂(图 5.3)。

当口服药失效时,应用 NPH 或长效胰岛素治疗有三种方法:

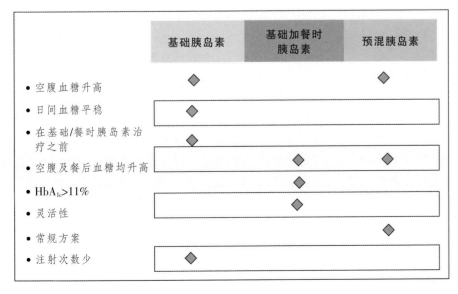

图 5.16 胰岛素选择方案。(联合或不联合其他药物)BG,血糖;EPG,空腹血糖;HbA1c,糖化血红;PPG,餐后血糖。ⓒ 2011 International Diabetes Center.

1.在早餐前应用基础胰岛素

2.在睡前应用基础胰岛素

3.在早餐前和睡前分别应用基础胰岛素。

每种方案都是有临床指征的。例如,如果空腹血糖低于 80mg/dL,早餐后血糖高于 180mg/dL,那么在早餐前给予长效胰岛素。如果空腹血糖高于 110mg/dL,餐后血糖低于 180mg/dL,那么在晚餐或睡前给予胰岛素。如果空腹和餐后血糖都超标,那么给予 2 次基础胰岛素注射。这一方法明显减少了低血糖的发生风险。

开始基础胰岛素联合口服药治疗

基础胰岛素的起始剂量根据 2 个因素决定:HbA_{1c} 和体重。如果 $HbA_{1c} \geq 9\%$,基础胰岛素按 0.2U/kg 计算。如果 $HbA_{1c} < 9\%$,每天按 0.1U/kg 起始基础胰岛素治疗,每天一次,通常在睡前注射。对于新诊断的糖尿病患者且 HbA_{1c} 超过 11%,推荐每天给予 0.2U/kg 基础胰岛素联合口服药治疗。口服药,尤其是促泌剂和(或)增敏剂,通常在增加基础胰岛素治疗时继续使用以发挥其降低餐后高血糖的作用(图 5.17)。许多临床医生在应用基础胰岛素时继续使用肠促胰岛素(DPP-4 抑制剂或 GLP-1 激动剂)。目前有大量的临床随机试验正在对这种联合方案进行研究。在开始胰岛素治疗时,患者教育至关重要,如学习胰岛素自我注射技术,自我血糖监测,认识并处理低血糖以及饮食计划(请参考后面详细描述患者营养教育策略的章节)。

基础胰岛素的调节

根据自我血糖监测的空腹血糖值或整夜的动态血糖监测结果,每 3~7 天可以增加 1~5iu 的胰岛素,直至①血糖达标或②全天胰岛素剂量达 0.5~0.7U/kg。NPH 适用于同样的原则,然而,由于这种胰岛素在 8~10 小时存在峰值效应,所以自我血糖监测是非常重要的,SMBG 可以明确在 NPH 峰值时间的血糖值,以避免夜间低血糖发生。图 5.18 概述了基础胰岛素调节方案。患者按照表 5.9,每周进行一到多次自我基础胰岛素调节。这种方法在改善血糖控制上是有效的。如果仅是在门诊就诊时调节剂量,通常这一时间间隔延长(1~3 个月),时间常不必要地延长了血糖达标。

如果自我血糖监测或动态血糖监测显示血糖升高的时间在一天中较晚时出现,那么需要将长效胰岛素注射时间从睡前改变为早餐前。

随着胰岛素剂量的增加,可以将长效胰岛素分开为早餐前和晚餐前注射。

起始基础胰岛素治疗

长效胰岛素+口服降糖药

新诊断的糖尿病和糖化血红蛋白>11%

- 起始基础胰岛素:睡前注射 0.2U/kg 长效胰岛素*
- 起始 2 种口服药(见 2 种口服降糖治疗/起始)

例如:100kg 患者×0.2U/kg=20 单位长效胰岛素/天 睡前注射

应用两种降糖药糖化血红蛋白≥9%

- 继续目前治疗方案
- 增加基础胰岛素:睡前注射 0.2U/kg 长效胰岛素*

例如:100kg 患者×0.2U/kg=20 单位长效胰岛素/天 睡前注射

应用两种降糖药糖化血红蛋白<9%

- 继续目前治疗方案
- 增加基础胰岛素:睡前注射 0.1U/kg 长效胰岛素

例如:100kg 患者×0.1U/kg=10 单位长效胰岛素/天 睡前注射

* 通常长效胰岛素在睡前给予（长效胰岛素可以在一天中任意固定时间段注射;某些患者可能从每天 2 次长效胰岛素注射中获益;NPH 胰岛素可以替代长效胰岛素,尤其是存在费用问题时）。

注:GLP-1 激动剂目前不推荐与胰岛素联合使用

随访

医疗:如果刚开始胰岛素治疗,每天电话随访连续 3 天,继而 2 周后门诊访视;24 小时急救电话支援;如果改变治疗方案,1 周内进行电话或门诊随访,然后 1 个月内进行门诊随访。

教育:24 小时内进行

过渡为基础胰岛素调节

图 5.17　2 型糖尿病基础胰岛素/起始。A_{1c},糖化血线蛋白;GLP-1,胰高血糖素样肽 1

增加餐时胰岛素治疗(RA)-(RA)-(RA)-(LA/N)

无论使用长效胰岛素还是 NPH,当全天剂量达到 0.5~0.7U/kg 时,需要在方案中增加速效胰岛素;这通常称为基础-追加(basal-plus)胰岛素治疗。为了明确速效胰岛素注射的剂量及时间,需要回顾动态血糖监测或自我血糖监测的数值,并选择餐后血糖最高的时间段;这通常是在一天中的主餐,进食碳水化合物含量最高那一餐次。如果应用 DPP-4 抑制剂或 GLP-1 激动剂反应好可继续应用,停用磺脲类药物,继续应用或开始应用二甲双胍。在所选择的餐次前 15 分钟开始按 0.1U/kg 给予速效胰岛素。如果缺少自我血糖监测的数据,选择进食碳水化合物最多的那一餐,并首先在那一餐前注射速效胰岛素。为了减少低血糖发生的风险,DM 分阶段管理推荐从基础胰岛素中减少 0.1U/kg 的剂量。

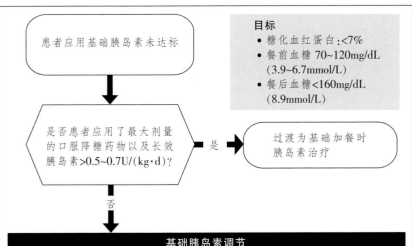

目标
- 糖化血红蛋白:<7%
- 餐前血糖 70~120mg/dL (3.9~6.7mmol/L)
- 餐后血糖<160mg/dL (8.9mmol/L)

患者应用基础胰岛素未达标

是否患者应用了最大剂量的口服降糖药物以及长效胰岛素>0.5~0.7U/(kg·d)? —— 是 → 过渡为基础加餐时胰岛素治疗

否

基础胰岛素调节		
时间	血糖	调节胰岛素
上午	<70mg/dL(3.9mmol/L)	基础胰岛素减少 1~3 单位
	121~200mg/dL(6.7~11.1mmol/L)	基础胰岛素增加 1~3 单位
	>200mg/dL(11.1mmol/L)	基础胰岛素增加 3~5 单位或原剂量的 10%

意见:
1. 患者或医疗专家可以每周进行胰岛素调节直至达标。
2. 如果中午、下午或睡前血糖不达标,过渡为基础加餐时胰岛素(每餐或主餐)注射治疗。
3. 如果长效胰岛素不能覆盖 24 小时,可以考虑每天 2 次注射。
4. 如果患者应用胰岛素促泌剂(磺脲类药物)并有过低血糖发生,应考虑减少或停止应用胰岛素促泌剂。

饮食和体力活动的调节	
低血糖组	高血糖组
• 增加进餐时碳水化合物 • 在活动前增加碳水化合物 • 加餐 • 减少体力活动	• 减少进餐时碳水化合物 • 在活动前减少碳水化合物 • 减少或停止加餐 • 增加体力活动

图 5.18　2 型糖尿病基础胰岛素/调节。A1c:糖化血红蛋白;BG:血糖;LA:长效胰岛素。

表 5.9　高血糖或低血糖时胰岛素的调节

根据空腹或餐前血糖指导每周调节 1~2 次
<70mg/dL(3.9mmol/L)	减少 1~3 单位
70~120mg/dL(3.9~6.7mmol/L)	剂量不变
121~200mg/dL(6.7~11.1mmol/L)	增加 1~3 单位
>200mg/dL(11.1mmol/L)	增加 3~5 单位或原剂量的 10%

这一方案维持原一天胰岛素的总剂量(−0.1U/kg 基础胰岛素+0.1U/kg 餐时胰岛素)并逐渐将基础-餐时胰岛素的比例改变为更接近生理的比例。缓慢调节速效胰岛素剂量并密切监测血糖以避免低血糖发生。

进一步的预防措施是将目前摄入能量重新分配,将更多的碳水化合物摄入分配到速效胰岛素注射 4 小时以后这一时间段。这样可以确保有足够的碳水化合物量来调节胰岛素的作用。胰岛素治疗时的关键不是增加碳水化合物的摄入,而是将目前的碳水化合物摄入重新分布,这样来解决低血糖发生的问题。通常,将餐时热量的 10% 重新分配作为两餐间的加餐,可以预防低血糖。

如果增加 1 次速效胰岛素注射后血糖仍未达标,可以根据血糖情况增加注射次数。应用同样的原则增加胰岛素注射;在所选择的餐次前增加 0.1U/kg 速效胰岛素,同时将基础胰岛素减少 0.1U/kg。当开始第 2 次速效胰岛素注射时,停用胰岛素促泌剂。如果胰岛素增敏剂证实有效,可以继续应用。

这种转变方法可以过渡到生理胰岛素治疗或基础/餐时胰岛素治疗。

预混胰岛素治疗

预混胰岛素在初级医疗机构应用频率较高。这种胰岛素治疗方案是使用预混胰岛素两次注射:一次在早餐前注射,一次在晚餐前注射。预混胰岛素的便利之处在于一天两次注射。理论上,预混胰岛素可以模拟正常的胰岛素分泌模式。然而,两次注射的便利也是它的不足之处。由中效胰岛素与速效或短效胰岛素的不同比例制成预混胰岛素——75/25、70/30,及50/50——需要固定的进餐及加餐时间,保证密切频繁的自我血糖监测,以降低低血糖发生的风险。应用预混胰岛素,任何中效胰岛素剂量的改变都会改变短效或速效胰岛素的剂量。这需要仔细的自我血糖监测以确保血糖向期望值变化并达标。应用这种治疗方案,错过或延迟进餐或加餐都会出现问题,这是因为如果在给予胰岛素后,胰岛素达到峰值作用时,缺少食物的补充,会带来低血糖发生风险。首选应用门冬胰岛素(70/30)或赖脯胰岛素(75/25或50/50),因为他们出现低血糖的风险更低。

起始预混胰岛素治疗[(RA\N-0-RA\N-0)±口服药]

根据目前的HbA$_{1c}$及体重来计算预混胰岛素的剂量。当应用预混胰岛素时,应停用促泌剂并慎用GLP-1受体激动剂、DPP-4抑制剂和胰岛素增敏剂。鉴于胰岛素的作用,这些药物的有效性应重新评估。如果HbA$_{1c}$ 9%,应该按早晚餐前分别给予0.2U/kg来计算预混胰岛素的剂量(1天总量是0.4U/kg)。如果HbA$_{1c}$<9%,应该按早晚餐前分别给予0.1U/kg来计算剂量(1天总量为0.2U/kg)。(图5.19)。在胰岛素治疗时(或24小时之内)的该进行以下方面的教育:胰岛素的制剂及治疗,动态血糖监测/自我血糖监测,低血糖的监测治疗,及饮食计划。

预混胰岛素的调节　根据自我血糖监测/动态血糖监测所反映的血糖情况,来进行预混胰岛素的调节,尤其是在早晚餐前和夜间进行监测。在早餐前低血糖或高血糖提示应该减少或增加晚餐前预混胰岛素的剂量。晚餐前血糖的高低需要调节早餐前胰岛素剂量。出现低血糖时首先要减少1~3U胰岛素来纠正低血糖(图5.20)。如果动态血糖监测/自我血糖监测持续<70mg/dL时,需要密切监测血糖并进一步减少胰岛素用量。向患者提供自我调节指南,使血糖更快恢复。患者可以根据自我血糖监测/动态血糖监测的

结果,每周进行1次或多次的胰岛素调节。应用预混胰岛素进行血糖微调是困难的,因为预混胰岛素有固定的预混比例。如果通过调节预混胰岛素,不能纠正持续的低血糖或高血糖,建议过渡为基础/餐时胰岛素方案。

从预混胰岛素过渡为基础/餐时胰岛素

如果调节预混胰岛素不能达到血糖控制目标,如果胰岛素治疗方案已最大化仍有存在低血糖或高血糖,或者胰岛素每天总量超过1.5U/kg,应建议患者过渡为基础/餐时胰岛素治疗方案(图5.21)。通过确定每天胰岛素应用的总剂量来完成这种转变。如果目前HbA$_{1c}$<9%,减少每天胰岛素用量的10%;如果HbA$_{1c}$>9%,继续维持目前胰岛素每日总量。将总剂量的50%以长效胰岛素(基础胰岛素)在睡前给予,剩下的50%转为速效胰岛素被平均分配到三餐中;这可根据个人的进餐计划进行调节。例如,如果在晚餐进食的主食最多,在那餐应给予更多的速效胰岛素。对于一位糖

起始预混胰岛素治疗

速效/中效–0–速效/中效±非胰岛素降糖药

糖尿病诊断时糖化血红蛋白>11%或应用三种降糖药糖化血红蛋白≥9%
- 起始预混胰岛素(预混75/25和预混70/30是速效/鱼精蛋白混悬液)
- 上下午分别给予0.2U/kg体重
  例如:100公斤患者×0.2U/kg=上午20U,下午20U(共40U)

应用三种降糖药糖化血红蛋白<9%
- 起始预混胰岛素(预混75/25和预混70/30是速效/鱼精蛋白混悬液)
- 上下午分别给予0.1U/kg体重
  例如:100kg患者×0.1U/kg=上午10U,下午10U(共20U)

非胰岛素降糖药物的推荐:
1. 停用磺脲类药物。
2. 增加或继续应用二甲双胍。
3. 如果应用有效,继续应用DPP-4抑制剂或GLP-1激动剂。
4. 大多数病例停用噻唑烷二酮药物。

↓

随访
医疗:每天电话随访,连续3天,继而2周后门诊访视;24小时急救电话支援
教育:24小时内进行
过渡为预混胰岛素调节

图5.19　2型糖尿病预混胰岛素起始治疗。A$_{1c}$,糖化血红蛋白;DPP-4,二肽基肽酶4;GLP-1,胰高血糖素样肽1。

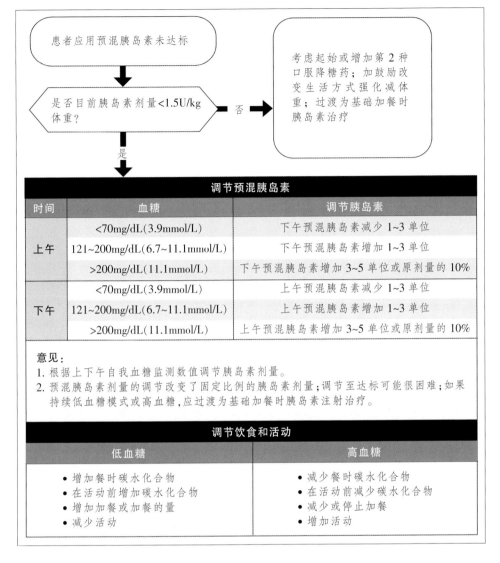

图 5.20　2 型糖尿病预混胰岛素的调节。

患者应用预混胰岛素未达标

（流程图内容）

考虑起始或增加第 2 种口服降糖药；加鼓励改变生活方式强化减体重；过渡为基础加餐时胰岛素治疗

是否目前胰岛素剂量<1.5U/kg 体重？　否 →

是 ↓

调节预混胰岛素

时间	血糖	调节胰岛素
上午	<70mg/dL(3.9mmol/L)	下午预混胰岛素减少 1~3 单位
	121~200mg/dL(6.7~11.1mmol/L)	下午预混胰岛素增加 1~3 单位
	>200mg/dL(11.1mmol/L)	下午预混胰岛素增加 3~5 单位或原剂量的 10%
下午	<70mg/dL(3.9mmol/L)	上午预混胰岛素减少 1~3 单位
	121~200mg/dL(6.7~11.1mmol/L)	上午预混胰岛素增加 1~3 单位
	>200mg/dL(11.1mmol/L)	上午预混胰岛素增加 3~5 单位或原剂量的 10%

意见：
1. 根据上下午自我血糖监测数值调节胰岛素剂量。
2. 预混胰岛素剂量的调节改变了固定比例的胰岛素剂量；调节至达标可能很困难；如果持续低血糖模式或高血糖，应过渡为基础加餐时胰岛素注射治疗。

调节饮食和活动

低血糖	高血糖
• 增加餐时碳水化合物 • 在活动前增加碳水化合物 • 增加加餐或加餐的量 • 减少活动	• 减少餐时碳水化合物 • 在活动前减少碳水化合物 • 减少或停止加餐 • 增加活动

化血红蛋白在 8.4% 的患者，目前预混胰岛素每天总剂量为 60U（0.8U/kg），首先第一步是将每天胰岛素总剂量减少 10% 即减少到 54U。50% 作为基础胰岛素给予（27U 长效胰岛素睡前注射），50% 被分配到到三餐（每餐前 15 分钟给予 9U 速效胰岛素）。根据动态血糖监测/自我血糖监测结果进行进一步的胰岛素调节。

基础和餐时胰岛素治疗

基础/餐时胰岛素治疗是目前所应用的最具生理模式的胰岛素治疗方案。这种方案提供长效胰岛素并在餐时补充速效胰岛素。每天需要 4 次以上的胰岛素注射，许多患者更喜欢这种方案的灵活性，尤其是每天进餐时间及进餐量都有变化的患者。

基础/餐时胰岛素起始治疗（RA–RA–RA–LA）

通常，如果在诊断糖尿病时 HbA1C>11%，即开始基础/餐时胰岛素治疗方案；对于已确诊的糖尿病，当联合药物治疗不再有效时起始该治疗方案。如果应用促泌剂，应立即停用。如果低剂量胰岛素联合应用 GLP-1 受体激动剂，DPP-4 抑制剂或胰岛素增敏剂时，应密切监测血糖水平，因为可能会出现低血糖。HbA1C≥9%，基础胰岛素，通常是长效胰岛素（如甘精胰岛素或地特胰岛素），以 0.2U/kg 起始。基础胰岛素可以在一天内的任意时间给予；然而，大多数患者更愿意在睡前注射。餐时胰岛素按 0.2U/kg 计算并分配到每餐前。每天的总剂量为 0.4U/kg（50% 基础，50% 餐时）。如果每天每餐所进食的碳水化合物不平均，可以调整速效胰岛素的剂量（碳水化合物多的餐次多给予，少的餐次少给予）。然而，对于 HbA1C<9% 的患者，安全的起始剂量是 0.1U/kg 长效胰岛素（甘精胰岛素或地特胰岛素）睡前注射，0.1U/kg 速效或常规胰岛素分配到三餐前。每天的总剂量是 0.2U/kg，其中 50% 长

起始基础加餐时(所有餐时)胰岛素治疗

速效–速效–速效–长效胰岛素±非胰岛素降糖药 *

糖尿病诊断时糖化血红蛋白>11%或应用三种降糖药糖化血红蛋白≥9%

- 起始应用基础胰岛素:睡前给予长效胰岛素 0.2U/kg 体重
- 起始应用餐时胰岛素:速效胰岛素总量 0.2U/kg 体重,分配到每餐前(可以根据进食计划重新调节)

  例如:100kg 患者=6 单位速效胰岛素–6 单位速效胰岛素–7 单位速效胰岛素–20 单位长效胰岛素

应用三种降糖药糖化血红蛋白<9%

- 起始应用基础胰岛素:睡前给予长效胰岛素 0.1U/kg 体重
- 起始应用餐时胰岛素:速效胰岛素总量 0.1U/kg 体重,分配到每顿餐前(可以根据进食计划重新调节)

  例如:100kg 患者=3 单位速效胰岛素–3 单位速效胰岛素–4 单位速效胰岛素–10 单位长效胰岛素

应用预混胰岛素:

- 如果糖化血糖蛋白<9%,将目前胰岛素总量减少 10%;如果糖化血糖蛋白≥9%,维持目前胰岛素总量。
- 睡前给予长效胰岛素(总剂量的 50%),餐前给予速效胰岛素(总量的 50%)(可以根据进餐计划调节)。

  例如:目前总剂量=90 单位 1%~10%

  新的总剂量=81 单位,如下分配:

  14 单位速效–13 单位速效–14 单位速效–40 单位长效胰岛素

* 通常在睡前给予长效胰岛素(长效胰岛素可以在一天中任意固定时间给予;某些患者可能会从每日 2 次长效胰岛素中获益;在花费负担重时,可以用鱼精蛋白锌胰岛素替代长效胰岛素。)

非胰岛素降糖药物的建议:
1. 停用磺脲类药物。
2. 增加或继续应用二甲双胍。
3. 如果应用有效,继续应用 DPP-4 抑制剂或 GLP-1 类似物。
4. 大多数病例停用噻唑烷二酮药物。

起始基础加餐时(所有餐时)胰岛素治疗

应用基础胰岛素[起始基础胰岛素加餐时(主餐)胰岛素治疗]

- 在最大的起始餐前(选择碳水化合物最多的餐次)给予速效胰岛素 0.1U/kg 体重

  –考虑进行餐后自我血糖监测(30 分钟,1 小时,2 小时)以确立餐后血糖位移最高的那一餐。

- 减少长效胰岛素 0.1U/kg 体重

  例如:100kg 的患者目前应用 70 单位长效胰岛素

  餐时剂量=0.1U/kg×100kg=10U 速效胰岛素

  基础剂量=70U–减少的剂量(0.1U/kg×100kg)=60U 长效胰岛素

  新的方案=0–0–10U 速效胰岛素–60U 长效胰岛素

非胰岛素降糖药物的建议:
1. 停用磺脲类药物。
2. 增加或继续应用二甲双胍。
3. 如果应用有效,继续应用 DPP-4 抑制剂或 GLP-1 类似物。
4. 大多数病例停用噻唑烷二酮药物。

随访

医疗:如果开始应用新的胰岛素方案,每天电话随访连续 3 天,继而 2 周后门诊访视;24 小时急救电话支援;如果治疗改变,1 周内进行电话随访或门诊随诊。

教育:如果开始新的胰岛素治疗方案,24 小时内进行;否则,2 周内进行。

过渡为基础加餐时胰岛素调节

图 5.21　起始基础加餐时胰岛素治疗。DPP-4,二肽基肽酶 4;GLP-1,胰高血糖素样肽 1。

效胰岛素,50%速效胰岛素。基础和餐时胰岛素的调节剂量不超过日剂量的 10%。如果允许进行足够的血糖监测,那么就可以在特殊情况下调节胰岛素的注射剂量。应该在胰岛素治疗时(或 24 小时之内)进行以下方面的教育:胰岛素的制剂及治疗,动态血糖监测/自我血糖监测,低血糖及饮食计划。

如果 NPH 作为基础胰岛素应用,治疗方案则更加复杂。晨起给予 NPH,其达峰时可以抑制午餐后血糖的偏移,夜间给予 NPH 可以降低由晚餐或肝糖输出所致的血糖偏移。明确峰值效应的主要作用是避免由速效或常规胰岛素所带来的低血糖发生。以 0.1U/kg 起始 NPH 睡前注射,如果需要可以分为两次注射。在起始短效胰岛素之前,需要监测午餐前及午餐后 1

小时、2 小时的血糖。这可以为餐后血糖偏移提供足够数据。

胰岛素调节的原则与基础和预混胰岛素治疗相同。自我血糖监测/动态血糖监测可以帮助患者和医生调节高血糖或低血糖。如果存在低血糖,应首先减少 1~3U 胰岛素的使用。夜间或早餐前的低血糖需要调节长效餐时胰岛素;餐前的低血糖需要减少胰岛素,例如,午餐前低血糖需要减少上午的速效胰岛素。

应用基础/餐时胰岛素治疗方案,进一步微调血糖可能需要使用胰岛素与碳水化合物比值。这种方案根据在餐时进食的碳水化合物的具体量(碳水化合物食物份数或消耗的碳水化合物克数)决定餐前所给予合理的速效胰岛素剂量(图 5.23)。

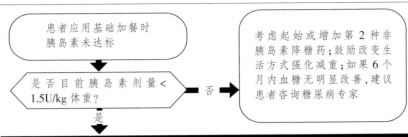

| 患者应用基础加餐时胰岛素未达标 | | 考虑起始或增加第 2 种非胰岛素降糖药;鼓励改变生活方式强化减重;如果 6 个月内血糖无明显改善,建议患者咨询糖尿病专家 |

是否目前胰岛素剂量<1.5U/kg 体重? —否→

是↓

基础加餐时胰岛素调节		
时间	血糖	调节胰岛素
上午	<70mg/dL(3.9mmol/L)	长效胰岛素减少 1~3 单位
	121~200mg/dL(6.7~11.1mmol/L)	长效胰岛素增加 1~3 单位
	>200mg/dL(11.1mmol/L)	长效胰岛素增加 3~5 单位或原剂量的 10%
中午	<70mg/dL(3.9mmol/L)	上午速效胰岛素减少 1~3 单位
	121~200mg/dL(6.7~11.1mmol/L)	上午速效胰岛素增加 1~3 单位
	>200mg/dL(11.1mmol/L)	上午速效胰岛素增加 3~5 单位或原剂量的 10%
下午	<70mg/dL(3.9mmol/L)	中午速效胰岛素减少 1~3 单位
	121~200mg/dL(6.7~11.1mmol/L)	中午速效胰岛素增加 1~3 单位
	>200mg/dL(11.1mmol/L)	中午速效胰岛素增加 3~5 单位或原剂量的 10%
睡前	<100mg/dL(5.6mmol/L)	下午速效胰岛素减少 1~3 单位
	140~200mg/dL(7.8~11.1mmol/L)	下午速效胰岛素增加 1~3 单位
	>200mg/dL(11.1mmol/L)	下午速效胰岛素增加 3~5 单位或原剂量的 10%

意见:
1. 加餐时可以额外增加注射速效胰岛素。
2. 如果餐后血糖(30 分钟,1 小时,2 小时)超过目标:如果在 160~250mg/dL,增加餐时胰岛素 1~3 单位,如果>250mg/dL,增加餐时胰岛素 3~5 单位。
3. 应考虑胰岛素/碳水化合物比率。
4. 如果长效胰岛素不能覆盖 24 小时,应考虑每天 2 次注射。
5. 如果餐后血糖变异较大,可考虑应用普兰林肽,参见普兰林肽起始治疗。

饮食和活动调节	
低血糖	高血糖
• 增加进餐时碳水化合物 • 在活动前增加碳水化合物 • 增加加餐和加餐的量 • 减少体力活动	• 减少进餐时碳水化合物 • 在活动前减少碳水化合物 • 减少或停止加餐 • 增加体力活动

图 5.22　基础加餐时胰岛素调节。

在急性高血糖情况下胰岛素起始治疗

伴或不伴有症状的急性高血糖(血糖值>350mg/dL,即 19mmol/L)是内科急症。急性高血糖属于内科急症。通常具有急性疾病的特征,也可能会发出糖毒性的信号。2 型糖尿病患者是出现非酮症性高渗性昏迷(高血糖高渗透压综合征)的高危人群,在少数病例中,糖尿病酮症风险是增高的。通常需要住院给予静脉补充常规或速效胰岛素,同时静脉给予电解质溶液以纠正急性高血糖和代谢性紊乱。一旦血糖稳定,患者应过渡到胰岛素治疗方案(基础/餐时胰岛素,预混胰岛素,基础胰岛素+口服药)。

胰岛素的调节

了解血糖情况血糖控制的情况,分析血糖超标的原因并逐步使血糖达标。

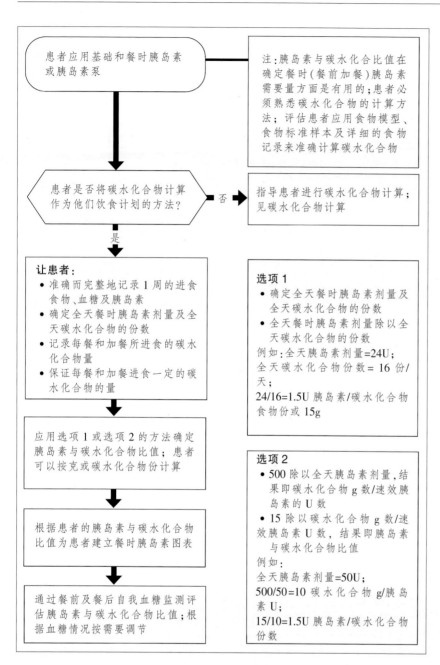

注:胰岛素与碳水化合物比值在确定餐时(餐前加餐)胰岛素需要量方面是有用的;患者必须熟悉碳水化合物的计算方法;评估患者应用食物模型、食物标准样本及详细的食物记录来准确计算碳水化合物

患者应用基础和餐时胰岛素或胰岛素泵

患者是否将碳水化合物计算作为他们饮食计划的方法？ —否→ 指导患者进行碳水化合物计算;见碳水化合物计算

是

让患者:
- 准确而完整地记录1周的进食食物、血糖及胰岛素
- 确定全天餐时胰岛素剂量及全天碳水化合物的份数
- 记录每餐和加餐所进食的碳水化合物量
- 保证每餐和加餐进食一定的碳水化合物的量

应用选项1或选项2的方法确定胰岛素与碳水化合物比值;患者可以按克或碳水化合物份计算

根据患者的胰岛素与碳水化合物比值为患者建立餐时胰岛素图表

通过餐前及餐后自我血糖监测评估胰岛素与碳水化合物比值;根据血糖情况按需要调节

选项1
- 确定全天餐时胰岛素剂量及全天碳水化合物的份数
- 全天餐时胰岛素剂量除以全天碳水化合物的份数

例如:全天胰岛素剂量=24U;
全天碳水化合物份数 = 16 份/天;
24/16=1.5U 胰岛素/碳水化合物食物份或 15g

选项2
- 500 除以全天胰岛素剂量,结果即碳水化合物 g 数/速效胰岛素的 U 数
- 15 除以碳水化合物 g 数/速效胰岛素 U 数,结果即胰岛素与碳水化合物比值

例如:
全天胰岛素剂量=50U;
500/50=10 碳水化合物 g/胰岛素 U;
15/10=1.5U 胰岛素/碳水化合物份数

图 5.23 胰岛素与碳水化合物比值。

控制模式的步骤

1.确定血糖目标。

2.评估影响因素,包括给予的胰岛素剂量,进食的碳水化合物量以及活动量。

3.评估胰岛素的作用以确定哪种胰岛素可以对这种血糖模式起作用。

4.估计胰岛素的剂量。

– 确定每千克体重所需胰岛素的剂量(多数肥胖2型糖尿病患者每天需要胰岛素 1~1.5U/kg)。

– 确定基础/餐时胰岛素比例(50/50 的比例是合适的)。

5.回顾自我血糖监测的数据(从有记忆功能的血糖仪下载信息)。

– 推荐在治疗初期动态血糖监测至少每2周进行1次,以后每 3~6 个月进行 1 次。

– 推荐自我血糖监测的时间:①空腹血糖;②餐前血糖;③餐后 4 小时内的血糖及睡前血糖。每天不同时间的自我血糖监测在 1~2 周内会描绘出完整的血糖曲线。评估全天血糖模式及每天特定时间点的血糖情况。

6.调整胰岛素用量。

－首先调整低血糖。减少 1~3U 胰岛素或减少 10% 的胰岛素剂量。

－调整高血糖。增加 1~3U 胰岛素或增加 10% 的胰岛素剂量。

－如果胰岛素剂量超过推荐的每千克体重所给胰岛素剂量,应考虑减少胰岛素总量,根据胰岛素方案重新分配胰岛素剂量。

－应考虑根据患者个体的血糖模式调整其进餐及体力活动(见表 5.10)。

确定住院或门诊患者是否应启动胰岛素治疗

许多机构已经制定出在门诊患者安全启用胰岛素的系统。如果无法获得教育和医疗随诊的资料,患者应该住院治疗。如果患者存在高血糖高渗透压综合征的风险,糖尿病类型不确定,或者患者不能照顾自己,应立即考虑住院。

某些州和联邦法规禁止在特定的工作岗位个人使用胰岛素。在洲际贸易中规定亦是如此。患者需要认识到治疗疾病比起能保留工作更为重要,它可以延长生命,使并发症减少并且可以改善整体健康状况。不幸的是,现实需要平衡。我们应该告诉患者使用胰岛素的必要性以及持续高血糖与视网膜病变的关系。决定是接受胰岛素治疗,以改变严重的眼部并发症(包括失明),还是继续保留工作,教育是关键。这需要咨询和其他的服务支持。

在最初的几天,需要将血糖控制在一定水平以避免高血糖和低血糖的发生。此外,必须建立与糖尿病相关的各类医疗专业人员共同治疗。护理教育者和营养师是健康照护小组的重要成员,应该尽可能地加入到治疗小组中来,对不断变化的治疗尤为重要。立即开始应用胰岛素调节指南。随着护士和营养师的随访,建立目标血糖水平。

尽管血糖接近正常是治疗的目标,可以预防大血管和微血管并发症,但是任何基线数据的改善都能让 2 型糖尿病患者从中获益。在最初,将空腹血糖控制在 200mg/dL(11.1mmol/L)以下,餐后血糖控制在 250mg/dL(13.9mmol/L)以下,这是为确保最终达到接近正常血糖目标建立的第一步。建立这种临时目标可以促进最终达标并使血糖安全下降。任何的血糖改善都是可以接受的,最终目标是达到接近正常的血糖。因此,由于持续的高血糖,而使胰岛素使用增加,这种情况也是适当的。

胰岛素联合治疗的新方案

目前已经研发了几种新的不会引起低血糖的药物治疗方案,它可以优化胰岛素治疗。这些药物可以降低肝糖输出,增加葡萄糖在肌肉中的摄取,减少胰岛素用量,或者可以抑制碳水化合物的分解和快速吸收。

二甲双胍与胰岛素联合

二甲双胍是双胍类药物,与胰岛素联合使用主要是抑制肝脏葡萄糖输出。确切的机制尚不明确,二甲双胍在肝脏中似乎可以抑制糖异生,从而降低肝糖输出。尽管单用二甲双胍不会出现低血糖,但是与胰岛素联合使用可以导致低血糖发生。据报道二甲双胍可以适度降低体重。它的作用通常是控制空腹血糖和降低体重。它的主要副作用是胃肠道不适;因此应该从低剂量起始(500mg 或 850mg)并且缓慢加量。其剂量反应曲线显示了在每个剂量水平血糖的改善及有效性都有稳步增长,当剂量达到 2000mg/d 时可最大程度降低血糖。需要特别警惕它有乳酸酸中毒的副作用。患有心脏、肝脏、肾脏或肺部疾病的患者发生乳酸酸中毒的风险增加,因此,不应该应用此药。此外,该药不推荐妊娠期使用。

二甲双胍与胰岛素联合治疗的起始和调节

没有服用过二甲双胍,正在应用基础/餐时胰岛素或预混胰岛素的患者除了可以从胰岛素方案中获益,还可从二甲双胍中获益。此外,有心血管疾病风险的患者可以从二甲双胍中获益。联合治疗的起始方案简单。按照 2 型糖尿病口服药章节所推荐的指南起始使用并调整剂量,同时也应按照胰岛素阶段特异性调节指南调整剂量。以最低剂量起始(500mg 或 850mg),如果血糖不改善,每 1~2 周增加剂量。二甲双胍的临床有效剂量是每天 2000mg。保证持续的自我血糖监测或动态血糖监测,如果必要的话,应减少胰岛素剂量。

表 5.10　饮食和活动调节

低血糖模式	高血糖模式
• 在进餐时增加碳水化合物	• 在进餐时减少碳水化合物
• 在体力活动之前增加碳水化合物	• 在体力活动之前减少碳水化合物
• 增加加餐及加餐的量	• 减少或停止进食零食
• 减少体力活动	• 增加体力活动

α-糖苷酶抑制剂与胰岛素联合

阿卡波糖和米格列醇是 α-糖苷酶抑制剂,可以减慢碳水化合物在小肠内的分解,从而降低餐后血糖偏移。对于那些应用胰岛素治疗而餐后血糖仍明显升高的患者来说,联用 α-糖苷酶抑制剂治疗是有效的。当它与胰岛素联合使用时,可以将糖化血红蛋白降低0.05%。

α-糖苷酶抑制剂与胰岛素联合治疗的起始和调节

对于那些应用胰岛素治疗仍持续餐后高血糖,同时又很难减少碳水化合物摄入的患者,可以从 α-糖苷酶抑制剂的作用中获益。联合治疗的起始方案简单。最初在进食量最多的那一餐前加用 25mg α-糖苷酶抑制剂,在接下来的几周内缓慢在其他餐前加用 25mg α-糖苷酶抑制剂。根据患者的血糖控制情况和对药物的耐受性不断增加剂量,直到达到每天三次,每次 50~100mg 的临床有效剂量。继续根据胰岛素阶段特异性调节指南调节剂量。保证持续的动态血糖监测或自我血糖监测,如果必要的话,应减少胰岛素剂量。

GLP-1 受体激动剂或 DPP-4 抑制剂与胰岛素联合

在2型糖尿病的早期即会出现肠促胰岛素的受损,并且呈进展性。在给予胰岛素治疗时,可能存在GLP-1 的明显下降,因此,餐后胰岛素的分泌能力下降也同时发生。另外,肠促胰岛素抑制食欲的作用下降。伴随内源性胰岛素的应用,常有体重和食欲的增加,这是 GLP-1 激动剂的主要作用。DPP-4 抑制剂也有这样的作用吗?由于DPP-4 抑制剂起效依赖于有充足的 GLP-1 水平,如果他们在糖尿病的自然病程早期即开始应用,与胰岛素联合效果最好。(例如亚洲人口,由于相对的胰岛素缺陷,他们需要尽早使用胰岛素治疗)。

GLP-1 受体激动剂或 DPP-4 抑制剂与胰岛素联合的起始和调节

如果患者已经达到了胰岛素最大的安全总量(< 1.5U/kg),并且仍有持续餐后高血糖的问题,应该考虑加用 GLP-1 受体激动剂或 DPP-4 抑制剂,而不是继续增加胰岛素总量。(GLP-1 受体激动剂的使用被看做是"关闭标签"。)在这种情况下,胰岛素用量可以减少到 1U/kg,随后根据新药应用指南应用。针对餐后 4 个小时这一阶段,立即增加自我血糖监测,警惕低血糖。持续反复调整餐时胰岛素剂量以改善餐后血糖。

回归基础胰岛素治疗

当单独应用胰岛素或胰岛素与口服药联用失败时,暂停分阶段管理的进行并短时间回归基础胰岛素治疗。这意味着不需要任何经验,而将患者的胰岛素剂量减少到最低水平,把血糖值维持在 120~250mg/dL (6.7~13.9mmol/L),将胰岛素注射次数减少到最少(如果可能的话,以诺和灵 N 或长效胰岛素睡前注射方案起始),以判断患者的生理需要量。

在不断改变治疗方案的同时体重随之增长时,回归基础胰岛素治疗是必要的。给予基础胰岛素治疗,可以在不受其他变量干扰的情况下了解患者的代谢需要。这时应加强医学营养支持治疗。增加自我血糖监测频率或者重新进行动态血糖监测以了解问题所在。在保证血糖不超过 250mg/dL(13.9mmol/L)的情况下,进行 2 周的评估。在评估结束时,如果需要增加胰岛素的治疗,那么经常会选用基础/餐时胰岛素的治疗方案,因为这是最具生理模式胰岛素方案。如果回归基础胰岛素治疗的方法不成功,应该考虑由糖尿病专家们进行共同治疗。

综合管理方案

糖尿病分阶段管理决策路径强调的是在护理教育者、营养师、糖尿病专家的共同建议和帮助下,综合管理患者的观点。糖尿病专家不仅精通于糖尿病的治疗,而且还应该有一个完全具备资格的团队来协助患者评估。专家和他的团队应该遵循公认的实践指南,并应在转诊之前向患者介绍专家的方案。以期制定出一份关于新的治疗方案和治疗目标的完整报告。这份报告应提前制定出来。

关于调节和维持胰岛素治疗的一些专项注释见框 5.5。

急性并发症的管理

在努力控制血糖的同时,可能会出现的几种急性并发症,这需要立即引起注意。本章节内容包含了 2

型糖尿病急性并发症管理指南。

严重高血糖的管理

当血糖>400mg/dL(22.2mmol/L)时即为严重高血糖出现。当 2 型糖尿病患者出现严重高血糖时,首先要排除出现高血糖高渗综合征的风险。这主要依靠临床症状(多尿、烦渴、多食),体格检查(脱水)及实验室检查[血浆葡萄糖>400mg/dL 或者 22.2mmol/L 和(或)血浆渗透压>300mOsm/L;乳酸酸中毒,小到中等量酮体]。如果出现高血糖高渗综合征的风险较高,必须住院治疗(见第 10 章)。

疾病期管理

在疾病期间,糖尿病最适合的管理方法要从经验出发。由于在疾病期间应激激素的释放,无论进食与否,血糖通常都会升高。指导患者继续以往的饮食计划,不应用和(或)继续应用胰岛素方案。可增加无热量的流质(水、肉汤、无糖汽水)。如果患者有恶心或呕吐症状,应开始疾病期间的饮食计划(如果可行的话)。增加自我血糖监测或每 2~4 小时检测酮体。如果连续 2

框 5.5　调节和维持胰岛素治疗:专项注释

在调节阶段发现问题,并提出干预措施来解决这些问题。为了达到这一目标,通常需要指南的指导。在这一阶段,目标餐前血糖值限定在 70~120mg/dL(3.9~6.7mmol/L)。如果目标值已经达到,并已经通过动态血糖/自我血糖监测的结果证实,应该继续目前治疗。如果尝试达到这种窄范围的血糖目标失败,就要将目标范围在血糖的上下限调整,需要立即做出反应直到血糖接近正常。低血糖或高血糖通常是给予的胰岛素与食物摄入量不能同步的结果。为了解决血糖快速下降的问题,要让患者摄入足够的碳水化合物。一般情况下,2 型糖尿病患者不会快速出现低血糖。肥胖和胰岛素抵抗的患者通常很难出现这种现象。记住,葡萄糖水平是不断变化的,而不是一个静态的生理指标。为了快速达到稳态,患者必须用食物来拮抗胰岛素的作用。当患者因严重低血糖而不能自救,意识丧失或已经不能反应来重复进食治疗时,应该注射胰高糖素来解决严重低血糖。持续低血糖应该咨询糖尿病专家积极治疗。

维持治疗目标阶段

无论哪种治疗方案,维持治疗阶段是指糖尿病患者和治疗者都能认同今后的治疗方案不会进一步改变的这一阶段。这一决定是基于患者达到了最佳的血糖控制。这应该理解为是处在稳定期,在这期间微小的血糖调整是可能的,而不需要治疗的明显改变。

次自我血糖监测值超过 240mg/dL(13.3mmol/L),必须每 2~4 小时给患者补充他们目前使用的常规胰岛素 R 或速效胰岛素 RA(每天总量的 10%)。如果自我监测血糖值超过 240mg/dL(13.3mmol/L)和(或)出现中到大量的酮体(在 2 型糖尿病中少见),应指导患者联系他的医生。由于会出现高血糖高渗透压综合征,应密切电话沟通以避免疾病进展为内科急症。如果自我血糖监测或动态血糖监测值持续超过 400mg/dL(22.2mmol/L),大量酮体持续出现超过 6 小时以上,持续的呕吐或腹泻,或者没有足够的电话联系,这些疾病期的糖尿病患者需要在医院进行治疗。

低血糖症

无论有无症状,血糖值低于 70mg/dL(3.9mmol/L)即诊断为低血糖症。在糖尿病中越积极控制血糖接近正常血糖水平时,出现低血糖症越常见。对于一些患者来说,低血糖成为血糖达标的主要障碍。与 1 型糖尿病相比,2 型糖尿病出现低血糖的频率更低。低血糖的危险因素包括:

1.之前有过严重低血糖和(或)无症状低血糖的病史

2.积极糖尿病管理使糖化血红蛋白接近正常

3.糖尿病史长

4.应用胰岛素或胰岛素促泌剂治疗;在应用胰岛素增敏剂(二甲双胍或噻唑烷二酮类药物)或肠促胰岛素治疗的患者中很少出现低血糖

低血糖的原因包括:

5.胰岛素过量(应用胰岛素或胰岛素促泌剂过多)

6.进食减少(未进食或延迟进食或加餐,进食不够或整夜空腹)

7.葡萄糖利用增加(运动或体力活动增加)

8.胰岛素敏感性增加(应用胰岛素增敏剂,体重下降或运动)

9.胰岛素清除减少(由于进展性的肾功能或肝功能不全)。

低血糖症可以在白天或夜间的任何时间出现,但是在胰岛素处于峰值水平时出现是最常见的。大多数患者通常血糖最低值是在夜间 2~3 点之间出现。

由于低血糖可以引起激素和中枢神经系统功能的许多生理性变化,所以不同的患者可能出现不同的症状。此外,在同一患者低血糖的症状可能也会变化。每个患者对低血糖的反应都是独特的、变化的,尤其是随着病程的延长或自主神经病变的进展,许多患者都担心夜间低血糖的风险[143]。在 treat-to-target 临床试验中显示应用 NPH 治疗会增加出现夜间低血糖的风险。应用基础胰岛素类似物(甘精胰岛素或地特胰岛素)会减少夜间低血糖出现的风险。

低血糖常见的症状:

1.早期症状:

-出汗

-感觉虚弱、无力

-心跳加快

-嘴唇麻木或刺痛

-头痛

-视物模糊

-头晕。

2.中期症状:

-思考困难

-注意力不集中

-复视

-共济失调

-疲劳

-思维混乱

-易怒。

3.晚期症状:

-意识丧失

-癫痫发作。

当怀疑低血糖时,应指导患者监测血糖(如果患者不能测血糖,有症状出现即治疗)。如果血糖低于 70mg/dL (3.9mmol/L),指导患者进食或饮用含有 15g 碳水化合物的食物或流质(一个碳水化合物份数)。治疗低血糖的食物不计算在饮食计划内。含有 15g 碳水化合物的食物包括:

1. 3~4 片葡萄糖药片

2. 半杯(125mL)果汁或汽水(非减肥或低热量汽水)

3. 1 杯牛奶(250mL)

4. 6~7 片硬糖

5. 2 大汤匙干果[20g(3/4 盎司)]

6. 2 汤匙蜂蜜,糖浆或者果冻[20g(3/4 盎司)]。

指导患者等待 15 分钟症状缓解和血糖升高。再次检测血糖以确认血糖超过 70mg/dL(3.9mmol/L)。如果血糖仍低于 70mg/dL(3.9mmol/L),再次给予 15g 的碳水化合物治疗。每 15 分钟给予上述治疗直到血糖达标。由于机体对食物的反应是短暂的,所以如果距离下一餐时间超过 1 小时以上,建议患者在血糖升高

后也进食一些零食或少量进餐。

严重低血糖是内科急症,需要其他人的帮助。家人、朋友及同事应了解发生低血糖时所应采取的方法。可以吞咽且没有窒息风险的患者应鼓励其饮用果汁或汽水。如果患者不能吞咽,则用蜂蜜,糖浆,果冻来擦患者的脸颊内侧。不能吞咽没有窒息风险的患者应该皮下或肌内注射胰高血糖素(1mg 成人剂量)。如果胰高血糖素无法使用,应该得到急救帮助或将患者送至最近的医院。

低血糖是可预防的。在胰岛素开始使用和强化治疗时,应该在随后的就诊中给患者提供关于低血糖的病因、症状及治疗的相关教育并加强后续的随访。推荐将胰岛素治疗方案转换为以基础胰岛素(长效胰岛素)加餐时胰岛素(超短效)这样更接近生理模式的治疗方案。常规进行自我血糖监测可以帮助患者发现低血糖的发生。推荐出现低血糖症状时应用进行自我血糖监测来证实是否出现低血糖。在随访时血糖数据的回顾可以帮助发现存在的潜在问题,并预防严重事件的发生。强化已制定的饮食计划,避免不进餐或延迟进餐或加餐是很重要的。在运动时,要让患者监测血糖。根据需要进食或调整胰岛素剂量。最重要的是推荐患者随身携带葡萄糖片剂或含碳水化合物的食物来治疗低血糖。饮酒时,要让患者注意进食碳水化合物。酒精会影响患者认知低血糖症状的能力,同时可以影响肝脏中葡萄糖的产生。

2 型糖尿病和妊娠

如何管理妊娠期糖尿病患者,请参见第 6 章。

患者教育和胰岛素基础治疗

成功的胰岛素治疗需要基础教育,基础教育包括让患者了解饮食、胰岛素及活动之间的关系;胰岛素作用的时间,胰岛素的储存、准备及注射;认识并治疗低血糖;糖尿病的管理模式(饮食、药物、活动),应用自我血糖监测来调节胰岛素剂量、饮食量和活动量;掌握解决日常问题的技巧,使胰岛素治疗融入到每天的生活中。在住院部或门诊应该有糖尿病教育人员,通常是护士、营养师、药剂师或医生为患者提供糖尿病教育。不管是由医疗机构还是个人提供的教育,重要的是进行继续教育并给予患者及其家庭以支持。胰岛素治疗的障碍需要提前解决。通常,患者会对胰岛素治疗持消极的态度;如果需要胰岛素治疗糖尿病会

更重,胰岛素会引发严重的并发症如失明、肾脏疾病或者截肢。其实这些通常是起始胰岛素治疗的原因,是延迟使用胰岛素治疗的后果。许多患者可能都经历过失败,尤其是那些努力应用饮食、锻炼和药物严格控制血糖的患者。回顾糖尿病的自然进程,我们发现随着时间的发展,逐渐进展的 β 细胞功能衰竭变得更加突出,而不应该"责备"患者。

需要解除患者对低血糖的恐惧。严重低血糖在 2 型糖尿病中较少见,新近的胰岛素类似物降低了低血糖的发生率。患者对于注射的担忧是另一个问题。让患者使用胰岛素注射器注射通常可以减轻他们对注射疼痛的恐惧。医生确保可以调整不同的胰岛素剂型和方案来配合患者的生活方式,这点通常可以帮助他们成功起始胰岛素治疗。

胰岛素的注射和储存

大多数胰岛素可以通过胰岛素笔来注射。如果不能用笔,可以用注射器来注射。大多数患者更愿意选择用笔来注射,使用它方便同时注射剂量准确。胰岛素注射在皮下脂肪,通常注射在腹部。如果愿意,胰岛素也可以注射在上臂,大腿,臀部外侧等。研究证实,胰岛素注射在腹部吸收更持久。胰岛素针头已经改良得更小、更短、更锐利,以降低注射时的疼痛。应用胰岛素笔或注射器以 90°角注射,不再需要捏起皮肤。对于更瘦的患者可以以 45°~90°角注射。尽管应用更新的胰岛素类似物,产生组织瘢痕的现象更少见,但仍建议每次更换注射位置以避免产生瘢痕。一旦注射完毕,笔用针头或注射器需要放置在锐器盒或不透明坚硬的塑料容器内,以避免刺伤其他人。在超过有效期前,未开封的胰岛素瓶、笔和笔芯需要在冰箱保存,均可以保存完好[0~30°C(32~86°F)]。已使用的胰岛素可以室温储存。已经打开的胰岛素可以使用的时间长短随其品牌和剂型不同而各异,需要核实包装说明书上所标出的保存方法。如果胰岛素过期,或已经暴露于过冷或过热的环境中,或在室温打开的时间太长超过了制造商推荐的时间,那么胰岛素应该丢弃。

营养原则

选择一种可以匹配患者膳食模式的胰岛素方案或者保证患者可以在胰岛素达峰值时调节进食,以此来安全地起始胰岛素治疗。在起始胰岛素治疗前,需要血糖数据,可以通过让患者写出自己的进餐时间和进餐的食物这一方式获得患者的饮食模式。如果患者糖尿病病史较长,多数人可能都会有量化食物摄入量的方法,例如应用食物交换份或碳水化合物计量。患者可以提供这一数据,或者由注册营养师获取这一数据并将其提供给医生,以向患者推荐最能适合其平素饮食模式的胰岛素治疗方案。

在营养治疗与胰岛素联合应用时,主要的挑战不是如何计算碳水化合物的摄入量,而是如果胰岛素不能紧密配合患者的进食或患者的进食不固定时,为了优化治疗,如何使患者改变行为。医学营养和运动治疗包括解决患者所存在的问题并学习每天如何选择食物。

通常,患者在开始应用胰岛素时是不知所措的,并把注意力放在学习胰岛素注射技巧上。根据患者的进餐模式提供简单的营养指导,例如每天三餐进食,不要漏过进餐,避免进食高糖食物,避免进食高能量零食,以及限制饮酒,这在开始胰岛素治疗的最初几天或第一周是非常有用的。这样做可以帮助患者安全起始胰岛素治疗及膳食计划,这些治疗方案在今后可以根据需要进行调整。

医学营养和运动治疗目标如下[145]:

1. ①尽可能安全地达到并维持血糖在正常或接近正常水平;②保证血脂及脂蛋白在可降低血管疾病风险的水平;③尽可能安全地达到并维持血压在正常或接近正常水平。

2.通过改变生活方式和营养的摄入来预防或者延缓糖尿病慢性并发症的进展速度。

3.保证个体营养需求,根据个人和文化偏好及意愿来调整方案。

4. 不能仅根据科学的数据来限制食物的选择,而要保证进餐的乐趣。

5.为患者提供关于运动安全指导方面的自我管理训练,包括低血糖的预防,治疗及急性疾病期间糖尿病的治疗(针对应用胰岛素或胰岛素促泌剂的患者)。

营养继续教育包括以下步骤:

6.确定患者的目标。

7.均衡膳食,使饮食中包括所推荐的宏量营养素成分。

8.预先向患者告知胰岛素治疗潜在的副作用是体重增加;监测并调整能量摄入来预防体重的增加。

9.向患者提供一个根据其血糖控制目标和代谢目标制定的个体化的饮食计划。

10.向患者教授关于低血糖的合理治疗。

11.与患者共同进行模式管理(饮食,药物,活动);

提供解决血糖超标治疗方案。

12.根据患者的个体化目标制定运动处方;如果目标是控制体重或者降低体重,应该尝试制定运动计划,并在锻炼时减少速效或短效胰岛素的剂量。

13. 应用血糖监测的数值来确定胰岛素的需要量或调整饮食。

14.调查运动相关的低血糖,使运动仍可以作为治疗方案的一部分。

15.均衡膳食,使饮食中包括所推荐的宏量营养素成分。

16.每天运动至少 30 分钟。

17.有可以实现的体重增加和降低的期望值。

不同的胰岛素治疗方案的营养指导重点详见表5.11。

根据碳水化合物摄入量决定胰岛素水平:测定方法

大多数患者都需要一种碳水化合物的量化方法。世界上许多地方都是通过食物交换份或碳水化合物计量进行的。这两种方法可以让患者每天及每餐在享受各种食物的同时,保证碳水化合物摄入量是相似的。如果患者很大程度地改变他的碳水化合物摄入量而保持胰岛素剂量不变,这样的结果是由于碳水化合物摄入量的增加或减少,血糖出现或高或低。结果患者对胰岛素的使用产生怀疑或者对于遵医嘱增加胰岛素剂量变得犹豫不决。

计算碳水化合物量:固定胰岛素方案

根据碳水化合物的种类,推断碳水化合物的量,是可以预计出血糖的。如果患者进食的碳水化合物不同,患者要了解他的血糖特征并确定适合的胰岛素剂量。胰岛素起始剂量根据每种方案的起始决策路径决定,再按照进餐模式进行分配。根据血糖数值,进餐量和运动量来调节胰岛素剂量。一些患者可能会维持相对固定的饮食模式,那么固定胰岛素剂量(经过调整后)将会达到理想的血糖目标,直到生活方式改变影响饮食摄入量和运动方式。

胰岛素与碳水化合物的比值:灵活的胰岛素方案

在 1 型糖尿病患者的研究中显示,对于进食多变的患者来说,碳水化合物的计算可以转化为胰岛素与碳水化合物的比值[148]。这一比值可以根据碳水化合物摄入量调整胰岛素剂量,使患者血糖达到正常。例如,可以每 15g 碳水化合物(一个碳水化合物份数)给予 2U 速效胰岛素作为起始。当进食更多的碳水化合物饮食时需要增加餐时胰岛素剂量,进食含碳水化合物少的饮食时减少胰岛素剂量。患者需要学习准确地计算出他们准备进食的碳水化合物的克数或碳水化合物份数。血糖值将指导是否需要调整胰岛素剂量,饮食量或活动量。

表 5.11　推荐的营养指南:1 个食物份=15g 碳水化合物

	主餐	加餐
基础胰岛素 (加口服药)	针对每天三餐: • 女性每餐 2~4 个碳水化合物份数 • 男性每餐 3~5 个碳水化合物份数	• 不需要 • 如果希望加餐,应少量;每次加餐 1~2 个碳水化合物份数
预混胰岛素	• 三餐定时定量 • 不能漏掉进餐 • 早餐和晚餐之间不超过 10~12 小时	• 速效胰岛素:通常不需要加餐;如果希望加餐,应少量;每次 1~2 个碳水化合物份 • 正规胰岛素:可能需要少量加餐
基础加餐时胰岛素	• 开始时应摄入固定量的碳水化合物 • 当患者准备好,碳水化合物的量先按胰岛素与碳水化合物比值计算,然后达到最大化治疗的摄入量	• 速效胰岛素:如果仅是超过 1 个食物份需要额外增加胰岛素注射 • 常规胰岛素:可能需要少量加餐

注:注册营养师要帮助评估平常的饮食摄入量,给予在各种情况下的饮食指导,根据食物的摄入及活动评估血糖剂量。
低血糖:对所有使用胰岛素的患者应教给他们认识低血糖,并教他们要携带含碳水化合物的食物或饮料来应付低血糖的发生。通常给予 15g 碳水化合物来治疗。
International Diabetes Center. *Guide to Starting Insulin*. Minneapolis, MN: International Diabetes Center, 2007.

胰岛素调整的方法

　　一项近期的研究,报道了一种更为简单的胰岛素调节方法。同那些应用胰岛素与碳水化合物比值方法的患者一样,应用简单的胰岛素调整方法的患者可以获得近似的 HbA$_{1c}$ 的下降,而不用计算碳水化合物的量[149]。虽然简单方法组的患者不需要按克或食物份来计算碳水化合物的量,但是他们要每天监测 4 次血糖并每周与他们的研究人员进行沟通来决定进餐时间及胰岛素量。因此他们每天都要反馈所进食的食物并积极微调胰岛素剂量,直到达到血糖目标为止。

替代,减少,限制原则

　　替代、减少、限制原则是由国际糖尿病中心制定的,并与糖尿病分阶段管理联合使用的另一个方法,这种方法需要使用血糖自我监测并预先改变饮食习惯。第一步是用低碳水化合物或不含碳水化合物的饮食或饮品替代高碳水化合物饮食或饮品。第二步是减少总热量摄入的 10%~20%,长期目标是减少 25%。第三步是限制某些特定的食物及饮品,以避免那些可以快速升高血糖的高糖指数的食物摄入。这些步骤降低了餐后血糖偏移的风险,同时减少了胰岛素调节的频率。然而,患者必须愿意每次餐前餐后频繁地监测血糖,以确定饮食变化的影响。同时,患者需要继续教育来实施这些步骤。

自我血糖监测

　　注释　每个患者都应使用动态血糖监测进行基础监测及定期连续监测。糖尿病分阶段管理指出动态血糖监测这一技术通常无法使用,因此提出使用血糖自我监测给患者提供指导。

　　根据胰岛素作用曲线进餐习惯及治疗方案调整的频率进行血糖监测。正如之前提到的,长效胰岛素和 NPH 的作用曲线是不同的。此外,患者对于胰岛素的反应也是多变的。最初充分的血糖监测是非常重要的,它可以描绘出患者对于胰岛素反应的曲线,并准确地制定胰岛素剂量而不发生低血糖。在注射胰岛素之前需要监测血糖,有两个主要目的:①反映之前阶段胰岛素的作用。②当血糖低于 70mg/dL 时避免胰岛素过量使用。当单独应用长效胰岛素时,起初自我血糖监测限制在每天 2 次[在晨起和晚餐前或睡前(当给予第二针注射时)]。NPH 胰岛素每次注射至少需要 2 次自我血糖监测:在注射前和此后 8~10 小时。如果已

经达到胰岛素最大剂量而血糖仍无改善,则需要增加自我血糖监测频率, 包括检测午餐前及晚餐前血糖(如果之前已经检测了睡前血糖)。这样可以发现血糖升高最多的餐次(表 5.12 及图 5.24)。

　　预混胰岛素需要监测早餐和晚餐前血糖来调整胰岛素剂量(表 5.12)。在午餐前和睡前进行自我血糖监测可以帮助了解预混胰岛素中速效胰岛素成分的作用。由于预混胰岛素有固定的混合比例,所以进行血糖微调存在问题。例如,如果晚餐前血糖升高,那么通常会增加晨起的预混胰岛素剂量。然而,由于速效胰岛素的剂量增加了,可能会导致午餐时低血糖的发生,因此,需要更加频繁地监测血糖来发现低血糖或高血糖的时间段。当每天至少进行 4 次餐前和睡前自我血糖监测时,基础加餐时胰岛素治疗方案是最为有效的。可以应用餐后 1~2 小时血糖监测对餐前速效胰岛素进行微调。

运动/活动教育

　　患者通常不了解运动(或者增加活动)的重要性以及它与控制代谢之间的关系。运动教育从详述运动如何影响血糖水平来开始。一旦患者了解了运动或者活动在糖尿病治疗中的重要性,下一步就是制定运动活动计划。

　　仔细评估整体的健康水平是很重要的。在开始运动计划前应该评估心血管疾病的因素。通常评估患者三个健康因素:①耐力(重复动作),②强度(举重重量阻力带),③灵活性(伸展运动)。

　　通过让患者上下踩踏单踏板运动持续 1 分钟来测定患者的耐力。应用固定式脚踏车,重复进行中等耐量的踏板运动持续 1 分钟是另外一种评估耐力的方法。虽然存在一些特定的年龄和性别的通用标准,但是患者应该能够没有任何压力地进行这些活动。强度是通过伸开手臂拉伸一个标准的阻力带或举起 2.25 千克重物测量的。此外,年龄和性别表可以提供平均预期的强度,这一强度可以允许患者最终反复练习。灵活性的测量有几种方式:站立时简单的伸展;平卧或站立时触摸脚尖;或者双脚平放在地上触摸双脚。总的来说,这些措施是为了全面快速评估患者运动适应性。

　　个体化制定运动的级别,必须包括运动时机、频率、持续时间及强度。应该在运动前,运动期间及运动后即刻进行自我血糖监测/动态血糖监测。对于常规的运动,应重复 3~5 次,直到制定明确的运动方案。当完

表 5.12　血糖监测和胰岛素调节

基础胰岛素	每天监测晨起空腹血糖
	• 如果空腹血糖多数>120mg/dL(6.7mmol/L),应用调节指南 　(表 5.9)直到空腹血糖达标,如果每天剂量达到 0.5U/kg,应考虑增加餐时胰岛素
	• 如果空腹血糖多数<120mg/dL(6.7mmol/L),并且糖化血红蛋白持续在 7.0%以上,应考虑监测餐后 2 小时血糖并增加餐时胰岛素注射
预混胰岛素※	每天监测空腹及晚餐前血糖
	• 如果血糖多>200mg/dL(11.1mmol/L),全天胰岛素增加 0.1U/kg,然后平均分配到两餐中
	• 如果血糖多<200mg/dL(11.1mmol/L),应用调节指南来调节超标的血糖: 　－上午空腹血糖:调节晚餐前胰岛素剂量 　－晚餐前血糖:调节早餐前胰岛素剂量
基础加餐时胰岛素※	每天监测餐前及餐后 2 小时血糖
	• 如果血糖多>200mg/dL(11.1mmol/L),全天胰岛素增加 0.1U/kg,然后将一半给予基础胰岛素,另一半平均分配到餐前
	• 如果血糖多<200mg/dL(11.1mmol/L),应用调节指南来调节超标的血糖: 　－空腹血糖:调节基础胰岛素剂量 　－午餐或晚餐前血糖:调节餐前胰岛素剂量 　－如果应用速效胰岛素并且餐前血糖到餐后血糖上升超过 40mg/dL,应增加 1~3U 胰岛素。如果餐前血糖到餐后血糖下降,应减少胰岛素 1~3U

HbA~1c~:糖化血红蛋白。

* 保证血糖数值准确:常规检测血糖,在血糖监测前 2 小时不要进食。

※停用磺脲类药物;考虑增加或继续应用二甲双胍和或吡格列酮或罗格列酮。

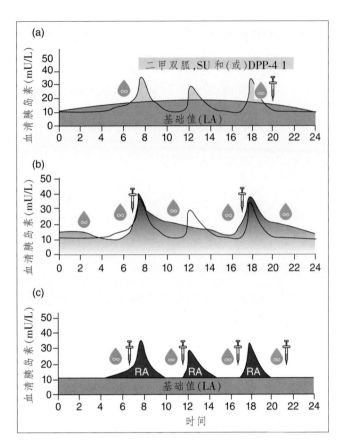

图 5.24　推荐根据治疗方案进行监测方案。(a)基础胰岛素;(b)预混胰岛素;(c)基础/餐时胰岛素。DPP-4,二肽激肽酶 4 抑制剂;LA,长效胰岛素;SU,磺脲类药物。

整的治疗方案中包含运动时,血糖水平有明显的改善。虽然需要运动专家,但是许多经过认证的糖尿病教育者也有资格评估运动适应性并制定运动处方。

　　所有患者需要教育来了解糖尿病,学习如何管理糖尿病以及认识并发症,并在出现并发症时能够识别。糖尿病教育护士对糖尿病患者进行教育训练比只在患者需要时提供帮助更好。

行为问题和评估

　　行为问题分成两大类:对治疗依从性好和存在潜

在的心理和社会病理学问题。而对一个特定的治疗方案依从性差可能是以往就存在潜在的病理学问题,因此建议在治疗早期首先确定这些问题是否由其他原因引发。在考虑心理和社会因素前,糖尿病分阶段管理提供了一套简单的方法来探寻其可能的原因。从评估目前的血糖水平开始进行,这种血糖水平来自患者(自我血糖监测)和实验室检查(空腹血浆葡萄糖和糖化血红蛋白)的报告。当目前的治疗不起作用时,医疗干预是合理的。如果动态血糖监测和糖化血红蛋白之间的相关性较差,要保证检测血糖的技术、设备以及由患者提供的报告是准确的。如果患者和实验室数据之间的相关性仍然较差,应考虑再教育。

依从性评估

　　在治疗初期可以从四方面随时评估糖尿病相关的依从性,包括医学营养,药物,自我监测和运动。每方面都以类似的方式进行。首先,确定患者是否了解行为与糖尿病之间的关系。第二步,确定患者是否制定明确的短期行为目标。第三步,明确目标没有实现的原因。第四步,如果目前阶段的目标没完成,应准备返回上一阶段。

根据行为改变的跨理论模式[150],执行的决策路径依从性应从患者是否理解行为和糖尿病之间的关系开始(图 5.25)。人们已经发现,如果只是行为改变,而不了解为什么这样做时,结果大多是以失败告终。因而,让患者了解饮食、运动、药物及自我血糖监测与糖尿病管理及其并发症的预防之间的关系非常重要。接下来,确定患者愿意做什么。

在多数情况下,患者对于依从性误解都可以通过这种方法来解决。下一步,与患者一起制定目标。制定明确、简单且合理的短期目标,例如"用脱脂牛奶替代全脂牛奶"或者"每天增加 10 分钟的步行"。接下来,确定患者是否已经或者在尝试实现目标。准备再次制定目标并向后推进一步。当行为改变时,继续制定新的明确目标,要经常向患者询问并帮助其制定新的目标。然而,这种方式对于有些患者不起作用。某些患者并不准备改变他的行为。结合教育,不断强化其行为改变,可能会在今后的某一时刻,克服他这种不愿意改变行为的想法。如果这些方法都无效,应建议其去看行为专家。

心理和社会因素评估

2 型糖尿病的诊断承担着伦理和社会功能障碍的风险。有将近一半的初诊糖尿病患者是在并发症(如视网膜或者心脏疾患)出现后发现的。这使糖尿病相关并发症的发生增加。一方面,患者期望恢复正常的生活,另一方面,他们期望自我管理糖尿病。这使得达到接近正常血糖水平变得更加困难。启动新的治疗方案(比如引入胰岛素治疗)可能会带来心理和社会功能障碍。这通常体现在患者是如何调整 2 型糖尿病及其治疗所带来的生活方式的改变上。

患者获取新的知识和技能的能力,关系到他们的心理和社会的适应能力。心理因素(如抑郁和焦虑)和社会因素(如行为失常),明显影响自我保健技巧获得的能力和对糖尿病严重程度的接受能力。此外,饮食失调会直接影响治疗的效果并可能引发严重而持久的并发症。如果糖尿病患者的心理和社会适应能力失调,它很可能反映在血糖控制不佳方面。反过来,这会使急慢性并发症出现的风险增加,这种风险的增加会进而加重心理和社会功能障碍。要打破这种恶性循环,有必要早发现功能障碍迹象,并尽早干预。

早期治疗中,医生通常仅仅是在症状出现后,才

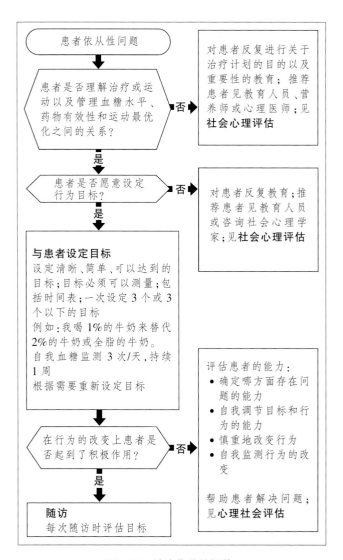

图 5.25 治疗依从性评估。

开始对糖尿病患者进行心理和社会问题的干预。许多常见症状可在心理和社会评估决策路径中找到(见框 5.6)。社区医生应在初诊的糖尿病患者和那些预期治疗可能带来许多生活方式改变的患者中寻找这些症状,心理学家和社会工作者应进行培训以发现最早期的心理及社会功能障碍的症状,并在它们引发破坏性行为前进行干预。通常,需要一或两次咨询对话来发现潜在的社会及心理问题,并进行有效的干预。发现这些早期的征兆需要患者完整的社会及心理特征。获得这一信息的方法就是在开始就让患者知道糖尿病需要患者和医生及其团队共同管理,同时患者有权作出决策。

对于糖尿病治疗成功的患者来说(90% 的责任在患者),把患者有效地带入到团队中,患者与医疗团队共同决策,并保证他们理解和承担临床治疗责任。联

合决策让我们认识到,患者和医生对于疾病的严重程度,各个医疗专业人员的职责以及对患者表现的预期,都可能持有不同的观点。糖尿病患者可能会感觉医师将对其治疗做所有的决定,而患者是被动的。而相反,医生可能会觉得患者应该决定每天的饮食,胰岛素和运动方案。

共同决策是患者和医疗团队的共识,它指出团队中每一个参与者所肩负的责任和其所持的期望值,并提出所有成员都同意遵守的决策路径。从社会心理学角度来看,可以把它看做是一种合作,在这种合作中患者可以详尽地表达出他们所期望达到的目标,同时医疗专家可以确定适合的糖尿病管理计划及糖尿病患者的责任。它可以让患者有机会回顾那些可能对于整体治疗目标没有用的行为。必须鼓励那些拒绝监测血糖工作过度或者饮食无度的人与健康团队分享这些信息。同样,希望患者能严格遵守治疗方案的医生或希望患者能严格坚持饮食计划的营养师,必须提出其所期望患者达到的目标,并让患者提出质疑。通过这种协商,达成共识,确定责任以及期望,从而使糖尿病患者以及医疗团队中的成员获益。

框 5.6　心理评估

评估心理健康和抑郁

- 存在人际关系问题
- 工作/上学恐惧症
- 入睡困难
- 抑郁或焦虑
- 器官功能障碍
- 情感或情绪改变
- 与年龄不相符的行为
- 家庭的动力

评估社会健康

- 家庭冲突
- 旷课/旷工
- 学习成绩/工作业绩下滑
- 药物或酒精成瘾行为
- 攻击行为
- 报学、辞职或离家出走
- 家庭对糖尿病的反应

评估行为模式

- 行为过度活跃
- 行为冲动
- 过度劳累和疲惫的工作
- 注意力不集中

评估饮食失调

- 厌食或贪食
- 暴饮暴食或饮食无度
- 高血糖作为体重管理的基础
- 绝食

参考文献

1 Centers for Disease Control and Prevention. *National Diabetes Fact Sheet: National Estimates and General Information on Diabetes and Prediabetes in the United States, 2011*. Atlanta, GA: US Department of Health and Human Services, Centers for Disease Control and Prevention, 2011.

2 Boyle JP, Thompson TJ, Gregg EW, *et al*. Projection of the year 2050 burden of diabetes in the US adult population: dynamic modeling of incidence, mortality, and prediabetes prevalence. *Population Health Metrics* 2010;8:29.

3 International Diabetes Federation. IDF Diabetes Atlas. Brussels, Belgium: IDF, 2009. http://www.diabetesatlas.org/content/foreword-0.

4 McNeely MJ, Boyko EJ. Type 2 diabetes prevalence in Asian Americans. *Diabetes Care* 2004;27:66–9.

5 Poitout V, Robertson RP. An integrated view of beta-cell dysfunction in type-II diabetes. *Annual Review of Medicine* 1996;47:69–83.

6 Lebovitz HE. Insulin secretagogues: old and new. *Diabetes Review* 1999;7:139–53.

7 Ferrannini E, Gastaldelli A, Miyazaki Y. β-Cell function in subjects spanning the range from normal glucose tolerance to overt diabetes: a new analysis. *Journal of Clinical Endocrinology and Metabolism* 2005;90:493–500.

8 Sone H, Yoshimura Y, Ito H, *et al*; Japan Diabetes Complications Study Group. Energy intake and obesity in Japanese patients with type 2 diabetes. *Lancet* 2004;363(9404):248–9.

9 Mohan V, Radhika G, Sathya RM, *et al*. Dietary carbohydrates, glycaemic load, food groups and newly detected type 2 diabetes among urban Asian Indian population in Chennai, India (Chennai urban Rural Epidemiology Study 59). *British Journal of Nutrition* 2009;102:1498–506.

10 Kosaka K, Kuzuya R, Hagura H. Yoshinaga H. Insulin response to oral glucose load is consistently decreased in established non-insulin-dependent DM mellitus: the usefulness of decreased early insulin response as a predictor of non-insulin-dependent DM mellitus. *Diabetic Medicine* 1996;13:S109–19.

11 Izuka M, Fukushima M, Taniguchi A, *et al*. Factors responsible for glucose intolerance in Japanese subjects with impaired fasting glucose. *Hormone and Metabolic Research* 2007;39:41–5.

12 Neel JV. Diabetes mellitus: a "thrifty" geno-type rendered detrimental by "progress?" *American Journal of Human Genetics* 1962;14:353–62.

13 Youngren JF, Goldfine ID, Prately RE. Decreased muscle insulin receptor kinase correlates with insulin resistance in normoglycemic Pima Indians. *American Journal of Physiology* 1997;273:E276–83.

14 Sinha MK, Pories WJ, Flickinger EG, *et al*. Insulin-receptor kinase activity of adipose tissue from morbidly obese humans with and without NIDDM. *Diabetes* 1987;36:620–5.

15 Kusari J, Kenner KA, Suh KI, *et al*. Skeletal muscle protein tyrosine phosphatase activity and tyrosine phosphatase 1B protein content are associated with insulin action and resistance. *Journal of Clinical Investigation* 1994;93:1156–62.

16 Boden G, Chen X, Ruiz J, *et al*. Mechanisms of fatty acid-induced inhibition of glucose uptake. *Journal of Clinical Investigation* 1994;93:2438–46.

17 Foley JE. Rationale and application of fatty acid oxidation inhibitors in treatment of diabetes mellitus. *Diabetes Care* 1992;15:773–84.

18 Moller DE. Potential role of TNF-alpha in the pathogenesis of insulin resistance and type 2 diabetes. *Trends in Endocrinology and Metabolism* 2000;11:212–17.

19 Bertin E, Nguyen P, Guenounou M, *et al*. Plasma levels of tumor necro-

sis factor-alpha (TNF-alpha) are essentially dependent of visceral fat amount in type 2 diabetic patients. *Diabetes and Metabolism* 2000;26: 178–82.

20 Youd JM, Rattigan S, Clark MG. Acute impairment of insulin-mediated capillary recruitment and glucose uptake in rat skeletal muscle in vivo by TNF-alpha. *Diabetes* 2000;49:1904–9.

21 Abate N. Insulin resistance and obesity. Role of fat distribution pattern. *Diabetes Care* 1996;19:292–4.

22 Leahy JL, Bonner Weir S, Weir GC. β-cell dysfunction induced by chronic hyperglycemia. Current ideas on mechanism of impaired glucose-induced insulin secretion. *Diabetes Care* 1992;15:442–55.

23 Moore B, Edie ES, Abram JH. On the treatment of diabetes mellitus by acid extract of duodenal mucous membrane. *Biochemistry Journal* 1906;1:28–38.

24 Zung E, LaBarre J. Hyperinsulinémie consécutive a l'injection de solution de secrétine non hypotensive. *Comptes Rendus de la Société de Biologie (Paris)* 1928;98:1435.

25 LaBarre J. Sur les possibilites d'un traitement du diabetes par l'incretin. *Bulletin de l'Académie Royale de Médecine de Belgique* 1932;12:620.

26 Unger RH, Eisentraut AM. Entero-insular axis. *Archives of Internal Medicine* 1969;123:261–6.

27 Perfetti R, Merkel P. Glucagon-like peptide-1: a major regulator of pancreatic-cell function. *European Journal of Endocrinology* 2000;143: 717–25.

28 Holz GG, Chepurny OG. Glucagon-line peptide-1 synthetic analogs: new therapeutic agents for use in the treatment of diabetes mellitus. *Current Medicinal Chemistry* 2003;10:2471–83.

29 Nathan DM, Schreiber E, Fogel H, *et al.* Insulinotropic action of glucagonlike peptide-1-(7–37) in diabetic and non-diabetic subjects. *Diabetes Care* 1992;15(2):270–6.

30 Toft-Nielsen MB, Damholt MD, Masbad S, *et al.* Determinants of the impaired secretion of glucagon-like peptide l in type 2 diabetic patients. *Journal of Clinical Endocrinology and Metabolism* 2001;86:3717–23.

31 Nathan DM, Buse JB, Davidson MB, *et al.* Medical management of hyperglycemia in type 2 diabetes: a consensus algorithm for the initiation and adjustment of therapy: a consensus statement of the American Diabetes Association and the European Association for the Study of Diabetes. *Diabetes Care.* 2009;32:193–203.

32 Graham DJ, Ouellet-Hellstrom R, MaCurdy TE, *et al.* Risk of acute myocardial infarction, stroke, heart failure, and death in elderly Medicare patients treated with rosiglitazone or pioglitazone. *JAMA* 2010;28:411–18.

33 Nissen NE, Wolski K. Rosiglitazone revisited: an updated meta-analysis of risk for myocardial infarction and cardiovascular mortality. *Archives of Internal Medicine* 2010;170:1191–201.

34 Meier C, Kraenzlin ME, Bodmer M, *et al.* Use of thiazolidinediones and fracture risk. *Archives of Internal Medicine* 2008;168:820–5.

35 Lewis JD, Ferrara A, Peng Hedderson M, *et al.* Risk of bladder cancer among diabetic patients treated with pioglitazone: interim report of a longitudinal cohort study. *Diabetes Care* 2011;34:916–22.

36 Kahn SE, Haffner SM, Heise MA, *et al.* Glycemic durability of rosiglitazone, metformin, or glyburide monotherapy. *New England Journal of Medicine* 2006;355:2427–43.

37 Rogers OA, Baron M, Philis-Tsimikas A. The incretin effect and its potentiators by glucagon-like peptide-1-based therapies: a revolution in diabetes management. *Expert Opinion on Investigational Drugs* 2005;14:705–26.

38 DeFronzo RA. Pathogenesis of type 2 diabetes mellitus. *Medical Clinics of North America* 2004;88:787–835.

39 UK Prospective Diabetes Study (UKPDS) Group. Effect of intensive blood-glucose control with metformin on complications in overweight patients with type 2 diabetes (UKPDS 34). *Lancet* 1998;352:854–65

40 Wallace TM, Matthews DR. Poor glycemic control in type 2 diabetes: a conspiracy of disease, suboptimal therapy and attitude. *Quarterly Journal of Medicine* 2000;93:369–74.

41 Mazze R, Strock E, Simonson G, Bergenstal R. *Staged Diabetes Management: a Systematic Approach*, 2nd edn. Chichester, UK: John Wiley & Son, 2004:118.

42 Qayum R, Bohen S, Maruther N, *et al.* Systematic review: comparative

effectiveness and safety of premixed insulin analogues in type 2 diabetes. *Annals of Internal Medicine* 2008;149:549–59.

43 Riddle MC, Ambrosius WT, Brillon DJ, *et al.* Epidemiologic relationships between A1C and all-cause mortality during a median 3.4-year follow-up of glycemic treatment in the ACCORD trial. *Diabetes Care* 2010;33:983–90.

44 Action to Control Cardiovascular Risk in Diabetes Study Group; Gerstein HC, Miller ME, Byington RP, *et al.* Effects of intensive glucose lowering in type 2 diabetes. *New England Journal of Medicine* 2008;358:2545–59.

45 ADVANCE Collaborative Group; Patel A, MacMahon S, Chalmers J, *et al.* Intensive blood glucose control and vascular outcomes in patients with type 2 diabetes. *New England Journal of Medicine* 2008;358: 2560–72.

46 Hartman I. Insulin analogues: impact on treatment success, satisfaction, quality of life, and adherence. *Clinical Medicine and Research* 2008;6: 54–67.

47 Arky RA. "Doctor, is my sugar normal?" *New England Journal of Medicine* 2005;353:1511–13.

48 Mazze RS, Strock E, Wesley D, *et al.* Characterizing glucose exposure for individuals with normal glucose tolerance using continuous glucose monitoring and ambulatory glucose profile analysis. *Diabetes Technology and Therapeutics* 2008;10:149–59.

49 Knowler WC, Barret-Connor E, Fowler SE, *et al.* Reduction in the incidence of type 2 diabetes with lifestyle intervention or metformin. *New England Journal of Medicine* 2002;346:393–403.

50 Uusitupa M, Louheranta A, Lindstrom J, *et al.* The Finnish Diabetes Prevention Study. *British Journal of Nutrition* 2000;Suppl. 1:S137–42.

51 Harris MI. Classification, diagnostic criteria, and screening for diabetes. *Diabetes in America* 1995;95-1468(2):15–36.

52 American Diabetes Association. Report of the Expert Committee on the Diagnosis and Classification of Diabetes Mellitus. *Diabetes Care* 2003; 26:S5–S20.

53 American Diabetes Association. Standards of medical care in diabetes—2011. *Diabetes Care* 2011;34(Suppl. 1):S11–S61.

54 Azen SP, Peters RK, Berkowitz K, *et al.* Tripod (troglitazone in the prevention of diabetes): a randomized, placebo-controlled trial of troglitazone in women with prior gestational diabetes mellitus. *Controlled Clinical Trials* 1998;19:217–31.

55 UK Prospective Diabetes Study Group. Intensive blood-glucose control with sulphonylureas or insulin compared with conventional treatment and risk of complications in patients with type 2 diabetes (UKPDS 33). *Lancet* 1998;352:837–53.

56 Nathan DM. Inferences and implications: do results from the Diabetes Control and Complications Trial apply in NIDDM? *Diabetes Care* 1995;18:251–7.

57 Mazze RS, Shamoon H, Parmentier R, *et al.* Reliability of blood glucose monitoring by patients with diabetes. *American Journal of Medicine* 1984;77:211–17.

58 Mazze RS. Measuring and managing hyperglycemia in pregnancy: from glycosurin to continuous blood glucose monitoring. *Seminars in Perinatology* 2002;26:171–80.

59 Frankenfield DC, Muth ER, Rowe WA. The Harris–Benedict studies of human basal metabolism: history and limitations. *Journal of the American Dietetic Association* 1998;98:439–45.

60 Powers MA, Cuddihy RM, Wesley D, Morgan B. Continuous glucose monitoring reveals different glycemic responses of moderate- vs. high-carbohydrate lunch meals in people with type 2 diabetes. *Journal of the American Dietetic Association* 2010;110:1912–5.

61 Barnett A. DPP-4 inhibitors and their potential role in the management of type 2 diabetes. *International Journal of Clinical Practice* 2006;60: 1454–70.

62 Christopher R, Convington P, Davenport M, *et al.* Pharmacokinetics, pharmacodynamics, and tolerability of single increasing doses of the dipeptidyl peptidase-4 inhibitor alogliptin in healthy male subjects. *Clinical Therapeutics* 2008;30:513–27.

63 Crepaldi G, Carruba M, Comaschi M, *et al.* Dipeptidyl peptidase 4 (DPP-4) inhibitors and their role in type 2 diabetes management.

Journal of Endocrinological Investigation 2007;30:610–14.

64 Amori R, Lau J, Pittas A. Efficacy and safety of incretin therapy in type 2 diabetes. *JAMA* 2007;298:194–206.

65 Inzucchi SE, McGuire DK. New drugs for the treatment of diabetes. Part II. Incretin-based therapy and beyond. *Circulation* 2008;117: 574–84.

66 Raz I, Chen Y, Wu M, *et al.* Efficacy and safety of sitagliptin added to ongoing metformin therapy in patients with type 2 diabetes. *Current Medical Research and Opinion* 2008;24:537–50.

67 Goldstein BJ, Feinglos MN, Lunceford JK, *et al.* Effect of initial combination therapy with sitagliptin, a dipeptidyl peptidase-4 inhibitor, and metformin on glycemic control in patients with type 2 diabetes. *Diabetes Care* 2007;30:1979–87.

68 Charbonnel B, Karasik A, Liu J, *et al.* Efficacy and safety of the dipeptidyl peptidase-4 inhibitor sitagliptin added to ongoing metformin therapy in patients with type 2 diabetes inadequately controlled with metformin alone. *Diabetes Care* 2006;29:2638–43.

69 Nauck MA, Meininger G, Sheng D, *et al.* Efficacy and safety of the dipeptidyl peptidase-4 inhibitor, sitagliptin, compared with the sulfonylurea, glipizide, in patients with type 2 diabetes inadequately controlled on metformin alone: a randomized, double-blind, noninferiority trial. *Diabetes, Obesity and Metabolism* 2007;9:194–205.

70 Hermansen K, Kipnes M, Luo E, *et al.* Efficacy and safety of the dipeptidyl peptidase-4 inhibitor, sitagliptin, in patients with type 2 diabetes mellitus inadequately controlled on glimepiride alone or on glimepiride and metformin. *Diabetes, Obesity and Metabolism* 2007;9:733–45.

71 DeFronzo RA, Hissa NM, Garber AJ, *et al.* The efficacy and safety of saxagliptin when added to metformin therapy in patients with inadequately controlled type 2 diabetes with metformin alone. *Diabetes Care* 2009;32:1649–55.

72 Chacra AR, Tan GH, Apanovitch A, *et al.*; CV181-040 Investigators. Saxagliptin added to submaximal dose of sulfonylurea improves glycaemic control compared with uptitration of sulfonylurea in patients with type 2 diabetes: a randomized controlled trial. *International Journal of Clinical Practice* 2009;63:1395–406.

73 Rosenstock J, Brazg R, Andryuk PJ, *et al.* Efficacy and safety of the dipeptidyl peptidase-4 inhibitor sitagliptin added to ongoing pioglitazone therapy in patients with type 2 diabetes: a 24-week, multicenter, randomized, double-blind, placebo-controlled, parallel-group study. *Clinical Therapeutics* 2006;28:1556–68.

74 Hollander P, Li J, Allen E, Chen R; CV181-013 Investigators. Saxagliptin added to a thiazolidinedione improves glycemic control in patients with type 2 diabetes and inadequate control on thiazolidinedione alone. *Journal of Clinical Endocrinology and Metabolism* 2009;94:4810–19.

75 Barnett A. DPP-4 inhibitors and their potential role in the management of type 2 diabetes. *International Journal of Clinical Practice* 2006;60: 1454–70.

76 Deacon CF. Dipeptidyl peptidase-4 inhibitors in the treatment of type 2 diabetes: a comparative review. *Diabetes, Obesity and Metabolism* 2011;13:7–18.

77 Garg R, Chen W, Pedergrass M. Acute pancreatitis in type 2 diabetes treated with exenatide or sitagliptin. *Diabetes Care* 2010;33:2349–54.

78 Buse JB, Henry RR, Han J, *et al.* Effects of exenatide (exendin-4) on glycemic control over 30 weeks in sulfonylurea-treated patients with type 2 diabetes mellitus. *Diabetes Care* 2004;27:2628–35.

79 DeFronzo R, Ratner R, Han J, *et al.* Effects of exenatide (synthetic exendin-4) on glycemic control and weight over 30 weeks in metformin-treated patients with type 2 diabetes. *Diabetes Care* 2005;28:1092–100.

80 Kendall DM, Riddle MC, Zhuang D, *et al.* Effects of exenatide (exendin-4) on glycemic control and weight in patients with type 2 diabetes treated with metformin and a sulfonylurea. *Diabetologia* 2004;47(Suppl. 1):A279–A280.

81 Kendall DM, Riddle MC, Rosenstock J, *et al.* Effects of exenatide (exendin-4) on glycemic control over 30 weeks in patients with type 2 diabetes treated with metformin and a sulfonylurea. *Diabetes Care* 2005;28:1083–91.

82 Nauck MA, Duran S, Kim D, *et al.* A comparison of twice-daily exenatide and biphasic insulin aspart in patients with type 2 diabetes who were suboptimally controlled with sulfonylurea and metformin: a noninferiority study. *Diabetologia* 2007;50:259–67.

83 Zinman B, Hoogwerf BJ, Duran Garcia S, *et al.* The effect of adding exenatide to a thiazolidinedione in suboptimally controlled type 2 diabetes: a randomized trial. *Annals of Internal Medicine* 2007;146:477–85.

84 Riddle MC, Henry RR, Poon TH, *et al.* Exenatide elicits sustained glycaemic control and progressive reduction of body weight in patients with type 2 diabetes inadequately controlled by sulphonylureas with or without metformin. *Diabetes and Metabolism Research and Reviews* 2006;22:483–91.

85 Ratner RE, Maggs D, Nielsen LL, *et al.* Long-term effects of exenatide therapy over 82 weeks on glycaemic control and weight in over-weight metformin treated patients with type 2 diabetes mellitus. *Diabetes, Obesity and Metabolism* 2006;8:419–28.

86 Linnebjerg H, Kothare PA, Park S, *et al.* Effect of renal impairment on the pharmacokinetics of exenatide. *British Journal of Clinical Pharmacology* 2007;64:317–27.

87 Barnett AH, Burger J, Johns D, *et al.* Tolerability and efficacy of exenatide and titrated insulin glargine in adult patients with type 2 diabetes previously uncontrolled with metformin or a sulfonylurea: a multinational, randomized, open-label, two-period, crossover noninferiority trial. *Clinical Therapeutics* 2007;29:2333–48.

88 Brodows RG, Qu Y, Johns D, *et al.* Quantifying the effect of exenatide and insulin glargine on postprandial glucose excursions in patients with type 2 diabetes. *Current Medical Research and Opinion* 2008;24: 1395–7.

89 Glass LC, Qu Y, Lenox S, *et al.* Effects of exenatide versus insulin analogs on weight change in subjects with type 2 diabetes: a pooled post-hoc analysis. *Current Medical Research and Opinion* 2008;24: 639–44.

90 Klonoff DC, Buse JB, Nielsen LL, *et al.* Exenatide effects on diabetes, obesity, cardiovascular risk factors and hepatic biomarkers in patients with type 2 diabetes treated for at least 3 years. *Current Medical Research and Opinion* 2008;24:275–86.

91 Ray JA, Boye KS, Yurgin N, *et al.* Exenatide versus insulin glargine in patients with type 2 diabetes in the UK: a model of long-term clinical and cost outcomes. *Current Medical Research and Opinion.* 2007;23: 609–22.

92 Davis SN, Johns D, Maggs D, *et al.* Exploring the substitution of exenatide for insulin in patients with type 2 diabetes treated with insulin in combination with oral antidiabetes agents. *Diabetes Care* 2007;30): 2767–72.

93 Fineman MS, Bicsak TA, Shen LZ, *et al.* Effect on glycemic control of exenatide (synthetic exendin-4) additive to existing metformin and/or sulfonylurea treatment in patients with type 2 diabetes. *Diabetes Care* 2003;26:2370–7.

94 Ratner R. Incretin-based therapies for type 2 diabetes: clinical utility. *Endocrinology and Metabolism Clinics of North America* 2006;35(Suppl. 1):12–16.

95 Poon T, Taylor K, Nielsen L, *et al.* Effects of exenatide (exendin-4) on glucose control and safety in patients with type 2 diabetes treated with metformin, a sulfonylurea, or both: an ongoing, open-label phase 3 trial. *Endocrine Practice* 2004;10(Suppl. 1):7.

96 Blonde L, Klein EJ, Han J, *et al.* Interim analysis of the effects of exenatide treatment on A1C, weight and cardiovascular risk factors over 82 weeks in 314 overweight patients with Type 2 diabetes. *Diabetes, Obesity and Metabolism* 2006;8:436–47.

97 Klonoff DC, Buse JB, Nielsen LL, *et al.* Exenatide effects on diabetes, obesity, cardiovascular risk factors and hepatic biomarkers in patients with type 2 diabetes treated for at least 3 years. *Current Medical Research and Opinions* 2008;24:275–86.

98 Madsbad S. Liraglutide Effect and Action in Diabetes (LEAD) trial. *Expert Review of Endocrinology and Metabolism* 2009;4:119–29.

99 Russell-Jones D, Vaag A, Schmitz O, *et al.* Liraglutide vs insulin glargine and placebo in combination with meformin and sulfonylurea therapy in type 2 diabetes mellitus (LEAD-5 met+SU): a randomized controlled trial. *Diabetologia* 2009;52:2046–55.

100 Marre M, Shaw J, Brändle M, *et al.* Liraglutide, a once-daily human GLP-1 analogue, added to a sulphonylurea over 26 weeks produces greater improvements in glycaemic and weight control compared with

adding rosiglitazone or placebo in subjects with type 2 diabetes (LEAD-1 SU). *Diabetes Medicine* 2009;26:268–78.

101 Nauck M, Frid A, Hermansen K, *et al*. Efficacy and safety comparison of liraglutide, glimepiride, and placebo, all in combination with metformin, in type 2 diabetes: the LEAD (Liraglutide Effect and Action in Diabetes)-2 study. *Diabetes Care* 2009;32:84–90.

102 Garber A, Henry R, Ratner R, *et al*. Liraglutide versus glimepiride monotherapy for type 2 diabetes (LEAD-3 Mono): a randomised, 52-week, phase III, double-blind, parallel-treatment trial. *Lancet* 2009; 373(9662):473–81.

103 Zinman B, Gerich J, Buse JB, *et al*. Efficacy and safety of the human glucagon-like peptide-1 analog liraglutide in combination with metformin and thiazolidinedione in patients with type 2 diabetes (LEAD-4 Met+TZD). *Diabetes Care* 2009;32:1224–30.

104 Buse JB, Rosenstock J, Sesti G, *et al*. Liraglutide once a day versus exenatide twice a day for type 2 diabetes: a 26-week randomised, parallel-group, multinational, open-label trial (LEAD-6). *Lancet* 2009; 374(9683):39–47.

105 Degn KB, Brock B, Juhl CB, *et al*. Effect of intravenous infusion of exenatide (synthetic exendin-4) on glucose dependent insulin secretion and counterregulation during hypoglycemia. *Diabetes* 2004;53: 2397–403.

106 Nelson P, Poon T, Guan X, *et al*. The incretin mimetic exenatide as a monotherapy in patients with type 2 diabetes. *Diabetes Technology and Therapeutics* 2007;9:317–26.

107 Moretto TJ, Milton DR, Ridge TD, *et al*. Efficacy and tolerability of exenatide monotherapy over 24 weeks in antidiabetic drug-naive patients with type 2 diabetes: a randomized, double-blind, placebo-controlled, parallel-group study. *Clinical Therapeutics* 2008;30:1448–60.

108 Inzucchi SE, McGuire DK. New drugs for the treatment of diabetes. Part II. Incretin-based therapy and beyond. *Circulation* 2008;117: 574–84.

109 US Food and Drug Administration. *Information for Healthcare Professionals: Exenatide (marketed as Byetta): 8/2008 Update*. http:// www.fda.gov/Drugs/DrugSafety/ PostmarketDrugSafetyInformationforPatientsandProviders/ ucm124713.htm.

110 The electronic Medicines Compendium (eMC). *Victoza Summary of Product Characteristics*. http://emc.medicines.org.uk/medicine/21986/ SPC.

111 Oliveria J. Administration of exenatide:? a randomized trial to evaluate injection before lunch rather than breakfast in patients with type 2 diabetes who consume a small breakfast. Poster presentation (poster 442-P). In: *Scientific Presentations of the American Diabetes Association, 68th Scientific Sessions, San Francisco, CA, June 6–10, 2008*.

112 Byetta Patient Information Insert. Available at www.byetta.com. Accessed July 30, 2011.

113 Miller CD, Phillips LS, Ziemer DC, *et al*. Hypoglycemia in patients with type 2 diabetes mellitus. *Archives of Internal Medicine* 2001;161: 1653–9.

114 Rosenstock J, Schwartz SL, Clark CM, *et al*. Basal insulin therapy in type 2 diabetes: 28-week comparison of insulin glargine (HOE 901) and NPH insulin. *Diabetes Care* 2001;24:631–6.

115 Abraira C, Colwell JA, Nuttall FQ, *et al*. Veterans Affairs Cooperative Study on glycemic control and complications in type II diabetes (VA CSDM). Results of the feasibility trial. Veterans Affairs Cooperative Study in Type II Diabetes. *Diabetes Care*. 1995;18:1113–23.

116 Wright AD, Cull CA, Macleod KM, Holman RR; for the UKPDS Group. Hypoglycemia in type 2 diabetic patients randomized to and maintained on monotherapy with diet, sulfonylurea, metformin, or insulin for 6 years from diagnosis: UKPDS73. *Journal of Diabetes Complications* 2006;20:395–401.

117 Shichiri M, Kishikawa H, Ohkubo Y, Wake N. Long term results of the Kumamoto study on optimal diabetes control in type 2 diabetic patients. *Diabetes Care* 2000;23:B21–9.

118 Hemkens LG, Grouven U, Bender R, *et al*. Risk of malignancies in patients with diabetes treated with human insulin or insulin analogues: a cohort study. *Diabetologia* 2009;52:1732–49.

119 Garg SK, Hirsch IB, Skyler JS. Insulin glargine and cancer: an unsubstantiated allegation. *Diabetes Technology and Therapeutics* 2009;11: 473–6.

120 Mayfield JA, White RD. Insulin therapy for type 2 diabetes: rescue, augmentation, and replacement of beta-cell function. *American Family Physician* 2004;70:489–500.

121 Chen HS, Wu TE, Jap TS, *et al*. Beneficial effects of insulin on glycemic control and beta-cell function in newly diagnosed type 2 diabetes with severe hyperglycemia after short-term intensive insulin therapy. *Diabetes Care* 2008;31:1927–32.

122 Holman RR, Thorne KI, Farmer AJ, *et al*. Addition of biphasic, prandial, or basal insulin to oral therapy in type 2 diabetes. *New England Journal of Medicine* 2007;357:1716–30.

123 Larger E, Rufat P, Dubois-Laforgue D, *et al*. Insulin therapy does not itself induce weight gain in patients with type 2 diabetes. *Diabetes Care* 2001;24:1849–50.

124 Leichter S. Is the use of insulin analogues cost-effective? *Advances in Therapy* 2008;25:285–99.

125 Palmer A, Cobden D, Koenen C, *et al*. Projecting the economic and health outcome effects of basal insulin among type 2 patients in clinical practice settings. *Diabetes Medicine* 2006;23(Suppl. 4):368.

126 Valentine WJ, Palmer AJ, Erny-Albrecht KM, *et al*. Cost-effectiveness of basal insulin from a US health system perspective: comparative analysis of detemir, glargine, and NPH. *Advances in Therapy* 2006;23: 191–207.

127 Valentine WJ, Palmer AJ, Lammert M, *et al*. Long-term clinical and cost outcomes of treatment with biphasic insulin aspart 30/70 versus insulin glargine in insulin naïve type 2 diabetes patients: cost-effectiveness analysis in the UK setting. *Current Medical Research and Opinion* 2005;21:2063–71.

128 Cameron CG, Bennett HA. Cost-effectiveness of insulin analogues for diabetes mellitus. *Canadian Medical Association Journal* 2009;180: 400–7.

129 Brandle M, Azoulay M, Greiner RA. Cost-effectiveness and cost-utility of insulin glargine compared with NPH insulin based on a 10-year simulation of long-term complications with the Diabetes Mellitus Model in patients with type 2 diabetes in Switzerland. *International Journal of Clinical Pharmacology and Therapeutics* 2007;45:203–20.

130 Woehl A, Evans M, Tetlow AP, McEwan P. Evaluation of the cost-effectiveness of exenatide versus insulin glargine in patients with suboptimally controlled type 2 diabetes in the United Kingdom. *Cardiovascular Diabetology* 2008;7:24.

131 Schoffski O, Breitscheidel L, Benter U, *et al*. Resource utilisation and costs in patients with type 2 diabetes mellitus treated with insulin glargine or conventional basal insulin under real-world conditions in Germany: LIVESSP study. *Journal of Medical Economics* 2008;11: 695–712.

132 Brown JB, Nichols GA, Perry A. The burden of treatment failure in type 2 diabetes. *Diabetes Care* 2004;27:1535–40

133 Grant RW, Buse JB, Meigs JB, *et al*. Quality of diabetes care in U.S. academic medical centers. *Diabetes Care* 2005;28:337–442.

134 Peyrot M, Rubin RR, Lauritzen T, *et al*. Resistance to insulin therapy among patients and providers. *Diabetes Care* 2005;28:2673–9.

135 Powers M, Reader D, Bergenstal R. A CME program focused on tools to help primary care providers start and adjust insulin significantly improved confidence and use of insulin in type 2 diabetes. Abstract presented at American Diabetes 67th Scientific Sessions, 2007. Abstract 1214-P. Available at: http://www.mindcull.com/data/american-diabetes-association/ada-2007-american-diabetes-association/ [accessed July 30, 2011].

136 Rubin RR, Peyrot M. Quality of life, treatment satisfaction, and treatment preference associated with use of a pen device delivering a premixed 70/30 insulin aspart suspension versus alternative treatment strategies. *Diabetes Care* 2004;27:2495–7.

137 Summers KH, Szeinbach SL, Lenox SM. Preference for insulin delivery systems among current insulin users and nonusers. *Clinical Therapeutics* 2004;26:1498–505.

138 Spollet G. Insulin devices: addressing barriers to insulin therapy with the ideal pen. *Diabetes Educator* 2008;34:957.

139 Haak T, Edelman S, Walter C, *et al*. Comparison of usability and

patient preference for the new disposable insulin device Solostar versus Flexpen, Lilly disposable pen, and a prototype pen: an open-label study. *Clinical Therapeutics* 2007;29:650–60.

140 Niskanen L, Jensen LE, Rastam J, *et al*. Randomized, multinational, open-label, 2-period crossover comparison of biphasic insulin aspart 30 and biphasic insulin lispro 25 and pen devices in adult patients with type 2 diabetes mellitus. *Clinical Therapeutics* 2004;26:531–40.

141 Lee WC, Balu S, Cobden D, *et al*. Medication adherence and the associated health economic impact among patients with type 2 diabetes mellitus converting to insulin pen therapy: an analysis of third party claims data. *Clinical Therapeutics* 2006;28:1712–25.

142 Riddle MC. Glycemic management of type 2 diabetes. An emerging strategy with oral agents, insulins, and combinations. *Endocrinology and Metabolism Clinics of North America* 2005;34:77–98.

143 Riddle MC, Rosenstock J, Gerich J, *et al*. The Treat-to-Target Trial: randomized addition of glargine or human NPH insulin to oral therapy of type 2 diabetic patients. *Diabetes Care* 2003;26:3080–6.

144 Süsstrunk H, Morell B, Ziegler WH, Froesch ER. Insulin absorption from the abdomen and the thigh in healthy subjects during rest and exercise: blood glucose, plasma insulin, growth hormone, adrenaline

and noradrenaline levels. *Diabetologia* 1982;22:171–4.

145 American Diabetes Association. Nutrition recommendations and interventions for diabetes (position statement). *Diabetes Care* 2008; 31(Suppl. 1):S61–S78.

146 Daly A. use of insulin and weight gain: optimizing diabetes nutrition therapy, *Journal of the American Dietetic Association* 2007;107: 1386–93.

147 International Diabetes Center. *Insulin BASICS Curriculum Guide*, 2nd edn. Minneapolis, MN: International Diabetes Center, 2008.

148 DAFNE Study Group. Training in flexible, intensive insulin management to enable dietary freedom in people with type 1 diabetes: dose adjustment for normal eating (DAFNE) randomised controlled study. *British Medical Journal* 2002;325:746–9.

149 Bergenstal RM, Johnson M, Powers MA, *et al*. Adjust to target in type 2 diabetes: comparison of a simple algorithm with carbohydrate counting for adjustment of mealtime insulin glulisine. *Diabetes Care* 2008;31:1305–10.

150 Prochaska JO, Norcross JC, Diclemente CC. *Changing for Good*. New York, NY: Avon, 1994.

第 6 章

妊娠合并糖尿病

要点

- 妊娠合并糖尿病的四种分类方法:
  - 妊娠前1型糖尿病
  - 妊娠前2型糖尿病
  - 妊娠期糖尿病
  - 妊娠糖耐量异常
- 由于妊娠合并糖尿病的筛查尚未普及,因此还不清楚该病的确切发病率。据估计,美国有15~30万的孕产妇伴有血糖水平异常。
- 妊娠血糖异常的筛查和诊断标准正在修订中。
- 妊娠期具有胰岛素抵抗的特征,胰岛素抵抗反过来会使孕妇产生"严重代偿性高胰岛素血症"状态。
- 当代偿性升高的胰岛素水平不足以抵消过度升高的餐后血糖时,妊娠期糖尿病随即发生。
- 氧化应激和一系列生化反应可引起餐后血糖过度升高,它们都与短期和长期血管并发症的发生相关。
- 妊娠糖尿病的治疗方法包括单纯医学营养和运动治疗、格列本脲或胰岛素药物治疗。
- 尚未有临床试验证实二甲双胍可用于妊娠合并糖尿病的治疗。
- 临床上正在使用动态血糖监测技术,以发现以往不易察觉的血糖异常。
- 妊娠糖耐量异常可能是2型糖尿病发生的最初表现。

妊娠期正常血糖和异常血糖的特点

孕妇正常的昼夜血糖谱有什么样的特点？时至今日，这一问题仍然没有确切答案。在 50 多年的时间里,临床上都是发现孕妇出现血糖异常后,才开始进行妊娠合并糖尿病的检测和治疗,治疗目标仅是使孕妇的血糖水平尽快恢复正常。 然而,"正常"血糖水平的特点主要来源于人口统计学数据(均数、标准差、极差等),其准确程度有限。通常认为,这样的检测和治疗方法能够预测孕妇近期并发症(如巨大胎儿、首次剖宫产和肩位难产)的发生或在生产后进展为糖尿病的可能性。妊娠糖尿病的治疗目标是力求使患病孕妇的血糖控制到与正常孕妇相接近的水平,以便对她们进行常规照护,从而预防围生期和新生儿并发症的出现[1]。

Langer 等[2]研究者在 2003 和 2004 年间,利用动态血糖监测技术(continuous glucose monitoring,CGM)描记了 37 名糖耐量正常孕妇的昼夜血糖谱。图 6.1a 显示了一位孕妇在 3 天监测时间内的动态血糖谱(ambulatory glucose profile,AGP), 她的平均血糖水平是 78±17mg/dL(4.3±1mmol/L),其中有 12% 的血糖值< 60mg/dL (3.3mmol/L)。这位孕妇的全部血糖之和为 1914mg/dL/24h(106mmol/L),比对照组未患糖尿病的非孕妇低 20%(图 6.1b)。她的变异度[四分位数间距为 20mg/dL(1mmol/L)]和稳定性[4mg/dL/h(0.25mmol/L)]都处于很窄的范围内。从这些血糖谱可以清楚地发现,糖耐量正常的孕妇血糖变异度小,稳定性高,与非孕妇相比餐后血糖不会显著升高。同时可以发现,孕妇正常的昼夜血糖谱以处于或接近低血糖水平为特点, 而对照组非孕妇的低血糖水平主要发生于白天(上午 10 点至下午 7 点)。尚不清楚孕妇这样的昼夜血糖谱对于保护发育中的胎儿起到了何种作用。

尽管越来越多的证据表明,妊娠期葡萄糖代谢异常可增加畸胎、死胎、胎儿过度生长和其他代谢性疾病的发生率,但尚不清楚纠正代谢异常后,代谢性疾病发生风险是否会降低、风险降低的程度及其详细机制[1]。

妊娠合并糖尿病的流行病学

美国每年约有 40 万的产妇和新生儿患有葡萄糖代谢相关并发症,此现象可能与孕妇葡萄糖代谢异常

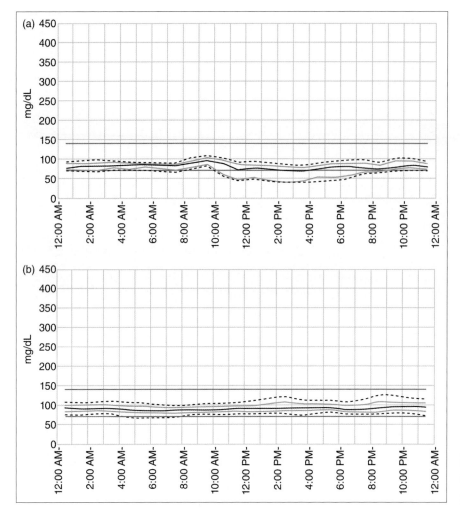

图 6.1 （a）无糖尿病的妊娠期女性的动态血糖谱；（b）无糖尿病的非妊娠期女性的动态血糖谱。

有关。最常见（>90%）的并发症包括过期产儿和巨大胎儿[[定义为出生体重>9kg 或>90%正常体重，以及生理特点表现为发育过度（器官巨大症）]。其他与妊娠合并糖尿病相关的并发症包括自发性流产、畸胎（主要发生于妊娠前糖尿病）、肩位难产、子痫前期和剖宫产。如果将这些并发症考虑在内，妊娠合并糖尿病的发病率可达到 13%。根据一些来自妊娠糖尿病高发地区居民（如少数民族，包括美国印第安人、阿拉斯加土著居民、非洲裔美国人、亚洲人、夏威夷原住民和其他太平洋岛民以及西班牙裔居民）的统计数据估计，妊娠期糖尿病（gestational diabetes mellitus，GDM）的发病率可高达 20%[3]。

妊娠糖耐量异常的分类

妊娠糖耐量异常的多种分类方法均不够准确。其中最常见的分类方法是分为妊娠期和妊娠前糖耐量异常，但这种分类方法本身就已经过时。依照以往的标准，在妊娠前发现的糖耐量异常属于妊娠前糖耐量

异常，这一类别包括 1 型和 2 型糖尿病，但并未对这两种类型加以区分；而在妊娠期间发生的糖耐量异常则属于妊娠期糖尿病，因而包括了在妊娠期间发现的 1 型和 2 型糖尿病。"发现"的依据是基于标准的葡萄糖耐量试验。表 6.1 总结了目前妊娠糖尿病的筛查和诊断标准，以及最新的推荐修正意见。那些血糖水平未达到妊娠糖尿病诊断标准，但具有较高的发生围生期不良事件风险的孕妇不在最新分类之中。早在 1986 年，Langer 和 Mazze[4]就利用自我血糖监测技术（self-monitored blood glucose，SMBG），来确诊和追踪那些口服糖耐量试验（OGTT）结果出现一个异常值的孕妇。他们发现，这些女性与未经治疗的妊娠期糖尿病女性相比，发生围生期不良事件的风险相同[4]。

除了妊娠前和妊娠期糖耐量异常，还存在另一种形式的妊娠高血糖症，即葡萄糖稳态受损（impaired glucose homeostasis，IGH）。IGH 在所有孕妇中的发生率约为 8%，这些孕妇通常表现为妊娠期糖尿病筛查结果阳性，但并未达到目前的诊断标准（OGTT 结果出

表 6.1 妊娠期糖尿病实践指南

筛查	在妊娠第 24 周或第 28 周进行筛查;如存在 GDM 高风险(如之前发生过 GDM、生产过巨大儿或合并多种危险因素),考虑在第一个围生期随访时进行筛查;若筛查结果阴性,则在妊娠第 24 至 28 周之间进行复查 采用 50g GCT 进行筛查:如果 1 小时血浆葡萄糖浓度为 140~200mg/dL (7.8~11.1mmol/L),患者应行 100g OGTT;若 1 小时血浆葡萄糖浓度>200 mg/dL(11.1mmol/L),则诊断为 GDM
危险因素	• BMI>25kg/m² • 具有 2 型糖尿病家族史(尤其是一级亲属) • 年龄>25 岁 • 多胎 • 有 GDM 病史:生产过巨大儿或过期产儿 • 糖尿病前期 • 美洲印第安人或阿拉斯加土著人;非洲裔美国人;亚洲人;夏威夷原住民或其他太平洋岛民;西班牙人或拉丁美洲人
诊断	至少 3 天日常饮食,隔夜禁食后行 100g OGTT
血浆葡萄糖	空腹 ≥95mg/dL(5.3mmol/L),1 小时 ≥180mg/dL(10.0mmol/L),2 小时 ≥155mg/dL(8.6mmol/L),3 小时 ≥140mg/dL(7.8mmol/L);诊断需同时出现两个异常值 注:如果 OGTT 结果出现一个异常值或结果处于正常值高限,考虑行 SMBG/CGM 监测 7 天;如果平均空腹血糖 ≥95mg/dL(5.3mmol/L)或餐后 2 小时平均血糖≥120mg/dL(6.7mmol/L),则参照 GDM 指南
症状	通常无;很少出现多尿、多饮、多食;夜尿;体重减轻
尿酮体(空腹)	通常为阴性;阳性结果预示饥饿性酮症
治疗选项	MNT;格列本脲或胰岛素治疗
目标	
SMBG	• 所有血糖值均在目标范围内 • 餐前和睡前血糖 60~95mg/dL • 餐后 1 小时血糖<130mg/dL(7.2mmol/L)或餐后 2 小时血糖 <120 mg/dL(6.7mmol/L)
A$_{1C}$	• 可用来鉴定已经存在的高血糖症(糖尿病),但不用于 GDM 的血糖管理 • 应在正常范围内
尿酮体(空腹)	阴性
监测	通过记忆和日志记录
SMBG	最少 4 次/日;空腹以及餐后 1 小时和 2 小时血糖;如果使用胰岛素,考虑监测餐前和睡前血糖;在任何有低血糖症状时进行监测
CGM	考虑进行 CGM 以明确血糖谱
尿酮体(空腹)	每隔一天的早晨
随访	
产前	每周 1 次或 2 次电话随访,记录 SMBG/CGM 数据;每 2 周进行一次访视,直至 36 周,随后改为每周 1 次;SMBG/CGM 数据(检查记录册,如果可以,下载记录数据);低血糖发生的频率;体重/BMI;药物;血压;MNT;体育活动
胎儿监测	从 28 周开始记录胎动次数;从 34 周开始进行无负荷试验直至妊娠期结束;从 35~36 周开始进行常规的胎儿监测
产后	在医院:每周选定 1 天进行 BG 检测,直至产后访视(如进食量最大一餐的餐前血糖和该餐开始 2 小时后的血糖);如果空腹 BG ≥100 mg/dL(5.6mmol/L)或餐后 BG ≥140 mg/dL(7.5mmol/L),需进行糖尿病评估;进行额外的营养和运动教育 3~6 个月进行糖尿病评估并且以后每年一次;鼓励健康的生活方式

A$_{1C}$,血红蛋白 A$_{1C}$;BG,血糖;BMI,体质量指数;CGM,动态血糖监测;GCT,葡萄糖负荷试验;GDM,妊娠期糖尿病;MNT,医学营养和运动治疗;OGTT,口服葡萄糖耐量试验;SMBG,自我血糖监测。

现两个异常值）。最新的诊断标准可能会将 IGH 纳入在内。据估计，美国有多达 15 万的妊娠期女性存在 IGH。

另一种形式的妊娠糖耐量异常是与保胎相关的高血糖症：早产发生时采用的保胎手段可能导致高血糖症。据美国疾病控制和预防中心统计，美国约有近311000 名孕妇发生早产。治疗早产最常使用的药物是β2 肾上腺素受体激动剂硫酸特布他林。特布他林在孕妇身上的主要作用是阻止早产时的子宫收缩，但它会同时影响肝脏，导致肝糖分解增加[5]。这种药物通过与肝细胞膜表面的β2 肾上腺素受体结合，激活细胞内的腺苷酸环化酶，导致细胞内环磷酸腺苷（cAMP）含量增加。升高的 cAMP 可激活 cAMP 依赖的蛋白激酶，启动磷酸化级联反应，引起肝糖原分解增加进而肝脏向血液中释放葡萄糖增加。胰岛素发挥与该过程相反的作用，它能够使该反应中的关键酶去磷酸化，导致肝糖原分解减少，合成增加。由于不明原因胰岛素抵抗的存在，肝脏无法抵消特布他林的作用，最终引发保胎相关的高血糖。过多释放的葡萄糖将引起孕妇空腹和餐后血糖升高，其升高的水平足以达到妊娠期糖尿病的诊断标准。

妊娠高血糖对胎儿和母亲的影响

妊娠期血糖升高的重要意义是近期才被发现的。最初，针对妊娠高血糖的研究集中于合并妊娠的糖尿病患者，主要强调高血糖如何影响她们在妊娠期间和产后的健康。直到 20 世纪后半叶，研究者们才把注意力转移到妊娠期间血糖首次升高的女性，开始关注高血糖对发育中的胎儿造成的不良影响。目前，糖尿病（尤其是高血糖）已经成为妊娠期第二大常见并发症[3]，它能够对母体和胎儿产生终生不良影响。正是源于发现孕妇存在高血糖相关并发症，临床上才开展妊娠期糖尿病的筛查工作。O'Sullivan 和 Mahan [6]发现，OGTT 试验能够预测妊娠期女性 2 型糖尿病的发生，因此他们建议妊娠期女性进行高血糖的筛查。他们的研究显示，妊娠高血糖与 2 型糖尿病的发生显著相关，可使 2 型糖尿病的发生风险增加 6 倍。

在 O'Sullivan 和 Mahan 的研究成果基础上，其他学者对他们的研究进行了扩展。Ekelund 及其团队[7]进行了一项为期 5 年的临床研究。他们发现，在 144 名诊断为 GDM 的女性中，有 30% 的患者最终进展为糖尿病，另有 21% 的患者存在其他形式的糖耐量异常。GDM 患者中，一半以上进展为某种形式的糖耐量异

常。该研究证明，GDM 可能为 2 型糖尿病的早期表现。其他研究者[8]发现，GDM 和相继发生的 2 型糖尿病具有相似的危险因素（多胎产、种族易感性，以及胰岛素抵抗、高血压、肥胖和多囊卵巢综合征），因而他们认为 GDM 和相继发生的 2 型糖尿病相互关联。Ekelund 等[7]研究者也得出了类似的结论：血糖水平是妊娠期女性是否进展为 2 型糖尿病的主要因素。

另有研究评价了妊娠高血糖和围生期不良事件的相关性[9]。根据之前的报道，妊娠前三个月血糖控制不佳可导致畸胎和自发性流产。后有证据表明，在妊娠期的后半阶段，持续的母体血糖控制不佳 [（血糖>120mg/dL(>6.7mmol/L)]与巨大儿、新生儿红细胞增多症、低血糖症以及巨大器官症相关。妊娠前三个月存在的高血糖可使发生畸胎和流产的危险性增加两倍。母体高血糖[>150mg/dL(>8.3mmol/L)]，可增加由胎儿和胎盘异常引起的自发性流产的发生率[10]。在胎儿发育的前 9 周（器官初始发育阶段），高血糖水平尤其容易导致胎儿畸形。妊娠前即患有糖尿病（1 型或 2 型）且糖化血红蛋白（HbA$_{1C}$）>10%（正常<6%）的女性，其胎儿先天性畸形的发生率约为 25%。当 HbA$_{1C}$ 控制到<8%时，胎儿畸形的发生率将下降至 5%。然而，这些结果也可能不够准确，因为 HbA$_{1C}$ 并不能反映高血糖事件（胎儿畸形的主要原因）的严重性[11]。而且，患有 GDM 的女性，其高血糖暴露期主要集中于妊娠的后三个月，她们发生胎儿畸形的风险通常不会高于妊娠期间血糖正常的女性。

在妊娠期的中间 3 个月，胎儿暴露于过高的血糖环境中可导致一系列不良结局的发生，这些不良结局到妊娠后 3 个月时还会变得更加严重，常可引起过期妊娠或巨大儿。近期多国联合进行了一项名为"高血糖症和妊娠不良结局"（Hyperglycemia and Adverse Pregnancy Outcomes，HAPO）的研究，结果发现，母体血糖水平和围生期不良结局之间存在"强烈而持续的相关性"[1]。该研究中有接近 25000 名孕妇的血糖水平处于正常和诊断标准之间 [例如，95~105mg/dL(~5.5mmol/L)]，即便如此，不良结局的发生风险依然增加了 10%~50%。很显然，母体升高的血糖会通过胎盘被胎儿吸收，进而刺激胎儿的胰岛 β 细胞产生胰岛素，以降低其血糖水平。这种胎儿高胰岛素血症使胎儿的葡萄糖摄取增加，肝糖原合成增加，反过来导致脂肪动员减少。胎儿胰岛素作为一种促进生长的激素，可促进脂肪沉积，使胎儿体重能够达到孕龄标准体重的 90%。在妊娠期的后 3 个月，高胰岛素血症和

胎儿过多摄取的葡萄糖可使胎儿脂肪沉积增加 50%。因此，妊娠糖尿病的治疗主要是控制过多的葡萄糖和营养物质进入胎儿体内。胎儿过大可显著升高围生期不良结局的发生风险：如剖宫产手术、新生儿低血糖症以及肩位难产等。这些婴儿出生后低血糖症的高发生率表明，对于母体突然的营养物质供给中断，胰腺尚未来得及进行适应性调节以减少胰岛素的产生。此外，母体低血糖水平可使胎儿宫内发育迟缓的发生风险增加，这一证据进一步表明血糖控制和胎儿体重密切相关[12]。

巨大胎儿在儿童期、青少年期以及成年期也有更高的罹患肥胖症的风险[13,14]。有证据表明，不伴糖尿病但血糖轻中度升高的妊娠期女性，分娩的婴儿体重水平更高。这种线性相关同时与胎儿的"全介导性畸形生长"有关[15]。患有 GDM 的女性，或患有妊娠前糖尿病并伴有妊娠后三个月高血糖的女性，分娩的婴儿体重水平明显更高。对印度 Pima 家族进行的纵向研究表明，两种互补因素可能导致患有 GDM 女性的子女更容易罹患青少年和成人肥胖症。子宫内发生的胎儿脂肪沉积可能会建立一种代谢记忆，这种记忆即使在出生后也不易消失，继续发挥促进脂肪沉积的作用。在 Pima 家族中，成人 2 型糖尿病的患病率达 50%，青少年 2 型糖尿病的患者数也日益增加，主要与三种因素有关：①母体高血糖；②基因易感性；③饮食。在同一个家族内，母亲患有 GDM 的儿童，其肥胖易感性最高。而在母亲患 GDM 前产下的儿童，与其母亲在患病后产下的同胞相比，明显具有较低的成人肥胖发病率。成人肥胖的高危人群包括出生时为巨大产儿，其母亲为患有 GDM 或 2 型糖尿病的肥胖女性[16]。

Lawlor 及其团队成员[15]探究了以上结果能否应用于非糖尿病患病高风险的人群。他们回顾性研究了 10591 对母亲及其子女，发现儿童肥胖与母亲患 GDM、产巨大儿以及糖尿相关，并且确定了三个影响因素（母体高血糖、基因易感性以及饮食）。他们在研究过程中发现，患有妊娠前糖尿病的女性，其娩出过期产儿的风险并未升高。因此他们提出这样的假说，由于女性，尤其是那些诊断为糖尿病的女性容易在妊娠早期严格控制血糖，因而她们的子女发生儿童期肥胖的风险较低，所以 GDM 血糖控制不佳是导致巨大产儿、儿童及成人肥胖症的关键因素。

预防妊娠期糖尿病和继发 2 型糖尿病

想要预防妊娠期母亲和胎儿的高血糖相关并发症，首先需要回答一个问题：妊娠期糖尿病能够预防吗？目前关于 GDM 的发生机制研究表明，与 2 型糖尿病类似，GDM 是由多种因素导致的疾病，而这些致病因素都有相应的干预措施。保持正常体重和恢复受损的葡萄糖稳态是降低 GDM 患病风险的两个关键途径。由于患有 GDM 的孕妇多伴有肥胖，因此对这样的孕妇进行辅导，降低她们的能量摄入，鼓励她们增加运动是另一个可能预防 GDM 或至少降低其发生风险的方法。下面将为患有妊娠前糖尿病的女性介绍一些干预方法。

患有妊娠前糖尿病女性的孕前计划

对于大多数发生妊娠高血糖的女性来说，与血糖升高相关的致病因素在妊娠之前的一段时间就已经存在（表 6.1）。对于并不积极备孕的女性来说，如果她们想在妊娠期间享受正常血糖带来的收益，就必须在备孕阶段密切监测高血糖相关危险因素。这些危险因素包括 1 型糖尿病、2 型糖尿病、GDM 病史、糖耐量受损、肥胖、2 型糖尿病家族史、多胎产以及种族易感性。具有以上任何危险因素的女性都必须在妊娠之前对其昼夜血糖谱进行详细的监测和评估。

患有 2 型糖尿病的女性

为 2 型糖尿病患者制订孕前计划，首先要了解其完整病史并对其进行仔细的体格检查，以评估其目前存在的糖尿病相关并发症。低血糖昏迷、视网膜病变、肾脏病变或神经病变等并发症在妊娠期间容易加重，因此这些患者应听取专家意见并采取持续的避孕措施直至血糖水平稳定。在完善了病史和体格检查后，需评估患者目前的血糖控制情况。由于糖化血红蛋白无法显示短期血糖水平，需要对患者进行一段时间集中的 SMBG 或 CGM。患者的餐前血糖应保持在 70~100mg/dL（3.9~5.6mmol/L），餐后血糖控制在 < 140mg/dL（6.7mmol/L）。HbA_{1C} 也应接近正常范围（通常 < 6.5%）。在达到这些标准之前患者应持续避孕。

仅接受医学营养和运动治疗的 2 型糖尿病患者，如果 SMBG 或 CGM 的结果（2 周，7 次/日 SMBG 或 CGM）显示患者的血糖控制比较理想，则可以继续按照该方案治疗。如果患者的餐前血糖 > 100mg/dL（5.6mmol/L）或餐后血糖 > 160mg/dL（8.9mmol/L），要及时通知医生。当这种情况发生时，应立即启动格列本脲或胰岛素治疗。如果患者目前正在应用口服降糖药物（如噻唑烷二酮类）或注射型非胰岛素类药物（如依泽那太)治疗,无需考虑血糖控制水平,应立即停止先前的药物改用格列本脲进行治疗。之所以改变治疗方案,是考虑到之前的药物可能对发育中的胎儿产生毒性作用。Langer 及其研究团队[17]发现,"实际上格列本脲并无明显的通过胎盘屏障的作用",作为第二代磺酰脲类药物,格列本脲具有相对较大的分子质量(494原子质量单位)。该发现被认为具有里程碑式的意义。他们进一步研究发现,在控制血糖和预防胎儿不良结局方面,格列本脲和胰岛素具有同等效力[17]。当然,和其他降糖药物一样,也需要考虑格列本脲的药理学作用。当 HbA$_{1C}$ 在正常水平之上小于 2 个百分点或血糖水平低于 200mg/dL(11.1mmol/L)时,格列本脲能够发挥最大作用。因此,当患者血糖水平超过这些范围时,推荐启动胰岛素多次注射治疗方案。如果患者已经应用胰岛素治疗,推荐其采用多次注射的治疗方案,以保证严格的血糖控制。

注意:根据临床上常用的指南,以上的建议也有需要注意的特例。合并或不合并糖尿病的多囊卵巢综合征患者应采用二甲双胍进行治疗,以预防妊娠前三个月流产的发生。尽管指南没有提出在妊娠高血糖时可以使用二甲双胍,但应该肯定这种药物能够在妊娠期间发挥保护作用。

当血糖控制稳定在目标范围内后,停止避孕并继续通过 SMBG/CGM 和 HbA$_{1C}$ 对血糖控制进行密切监督。如果血糖没有达到目标,则继续避孕并进入规范的决策路径。在备孕期间,每周的电话随访以及每月的访视都十分重要,以便评价患者的血糖控制水平和确定其是否妊娠。患者妊娠后,即将血糖的目标范围调整为:餐前 60~95mg/dL(3.3~5.3mmol/L),餐后任意时刻<120mg/dL(6.7mmol/L)。妊娠期的目标血糖较非妊娠时相比需降低 20%。此外,需停止并替换其他的妊娠期禁忌药物。例如,必须停用血管紧张素转换酶抑制剂和(或)β 受体阻滞剂,并将其替换为其他降压药物(如甲基多巴或肼屈嗪)。

许多患有 2 型糖尿病的孕妇在妊娠前 3 个月的后期才被发现,这种情况十分危险。因为这个时期,婴儿器官已经开始发育,持续的高血糖可能已经对胎儿的发育造成影响。在这种情况下,有必要通过患者血糖记录和 HbA$_{1C}$ 水平了解患者的血糖控制史。如果可能,这些患者最好由围生医生和(或)内分泌医生进行全面评估。这种评估对于血糖控制极其不佳的患者十分必要,尤其是伴有肥胖,或已经出现肾脏、眼或周围神经病变等糖尿病并发症的患者。

患有 1 型糖尿病的女性

为 1 型糖尿病患者制订孕前计划,首先要了解其完整病史并对其进行仔细的体格检查,重点关注所有流产史或异常情况(表 6.1)。患有 1 型糖尿病的孕妇,其流产的发生率为 4%~8%。妊娠前三个月血糖控制不佳导致流产或畸胎的现象十分常见。应对并发症进行特别关注。若患者出现严重的低血糖昏迷、进展性视网膜病变、肾病或神经病变,建议对其进行重新评估。完成病史采集和体格检查后,评估患者当前的血糖控制情况。SMBG/CGM 的餐前血糖结果应在 70~100mg/dL(3.9~5.6mmol/L),同时 HbA$_{1C}$ 应在正常范围内。再次强调,在达到这些标准之前,建议患者继续避孕。

接下来考虑当前的治疗措施和血糖控制水平。接受胰岛素泵治疗的患者以及采用胰岛素类似物治疗的患者都可以延续其治疗方案。如果患者未经胰岛素强化方案治疗,当前可以考虑给予患者基础/餐时胰岛素注射。这种方案可使患者有足够的时间达到目标血糖,并且灵活性更强。不建议患者在妊娠期间使用单次或两次胰岛素注射方案。由于患者开始妊娠的确切时间未知,最谨慎的意见是采用迅速而安全的胰岛素多次注射以对其血糖进行优化控制。然而需要注意的是,采用强化治疗方案的患者也未必一定会达到目标血糖。

当血糖控制稳定在目标范围内后,应停止避孕措施并继续通过 SMBG/CGM 和 HbA$_{1C}$ 对血糖控制进行密切监督,直到患者妊娠。在备孕期间,每周的电话随访以及每月的访视都十分必要,以便评价患者的血糖控制水平和确定其是否妊娠。患者妊娠后,即将血糖的目标范围调整为:餐前和空腹 60~95mg/dL(3.3~5.3mmol/L),餐后<120mg/dL(6.7mmol/L)。注意妊娠期的目标血糖需较非妊娠时降低 20%。

如果 1 型糖尿病患者在妊娠前三个月血糖控制不佳,其发生胎儿或围生期不良结局的风险性会显著升高。由于妊娠前三个月胎儿器官已经开始发育,持续的高血糖可能导致畸胎或流产,因此这段时间血糖控制不良的后果十分严重。在这种情况下,有必要通过患者血糖记录和 HbA$_{1C}$ 水平了解患者的血糖控制史。如果患者的 HbA$_{1C}$ 超过正常值上线两个百分点,则推荐患者通过围生医生和新生儿医生对其进行全面评估。如果有证据表明患者发生了微血管或大血管病变和(或)无法达到理想的血糖控制目标,则患者需要求助内分泌科医生。

妊娠期血糖控制:监测

模拟妊娠期和妊娠前糖尿病女性正常日间血糖谱时遇到的问题:在无明显低血糖和高血糖危险的情况下,能否恢复并维持正常血糖谱? 对于存在已知危险因素(妊娠前糖尿病、妊娠期糖尿病病史或血糖调节受损)的女性,在孕前和孕中加强血糖监测十分必要。在孕期首次进行糖耐量检测的女性,应立即开始监测其血糖水平。自对糖尿病进行筛查以来,目前流行的监测技术有了显著的提高。糖化血红蛋白所提供的信息是有限的,因此依靠 SMBG 和 CGM 检测潜在血糖紊乱十分必要,否则容易忽略潜在风险。明确日间血糖谱是治疗的基础。

图 6.2 显示的是一位妊娠期糖尿病女性的 AGP 水平,因其日间血糖谱失去稳定性,故其平均血糖水平[107mg/dL(5.9mmol/L)]不能为我们提供所需的线索。她的血糖标准差为 42mg/dL(2.3mmol/L),表明其血糖存在显著变异,但是这仅能大致反映低血糖发作的主要时段,未被检测出的低血糖应该采用 CGM 进行完善。在无并发症的妊娠期糖尿病中,血糖的平均变异率(IQR)为 22±9mg/dL(1.2±0.5mmol/L)。而在该病例中,患者的 IQR 为 45mg/dL(2.5mmol/L)。

理想情况下,血糖监测应在日间进行,并且对于所有合并血糖变异的妊娠期糖尿病患者来说,应对其整个孕期的血糖进行持续监测。目前该观点尚未得到普通认可。最佳的检测方式应考虑 3 个关键因素:①糖代谢紊乱的程度;②低血糖风险;③目前所应用的降糖药物。妊娠期糖耐量异常不是一个稳定的状态。与正常妊娠糖代谢不同,糖耐量异常的特点是血糖不

稳定,血糖在晚期妊娠中趋于上升。妊娠期激素水平的变化、胎儿的营养需求以及降糖药物的应用,共同导致了妊娠糖耐量异常的不稳定性。图 6.3 显示的是发生在晚期妊娠中的日间血糖变化类型。虽然该患者的平均血糖水平保持在相对稳定的状态(93mg/dL 或~5.1mmol/L),但是其变异性却增加了,提示该患者夜间低血糖发作和高血糖发生的频率较大。那么 SMBG 能够反映出上述情况么?CGM 需每隔 6 分钟检测血糖一次,则 24h 需检测血糖 240 次。SMBG 一天最多可检测血糖 7 次。因此,应有计划地使用 SMBG,并对治疗方案进行评估。在保证 SMBG 足够的血糖检测次数以及确定适当的检测时间点的前提下,SMBG 可大致描绘出患者的日间血糖谱。

所有被诊断出妊娠期糖尿病的患者,均应向其教授 SMBG 和 CGM 的方法,并加强其同医生或护理人员之间的联系。用来进行 SMBG 检测的设备因出产地不同而有所不同,但是,所有的设备都应具备某些重要的属性。首先,设备应具有记忆功能,这样就可以记录和储存数据用以回顾,同时保证了由患者提供的信息的精确性和可靠性。其次,该设备的应用对患者来说应该易于掌握。最后,检测计划的设定应与胰岛素剂量的调整相一致,以便在临床决策中可以充分利用收集的数据。血糖监测的起始阶段应注意,需检测由降糖药物剂量、碳水化合物摄入和生活方式改变引起的血糖变化。

无论 SMBG 或 CGM,初次检测都应该考虑到检测血糖变化的必要性,并且对胰岛素的剂量、碳水化合物的摄入及生活方式进行调整,以增强对血糖的控制。患者应每天进行 7 次 SMBG,包括餐前血糖、餐后 2h 血糖及睡前血糖。睡前加餐主要是为了防止夜间低

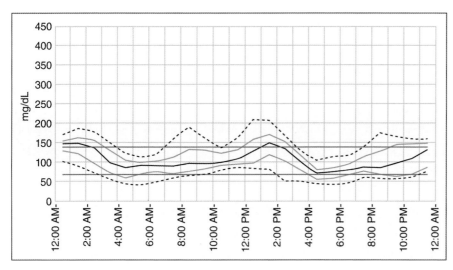

图 6.2　对妊娠期糖尿病女性连续监测 3 天,得出的动态血糖谱。

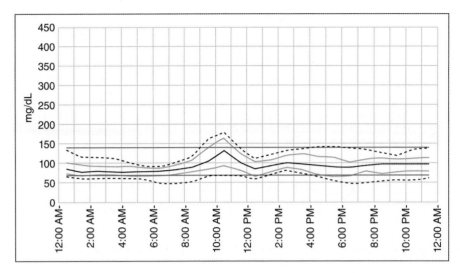

图 6.3 一位妊娠期糖尿病妇女三天动态血糖监测得到的动态血糖谱。

血糖和酮症的发生。为了确保监测的有效性,每周应至少进行 1 到 2 次 SMBG(或是有症状时进行),一般建议在下午 3 时进行监测。应用 CGM 的患者,如果条件允许应继续进行不间断的检测。两种监测方法交替进行的方案是最初 2 周应用 CGM,然后应用 SMBG 4 周,再应用 CGM 2 周,然后一直应用 SMBG 直至分娩,分娩后最好再应用 CGM 进行血糖监测。

妊娠期糖尿病的检测和治疗

下面的章节将讨论如何识别妊娠期糖尿病高风险女性,以及如何选择合适的诊断和治疗方法。该部分以妊娠期糖尿病的综合实践指南为起始,然后叙述妊娠期糖尿病的筛查、诊断方法及主要决策路径。主要决策路径提供了使妊娠期糖尿病患者血糖恢复正常的治疗方法和步骤。此外,该部分还描述了每种治疗的起始阶段和调整阶段的特殊决策路径。

妊娠期糖尿病的实践指南

妊娠期糖尿病的实践指南(表 6.1)包括了筛查标准、风险评估、诊断、目标、治疗和随访。发生妊娠期糖尿病的女性患者可能符合以下所述两种类型中的一种。第一种是那些具有发病风险的女性,包括来自特殊种族的女性(如美国印第安人、阿拉斯加州土著人、非裔美国人、亚洲人、夏威夷原住民及其他太平洋岛民、西班牙裔)和有某些特征的女性,这些特征包括 2 型糖尿病家族史、妊娠期糖尿病病史、大胎龄儿或巨大胎儿生产史、肥胖(BMI>28kg/m^2)、多胎产史、代谢综合征和(或)年龄>25 岁。大约 70%的妊娠期糖尿病患者具有一个或多个 2 型糖尿病危险因素。其余 30%

的患者则不存在明显危险因素。

筛查

与非孕患者不同,对孕期女性进行筛查的目的是确定母亲和胎儿的患病风险是否有所增加。那么,是否任何筛查都能够反映其可在多大程度上防止胎儿畸形和不良围生期结局的发生呢?在某种程度上来说,是的。持续性高血糖或妊娠期糖尿病(采用国家糖尿病数据组和 ADA 标准)的筛查标准就建立在 O'Sullivan 的工作基础之上,O'Sullivan[18]试图对高危妇女产后糖尿病进行筛查,该研究利用 50g 口服葡萄糖耐量试验(GCT)对参与者进行筛查,摄入葡萄糖 1 个小时后,通过 Somogyi 和 Nelson 等方法对全血葡萄糖进行检测。仅靠危险因素进行选择性筛查所确诊的 GDM,占后来依靠 OGTT 确诊的 GDM 总数的不到 50%,这一发现与 O'Sullivan 的结果一致。相反,当以血糖>140mg/dL(7.8mmol/L)为标准时,应用 GCT 对高危女性进行检测,发现大约有 80%患有妊娠期糖尿病。

最近,对存在胎儿不良结局风险的高危人群的筛查引起更多的重视。HAPO 团队报告显示,不同诊断组中血糖水平与胎儿大小、剖宫产率及脐带血清 C-肽之间存在线性关系(增加新生儿低血糖的危险)[1]。75g 口服葡萄糖耐量试验包括患者空腹、服糖后 1 小时和 2 小时的血糖水平,任何水平的血糖异常都可以增加发育中的胎儿患低血糖的风险,因此它们的意义更为重要。尽管这项研究的对象是妊娠期糖尿病,但它的结果曲线提示妊娠前糖尿病同样应该引起重视。HAPO 研究的人群为孕龄 24~32 周的女性,对这类人群进行检测无法揭示妊娠早期(前 12 周)轻度高血糖

对胎儿的影响。造成这种情况的原因可能是妊娠期糖
尿病和妊娠前糖尿病中血糖水平对胎儿的影响机制
相同——若是这样，会导致胎儿畸形。

基于胎儿和产妇并发症的性质，出现了三种具有
争议的筛查建议：①进行全面筛查与选择性筛查，②
为进一步评估制订标准，或③跳过筛查，应用75g
OGTT对所有女性进行普查。所有的建议均与成本效
益有关。一般地，在普通人群中，与妊娠期高血糖相关
的不良围生期结局可达10%，而在高危人群中该比例
可达20%。识别出具有上述并发症的高危女性至关重
要，因此，我们认为对孕妇进行全面筛查更有意义。理
想状态下，进行筛查的医生应该应用诊断试验来进行
筛查，其花费是筛查试验的5到10倍。

目前由糖尿病分阶段管理(SDM)推荐的筛查流
程(图6.4)改编自"两步法"，"两步法"在最初得到
ADA的支持(2011年引入了由ADA、国际糖尿病协会
及妊娠学习小组提出的新建议)[19,20]。根据SDM的建
议，应该在第一次产前访视时对所有存在危险因素的
女性进行筛查，如果筛查结果为阴性，在孕24~26周
进行复查。不存在危险因素的女性应在孕24~26周进
行首次筛查。因为孕24~26周时，人胎盘催乳激素接
近最高水平，在此时，胰岛素抵抗最容易影响葡萄糖
稳态。空腹血糖无异常的女性口服50g葡萄糖溶液，
在摄入葡萄糖溶液1小时后，取静脉血检测葡萄糖浓
度。当血浆葡萄糖≥140mg/dL(7.8mmol/L)及全血葡萄
糖≥120mg/dL(6.7mmol/L)时，应考虑为阳性结果。在
1周内对阳性结果的女性进行3小时OGTT试验以确
诊妊娠期糖尿病。进行GCT的女性中，筛查结果为阳
性的概率大约为25%。

诊断

研究者发现，妊娠期高血糖的女性发展为2型糖
尿病的危险要明显高于妊娠期血糖正常的女性。基于
这种现象，研究者建立了妊娠期糖尿病的诊断标准(图
6.5)。尽管这项观察结果很重要，但进行GDM早期检
测的最初目的是减少孕妇、围生期及新生儿并发症的
发生风险。最初的诊断标准以O'Sullivan 和 Mahan 的
研究为基础，已经被修改过很多次。最初，鉴于目前
GCT 和 OGTT 均应用葡萄糖氧化酶法检测血浆葡萄糖
水平，而 O'sullivan 标准依然依赖全血葡萄糖试验，
Coustan[2]提议对妊娠期糖尿病的诊断标准进行一次简
单的修正。血浆葡萄糖水平与全血葡萄糖水平相比大
约要低14%，因此，需要对 O'Sllivan 和 Mahan 最初的

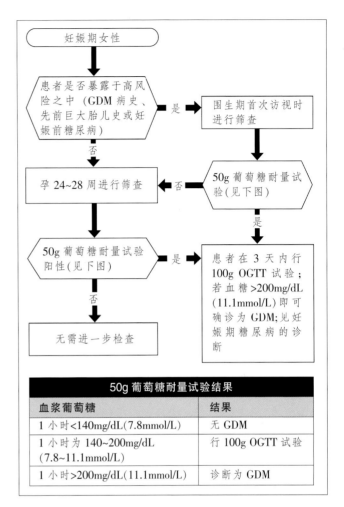

图 6.4 妊娠期糖尿病筛查。GDM,妊娠期糖尿病;OGTT,口服
葡萄糖耐量试验。

标准进行修正。进行 OGTT 试验需要夜间空腹，或至少
禁食 8 个小时。在空腹状态下取静脉血样后，让患者口
服 100g 葡萄糖，分别在第 1、2 及 3 个小时取静脉血
样。确诊妊娠期糖尿病者血浆葡萄糖水平至少要有两
项应符合以下标准：空腹血糖≥95mg/dL(5.3mmol/L)，
口服葡萄糖负荷试验第 1 小时血糖≥180mg/dL
(10.0mmol/L)，第 2 小时血糖≥155mg/dL(8.6mmol/L)，
和(或)第 3 小时血糖≥140mg/dL(7.8mmol/L)。在 2010
年，ADA 将这一诊断标准中的空腹血糖修改为 92mg/
dL(5.1mmol/L)，口服葡萄糖负荷试验第 2 小时血糖修
改为 150mg/dL(8.5mmol/L)。

尽管有些女性在现行诊断标准下 OGTT 结果正
常，但是依然存在分娩过期胎儿或巨大胎儿的风险。
目前有证据显示，尽管在随后的 OGTT 试验中结果
"正常"，筛查试验血糖水平>140mg/dL(7.8mmol/L)的
女性，其不良围生期结局发生的危险高于正常产妇 14

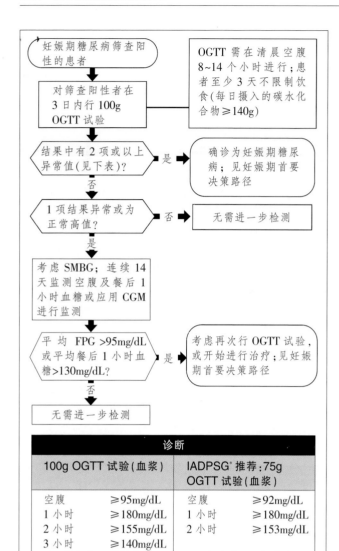

图 6.5　妊娠期糖尿病诊断。CGM，动态血糖监测；FPG，空腹血糖；OGTT，口服葡萄糖耐量试验；SMBG，自我血糖监测。单位转换：mg/dL 除以 18 即为 mmol/L。

法，所以进行 OGTT 试验必不可少。然而，由于最初设计 OGTT 试验的目的并不是预测妊娠不良结局，因此它并不能确保胎儿的正常发育。SMBG/CGM 作为与妊娠期糖尿病治疗相平行的监测手段，可为妊娠不良结局的发生提供充足的信息来源。如果孕妇的血糖谱与未行治疗的妊娠期糖尿病的血糖曲线相似，即空腹血糖>95mg/dL(5.3mmol/L)，餐后 2 小时血糖>120mg/dL(6.7mmol/L)，即使 OGTT 试验结果与 SMBG 结果不能互相印证，也应该考虑开始进行治疗。同时应该考虑糖尿病专家的建议对妊娠期糖尿病进行进一步评估。

筛选和诊断标准

一种诊断方法：75g 葡萄糖负荷后，下列结果中至少有一条符合即可诊断：①空腹血糖>95mg/dL(5.3mmol/L)，口服 75g 葡萄糖后 1 小时血糖≥180mg/dL(10.0mmol/L)和（或）；②2 小时血糖≥155mg/dL(8.6mmol/L)。以 HAPO 研究为基础，应该对这些标准进行再次调整。如果主要危险是胎儿出生体重增加和剖宫产，那么空腹血浆葡萄糖的标准应该下调至 85mg/dL(4.7mmol/L)。若将该血糖水平定为 GDM 的诊断标准，那么诊断为 GDM 的女性将会是目前的 2 倍。

治疗方案的选择

妊娠期糖尿病有三种可供选择的治疗方案：MNT(单独应用)、格列本脲或胰岛素。这些方案有相同的目标：尽快恢复孕期正常血糖水平。

医学营养和运动治疗

营养治疗，包括有规律的体育活动，旨在优化能量摄入，减轻胰岛素抵抗。应少食多餐以降低餐后高血糖。运动的目的是使肌肉组织更有效率地摄入葡萄糖。饮食计划和运动的目的都不是减轻孕妇体重。

格列本脲

格列本脲是一种胰岛素促泌剂，其通过增强孕妇胰岛 β 细胞对空腹及餐后血糖波动的反应来促进内源性胰岛素释放。因为只有极少量的格列本脲可以通过胎盘屏障，所以它是治疗妊娠期糖尿病的一种既安全又有效的方法[23]。

胰岛素

胰岛素治疗旨在补充内源性胰岛素以抵制胰岛素抵抗。由于外源性胰岛素不能通过胎盘屏障，因此它只能影响母体血糖水平，从而间接影响胎儿血糖水平。胰岛素治疗每天的注射次数取决于患者的血糖谱，可为每天 2~4 次。速效和长效胰岛素类似物，尽管

倍[22]。依赖 GCT 试验很难对这些女性进行筛查。其他证据提示在 OGTT 试验中，其结果有 1 项异常或为正常高值的女性，其发生不良围生期结局的风险同样很高。对于这样的女性，在 OGTT 试验后进行为期一周的 SMBG/CGM 监测，重新评估其血糖水平，通常可以为潜在的血糖调节异常提供充分的证据。如果通过 SMBG/CGM 测得的平均空腹血糖超过 95mg/dL(5.3mmol/L)，就意味着产妇有发生不良围生期事件的高风险，应该开始进行营养治疗，并且继续监测血糖。在美国，OGTT 是目前唯一被认可的诊断糖尿病的方

未被"认可",但其应用频率与常规胰岛素和中效胰岛素相同。上述两种胰岛素治疗组合均有效,其方案可根据患者的生活方式灵活制订。

目标

正常妊娠因为处于胰岛素抵抗的状态(可能由于胎盘催乳素使母体营养分流给发育中的胎儿),血糖的正常波动范围大约降低了20%。图6.6显示的是一名葡萄糖耐量正常的妊娠期女性的AGP曲线,值得注意的是,其夜间和白天血糖均在目标范围内波动。这位女性的平均血糖为70±14mg/dL(3.9±0.9mmol/L),四分位间距(IQR)为18mg/dL(1mmol/L),稳定性为(中值变化率曲线)4.5mg/dL/h(0.3mmol/L/h)。与此相反,图6.7显示的是一名妊娠期糖尿病女性的AGP曲线,该妇女应用格列本脲进行治疗,其平均血糖为90.4mg/dL(5mmol/L)。值得注意的是,IQR显示该女性

全天的血糖波动很明显。如果对妊娠期糖尿病的治疗旨在模拟葡萄糖耐量正常的妊娠期女性的日间血糖谱,以减少围生期不良事件,那么我们应该更重视GDM的血糖谱。尽管该妇女的治疗已经达标,但是由于其血糖变异性显著,其依然处于高风险中。如图所示,在两个极端之间设定一个整体目标有可能会引起风险降低的错觉。该日间血糖谱提示,目标血糖不能再以平均统计量来衡量。

因此,血糖目标应该是多层面的。基于我们对38名非糖尿病妇女(在晚期妊娠过程中应用CGM监测血糖)的回顾性研究,她们的平均血糖为87±13mg/dL(4.8±0.6mmol/L),四分位间距(IQR)为22±10mg/dL(1.2±0.5mmol/L)。在监测过程中,她们平均有13%的时间发生了低血糖(<60mg/dL或3.3mmol/L),2%的时间发生了高血糖(>180mg/dL或10mmol/L)。我们有充分的证据显示,当血糖升高时,围生期不良事件的风

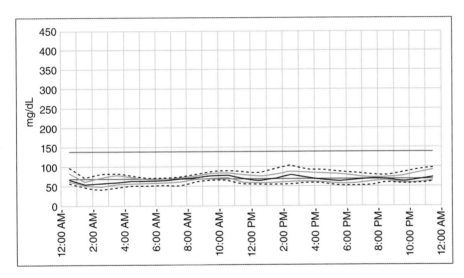

图 6.6 糖耐量正常的妊娠女性的动态血糖谱。注意目标血糖范围设定在 60mg/dL 与 120mg/dL 之间。

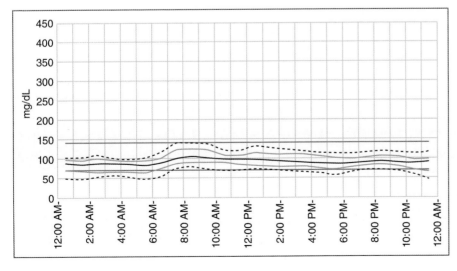

图 6.7 妊娠期糖尿病女性的动态血糖谱,该女性每日服用两次格列本脲。

险也升高。在一些研究中,这种关系呈线性。空腹血糖水平为 95mg/dL(5.3mmol/L)时,巨大胎儿的风险是空腹血糖为 75mg/dL(4.2mmol/L)时的 7 倍。当空腹血糖为 105mg/dL(5.8mmol/L)时,该风险升高到正常血糖时的 14 倍。值得注意的是,当血糖水平<75mg/dL(4.2mmol/L)时,可能会导致胎儿宫内生长迟缓。将血糖目标控制在此狭窄范围内,是降低围生期不良事件风险的最有效方法。

降糖目标中还特别提及应用 SMBG 或 GCM 方法进行自我血糖监测,因为对血糖的连续性监测十分有必要。整个孕期中降糖目标保持不变,不因治疗而进行调整。达到目标血糖可以使 HbA_{1C} 趋于正常。HbA_{1C} 一般作为测量基线在治疗开始时进行评估,通常并不应用于治疗过程中。HbA_{1C} 可提供检测前 8~10 周的大致平均血糖水平。HbA_{1C} 升高(高出正常上限 1.0 个百分点以上)提示该患者实际上是一名妊娠前糖尿病患者(很可能是 2 型糖尿病),在筛查前就有持续高血糖存在。大多数情况下,HbA_{1C} 处于或接近正常,因为当平均血糖水平长期>140mg/dL(7.8mmol/L)时才可检测到糖化血红蛋白的升高。在治疗中,HbA_{1C} 并不能敏感地反映轻微高血糖(120~150mg/dL 或 6.7~8.3mmol/L),因此,它通常不能应用于临床决策。由于一些女性为了降糖而禁食(从而避免胰岛素治疗),因此要监测是否发生酮症,并保证整个孕期酮体阴性。

监测

在对 GDM 进行治疗时出现的所有问题中,最为复杂的问题是自我监测(每日 4~7 次)或 CGM 是否应在 GDM 确诊后立即进行?依靠自我血糖监测进行临床决策是毋庸置疑的。当然,应用胰岛素治疗的患者需要在每次注射前进行血糖监测以调整胰岛素剂量。那么对于应用格列本脲或仅通过饮食来进行治疗的女性来说又该如何监测血糖呢?无论应用何种治疗方式,高血糖恢复至正常水平之前,血糖都有迅速恶化的可能。进行饮食治疗(未进行药物治疗)的妇女中有 50% 可发生持续性高血糖 [餐后血糖>120mg/dL(6.7mmol/L)],这种现象只有频繁监测才能被发现。最初应用格列本脲进行治疗的女性中大约有 4%需依赖胰岛素恢复至正常血糖水平。若未进行监测,则不能发现她们的代谢紊乱。每 2 周一次的门诊就医不足以识别持续的、与饮食相关的高血糖,因此不能够及时改进治疗方案。据此,SDM 建议,无论应用何种治疗方案,所有被诊断为 GDM 的患者均应使用 SMBG 或 CGM 来进行血糖监测。

推荐孕期女性利用具有记忆功能的血糖监测仪来进行 SMBG。我们可以通过两种方式获取监测仪上的数据,首先记忆存储式血糖监测仪可提供近两周的血糖数据。此外可将监测仪连接至个人电脑并下载数据,以获得更为精确的数据。持续监测尿酮体,直至连续 7 天酮体均为阴性,此后,应每隔一天检测一次尿酮体,这有助于检出由饥饿引起的酮症。

由于血糖控制水平和治疗方式的不同,存在三种 CGM 监测方式,并且这三种方式均有效。对于应用胰岛素治疗的患者来说,为了降低低血糖危险和减少调整频率,CGM 应在 GDM 确诊时立即应用,并持续应用于整个孕期;对于应用药物治疗的女性,若血糖控制水平接近正常,每月进行 14 天的 CGM(随后进行 14 天的 SMBG)即可保证药物调整的及时性并具有防止危险发生的安全性。应用医学营养治疗的女性可在基线血糖监测、中期至晚期妊娠血糖监测及产前血糖监测中获益。应用 CGM 将进一步确保血糖维持在稳定水平。

随访

孕期血糖管理的特别之处在于需对高血糖状态迅速做出反应。目前推荐的随访方式为每周进行一次电话访谈,并且每两周进行一次门诊就医直至孕 36 周。有证据显示,即使在孕 36 周才开始使用胰岛素或格列本脲,也可恢复正常血糖水平,并可减慢由母体高血糖引起的胎儿生长过速。即使对于孕 40 周的晚期妊娠,应用 SMBG/CGM 进行密切监测也十分必要。

是否应提前结束妊娠取决于 4 个因素:
- 母体高血压(先兆子痫)。
- 既往死产史。
- 高龄产妇或巨大胎儿。
- 依从性不佳和(或)代谢控制差。

产妇和婴儿的随访

母亲产后随访有两条路径。在实际情况中,妊娠期糖尿病女性产后血糖立即恢复至正常水平,出院后 3~6 个月需要筛查空腹血糖。曾患妊娠期糖尿病的女性发展为 2 型糖尿病的风险增高,应每年进行一次血糖监测以了解糖尿病的发展情况。产后血糖没有恢复至正常水平的妊娠前和妊娠期糖尿病女性,应继续接受治疗以恢复接近正常的血糖水平。除非妊娠期糖尿病女性的血糖恢复正常,否则产后应按照 2 型糖尿病的治疗方案进行治疗。所有患者的婴儿在出生后均应进行 APGAR 评分和血糖水平的评估。应在出生后 6 小时内喂养婴儿,然后在 24~48 小时内进行静脉血糖检测,并且应在 24 小时内进行其他评估,包括胎龄、巨大胎儿、先天异常(畸形)及其他糖尿病相关疾病,如红细胞增多症。接下来几年中的检查包括生理、精神运动及心理发展的评估。

妊娠期糖尿病主要决策路径

根据妊娠期糖尿病患者的 100g OGTT 试验结果,有近 50% 的患者可仅采用医学营养和运动治疗(MNT)作为初始治疗手段。MNT 指按照一定规范来指导热量摄入和进餐时间。一般来说,糖尿病分阶段管理推荐糖尿病及胰岛素抵抗患者按照以下原则进行日常饮食管理:用低热量的食物和饮品代替高热量食物;如果无法替代,则减少高热量食物的摄入;如果减少食物量后仍无法降低血糖,则应限制某些食物的摄入。而其余的妊娠期糖尿病患者需根据她们的 HbA_{1C}、OGTT 结果以及本人意愿接受格列本脲或胰岛素治疗。

图 6.8 显示了妊娠期糖尿病的主要决策路径,包括制订决策的标准以及决策实施指导。决策路径提示医师开始治疗的时机,并提供调整治疗方案的依据。医学营养治疗是妊娠期糖尿病总体治疗策略中的一部分。在妊娠期糖尿病患者中,制订饮食和运动方案旨在降低患者血糖水平,同时也可避免其体重过多地增加或下降。期间面临的主要挑战是如何达到能量摄入和消耗间的平衡。通常,患有妊娠期糖尿病的非肥胖女性可以消耗过多的热量,而患有妊娠期糖尿病的肥胖女性的热量摄入很可能大于消耗。与体重正常的成人相比,肥胖者可以脂肪的形式储存三倍于前者的能量。她们的饮食以脂肪和碳水化合物为主,并且运动不足,这些因素共同导致其总能量失衡。

妊娠期间,胰岛素抵抗比较常见。而妊娠期糖尿病患者的胰岛素抵抗明显更重。肥胖进一步加重了胰岛素抵抗对血糖、血压和血脂的不良影响。肥胖相关的胰岛素抵抗可能由脂肪组织的变化引起,如脂肪细胞体积的增大。目前普遍认为,随着脂肪细胞表面积的增加,细胞膜单位面积上的胰岛素受体的数量会相应减少。研究者们已经证实,虽然妊娠期间胰岛素产生增多,但在妊娠期糖尿病的患者,其胰岛素的生成仍然低于与其年龄和体重相匹配的正常孕妇。这种低胰岛素生成水平导致妊娠期胰岛素的相对缺乏,这种

情况如果不加以治疗将会导致高血糖[22]。最近,研究者们发现了第三种在 2 型糖尿病和妊娠期糖尿病之间起桥梁作用的因素。如果妊娠期糖尿病是 2 型糖尿病的早期形式,那么肠促胰岛素的缺乏可能参与了妊娠高血糖症的发生。在 2 型糖尿病自然进程的早期,普遍存在餐后肠促胰岛素[如胰高血糖素样肽-1(GLP-1)]生成减少的现象,这可导致进食相关的胰岛素分泌量下降。

为阻止高血糖的发展,应采用单纯医学营养治疗或与药物治疗联合的手段,以提高靶组织对胰岛素的利用度。医学营养治疗通过减少能量摄入,增加能量输出以恢复能量平衡。增加能量输出不仅能够促进能量高效利用,而且能够开启脂库中储存能量的利用。其直接结果是增加能量消耗,提高葡萄糖的利用度。如果能量摄入发生改变(从脂肪变为碳水化合物和蛋白质),同时伴随运动量增加,导致肥胖的能量失衡就会停止,并且能量平衡状态或稳态将被重新建立。MNT 可改善胰岛素抵抗和胰岛素相对缺乏状态,同时减轻 GLP-1 水平下降带来的不良影响。

格列本脲和胰岛素降血糖的原理与 MNT 不同。在代谢紊乱的情况下,格列本脲主要通过非葡萄糖依赖途径刺激胰岛素的生成。这种方式有效增加了胰岛 β 细胞内源性胰岛素的产生,因而能够平衡胰岛素抵抗。外源性胰岛素主要是对内源性胰岛素进行人工补充。这些药物都不会直接引起 GLP-1 的分泌减少。餐前注射外源性胰岛素,旨在补充减少的胰岛素,通过增加胰岛素的产生减少餐后血糖波动。目前面临的主要挑战是,如何避免增加的内源性胰岛素(由格列本脲刺激产生)或外源性胰岛素导致的代偿性能量摄入增多。阻止过多的能量摄入需要调整进餐时间,而不是进餐量。在没有格列本脲或胰岛素治疗的情况下,推荐孕妇维持正常的能量摄入以保证胎儿的适度生长和发育。采用格列本脲或外源性胰岛素治疗时,应扩展食物摄入的种类而不是增加食物摄入量。孕妇需要反复试验才能达到以上要求。

选择治疗方案

糖尿病分阶段管理(SDM)重视在诊断和初始治疗过程中收集到的血糖数据,这些数据可帮助临床医生识别孕妇潜在的高血糖,从而指导他们迅速采取治疗方案以保证孕妇稳步回归正常血糖。这种 SDM 方法以科学的治疗原理为基础。管理 GDM 的基本原则是迅速启动初始治疗,以阻止母体高血糖产生的促胎

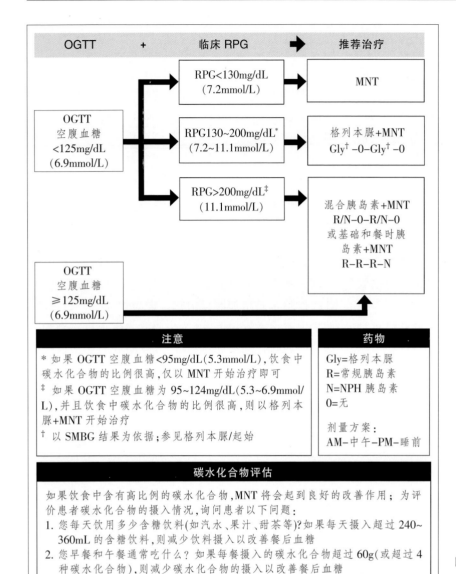

图 6.8 妊娠期糖尿病主要决策路径。MNT, 医学营养和运动治疗; OGTT, 口服葡萄糖耐量试验; RPG, 随机血糖; SMBG, 自我血糖监测。

儿生长效应。通常, 妊娠期糖尿病是在孕晚期被筛查出来的, 这时人胎盘催乳素达到了最高水平。这种筛查妊娠期糖尿病的方式留给临床医生的时间非常有限, 这使得确定正确治疗方案、进行强化治疗以恢复正常血糖水平(60~120mg/dL 或 3.3~6.7mmol/L)的难度增加。因为任何时期的高血糖, 无论历时多短暂, 都可能导致胎儿过度生长。而 SDM 可通过在妊娠期间模拟正常的葡萄糖代谢使血糖恢复正常, 从而降低胎儿过度生长的风险。

SDM 的目标是尽早利用可行性标准确定最有效的治疗手段。一般来说, OGTT 是妊娠期糖尿病的诊断基础, 该试验早期的空腹血糖值可以为初始治疗方案的选择提供有效依据。进行诊断时, 当 OGTT 的空腹血糖低于 125mg/dL (6.9mmol/L)、随机血糖低于 130 mg/dL(7.2mmol/L)时, 严格执行医学营养治疗很可能使孕妇血糖恢复正常。当 OGTT 的空腹血糖低于 125mg/dL (6.9mmol/L) 并且随机血糖介于 130 和 200mg/dL(7.2mmol/L 和 11.1mmol/L)之间时, 孕妇发生持续性高血糖的风险将显著升高。这时, 推荐启动格列本脲治疗方案以防止血糖水平的进一步升高[24]。若血糖水平高于以上阈值, 格列本脲将通过持续性刺激胰腺分泌耗竭胰岛细胞的功能。随即出现的高胰岛素血症可能导致低血糖的发生。如果血糖水平高于格列本脲的治疗标准, 即 OGTT 空腹血糖接近或超过 125mg/dL(6.9mmol/L), 应启动胰岛素治疗。

妊娠期糖尿病的主要决策路径包括: 如果初始治

疗未达到理想的血糖控制,则可进行连续性的尝试性治疗。患者进行自我血糖监测以及报告不良血糖的意愿对糖尿病分阶段管理来说十分关键。随着患者的血糖控制达到目标水平(在 1~3 周内),且此后都维持这种状态,患者的治疗期望也会逐步提高。决定患者治疗是否从一个阶段进入下一阶段主要取决于患者的异常血糖情况。患者需要从医学营养治疗变为格列本脲药物治疗的一种情况是:空腹血糖达标,但一周出现两次餐后血糖>120mg/dL。类似地,如果患者正在使用预混胰岛素,并且发生持续性下午三点左右的低血糖和(或)傍晚高血糖,推荐其采用基础和餐时胰岛素注射方案,以提高胰岛素调整的灵活性。所有治疗方案都要求患者维持合理的饮食计划。

患者教育

妊娠期糖尿病的初始治疗包括一个指导/教育方案,旨在帮助患者认识到妊娠期糖尿病的危害性并立即采取上面的治疗方案。采取有效干预以达到正常血糖水平是晚期预防(如预防并发症)的有效手段,然而与其他类型的糖尿病不同,妊娠合并糖尿病的干预窗明显缩小,因此采取教育方案十分必要。在教育过程中, 所有患者 (无论采取何种治疗方式) 均应接受 SMBG/CGM 技术指导和饮食指导。在诊断过程中,所有孕妇(无论采取何种初始治疗)均应接受胰岛素注射的方法指导。治疗目标是使患者尽快恢复正常血糖[空腹血糖均值为 60~95mg/dL(3.3~5.8mmol/L)],餐后 2 小时血糖均值低于 120 mg/dL(6.7mmol/L)。同时,标准体重的女性在孕期必须增肥,以满足胎儿正常的生长发育需要。肥胖女性的体重管理需兼顾胎儿的生长发育和母体的健康状态(特殊的如妊娠高血压)。

医学营养和运动治疗

所有妊娠期糖尿病患者都需要一个饮食和运动方案,作为高血糖初始和后续治疗的一部分。如果患者初始或后续接受了药物治疗,她需要继续坚持之前的营养治疗直到最后。"饮食方案"(或医学营养治疗)这一术语包括患者全天所需的热量摄入(规律的进餐以及零食)。确定合理饮食方案的第一步是完成体格检查,如果可以的话向营养医师咨询。然而最终决定饮食方案是否合理以及患者是否对该方案有良好依从性的因素, 并不仅仅是患者当前的生理健康状态。患者的社会心理因素和经济因素也应该在考虑范围内。需要对患者执行饮食方案的准备程度和实施能力

进行彻底评估, 以重建其能量摄入和输出之间的平衡。应对妊娠期糖尿病的全部主要决策路径进行讨论,为患者提供选择方案,帮助患者建立明确的代谢目标,是患者教育过程的必要步骤。

医学营养和运动治疗/起始

需要评估患者目前的饮食摄入情况,并根据结果为患者制订合适的饮食方案(图 6.9)。经患者家属确认(如果可能的话)的饮食史或 3 天的饮食记录,可提供较为可信的能量摄入估计值。患者饮食方案的选择主要依赖于其本人和医生提供的饮食信息, 而这些信息正反映了饮食方案制订的初衷:将血糖降至接近正常的水平。

饮食计划和营养组成　饮食方案应个体化。患者饮食中的碳水化合物、蛋白质和脂肪的百分比,取决于其日常的饮食摄入情况。由于碳水化合物会显著升

图 6.9　医学营养和运动治疗/起始。CGM,动态血糖监测;MNT,医学营养和运动治疗;SMBG,自我血糖监测。

高血糖，因此控制患者碳水化合物的摄入尤为重要。图 6.10 显示了一个简单的饮食方案。如果患者合并高脂血症和(或)高血压(先兆子痫)，则需调整其饮食方案中的营养组成。

运动　在患有糖尿病的非妊娠期女性的管理过程中发现，运动对于恢复食物摄入和能量消耗之间的平衡起着至关重要的作用。为妊娠期女性制订运动方案需要首先评估其适应性，这时可以咨询注册营养师或运动专家。如果没有这些专业人士的帮助，就主要依靠常识了。在不违反妊娠禁忌的条件下，运动应保持舒适性、连续性、统一性和合理性。如何将运动融入大多数妊娠糖尿病患者的生活中需要创新。有些运动可以在坐位、站位甚至是平躺位时进行。应密切对妊娠期女性的运动进行监测，因其有 10%~15%发生早产的可能性，应避免诱发早产的运动。孕妇进行运动时也应该考虑季节。天气晴好时，孕妇可以外出散步；天气糟糕时，孕妇最好在购物中心或者健身房等进行室内行走。自我血糖监测是增强运动和锻炼带来获益的一种方式。下一节将具体描述监测是如何发挥这种作用的。

血糖监测　自我血糖监测应作为治疗的一个独立部分，以判断营养和运动的目标是否实现。在治疗的起始期(此为数据收集阶段，以判断医学营养治疗和增加的运动是否合理)，孕妇每天应进行至少 4~6 次自我血糖监测。每次餐前和餐后 2 小时的自我血糖监测能够清楚显示空腹血糖水平和餐后血糖的恢复情况。这种监测方案应联合运动前和运动后的血糖检测(在初始治疗阶段至少两次)。采用具有记忆功能的血糖仪是保证数据可靠、准确的唯一方法；如果可以，应采用动态血糖监测。如果没有带有记忆功能的血糖仪，则最好有第三方监督血糖的检测过程。无论是使用带有记忆功能的血糖仪还是采用其他方法进行血糖检测，不建议使用任何惩罚性措施，否则患者可能为了取悦医师而伪造数据。

一些临床医师采用 HbA1C 代替自我血糖监测。在妊娠期糖尿病中，HbA1C 可以在确诊前用来评估患者的总体血糖控制情况，以及明确患者是否具有患 1 型糖尿病或 2 型糖尿病的高风险。此后，由于 HbA1C 无法提供指导妊娠期糖尿病临床决策所需的其他信息，因此不应继续使用。在初始治疗阶段，患者应每周进行自我血糖监测。如果患者出现无法解释的空腹血糖升高(>95mg/dL 或 5.3mmol/L)或餐后血糖升高(>120mg/dL 或 6.7mmol/L)，则考虑开始格列本脲或胰岛素治疗。如果血糖升高由摄入过量的碳水化合物引起，则按照如前所述的饮食方案对患者进行饮食控制。初始治疗 1~2 周内对患者进行随访，随访时回顾患者自我血糖监测或动态血糖监测的基线数据。如果随访时患者血糖仍未达标，则应加强医学营养治疗并考虑开始药物治疗。

对妊娠期糖尿病患者的饮食进行系统管理，应从收集患者基线数据开始，对患者的初始干预也要以这些数据为基础。无论饮食管理由注册营养师、负责教育的护士还是内科医师执行，他们所需要的数据信息都是相同的。按照以下几点进行评估：

● 糖尿病治疗方案(医学营养治疗或医学营养治疗联合胰岛素治疗)。

● 用药史：影响饮食处方的药物，如降压药、降脂药以及治疗胃肠道疾病的药物。

● 实验室数据：葡萄糖激发试验以及 OGTT 结果。

● 医师期望患者达到的目标：进行血糖监测或患者教育的目标血糖、使用的方法以及开展的频率。

● 患者进行运动前体检合格和(或)与运动相关的其他信息 (如患者的运动禁忌证或不能运动的原因)。

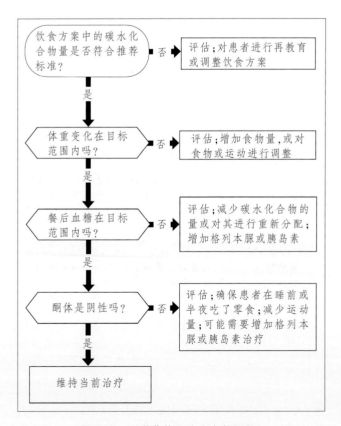

图 6.10　医学营养和运动治疗/调整。

肥胖评估

患者的首次访视应包含具有详细记录的 BMI 计算方法,以确定合适的营养干预手段。BMI 的计算非常常用,因为其有助于明确孕妇的营养摄入,以确定合适的体重增长幅度。临床上推荐的孕妇体重增长幅度是以 BMI 为基础的(见图 6.19 中的表格)。

确定了患者的 BMI 后,评估已有数据(如糖尿病治疗方案、实验室数据、药物、用药史以及总体治疗目标)是否足够建立饮食方案。在数据充足的基础上,一份完整的饮食史应包括饮食方案执行史、其他饮食限制、当前体重和近期体重变化、目标体重、食欲、进食或消化问题、进餐时间表、备餐者、典型的全天饮食举例(用来大致评估能量摄入和营养组成、存在的其他营养问题、进餐的频率和时间)、外出就餐频率和就餐种类、酒精摄入量以及维生素或营养保健品的使用情况。

除了上述关于饮食史的数据外,还应评估患者的运动习惯和体力活动水平 (患者平时进行哪些运动?患者是否经常运动?患者有哪些限制因素导致其不适合或无法运动?患者是否愿意增加体育活动,或对其表示出兴趣?)。

还应对患者的社会心理学因素以及经济状况进行评估。访视时需了解患者的总体信息,包括患者的居住情况、烹饪设施、财务状况、教育背景、职业种族以及宗教信仰。尽管很多孕妇得知她们患有妊娠期糖尿病时会出现轻度焦虑症状,但大多数孕妇能够迅速调整心理状态并且配合治疗计划。对患者进行强化血糖控制以防止并发症时,应避免其过于敏感,陷入"自我责备"的不良情绪中。如果患者持续依从性差,应考虑立即为其提供咨询服务。

如果患者准备仅以医学营养治疗为起始来控制血糖,尤其注意不要忽略自我血糖监测/动态血糖监测。通常,这类患者较少进行自我监测。图 6.11 显示了一位患者的代谢紊乱状态,但从她的空腹和随机血糖水平来看,该患者并未发生夜间低血糖。这种现象表明,单纯进行医学营养治疗的患者会发生低血糖,并且,如果不进行自我血糖监测的话这种异常状态将被忽视。这一现实将患者和医生置于不利情况下。缺乏自我血糖监测/动态血糖监测的数据,无论是患者还是医生都很难确定单纯的营养治疗是否达到代谢目标。为了确认达标,患者和医疗团队可以共同参与制订达标标准,如目标血糖、体重以及血压(避免先兆子痫)。

下一步,确定碳水化合物的比例,如图 6.8 所示,评估饮食计划中宏量营养素的组成。应根据患者的生活方式、饮食习惯以及现有医疗条件将其饮食方案个体化(妊娠期间,应注意维持胎儿营养和母体体重增加间的平衡。为避免发生饥饿,应每天监测患者的酮体)。一旦确定了饮食计划,患者就应该持续遵循该计划。特别注意的是,如果患者改为胰岛素治疗,其总的能量摄入和输出也应维持不变。

应为患者提供关于饮食计划和生存技能方面的指导,包括基本营养和糖尿病营养指南,使患者接受新的观念,如改变目前的饮食方案以符合指南要求。指导的重点在于吃什么、何时吃以及吃多少,可参考以下原则:

● 多餐,避免每两次进食(包括正餐和加餐)之间间隔时间过长。

● 少食;进食正餐和加餐的量以少为宜。

● 避免不吃正餐和加餐的行为。

● 每天进食的种类应多样化。

● 选择低脂食物。

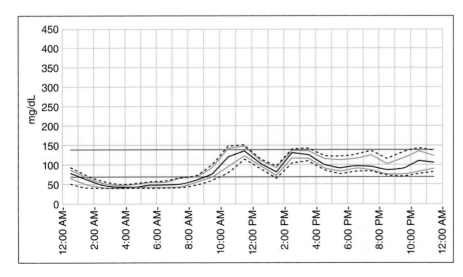

图 6.11　一位仅接受医学营养和运动治疗的妊娠期糖尿病患者的动态血糖谱。很显然她发生了低血糖事件。

●避免甜味添加剂含量高的食物,如汽水、糖浆、糖果和甜点等。

注意:关于饮食计划的教育还包括以下方面:①碳水化合物、蛋白质、脂肪的简要定义以及每种营养成分的食物来源举例;②关于饮食建议的指导,如少摄入脂肪、多摄入碳水化合物、少食用甜味添加剂、多摄入纤维素以及减少总的能量摄入,合理降低体重等;③关于患者如何在目前饮食习惯的基础上做出上述改变提出一些建议,如购物指导等。

由于患者最终可能需要接受格列本脲或胰岛素治疗,因此有必要告诉患者即使在治疗手段发生变化的情况下也要保持总能量摄入不变。对于患有妊娠期糖尿病的肥胖女性,在饮食方面需要额外注意的几项包括:进食量和能量摄入之间的关系、食物的脂肪含量、自我监测的重要性,饮食记录可用来帮助患者意识到总的食物摄入过量。第一次访视时,应确认已向患者强调以下几点:

●动态血糖监测/自我血糖监测和尿酮体监测能力。确认患者已经掌握了合理进行自我血糖监测和尿酮体监测的必要能力。

●总结并确立短期目标,目标应个体化并具有可实现性,可在1~2周内实现。

●应强调进餐、运动、血糖监测、尿酮体监测的目标,当每个项目下的一个或两个特定内容同时发生改变时(如每天吃早餐;每天步行15分钟),需给予特别关注。

饮食/运动/动态血糖监测/自我血糖监测记录　为患者提供表格,以方便在她们下次访视前记录。指导患者如何进行记录,包括进食情况(实际的进食种类、进食量和进食次数)、运动习惯(运动类型、频率和持续时间)以及血糖监测(时间和结果)。

随访计划　安排下次的访视时间。无论哪位医生对患者进行营养治疗,其都应完整记录对患者评估和治疗的相关内容,并将这些内容放在患者文件夹或医疗记录中。记录报告应包含评估的内容、目标,教育手段,推荐患者进行的特殊行为,以及随后的访视计划,该计划包括对上次教育内容的回顾。

医学营养治疗/调整

收集患者数据以评估治疗进展,包括体重(患者测量时应着轻便服装,并且脱掉鞋子)、饮食情况、治疗药物以及运动习惯的改变。检查患者自我血糖监测/动态血糖监测、尿酮体监测的记录,包括监测的频率、监测的时间和结果。每次访视时都应测量患者血压。

根据患者上次访视后的饮食记录评估其对于营养治疗的依从性。一般来说,在患者开始医学营养治疗的一周内,其血糖水平就会得到显著改善。

根据患者自我血糖监测的数据,判断是否有必要对其饮食计划进行调整以达到目标血糖(图6.10)。例如,是否存在由于患者某餐摄入了过量碳水化合物而导致的高血糖?患者发生的低血糖是否与运动过量或漏食某餐有关?患者是否规律运动以及她愿意增加运动量吗?患者出现过尿酮体阳性吗?如果患者发生早餐后高血糖,考虑从早餐中减掉一种碳水化合物并以瘦肉代替。如果患者能量摄入过多,则应在此基础上减少10%~20%的每日能量摄入(检测患者尿酮体以防止饥饿性酮症)。体重以较上次访视时增加0.5~1kg为宜。如果患者体重保持不变或有所下降,判断患者是否正在进行充分的营养治疗,并且应考虑患者是否存在为避免打胰岛素而漏食某餐的可能性。无论什么原因,如果医学营养治疗未见成效则应立即进行其他干预措施。

营养干预　患者在营养治疗过程中可能出现一些对结果有利的变化,应学会辨别并促进这些变化,包括:

●对患者进行有关适当食物种类和进食量的再教育。

●制订一个规范的正餐和加餐计划。

●确定运动的频率/持续时间/类型/进行时间(例如,包括餐后进行运动/活动以降低餐后高血糖的发生)。

●强化血糖监测的重要性和有效的血糖控制的获益。

如果营养治疗未能使患者达到预期的血糖控制[1周内发生两次以上不明原因的空腹血糖>95mg/dL(5.3mmol/L)和(或)餐后两小时血糖>120mg/dL(6.7mmol/L)],则强烈推荐开始格列本脲或胰岛素治疗。糖尿病分阶段管理策略建议,如果患者的餐后血糖未超过150mg/dL(8.3mmol/L),则首选格列本脲开始治疗,否则的话选择胰岛素开始治疗。

随访计划　如果患者初次诊断妊娠糖尿病,或患者难以改变生活方式而需要更多的支持和鼓励,推荐她再次前来访视。如果患者能够进行稳定治疗,则两周内进行一次随访;如果不稳定,则1周或更短时间内随访。

交流　应完成对患者营养评估和治疗的记录,并将这些文件放入患者的医疗记录中。记录应包括评估内容、教育措施、短期目标、推荐患者进行的个体化运动，以及后续的随访计划，该计划包含对上次随访教育内容的回顾。

随访措施　医护团队的成员经常会在不得已的情况下推荐患者进行治疗上的改变（如开始胰岛素治疗）。这种行为不仅降低了治疗的有效性，而且会导致治疗不充分。如果患者的血糖水平无法达到目标范围，则应立即考虑开始药物治疗。除了上述内容，应确保患者也熟悉治疗目标（如护理内容、适度的体重增长和总体血糖控制）。应评估患者目前的自我管理能力，判断其是否需要重新学习或继续加强。每次访视时都要回顾患者的饮食计划，翻阅患者的饮食记录。即使患者不愿配合，也应嘱其将所有干预措施记录在档，包括启动药物治疗的建议。另外，应将营养治疗的结果（如降糖效果、饮食和运动行为的改变）、患者自我管理技能的指导/复习进行总结，根据结果为患者提出建议和随访计划。

在这一阶段中，需适当修改治疗方案以尽快达到目标血糖：空腹血糖 60~95mg/dL（3.3~5.3mmol/L），餐后 2 小时血糖<120mg/dL（6.7mmol/L）。在妊娠的过程中，孕妇应提高运动水平，改变能量摄入，此外还应采取其他措施以使血糖快速下降。在调整期内，保证每日 4~7 次的自我血糖监测。

医学营养治疗/维持阶段

本阶段的进行最为困难。在此阶段，血糖水平已经达到了正常范围[60~120mg/dL（3.3~6.7mmol/L）]。一般来说，确诊后即进行医学营养治疗的患者，有 50% 都可以在执行饮食方案并配合运动（锻炼）后达到目标血糖。其余的患者，由于人胎盘催乳素水平的上升，血糖水平也会逐渐升高。无论何时，当患者的血糖水平超过正常范围后都应嘱其进行随访并调整治疗方案。如果必要，应对其饮食方案进行调整和（或）启动药物治疗。

对于约 50% 血糖未能达到正常的患者，以及那些未经证实的可疑高血糖患者（胎儿过度生长，但自我血糖监测结果正常），仅依靠自我血糖监测得出的平均血糖、空腹和餐后血糖结果是不够的。图 6.12 揭示了停止将医学营养治疗作为单一治疗手段的一个原因：自我血糖监测可能无法发现，患者在日间和夜间的某些特定时间都发生了代谢异常这一现象。值得注意的是，患者夜间代谢异常导致的低血糖和高血糖具有明显差别。在至少 50% 的监测时间内，上午十时左右的血糖值都达到了高血糖水平。

口服药物治疗：格列本脲

在以下三种情况下，应考虑口服药物治疗：

1.新诊断为妊娠期糖尿病，且空腹血糖<125mg/dL（6.9mmol/L），随机血糖为 150~200mg/dL（8.3~11.1 mmol/L）的患者。胰岛素抵抗、过多的肝糖输出以及相对胰岛素缺乏可能是这些患者血糖升高的原因。由于单纯医学营养治疗降低血糖的幅度通常不会超过 50~75mg/dL（2.8~4.2mmol/L），因此这时需要进行药物治疗。

2.开始医学营养治疗 1~2 周后，血糖依然无法达到目标范围。

3.对使用低剂量胰岛素（<0.1U/kg）治疗，且已达到目标血糖的患者进行替代治疗。

在目前所有的口服降糖药中，只有磺脲类中的格列本脲能够安全、有效地控制孕妇血糖而不对发育中的胎儿造成危害。磺脲类药物是第一类广泛用于 2 型糖尿病治疗的口服降糖药。它们是广义胰岛素促

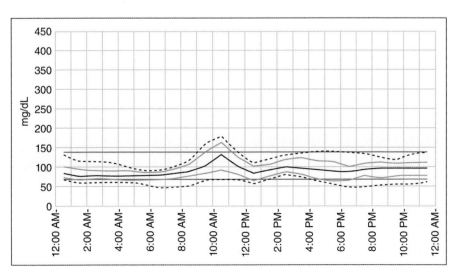

图 6.12　接受医学营养和运动治疗的妊娠期糖尿病患者的动态血糖谱。

泌剂中的一种，能够通过阻止钾离子外流进而刺激胰岛 β 细胞分泌胰岛素。钾离子外流减少导致膜去极化，使电压门控的钙离子通道开放，导致钙离子内流入 β 细胞。钙离子浓度上升引起富含胰岛素的囊泡与细胞膜结合，导致胰岛素分泌释放入血。然而，所有的磺脲类药物都可能会引发低血糖，一些临床医生发现，第二代和第三代磺脲类药物与第一代相比能够更好地控制血糖，并且能够降低低血糖的发生频率。

与其他多种降糖药物类似，磺脲类药物易引起体重增加。血液中的胰岛素水平升高会导致脂肪细胞摄取葡萄糖以及葡萄糖转化为三酰甘油增加，从而引起体重上升。此外，胰岛素可引起游离脂肪酸的摄取和储存增加，亦可导致体重上升。通过合理的饮食计划和运动方案可以将体重增加控制到最小。

格列本脲的禁忌证

临床医生开始对患者使用格列本脲治疗前，必须首先考虑某些因素。美国食品药品监督管理局对药物的使用进行了规范化。总的来说，这些规范同样适用于其他国家。然而，每个国家也有其自己的规范，这点应该考虑在内。

- 截止到目前，只有格列本脲这一种口服降糖药能够有效控制妊娠期间的高血糖，而且该药极少能够通过胎盘屏障。
- 由于口服药物需经肝脏代谢或清除，因此不推荐患有严重肝脏疾病的患者使用口服降糖药。
- 只有当血肌酐低于 2.0mg/dL（170μmol/L）时，才可以考虑使用格列本脲。
- 一些患者可能对磺脲类药物过敏。
- 磺脲类药物可能导致低血糖。

格列本脲/起始期

OA-0-(OA)-0

无论患者体重如何，格列本脲的使用都应该从低剂量开始（2.5~5mg）（图 6.13）。口服药物通常在早餐前和（或）晚餐前服用。上面给出了所有口服药物的服用方法。第一个 OA（不带括号）指的是口服药物的最常见服用时间（早餐前）。带括号的 OA 指的是任意时间或交替时间。使用格列本脲时应考虑两个因素：①低血糖的发生风险；②过敏反应（罕见）。通常，在发生低血糖风险方面，低剂量的格列本脲是安全的。使用时应注意那些有磺脲类药物过敏史的患者。

饮食计划和运动

格列本脲治疗、饮食治疗以及运动需要同步进

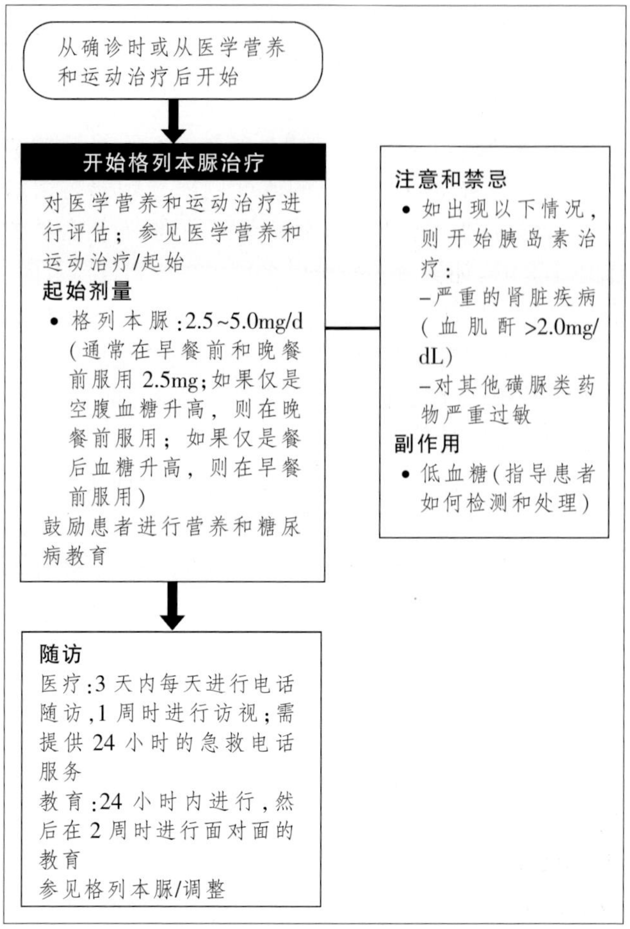

行。最重要的是，服药后需进食一些碳水化合物以防止低血糖。由于部分患者会出现早餐后恶心的症状，宜将首剂格列本脲推迟至晚餐前服用。每餐碳水化合物的摄入量应根据患者对格列本脲的敏感性来设定。务必对餐后血糖进行自我血糖监测或动态血糖监测。饮食和运动计划的目标是通过调整这些治疗方式以达到理想的血糖控制。为了使格列本脲治疗获得良好效果，患者必须了解碳水化合物摄入和运动这两个因素与血糖的关系。

血糖监测　为保证格列本脲发挥良好效果，应在每周（或出现症状时）的至少一天或两天进行夜间不同时间点的自我血糖监测。如果应用动态血糖监测，则应进行至少 2 周的连续监测以保证药物有效性。然而，由于妊娠期间患者独特的生理特点，建议孕妇每隔 3~5 天进行一次动态血糖监测，以确定格列本脲的中期治疗效果。

随访　在监测血糖达到 1 周时，应分析自我血糖监测/动态血糖监测的数据，以明确患者的血糖变化及其

图 6.13　妊娠期格列本脲治疗/起始。

中途是否发生过低血糖。如果患者平均血糖下降超过20%。则继续当前剂量的药物治疗。在口服药物治疗开始1周时进行下次随访。

格列本脲/调整

OA-0(OA)-0

如果1周后,患者的自我血糖监测结果未明显下降，则将其早晨的格列本脲剂量增加为5mg（图6.14）。此时的格列本脲可以每3天进行一次调整。糖尿病分阶段管理试图通过缓慢增加药物剂量并达到最佳治疗剂量,以使患者在不发生低血糖的前提下迅速达到接近正常血糖的目的。在调整格列本脲剂量时,其最大增量不能超过2.5mg。当早餐前的药物剂量达到5mg之后,则考虑在晚餐前增加2.5mg。如果3天后患者血糖仍无改善，则将晚餐前剂量调整为5mg。药物剂量增加2.5mg应每隔3天进行一次,并且应于早餐前和晚餐前交替增加。值得注意的是,药物的临床有效剂量并不一定是最大剂量。例如,格列本脲的

临床有效剂量为10~15mg/d，而其每日最大服用剂量为20mg。由于个体间存在剂量反应差异,因此在治疗期间患者应密切进行自我血糖监测。

格列本脲/维持

OA-0(OA)-0

如果格列本脲使患者达到了治疗目标,那么目前只需进行维持治疗。在维持治疗阶段,应尽量在不做出过多改变的前提下，使患者的血糖维持在目标范围内。监测方案以及与医护人员联系的频率应个体化制订。如果患者与医护人员联系不够充分,则容易使其对后续治疗失去兴趣,降低其对治疗方案的依从性,从而导致血糖控制不佳。对于部分患者,对其进行密切的联系和频繁的随访,仔细评估其与治疗方案相关的行为是有效护理的基础。所有患者均应每隔2~3周进行一次随访。如果患者报告了低血糖的相关症状,则考虑将其正餐的部分碳水化合物类食物匀出一部分作为加餐,或者单独添加一些碳水化合物作为加餐。

胰岛素治疗

包括以下三个标准中的一个应开始胰岛素治疗:

● 经MNT治疗后,空腹血糖>95mg/dL(5.3mmol/L)和(或)随机血糖>150mg/dL(8.3mmol/L),血糖控制仍然不理想。

● 格列本脲也无法使血糖达到正常范围。

● 患者空腹血糖>95mg/dL(5.3mmol/L)。

● 患者餐后2小时血糖>150mg/dL(8.3mmol/L),与格列本脲相比,优先选择胰岛素治疗。

如果是新诊断的妊娠糖尿病患者,应完善其体格检查和病史,确定患者是否肥胖以及应采取哪种饮食方案。就每次随访和评估来说,胰岛素治疗的整个阶段都应遵循相同的饮食治疗原则。

妊娠期糖尿病患者胰岛素类似物的使用

近年来,几种新型胰岛素类似物(如赖脯胰岛素、门冬胰岛素、甘精胰岛素、地特胰岛素)陆续被应用于临床。在给孕妇应用这些药物之前,首先必须考虑它们的安全性和有效性。目前,已有大量证据证实赖脯胰岛素可应用于妊娠前糖尿病和妊娠期糖尿病。有研究发现,与常规胰岛素相比,赖脯胰岛素在治疗妊娠期糖尿病时并无免疫反应(通过测定抗胰岛素抗体)[25]。此外,赖脯胰岛素与常规胰岛素相比能够更好地控制血糖,并且患者对该类似物的治疗效果十分满意[26]。目前,尚无高质量的对照研究证据证实门冬胰岛

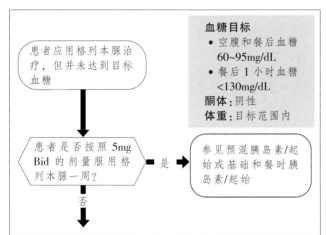

血糖目标
● 空腹和餐后血糖60~95mg/dL
● 餐后1小时血糖<130mg/dL
酮体:阴性
体重:目标范围内

格列本脲剂量调整(mg)

	初始 AM/PM	后续 AM/PM	后续 AM/PM	最大 AM/PM
空腹血糖升高	0/2.5	0/5	2.5/5	5/5
餐后血糖升高	2.5/0	5/0	5/2.5	5/5
空腹和餐后血糖同时升高	2.5/2.5	5/5	5/5	5/5

如果自我血糖监测结果在连续3天的监测中,每天的相同时间有两次或更多的无法解释的血糖升高,则可以增加格列本脲的剂量

随访

医疗:每2周进行1次;随访时按照该决策路径

教育:根据需要,每2~4周进行1次

图 6.14　妊娠期格列本脲/调整。

素和长效胰岛素类似物在孕妇中的安全性和有效性。门冬胰岛素、赖谷胰岛素、赖脯胰岛素和地特胰岛素是被规定用于孕妇的 C 类药物(根据美国食品和药物管理局分类标准),且只有当其他制剂效果不佳时,才可以考虑将这几种药物应用于妊娠前糖尿病或妊娠期糖尿病。

患者教育:胰岛素的使用

据估计,超过 50% 的妊娠期糖尿病患者需要接受药物治疗。而且值得注意的是,这一估计值较实际偏低。确诊时需要药物治疗的患者中,有 10%~20% 在一段时间后需要接受胰岛素治疗。在确诊时或确诊后应立即对患者进行胰岛素使用方法的指导,其目的在于避免患者日后需要接受胰岛素治疗时由于临时学习该方法所造成的治疗不及时或治疗效果差。现代胰岛素制剂的使用方法都易于理解且操作简便。配备 31 号针头的笔和注射器在很大程度上减少了患者的疼痛感。教育内容中最重要的是要让患者明白,妊娠期糖尿病是根据血糖控制而并非根据治疗手段定义的,胰岛素的使用并不代表患者的糖尿病病情重。

预混胰岛素
R/N-0-R/N-0

胰岛素的日总剂量按照当前体重计算,为 0.4~0.5U/kg(图 6.15)。将日总剂量分为两部分,大致覆盖早餐、晚餐以及睡前。早餐前的胰岛素剂量占日总剂量的 2/3,将速效胰岛素(或短效胰岛素 R)与中效胰岛素 N 按照 1:2 的比例混合。速效胰岛素覆盖早餐,而中效胰岛素覆盖午餐和下午的加餐。回顾 AM 预混胰岛素的作用曲线(见第 3 章)。其余 1/3 的胰岛素被进一步分为晚餐前的 RA 或 R 和 N。应确保患者知晓如何使用混合胰岛素、如何正确注射胰岛素以及如何安排胰岛素注射和三餐的时间。

预混胰岛素/调整
R/N-0-R/N-0

由于预混方案有很强的灵活性,因此胰岛素剂量的调整也会更加个体化。无需直接调整每日总的胰岛素剂量,而是按照每次两单位的规则单独增加每针注射剂量(图 6.16)。调整早晨的常规或速效胰岛素可能更为必要。如果早晨的 R 或 RA 剂量太大,其首要征象就是患者易发生正午低血糖。减少早晨 R 或 RA 的剂量,适度增加早餐量并在上午十点左右加餐,即可避免正午低血糖的发生。但这种做法可能会导致另一个问题:晚餐前血糖的升高。采用上述的方法:增加早餐前 N 的剂量。这样的调整会增加峰作用时间。如果

确诊时或从医学营养和运动治疗或从格列本脲治疗开始(24 小时内开始胰岛素治疗;必要的话进行住院观察)

↓

开始混合胰岛素治疗

R/N-0-R/N-0

自行混合胰岛素
- 根据当前体重按照 0.4-0.5U/kg 计算总剂量
- 上午注射总剂量的 2/3,下午注射总剂量的 1/3
- R 与 N 的比值在上午为 1:2,下午为 1:1
  例如:72kg(患者体重)×0.5U/kg=36U(总剂量)
  按照:上午 24U(8U 的 R 和 16U 的 N),下午 12U(6U 的 R 和 6U 的 N)进行分配
- 速效胰岛素通常用来降低餐后血糖,或者用于常规胰岛素引发低血糖的情况 †
- 预混胰岛素(常规或短效 70/30)可用于认知能力差的患者,或对于胰岛素治疗有些恐惧的患者

提供饮食指导
- 每天进食三餐,并将三餐安排在固定的时间,三餐分别包含固定的碳水化合物
- 不要漏食任何一餐
- 早餐和晚餐之间相隔不要超过 10~12 小时
鼓励患者进行营养和糖尿病教育

† 注意:速效胰岛素门冬胰岛素和赖脯胰岛素是妊娠期 B 类用药;速效胰岛素赖谷胰岛素是妊娠期 C 类用药

↓

随访
医疗:连续 3 天进行电话随访,之后 2 周内进行访视;提供 24 小时紧急电话服务
参见混合胰岛素/调整

图 6.15　妊娠期混合胰岛素/起始。

晚餐前的 N 降低了空腹血糖水平,则需要降低白天的胰岛素用量。如果晚餐前血糖<60mg/dL(3.3mmol/L),则考虑减少早餐前 N 的剂量。注意,不要在饮食计划做出调整时追加胰岛素剂量。如果夜间发生低血糖,或者空腹血糖高于目标值上限,则将 N 胰岛素挪至睡前。鼓励患者坚持进行营养治疗。

第三种调整方案与睡前或夜间 9~10 点的血糖水平有关。这些血糖值受晚餐和晚餐前 R 或 RA 胰岛素的剂量影响最大。晚上加餐前的血糖值不应超过 95mg/dL(5.3mmol/L)。如果超过该水平,应考虑增加晚餐前 R 或 RA 胰岛素的剂量或减少晚餐中碳水化合物的摄入量。睡前高血糖通常会后移,导致空腹高血糖。继续进行调整直至胰岛素需要量和血糖控制达标。如果:①血糖未达标(尤其是持续的下午三时左右高血糖),②患者在白天的治疗中需要更强的灵活性,

| 患者应用预混胰岛素,但血糖未达标(在连续 3 天的自我血糖监测中,一天的相同时间有 2 次或更多次无法解释的血糖高值或低值) | **目标**
• 空腹和餐后血糖 60~95mg/dL
• 餐后 1 小时血糖 <130mg/dL
酮体: 阴性
体重: 在目标范围内 |

混合胰岛素方案调整		
时间	血糖(BG)	胰岛素调整
AM	餐前 <60mg/dL	PM NPH 减少 2U
	餐前 >95mg/dL	PM NPH 增加 2U
	餐后1小时 <90mg/dL	AM 常规 减少 2U
	餐后1小时 >130mg/dL	AM 常规 增加 2U
上午十点左右	餐前 <60mg/dL	AM 常规 减少 2U
	餐前 >95mg/dL	AM 常规 增加 2U
	餐后1小时 <90mg/dL	AM NPH 减少 2U
	餐后1小时 >130mg/dL	AM NPH 增加 2U
PM	餐前 <60mg/dL	AM NPH 减少 2U
	餐前 >95mg/dL	AM NPH 增加 2U
	餐后1小时 <90mg/dL	PM 常规 减少 2U
	餐后1小时 >130mg/dL	PM 常规 增加 2U
睡前	吃零食前 <60mg/dL	PM 常规 减少 2U
	吃零食前 >95mg/dL	PM 常规 增加 2U

注意:
1. 如果发生夜间低血糖,则将 NPH 挪至睡前,或改善空腹血糖
2. 如果日剂量<10U,考虑进行 1U 的调整
3. 考虑应用速效胰岛素,以降低餐后高血糖

图 6.16　妊娠期混合胰岛素/调整。单位转换:由 mg/dL 除以 18 即为 mmol/L。

或③胰岛素的日总剂量超过 1U/kg,参照基础/餐时胰岛素治疗方案。

预混胰岛素/维持
R/N-0-R/N-0

血糖应很快得到改善。一旦患者的血糖控制稳定,接近正常水平,则嘱其每天坚持进行 4~7 次的自我血糖监测,以便获得足够的数据证实血糖维持在目标范围。应向患者强调遵循前面叙述的饮食方案的重要性。随着胰岛素需要量的增加可进行小幅度的胰岛素调整。

基础/餐时胰岛素

如果混合胰岛素的调整治疗方案未能在 1 周内使患者的血糖恢复到正常范围 [60~120mg/dL（3.3~6.7mmol/L)和(或)正常 AGP],考虑改为胰岛素四次注射方案。另一种情况,如果患者在确诊时就同意胰岛素治疗,则以基础/餐时胰岛素方案作为初始治疗。患者应熟悉妊娠期糖尿病的主要决策路径,并同意将需

要增加注射次数的胰岛素治疗作为备选方案。

基础/餐时胰岛素治疗是对预混胰岛素治疗剂量和时间安排做出的调整,它去掉了早餐前的胰岛素 N,增加了中午的 R(或 RA)。妊娠期糖尿病患者经常出现早餐后和午餐后的高血糖,基础/餐时胰岛素治疗能够改善这种情况。同时它也为午餐后高血糖的治疗提供了一种操作性更强的方法。

基础/餐时胰岛素/初始
R-R-R-N 或 LA 或 RA-RA-RA-LA

为了去掉早餐前的 N,按照如下方法重新计算胰岛素剂量:首先,去掉早餐前的 N,将 R 或 RA 增加 10%,接下来,中午的 R 或 RA 改为原来早餐前 N 剂量的 50%。除非患者午餐一直进食量较多,否则中午的胰岛素起始剂量可能会偏大。可以考虑将中午的 RA 调整为更加安全的剂量,即原来早餐前 N 剂量的 30%。图 6.17 举例说明了如何对日总剂量为 44 单位的胰岛素进行重新计算。这种治疗使患者能够试验胰岛素的剂量,并且下午 3 时不会发生低血糖—当然前提是患者的午餐前血糖控制在目标范围内。维持饮食计划和运动方案不变。参见医学营养治疗章节,重新核对目标。

确诊后即开始基础/餐时胰岛素治疗者,宜根据其当前体重按照 0.4~0.5U/kg 计算胰岛素日总剂量。将 30%的 N 分配在睡前,其余的 N 和 R 分配在三餐前。如果优先使用胰岛素类似物(RA 和 LA),则以相同的日总剂量开始。然而,胰岛素的分配不同:50%为 LA 胰岛素,在睡前注射,其余 50% 是 RA 胰岛素,分配在三餐前注射(图 6.17)。

基础/餐时胰岛素/调整
R-R-R-N 或 LA 或 RA-RA-RA-LA

一旦启动了初始治疗,就应准备好根据孕妇孕程进展对治疗方案进行调整。通常,患者的胰岛素剂量将在妊娠第 30 周和第 32 周之间达到高峰。然而,也存在特殊案例。方案的调整经常与空腹血糖相关(图 6.18)。记住睡前的 N 是发挥关键作用的胰岛素。如果空腹血糖低于目标值 [60 mg/dL（3.3mmol/L)],则减少 N 或 LA 的剂量。如果高于目标值 [95 mg/dL（5.3mmol/L)],则增加 N 或 LA 的剂量。这些调整对于患者来说都是直接的。如果我们怀疑患者存在夜间低血糖,则嘱患者检测凌晨两点或三点的血糖。在方案中,R 或 RA 是用来覆盖每餐的,因此方案调整应以餐后血糖水平作为依据。因为精确地找到问题所在才可以准确地挖掘原因,因此宜从找到原因开始。由于胰

确诊时或从医学营养和运动治疗、格列本脲或预混胰岛素开始

↓

开始基础餐时胰岛素治疗

R—R—R—N

确诊时或从医学营养和运动治疗和(或)格列本脲治疗开始

- 根据当前体重按照 0.4~0.5U/kg 计算总剂量
- 睡前注射 30% 的 N,其余的 N 和 R 分配在三餐前(可能会根据饮食方案进行调整)
  例如:72kg(患者体重)×0.5U/kg=36U(总剂量)
  按照:8U R—8U R—9U R—11U N 进行注射

从预混胰岛素治疗开始

- 采用当前总剂量
- 上午十点左右,在当前 AM N 的 50% 的基础上加用 R
- 停止 AM N
- 增加 10% 的 AM R
- 将 PM N 挪至睡前
  例如,当前方案 =16U N/8U R—0—9U N/9U R—0
  新方案 =9U N—8U R—9U—9U N

鼓励患者接受营养和糖尿病教育

注意:速效胰岛素通常用来降低餐后血糖;如果考虑应用胰岛素类似物,参见胰岛素调整指导

↓

随访

医疗:1 天内进行电话随访或访视,之后于 1 周内进行访视

教育:48 小时内进行再评估

参见基础餐时胰岛素/调整

图 6.17 妊娠期基础餐时胰岛素/起始。

患者应用基础餐时胰岛素,但血糖未达标(在连续 3 天的自我血糖监测中,一天的相同时间有 2 次或多次不能解释的血糖高值或低值)

目标
- 空腹和餐后血糖 60~95mg/dL
- 餐后 1 小时血糖 <130mg/dL

酮体:阴性
体重:在目标范围内

↓

基础餐时胰岛素方案调整

时间		血糖(BG)	胰岛素调整
AM	餐前	<60mg/dL	睡前 NPH 减少 2U
		>95mg/dL	睡前 NPH 增加 2U
	餐后1 小时	<90mg/dL	AM 常规 减少 2U
		>130mg/dL	AM 常规 增加 2U
上午十点左右	餐前	<60mg/dL	AM 常规 减少 2U
		>95mg/dL	AM 常规 增加 2U
	餐后1 小时	<90mg/dL	半上午 NPH 减少 2U
		>130mg/dL	半上午 NPH 增加 2U
PM	餐前	<60mg/dL	半上午 常规 减少 2U
		>95mg/dL	半上午 常规 增加 2U
	餐后1 小时	<90mg/dL	PM 常规 减少 2U
		>130mg/dL	PM 常规 增加 2U
睡前	吃零食前	<60mg/dL	PM 常规 减少 2U
		>95mg/dL	PM 常规 增加 2U

注意:
1. 如果基础餐时胰岛素未能使血糖达标,建议向糖尿病专家求助
2. 如果日总剂量 <10U,考虑进行 1U 的调整
3. 考虑应用速效胰岛素,以降低餐后高血糖

图 6.18 妊娠期基础餐时胰岛素/调整。单位转换:由 mg/dL 除以 18 即为 mmol/L。

岛素是四针注射,因此找到剂量需调整的那一针并增加剂量是最直接的方法,应对该次注射进行一次性剂量调整。问题解决后,重新进行血糖检测,如果需要则进行进一步调整。自我血糖监测十分必要,因为它是数据的唯一来源。必要的话可增加检测次数,最多每天七次。

虽然部分患者每日需要多达 1.5U/kg 体重的胰岛素,但该剂量增加了低血糖的发生风险,需要在密切的监督下才可使用。如果患者无法保证严格的动态血糖监测,或者监测无法覆盖 24 小时,则建议其进行短期住院观察。

基础/餐时胰岛素/调整

R—R—R—N 或 LA 或 RA—RA—RA—LA

很多患者将从该方案中获益,并且可能达到预混方案无法实现的血糖控制水平。血糖改善将很快出现。一旦患者自我血糖监测的结果稳定在 60~120mg/dL(3.3~6.7mmol/L),应继续进行自我血糖监测。也可以在这时选择运动治疗和饮食方案来巩固药物治疗的稳定性。由于人胎盘催乳素水平升高,将 R 或 RA 的剂量微量增加 1~2 个单位对于维持血糖控制来说很重要。到第 35 周时,睡前 N 或 LA 的剂量就应保持不变了。应确保患者进行充分的自我血糖监测/动态血糖监测,以提供足够数据来帮助达到治疗目标。

妊娠前糖尿病

妊娠前糖尿病中最关键的部分是维持受孕至分娩期间血糖处于正常水平[27],因此,在妊娠过程中达到并保持正常血糖水平是妊娠期糖尿病管理的整体目标。由于达到这一目标通常需要大剂量的胰岛素,可能会导致母体体重增加,进而使其他情况,如高血压和产伤等加重。正常体重的 1 型糖尿病女性在孕期预计增重 9~16kg,以提供给胎儿生长发育所需的足够营养。患有 2 型糖尿病的女性在孕期首次应用胰岛素,可因食欲增长导致体重增加。对于非肥胖的 2 型糖尿

病女性患者,应频繁监测其体重增长情况,确保体重增长保持在 14kg 以下。肥胖患者则不需增长如此多的体重。在 2 型糖尿病中,控制肥胖者体重增长尤为重要。体重增长会进一步恶化与肥胖和妊娠相关的胰岛素抵抗。

监测(图 6.19)主要涉及两个与糖尿病相关的特殊部分:血糖控制和并发症。关于血糖控制,对所有低血糖或高血糖情况进行检测并迅速处理非常重要。如前所述,应用有记忆功能的装置进行 CGM 或 SMBG 监测,以确保报告结果不会被更改。研究显示,大多数患者会自行更改其在孕期的血糖监测结果,以此避免强化治疗和因不良围生期结局引起的自责。

妊娠前糖尿病的指导方针比妊娠期糖尿病(GDM)更为严格。在妊娠期糖尿病患者中,受孕前即应加强对血糖的监测,受孕后的整个孕期应对血糖持续进行严格监测。无论患者的糖尿病分型如何,在受

```
母体监测
● 基线:完善甲状腺功能检查
● 每次访视:检测 UA;在适当情况下测 UC;核实 SMBG;
  回顾 CGM
● 每 4 周一次:A₁C
● 早期妊娠:眼科医生应用扩张术进行眼睛检查(根据结
  果指示进行随访);
  对白蛋白尿进行筛查
```

```
营养
● 在中期和晚期妊娠增加热量~300/天
● 根据下表所示适当增加体重:
```

妊娠前 BMI (kg/m²)	总体重增加量 (lb)	体重增加率* (lb/week)
<18.5	28~40	1
18.5~24.9	25~35	1
25.0~29.9	15~25	0.6
≥30.0	11~20	0.5

*计算假定在早期妊娠体重增加 1.1~4.4 lb

```
自我管理教育
● 着重防止/治疗低血糖
● 指导家庭成员管理胰高血糖素
● 指导患者在适当情况下自我调整胰岛素剂量
● 强调连续进食的重要性;不能跳过某一餐
```

图 6.19　妊娠 1 型和 2 型糖尿病的管理。CGM,动态血糖监测;SMBG,自我血糖监测;UA,尿白蛋白;UC,尿肌酐。假定早期妊娠体重增加 1.1~4.4lb。Adapted with permission from Institute of Medicine. *Weight Gain During Pregnancy: Reexamining the Guidelines.* Washington, DC: National Academies Press, (2009).

孕前都应该进行每日 7 次或以上的 SMBG 监测。这种监测方案应贯穿整个孕期,以确保孕期血糖控制在安全范围内。在此基础上,CGM 得出了患者的夜间血糖谱,如图 6.19 所示,二者共同构成了患者完整的昼夜血糖谱。CGM 的重要性在于它可以显示夜间高血糖,而应用常规监测方式不容易发现夜间高血糖。为了避免这种情况的发生,应让患者每周至少完成一到两次的夜间 SMBG 监测,如果可能的话,尽量应用 CGM 进行监测。由于 SMBG 的监测目标为空腹或餐前血糖 60~95mg/dL (3.3~5.3mmol/L),餐后 2 小时血糖 <120mg/dL(6.7mmol/L),因此 HbA₁C 应处于正常值或接近正常值。如果 HbA₁C 未达到上述水平,但 SMBG 监测报告显示血糖处于正常范围内,我们应质疑数据的真实性,并考虑让专业团队指导患者如何进行 SMBG。

在妊娠过程中,应重视母体的远期和近期并发症。应注意对所有合并糖尿病的妊娠女性进行严格的血糖控制,这是保证糖尿病护理质量的关键,然而,在这种情况下常常发生低血糖。根据何种标准判断妊娠低血糖的发生?糖代谢正常个体在妊娠状态下的血糖谱再一次给我们提供了所需的线索。正如我们报道过的,若将血糖<70mg/dL(3.9mmol/L)定为低血糖的标准,在非妊娠状态下,糖代谢正常的人群大约有 3% 的时间发生低血糖。这种血糖降低的状态可于整晚存在,但不会造成不良后果。然而,在妊娠状态下,糖代谢正常的人群低血糖发作变得非常频繁。在不伴糖耐量受损的情况下,按照"20%原则"将低血糖标准调整为<60mg/dL(3.3mmol/L)时,AGP 显示低血糖发作的持续时间不同,但平均为 10%。妊娠低血糖的发生率是非妊娠时的三倍,可能由于正常抗低血糖调节机制的改变引起低血糖发作频率的增加。正常状态下,当血糖水平低于 80mg/dL(4.4mmol/L),胰岛素的合成将会下调。如果血糖水平继续下降,出现低血糖症状和认知障碍,皮质醇、肾上腺素、胰高血糖素和生长激素的活性将会增强。低血糖时,机体所有反应的目的是升高血糖,使其达到安全水平。在对合并及不合并妊娠期糖尿病女性的研究中,结果显示在糖耐量正常的女性中,低血糖发作时对抗低血糖的调节反应有所延缓,而在患有糖尿病的女性中,该调节反应进一步延迟[28]。妊娠期糖尿病低血糖发作的风险是正常妊娠的三倍,因此,密切监测血糖至关重要。

没有数据显示发生在妊娠期任何阶段的低血糖是否会导致长期并发症。关于妊娠前和妊娠期糖尿病的研究很少,因为这种研究与低血糖相关,而低血糖

的检测较为困难。直到最近，一种可准确检测低血糖发生的方式才被发现。需住院分娩的患者不存在上述低血糖检测困难的问题。CGM 的出现可使我们对正常妊娠及糖尿病相关妊娠低血糖发生率的评估更为准确，并且可评估低血糖对胎儿发育和孕妇生理功能的影响。

妊娠期间，视网膜和肾脏相关的并发症可能会恶化。眼科医生应密切随访，同时也应通过尿白蛋白的监测密切追踪肾功能的改变。

妊娠前（1 型和 2 型）糖尿病的治疗方法

1 型或 2 型糖尿病女性在整个孕期日间血糖谱都应接近正常。一般情况下，1 型糖尿病的妊娠患者如果血糖控制很严格，则可继续维持目前的治疗方案；或改为强化治疗（每日四次胰岛素注射或应用胰岛素泵治疗）。第 4 章讲的就是胰岛素强化治疗。2 型糖尿病的妊娠患者应采用同妊娠期糖尿病女性相同的饮食方案。单纯医学营养治疗或与格列本脲或胰岛素联用是可供选择的治疗方案。通过单纯医学营养治疗可达到升胰岛素目标的 2 型糖尿病女性应继续应用该治疗方案。应用口服药治疗的女性应立即（理想状态下，她们应在孕前应用格列本脲或胰岛素治疗）转变为格列本脲或胰岛素治疗（3 级或 4 级）。患有 2 型糖尿病的女性应按照妊娠期糖尿病的治疗方案进行治疗。

胎儿和母体的评估

因为糖尿病会导致各种胎儿畸形风险的增加，糖尿病分阶段管理（SDM）制订了综合计划来对其进行评估、监测和干预。对于患有妊娠前糖尿病的女性，应在第 16 孕周时通过羊膜腔穿刺检测内源性 α-早胎蛋白，以筛查妊娠早期并发症。若 α-甲胎蛋白升高或降低，则应进行重复检测。若羊水诊断证实存在遗传性畸形或染色体异常，应立即向患者提供遗传咨询。在第 20 孕周时，应完成超声检查，以排除糖尿病相关的胎儿骶骨发育不全、中枢神经系统（如脑积水）及心血管系统（如大血管转位）异常。

对于所有妊娠前和妊娠期糖尿病患者（无论确诊时患者处于妊娠的哪一阶段），均应在孕 28 周开始时对巨大胎儿和小于胎龄儿进行评估。此项评估内容包括：通过超声计算胎儿股骨与腹部比值、头部与腹围

比值，以及估计相应孕龄胎儿体重。该检查需在孕 32 周、孕 33 周及孕 37 周各重复一次，如果结果显示存在巨大胎儿或宫内生长停滞（IUGR），应立即加强胎儿监测，同时，开始强化糖尿病饮食管理，以进一步加强代谢控制。代谢控制水平与胎儿生长之间呈 U 形相关。血糖异常升高和降低都可以影响胎儿的生长发育。出生体重降低或升高的新生儿发展为 2 型糖尿病的风险均有所增高。切记，持续的低血糖和（或）高血糖可增加不良围生期事件的发生风险。低血糖通常与宫内胎儿生长停滞（IUGR）相关，高血糖通常与大于胎龄儿和巨大胎儿相关。对巨大胎儿早产风险的评估基于以下三点：

- 胎儿肺成熟度。
- 胎儿测量，胎儿生物物象及胎儿生长速度的研究。
- 母体代谢控制情况。

产后，对妊娠期糖尿病母体监测的主要重点是控制血糖、体重和血压。此外，应通过每周两次 SMBG/CGM 得到的数据对高血糖和低血糖发作进行仔细评估。检测者需要警惕妊娠高血压（先兆子痫）和羊水过多，需对其进行早期筛查。

行为学问题及其评估

妊娠期发现糖尿病会使患者感到焦虑和自责。尽管妊娠前糖尿病患者发生不良围生期事件的风险要高于正常妊娠，但通过患者和医务人员之间的合作可使该风险降低。共同制订主要决策路径是减轻焦虑的第一步。设定短期可实现的治疗目标，并制订解决方案可使患者的焦虑减轻。由于时间有限，尤其在妊娠期糖尿病中，若焦虑持续存在或观察发现患者存在异常行为，应考虑向其推荐心理学家或心理咨询师。

患有妊娠前糖尿病的女性在受孕后的短时间内就会出现多种行为学问题，由于她们在早期妊娠阶段认为自己发生先天性胎儿畸形、自发性流产和母体并发症（视网膜病变和肾病加重）的风险较高，她们会比妊娠期糖尿病患者承受更大的心理压力。所以对于妊娠前糖尿病患者来说，详细的产前咨询、密切的关怀和及时的沟通十分重要。

依从性评估

四个与糖尿病相关的方面可以在初级保健机构

进行评估,包括饮食计划、用药、SMBG 和体育运动。首先,应确定患者是否理解行为和糖尿病之间的关系。其次,确定患者是否准备建立明确的短期行为目标。第三,明确为什么目标没有实现。最后,确定在当前步骤未完成时如何返回上一步骤。

心理和社会评估

当患者被诊断为妊娠期糖尿病或 1 型/2 型糖尿病合并妊娠时,可能会出现心理和社会障碍。患者由于妊娠和糖尿病对生活方式进行调整的过程,通常能够体现出她们的心理和社会障碍。起初,最重要的是患者要获取必需的知识和技能,这些知识和技能与患者生存和自我护理直接相关。然而,患者获取这些新知识和新技能的能力与其心理适应和社会适应息息相关。心理因素(如抑郁和焦虑)及社会因素(如行为异常)明显干扰患者自我护理技能的获取以及对妊娠期糖尿病严重性的认识。如果患者的心理调节和社会调节被证实存在异常,其很可能会在血糖控制水平欠佳这一方面反映出来。反过来,血糖控制水平欠佳会增加急性和慢性并发症,导致患者心理和社会功能障碍进一步恶化。为了打破这个怪圈,对患者心理和社会障碍的早期征象进行识别并干预是非常有必要的。如果这种现象(心理和社会功能障碍)有可能已经发生,临床医师应向患者推荐受过训练的心理学家或社会工作者,来明确其心理或社会障碍的初期症状,并在破坏性行为出现前进行干预。心理学家或社会工作者通常需要对患者进行一次或两次咨询,发现其潜在的社会心理问题并做出有效的干预。

患者需要具备完整的心理和社会知识才能识别出这些早期警报。要想获取这些知识,患者首先需要明白,糖尿病需要患者及医师(和团队)共同管理,患者可对糖尿病管理做出决定。大部分患者在开始与医生接触时,往往会认为临床决策应由医生制订。然而对理想的糖尿病治疗来说,患者和医疗团队共同制订临床决策有利于患者尽快融入团队,并有助于其理解、承担临床治疗任务。共同进行临床决策可以使我们清楚地认识到患者和医师在疾病严重程度、各自承担的健康护理职责及患者行为预期表现等方面有不同的观点。糖尿病患者可能认为医师应该做出与护理相关的所有决定,而患者自己只需接受这些决定即可。另一方面,医师可能会认为患者应该自行执行每日的饮食、胰岛素应用及运动计划。

共同决策是患者和健康护理小组就每个参与者的职责和目标达成的共识。同时它也制订了每个组员都必须遵循的决策路径。从社会心理学的角度看,它可以看作是一种合约,患者详细地表达出他/她的期望,健康护理专业人员则应该检验这些职责和目标是否能很好地适用于糖尿病管理计划。共同进行临床决策可以对患者的行为进行监督,而这些行为有可能影响总体治疗目标。

参考文献

1 HAPO Study Cooperative Research Group; Metzger BE, Lowe LP, Dyer AR, et al. Hyperglycemia and adverse pregnancy outcomes. New England Journal of Medicine 2008;358:1991–2002.
2 Yogev Y, Ben-Haroush A, Chen R, et al. Diurnal glyccmic profile in obese and normal weight nondiabetic pregnant women. American Journal of Obstetrics and Gynecology 2004;191:949–53.
3 US Government. National Vital Statistic Reports. Washington, DC: US government, 2010;72:175.
4 Langer O, Mazze RS. Diabetes in pregnancy: evaluating self-monitoring performance and glycemic control with memory-based reflectance meters. American Journal of Obstetrics and Gynecology 1986;155:635–7.
5 Peterson A, Peterson K, Mazze R, et al. Glucose intolerance as a consequence of oral terbutaline treatment for preterm labor. Journal of Family Practice 1993;36:25–31.
6 O'Sullivan J, Mahan C. Criteria for the oral glucose tolerance test in pregnancy. Diabetes 1964;13:278–85.
7 Ekelund M, Shaat N, Almgren P, et al. Prediction of postpartum diabetes in women with gestational diabetes mellitus. Diabetologia 2010;53:452–7.
8 Mestman JH. Follow-up studies in women with gestational diabetes. In: Weiss P, Coustan D (eds) Gestational Diabetes. Vienna, Austria: Springer, 1988:191.
9 O'Sullivan J, Mahan C. Diabetes subsequent to the birth of a large baby: a 16-year prospective study. Journal of Chronic Diseases 1980;33:37–45.
10 Mello G, Parretti E, Mecacci F, et al. Glycemic thresholds in spontaneous abortion during the first trimester in pregnant women with insulin dependent diabetes. Minerva Ginecologica 1997;49:354–70.
11 Mironiuk M, Kietlinska Z, Jezierska-Kasprzyk K, Piekosz-Orzechowska B. A class of diabetes in mother, glycemic control in early pregnancy and occurrence of congenital malformations in newborn infants. Clinical and Experimental Obstetrics and Gynecology 1997;24:193–7.
12 Piper JM, Field NT, Higby K, et al. Maternal fetal glucose metabolism and fetal growth retardation: is there an association? Journal of Reproductive Medicine 1996;41:761–6.
13 Weintrob N, Karp M, Hod M. Short- and long-range complications in offspring of diabetic mothers. Journal of Diabetes and its Complications 1996;10:294–301.
14 Baird J, Fisher D, Lucas P, et al. Being big or growing fast: systematic review of size and growth in infancy and later obesity. British Medical Journal 2005;331:929.
15 Lawlor DA, Fraser A, Lindsay RS, et al. Association of existing diabetes, gestational diabetes and glycosuria in pregnancy with macrosomia and offspring body mass index, waist and fat mass in later childhood: findings from a prospective pregnancy cohort. Diabetologia 2010;53:89–97.
16 Pettitt DJ, Knowler WC. Long-term effects of the intrauterine environment, birth weight, and breast-feeding in Pima Indians. Diabetes Care 1998;21(Suppl. 2):B138–41.
17 Langer O, Conway DL, Berkus MD, et al. A comparison of glyburide and insulin in women with gestational diabetes mellitus. New England Journal of Medicine 2000;343:1134–8.
18 O'Sullivan J, Mahan C, Charles D, Dandrow RV. Screening criteria for high-risk gestational diabetic patients. American Journal of Obstetrics and Gynecology 1973;116:895–900.

19 International Association of Diabetes and Pregnancy Study Groups Consensus Panel. International Association of Diabetes and Pregnancy Study Groups recommendations on the diagnosis and classification of hyperglycemia in pregnancy. *Diabetes Care* 2010;33:676–82.

20 American Diabetes Association. Standards of medical care in diabetes—2011. *Diabetes Care* 2011;33(Suppl. 1):S11–61.

21 Coustan DR. Gestational diabetes. In: *Diabetes in America*, 2nd edn. Bethesda, MD: National Diabetes Data Group of the National Institute of Diabetes and Digestive and Kidney Diseases, National Institutes of Health, 1995:703–17.

22 Kuhl C. Etiology and pathogenesis of gestational diabetes. *Diabetes Care* 1998;21(Suppl. 2):B19–26.

23 Pollex EK, Feig DS, Koren G. Oral hypoglycemic therapy: understanding the mechanisms of transplacental transfer. *Journal of Maternal-Fetal and Neonatal Medicine* 2010;23:224–8.

24 Langer O. Maternal glycemic criteria for insulin therapy in gestational diabetes mellitus. *Diabetes Care* 1998;21(Suppl. 2):B91–6.

25 Jovanovic L, Ilic S, Pettitt DJ, *et al.* Metabolic and immunologic effects of insulin lispro in gestational diabetes. *Diabetes Care* 1999;22:1422–7.

26 Bhattacharyya A, Brown S, Hughes S, Vice PA. Insulin lispro and regular insulin in pregnancy. *Quarterly Journal of Medicine* 2001;94:255–60.

27 Langer O. *The Diabetes in Pregnancy Dilemma: Leading Change with Proven Solutions.* Lanham, MD: University Press of America, 2006:598.

28 Björklund A, Adamson U, Andréasson K, *et al.* Hormonal counterregulation and subjective symptoms during induced hypoglycemia in insulin-dependent diabetes mellitus patients during and after pregnancy. *Acta Obstetricia et Gynecologica Scandinavica* 1998;77:625–34.

第 7 章

儿童和青少年2型糖尿病与代谢综合征

要点

- 就像成人2型糖尿病自然发展过程一样,儿童和青少年2型糖尿病也是首先出现胰岛素抵抗。
- 治疗选择限于医学营养、运动疗法、二甲双胍和胰岛素。
- 肥胖、生活方式和基因是糖尿病从未成年期进展到成人期的三个主要暴露危险因素。
- 早期有效的治疗(达到正常人的血糖波动特点)仍然是预防长期并发症的首要方法。

2型糖尿病与代谢综合征

在儿童和青少年中,越来越多地出现胰岛素抵抗、代谢综合征和2型糖尿病是一种新的流行趋势[1,2]。由于缺乏运动,肥胖儿童增多,人们也开始认识到并不是所有的儿童高血糖都是由1型糖尿病引起的,对于存在高风险者,如代谢综合征、胰岛素抵抗综合征或X综合征等一系列疾病的儿童和青少年应该给予更多的医学关注。虽然这些综合征的确切标准在儿科并没有定义,但是这些综合征反映了肥胖、高血糖、高血压、血脂异常和肾脏疾病可能是相互关联的。

最新的数据表明,20岁以下的青少年中有0.26%患有糖尿病(包括1型和2型),大约有215000人[1]。在全世界青少年中,1型糖尿病的人数在不断增多,在美国,每年20岁以下的青少年中有超过15000人被诊断为1型糖尿病[1](儿童和青少年1型糖尿病的治疗见第4章)。

有关青少年2型糖尿病的数据是不足、不明确的,除了SEARCH研究。它是由多个医学中心资助的,包括疾病控制预防中心和美国国家健康研究,主要监测美国儿童和青少年糖尿病(包括1型和2型),它已经统计出有关青少年糖尿病发生率的最新信息。

SEARCH的研究者发现,从2002年到2005年,每年有3600名青年被诊断为2型糖尿病。在10岁以下的人群中,2型糖尿病的发生率是0.4/10万。在10岁及以上青年人中,2型糖尿病的发生率是8.5/10万。对于特定种群(例如,年龄在10~19岁的亚洲人/太平洋岛屿人和美国土著人),2型糖尿病的发生率要高于1型糖尿病[1,2]。除了由SEARCH研究机构提供的发生率数据外,疾病控制预防中心和国家糖尿病、消化、肾脏疾病研究所都不能提供患有2型糖尿病的儿童和青少年的确切人数。

有关儿童高血压和血脂异常的信息也可以从SEARCH机构中获得,数据表明,患有2型糖尿病的青少年中有23.7%已经有血压升高[3]。在10岁及以上的2型糖尿病患者中,33%有高胆固醇血症(>200mg/dL),24%有低密度脂蛋白升高(>130mg/dL),44%的高密度脂蛋白低于正常水平(<40mg/dL)。在2型糖尿病患病人群中的血脂异常均高于1型糖尿病[4]。

显然,在20世纪90年代初之前,很少有儿童和青少年被诊断为2型糖尿病,但到了1999年,全美国诊断为2型糖尿病的儿童和青少年增加了8%~45%[5]。以下因素可能造成了患病人数的增长:①更完善的筛查;②儿童和青少年肥胖人数的不断增加;③缺乏营养的高脂肪、高碳水化合物饮食;④缺乏运动;⑤种族差异。

与2型糖尿病有关的风险因素包括[6]:

- 超重:BMI超过相应年龄和性别的第85个百分位点。
- 在1级和2级亲属中有2型糖尿病家族史。
- 高血压:血压超过相应年龄和性别的第95个百分位点。
- 血脂异常:高密度脂蛋白<35mg/dL(1.9mmol/L),三酰甘油>150mg/dL(8.3mmol/L)。

• 先前已经受损的血糖平衡：空腹血糖异常和（或）糖耐量减低。

• 出生时体重<2000g 或 >4000g。

• 高风险种族：美国印第安人、阿拉斯加本地人、非裔美国人、墨西哥裔美国人、太平洋岛民、亚裔美国人。

• 多囊卵巢综合征。

• 黑棘皮病。

• 静态生活方式。

• 营养不良。

2 型糖尿病

2 型糖尿病的病因

儿童和青少年的 2 型糖尿病的病因和成人相似，血糖的升高是由胰岛素抵抗、胰岛素相对不足以及肠促胰岛素功能障碍共同作用所致。

图 7.1 显示了儿童 2 型糖尿病自然史的 3 个阶段。像成人一样，儿童也经过 3 个阶段：①血糖正常的高胰岛素血症期；②糖尿病前期[空腹血糖调节受损-空腹血糖在 100~125mg/dL(5.6~6.9mmol/L)或糖耐量减低，75g 口服糖耐量试验 2 小时血糖在 140~199mg/dL(7.8~11.1mmol/L)]；③糖尿病期。

儿童 2 型糖尿病和 1 型糖尿病的主要区别是血糖平衡受损或在初诊 2 型糖尿病时血浆胰岛素水平是升高的。胰岛 β 细胞为了维持正常的血糖，从而合

成和分泌更多的胰岛素，以对胰岛素抵抗做出相应反应。应用胰岛素放射免疫测定方法可以间接测定血浆中的胰岛素总量。在少数情况下，那些长期未被发现的 2 型糖尿病患者胰岛素水平是低下的，这是由于在第一阶段胰岛素分泌后逐渐下降造成的。胰岛 β 细胞无法长期维持大量胰岛素的合成和分泌，几年之后，胰岛 β 细胞逐渐失去了分泌足够胰岛素的能力，胰岛 β 细胞作用的下降被称为胰岛 β 细胞耗竭，可能是由于长期的高糖血症（葡萄糖毒性）和高脂血症（脂毒性）造成的[7]。这一过程受饮食、运动和体重增加调节。最后，如果血糖水平恢复到正常，相应的胰岛素产生也会得到改善。

正如之前所说，2 型糖尿病儿童常伴随一些与胰岛素抵抗相关的疾病（如女性的多囊卵巢综合征）。目前没有方法来准确地判定哪类儿童会发生胰岛素抵抗或糖尿病，基因和肥胖因素是目前最重要的危险因素。西班牙人、非裔美国人、美国印第安人、亚裔美国人和太平洋岛民的发病率是白种人的 2 到 10 倍。

2 型糖尿病的预防

儿童胰岛素抵抗和 2 型糖尿病可以预防吗？胰岛素抵抗和 2 型糖尿病遗传倾向的概念日益受到关注。支持这一理论的证据是因为在美国印第安、萨摩亚、西班牙儿童和青少年中，肥胖和 2 型糖尿病的患病率在不断增加。在儿童肥胖发生率高的种族中更倾向于支持节俭基因这一观点，节俭基因是能量储存超过能量消耗[8]。这意味着基因和形态学理论通过胰岛素抵抗

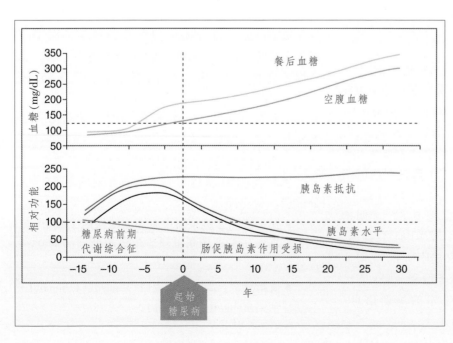

图 7.1 2 型糖尿病的自然史。

把高血糖症和肥胖联系在一起。

在儿童中这些因素是独立发挥作用吗？有证据表明,在所有儿童中 2 型糖尿病患病风险最高的就是肥胖的美国印第安儿童,最低的是没有糖尿病家族史的白种人。在最高患病风险人群中,糖尿病能否被预防？如果肥胖是首要因素,那么医学营养和运动治疗将有助于预防 2 型糖尿病。然而,如果主要原因是基因缺陷造成的胰岛素分泌不足或胰岛素敏感性下降,那么早期应用胰岛素或胰岛素增敏剂是首选方法。如果是一系列因素造成的糖尿病,那么就需要一系列的干预措施来达到预防目的。遗憾的是,并没有相关报道来研究解决儿童 2 型糖尿病的预防问题。成人研究显示,适当的营养、运动并联合严密监测治疗高风险(葡萄糖平衡受损)人群,这可能是当前最好的解决方法。

主要研究

儿童胰岛素抵抗和(或)2 型糖尿病管理的原则是基于一小部分有关儿童和成人的有关研究。主要问题在于儿童发病初始就进行强化治疗是否合适。没有证据表明血糖和血压进一步恶化对身体无害。2 型糖尿病作为综合征的一部分,几乎伴随每一个器官的损伤,这些伴随疾病在长期高血糖时更容易出现,因此在儿童使用强化治疗可能是有益的。在成人,2 型糖尿病常在起病后的 7 到 10 年才被发现[9],这也有可能发生在儿童身上。如果确实如此,那就意味着当青少年被诊断为糖尿病时就已经伴随有其他疾病,如视网膜病变、肾病变、神经病变、高血压和(或)血脂异常。

在儿童中启动强化治疗也会带来一些风险。有人认为如果单独选择医学营养治疗可以同时降低血糖、血压和体重,那么这一治疗将会是收益最大同时也是风险最小的方法。另一方面,一些人认为二甲双胍或胰岛素将会增加不良事件的发生。虽然二甲双胍并没有表现出会使低血糖和体重增加,但它在儿童中的使用已经被限制,是否会带来不良结果目前尚未知晓。胰岛素自 1922 年就在儿童中开始使用,它也有自己的不良反应:低血糖和体重增加。抗高血压药物在儿童中也有未知的副作用。一些人认为,这些副作用已经超过了药物本身所带来的减轻微血管和大血管病变所带来的积极作用。

糖尿病分阶段管理(SDM)的原则是尽可能选择代谢控制而不依赖药物。然而,当血糖、血压升高或单纯营养治疗失败时,糖尿病分阶段管理(SDM)建议谨慎启动药物治疗。

儿童和青少年 2 型糖尿病治疗选择概况

选择一种能够治疗代谢综合征大部分疾病的治疗方法是更可取的。在治疗 2 型糖尿病的三种选择中(医学营养和运动、二甲双胍、胰岛素),医学营养和运动治疗做到了这一点。在儿童中,医学营养和运动治疗发挥了非常重要的作用。一个合适的饮食计划可以确保身体正常生长发育,同时可完成控制血糖的目标,维持适当的体重,并且不会导致高血压和血脂异常。联合适当的运动,医学营养治疗的目的在于通过改善每日糖类的摄入和总卡路里来控制血糖水平。在儿童和青少年 2 型糖尿病中,有关医学营养和运动治疗的资料非常少。美国儿童医学会对治疗儿童肥胖提出的建议是基于以下 4 个阶段:预防(阶段 1),结构化的体重管理(阶段 2),综合多学科干预(阶段 3)和三级治疗干预(阶段 4)。体重管理指南是基于年龄、性别和 BMI 的范围,逐步使体重下降到最高 BMI 的范围(0.5kg/月,最多 1kg/周)[10]。

肥胖儿童多倾向于静态生活,有数据表明,由于不爱运动,肥胖儿童的卡路里消耗量是正常体重儿童的一半。因此,增加运动量和减轻体重对于减轻胰岛素抵抗、降低血浆胰岛素水平和改善血糖非常重要。

当医学营养和运动治疗无效或当血糖水平在 126~199mg/dL(7~11mmol/L)时,二甲双胍联合医学营养和运动治疗是有效的。这一不会引起低血糖的降糖药物发挥作用主要是通过抑制过量肝葡萄糖的输出。如果这样不能使血糖恢复到正常水平或血糖高于 200mg/dL(11.1mmol/L),那么可能需要单用胰岛素或胰岛素联合二甲双胍。胰岛素治疗需要依靠一个饮食/运动计划来帮助减轻或维持目前体重(改善胰岛素敏感性),同时要保证每餐有适当的糖类摄入以防止发生低血糖或高血糖。外源胰岛素是通过增加体内的胰岛素水平来发挥作用。膳食、零食和运动必须要遵循胰岛素的药代动力学。当前的治疗是应用速效胰岛素联合长效胰岛素。外源性速效胰岛素用于降低餐后血糖,升高或纠正已经升高的血糖。长效胰岛素提供了人体所需的基础胰岛素。由于胰岛素作用的多样性,注射过多的胰岛素、糖类摄入不足以及饮食的时间、注射胰岛素的时间、运动的时间不合适都会导致低血糖的发生。当开始使用胰岛素治疗时,为了避免在治疗初始就出现体重增加,医学营养和运动治疗仍然是被高度推荐使用的方法。

儿童和青少年肥胖和体重的管理

这一讨论为在儿童中筛查、诊断和治疗与肥胖和体重相关疾病提供了基础。根据主要决策路径,制订出了儿童和青少年体重管理指南,该指南列出了针对体重管理的详细有序的治疗干预措施。决策路径对于每一个治疗选择都提供一个完整的论据作为支持。

体重管理实践指南

糖尿病分阶段管理实践指南由筛查、诊断、治疗选择、代谢目标、监测和随访构成。表7.1列出了儿童和青少年体重管理的实践指南,详细决策路径提供了安全起始治疗直至达到代谢目标的方法。

筛查

和成人不同,儿童和青少年的 BMI 与年龄相关。国家健康统计中心提供了男孩和女孩的标准生长图表(图7.2和图7.3)。这是基于来自不同种族个体的横断面调查,这个图表适用美国人口。在美国以外使用

表7.1 儿童和青少年体重管理

筛查	在每次访问中获得大于 2 岁儿童的身高和体重,用 NCHS 图标绘制身高、体重和 BMI BMI 的计算
危险因素	• 足月新生儿出生体重大于 4000g 或小于 2000g • 儿童的母亲在任意一次妊娠时患有 GDM • 经济地位低 • 自尊心或自我价值感低 • 单亲家庭 • 使用精细粮 • 高脂、高能量饮食及快餐 • 食用无热量的零食 • 饮用甜饮料或水果汁 • 静态式生活,如看电视或玩电脑或游戏大于 2 小时 • 缺乏运动,尤其是家庭运动 • 缺乏以家庭为基础的运动 • 食入水果和蔬菜少 • 无规律的饮食行为(缺乏结构化的饮食,经常在外吃饭,暴食)
诊断	超重:BMI 在第 85~94 百分位点 肥胖:BMI 在第 95 百分位点或以上

BMI,体质量指数;GDM,妊娠期糖尿病;NCHS,国家健康统计中心。

时需要根据当地的数据做出相应调整。儿童应脱掉帽子和鞋,直立倚靠在测量设备上,头放在法兰克福平面(由左右侧耳门上点和左侧眶下缘点三点所确定的一个平面)上,以保证头平行于水平轴同时垂直于垂直条。体重的测量需要标准的天平,同时去掉鞋子和厚重衣服的重量。对儿童身高和体重的每次测量都非常重要,医护人员仍在讨论对于患者来说合适的身高和体重比例。

危险因素

一些儿童出生时超重,通常是由于在妊娠时没有治疗或治疗高糖血症失败造成的。更严重的情况是常说的巨大儿,这样的儿童根据胎龄计算即出生体重超过了第 90 百分位点,这些儿童器官肿大,表现为库欣综合征。然而,大多数儿童出生体重是正常的,但由于生活方式或者基因造成了肥胖。儿童肥胖最为一致的危险因素就是遗传、胰岛素抵抗、暴食、静态式生活和社会经济地位低下。此外,需要注意的是有些儿童超重可能和家庭的肥胖家族史有关。例如,父母体重都超重,那么他们的孩子有 80% 的可能性也是超重的,而如果父母体重都正常,那么他们的孩子仅有 7% 的可能性超重[7]。是先天和后天因素共同造成了肥胖。

研究同时表明,对于小于胎龄的婴儿,如果出现了快速的体重增加或生长,那么在以后的生活中,他发生代谢综合征和糖尿病的风险会增加[11]。

诊断

基于年龄,儿童和青少年的体重可以分为 4 类:低体重(BMI 不到第 5 个百分位点)、正常体重(BMI 在 5~84 百分位点)、超重(BMI 在第 85~94 百分位点)和肥胖(BMI 在第 95 百分位点以上)[10]。在非美国人群和美国少数种族中,这些百分位点应做出相应调整。

治疗选择

一般来说,治疗能够对体重管理提供一个长期的解决方法。依据当前的体重类型,治疗可以是维持目前体重(防止体重增长),也可以是促进体重下降。减少高热量饮食(如普通碳酸饮料、薯条和甜品)可使每天少摄入 250~500 卡路里热量,这样可以逐渐减轻体重。治疗要因人而异,包括饮食的摄入和运动量。对于青少年,药物治疗也是一个选择。美国食品药品监督管理局已经批准奥利司他应用于 12 岁或更大的儿童[10]。为了这样一个共同的目标,家庭、患者和医护人员之间相互配合非常重要。有关自尊和体型的社会心理学方面也应该被考虑其中。

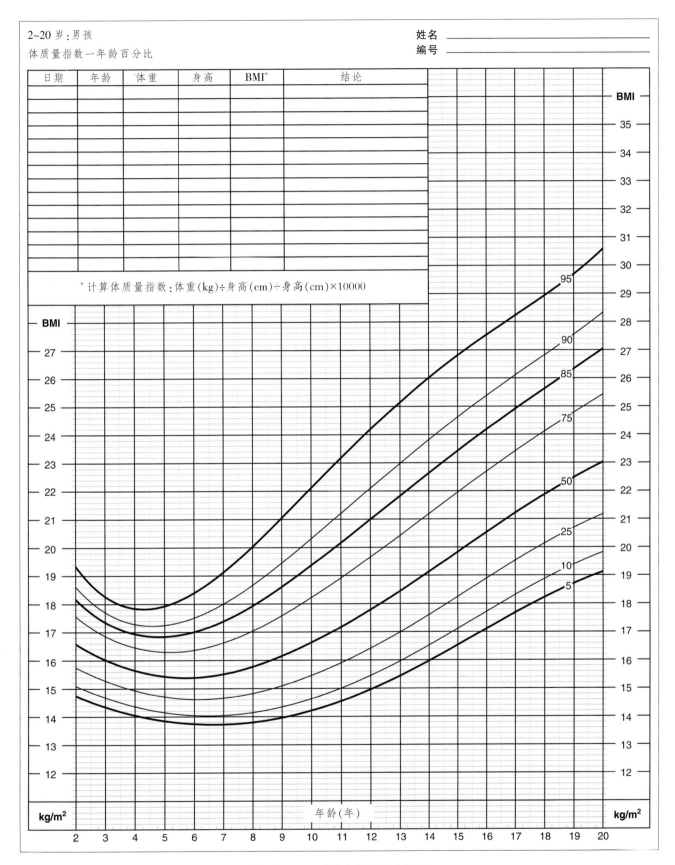

2~20 岁 : 男孩
体质量指数一年龄百分比

姓名　_____
编号　_____

日 期	年 龄	体 重	身 高	BMI*	结 论

* 计算体质量指数 : 体重 (kg)÷身高 (cm)÷身高 (cm)×10000

年龄 (年)

图 7.2　2~20 岁男孩 BMI 百分切点。

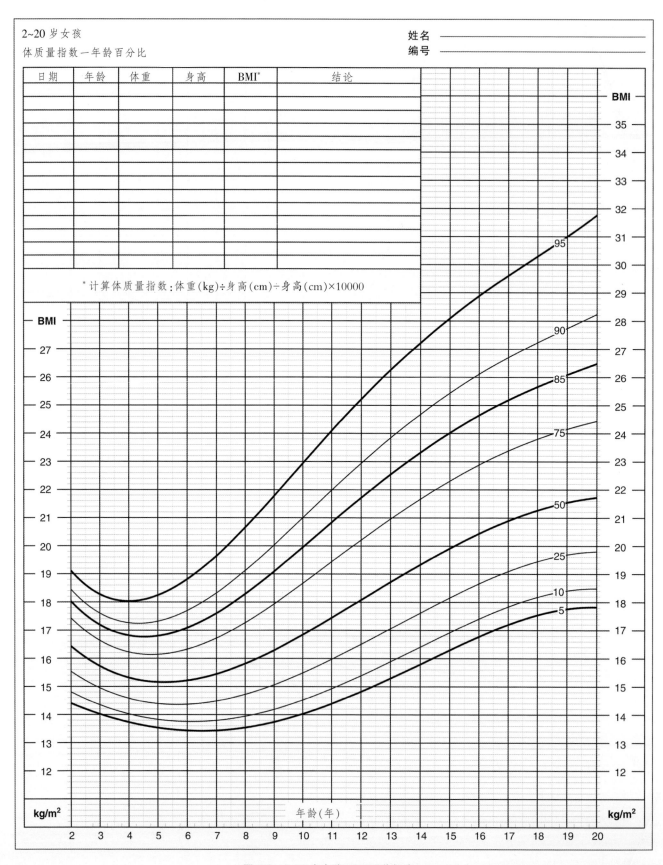

图 7.3 2~20 岁女孩 BMI 百分切点。

表 7.2 根据年龄和 BMI 需要达到的体重目标

年龄	BMI 种类	能够改善 BMI 的体重目标
<2 岁	身高体重比	不适用
2~5 岁	5~84 百分位点	维持体重增长速度
	85~94 百分位点不伴健康风险	维持体重增长速度
	85~94 百分位点伴健康风险	体重维持或减轻体重
	≥95 百分位点	体重维持(如果 BMI>21 或 22kg/m², 体重最多每月下降 0.5kg)
5~11 岁	5~84 百分位点	维持体重增长速度
	85~94 百分位点不伴健康风险	维持体重增长速度
	85~94 百分位点伴健康风险	维持体重
	95~99 百分位点	逐渐减轻体重(0.5kg/月)
	>99 百分位点	减轻体重(最多每周 1kg)
12~18 岁	5~84 百分位点	维持体重增长速度
	85~94 百分位点不伴健康风险	线性增长过后维持体重
	85~94 百分位点伴健康风险	维持体重或减轻体重
	95~99 百分位点	减轻体重(最多每周 1kg)
	>99 百分位点	减轻体重(最多每周 1kg)

Adapted with permission from Barlow SE and the Expert Committee. Expert Committee recommendations regarding the prevention, assessment, and treatment of child and adolescent overweight and obesity: summary report. *Pediatrics* 2007;120:S164–S192.

目标

短期目标是防止体重进一步增长,长期目标是将 BMI 恢复到正常水平。对于正在长高的青少年只要维持住目前体重就好,这样患者就可以达到一个更合适的 BMI。表 7.2 绘出了根据年龄和 BMI 种类所对应的体重[10]。需要多长时间来达到降低体重的目标依赖于许多因素,这些因素包括患者参加减肥过程的意愿是否强烈、家庭的支持和参加运动的能力。这一过程是行为改变的过程,需要几个小的行为改变来完成,小的行为改变则是通过建立能达到的目标来完成的。这一过程同时也要确保儿童正常的生长和发育。

监测

建议记下每日运动量和食物摄入量,在每次调查中这些数据有助于做回顾性研究,同时在每次调查中要测量身高和体重并计算出 BMI。

随访

在开始干预的过程中,建议每周见一次医生,一个月至少一次的随访并计算出 BMI。之后,建议每季度随访一次直到达到目标体重为止。因为这些儿童存在患与肥胖相关伴随疾病的高风险,所以要评估血脂、血糖和血压情况并评价生长发育情况。基于一年的数据收集,就可以完成有关胰岛素抵抗和体重相关疾病的回顾性研究了。

儿童和青少年体重管理的决策路径

体重管理是一个行为学问题,首要干预措施依赖于一系列的行为方法,这些方法的目的在于培养特定的饮食和运动习惯。我们寻求所有治疗方法的第一步是替换高能量的饮食,饮用低卡路里的饮料;如果这种方法不起作用,就需要在减少能量摄入的同时增加能量消耗;如果这样也失败,那只有通过限制摄入特定的食物和饮料来完成。儿童和青少年体重管理主要决策路径(图 7.4)描述了以这样的行为方式来解决主要问题。评估之前要了解患者的饮食习惯,因为零食提供了大量的卡路里,而且毫无营养,所以做出临床决定需了解当前的零食习惯,并找到合理且健康的食物来代替每一种零食(图 7.5)。零食的问题解决后,下一个问题就是饮料,要把重点放在减少或杜绝甜饮料和果汁的摄入上(图 7.6)。一旦零食和饮料的问题解决,就要着手于体育锻炼(图 7.7)。随着这三方面的完成,才有可能使这些行为变成习惯。安排好饮食和零食的时间有助于使未来的行为成为一种固定模式(图 7.8)。下一步就是要建立一个目标,列出优选的食物,以确保儿童和青少年能食入保证生长发育的健康食物,如水果和蔬菜。最后,需要解决外出饮食和吃快餐的问题,使整个综合方案得以完成。

为了帮助宣传健康行为的信息,美国儿童学会已经启动了"5-2-1-0"活动,这个活动鼓励每日吃 5 份水果和蔬菜,每天限制看屏幕 2 小时,保证每天 1 小时的体育运动并避免摄入甜饮料。

运动评估

在体重管理过程中,运动在保持能量摄入和消耗的平衡中发挥着至关重要的作用。提高运动水平有助于改善胰岛素敏感性,对伴随肥胖和代谢综合征者有直接作用。制订运动处方必须要考虑日常活动,并以

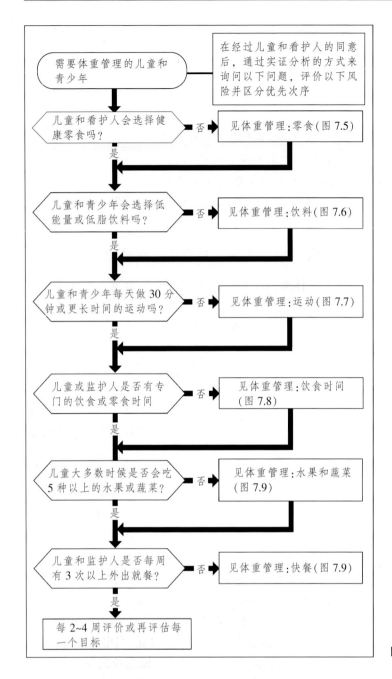

图 7.4   儿童和青少年体重管理主要决策路径。

这些日常活动作为基础来改善体重。一般来说,不需要对儿童的心血管疾病做大量的评估。然而,严重肥胖的儿童可能有潜在的心血管疾病,因此,建议对一些肥胖的儿童和青少年在增加运动量的同时完成基础心血管评估。运动要舒适、频繁、持续和合理,要以儿童的作息时间、能力和积极性为基础。把运动融入到儿童生活中需要一些创新,应该考虑那些学校和放学后的运动。

通常,对于 BMI 小于第 85 百分位点的儿童和青少年是没有限制的。然而,随着百分位点的上升,必须考虑运动量和类型(表 7.3)。例如,BMI 在 85 到 95 百分位点的儿童,在运动计划开始的 10 周内要完成下列运动目标:运动时心率上升到最大心率的 60%~85%,每周 4~6 次。这和严重肥胖儿童(>97 个 BMI 百分点)形成鲜明对比。对于 BMI 大于 97 百分位点的肥胖儿童,运动应该在专业指导下开展。他们的运动量是尽可能达到他们自己的极限,且运动应该是柔和的,如游泳和散步,在保证充足休息后完成这一运动。理疗专家和运动生理学专家可以帮助给出在平衡、协调和中枢肌肉力量方面的限制。

如果运动处方无效,考虑重新制订目标。需要确定患者运动的意愿,强调运动和控制体重之间的联

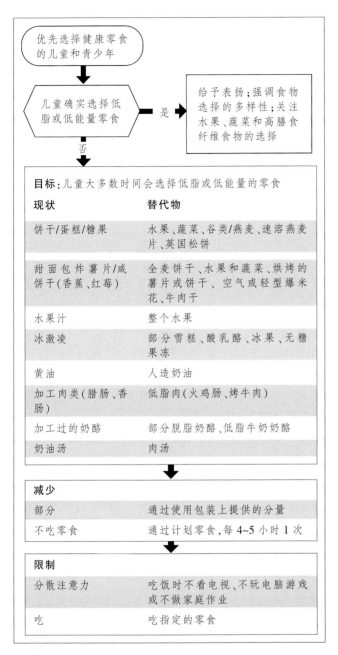

图 7.5　体重管理:零食。

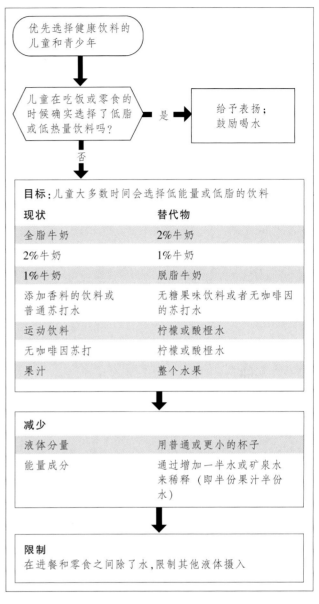

图 7.6　体重管理:饮料。

系,并考虑为患者推荐一名运动专家。

儿童和青少年 2 型糖尿病

(以下指南适用于非妊娠,有关妊娠引起的 2 型糖尿病和妊娠期糖尿病在第 6 章讨论。)

这部分为儿童和青少年 2 型糖尿病筛选、诊断和治疗提供了基础指导。从 2 型糖尿病实践指南(表 7.4)开始,遵从筛选和诊断的推荐。对于处在糖尿病前期和糖尿病的儿童和青少年,主要决策路径给出了一系列治疗策略来改善血糖。决策路径给出了每一阶段的治疗选择,同时也对药物、教育、营养和依从性评估

给予了推荐,并提供决策的合理性。

说明如下:

● 糖尿病的诊断应该记录在表格中,参照由美国糖尿病学会或其他国家组织和世界卫生组织制订的诊断标准[12]。

● 所有糖尿病患者应进行医学营养治疗,或单独医学营养,或医学营养联合药物治疗。

● 二甲双胍推荐为一线治疗。

● 如果二甲双胍无法改善血糖或无法将血糖降至目标水平,治疗应该包括二甲双胍和胰岛素。

● 高血糖症(血糖>200mg/dL,11.1mmol/L)和(或)血红蛋白 A_{1c}>8.5%需要一开始就使用胰岛素治疗。

● 反向使用主要决策路径是有可能的,通过适当

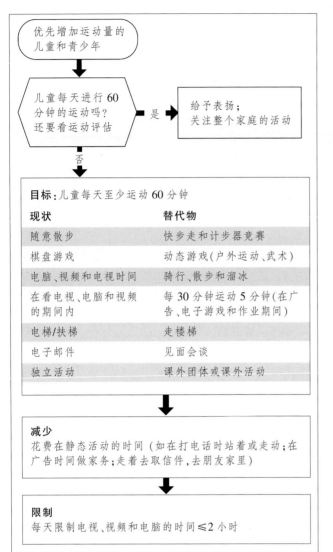

图 7.7 体重管理:运动。

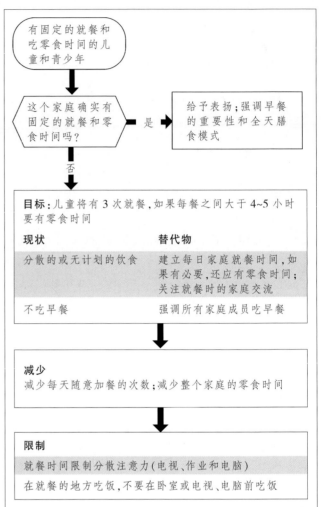

图 7.8 体重管理:吃饭和零食时间。

的生活方式改变,一开始就使用胰岛素的患者可以停止胰岛素,改为二甲双胍治疗或者单独医学营养治疗来改善血糖。在儿童和青少年中,一旦高毒性减弱,胰岛β细胞功能恢复,就可以不使用胰岛素来改善血糖。

● 糖尿病的治疗应该综合多种学科的方法,糖尿病管理评价决策路径参照了营养学家、护理教育者和心理学家的实践。

● 2 型糖尿病是代谢综合征的一部分,其患者存在发生高血压、血脂异常和肾脏疾病的高风险,因此治疗后应详细评价和严密监测治疗效果。

2 型糖尿病实践指南

2 型糖尿病的实践指南分为 7 个部分,即筛查、诊断、治疗选择、目标、监测、随访和并发症监控(表7.4)。

筛查

根据表 7.4 中列出的风险因素来推测儿童和青少年是否患有 2 型糖尿病。有 2 种不同的筛查方法:优选的方法是通过实验室血糖测定,空腹和随机血糖都可以。最经济的方法是用血糖仪测量毛细血管血糖,它不能代替实验室检查,但可以十分准确地证明诊断。大部分血糖参数参照血浆血糖。随机毛细血管血糖 >140mg/dL (7.8mmol/L) 或空腹血糖 >100mg/dL (5.6mmol/L)需要再做一个诊断性实验。实验室检测中 HbA$_{1C}$ 虽然不单独使用,但也是一个有价值的指标。

症状

儿童和青少年常无明显症状,这可能是由于高糖血症不够严重。2 型糖尿病经常会伴有疲乏、尿路感染、酵母菌感染、皮肤症状和其他不明确的并发症。只有当患者的高糖血症严重时 (血糖 >250mg/dL,13.9mmol/L)才会出现临床症状:体重减轻、口干、多尿

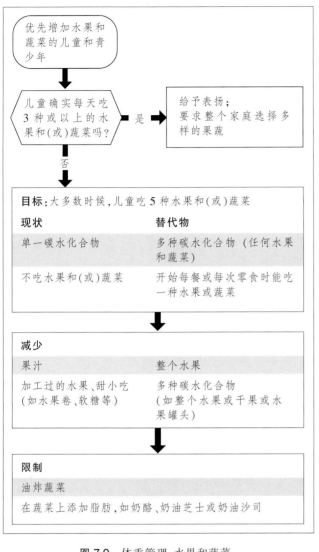

图 7.9　体重管理:水果和蔬菜。

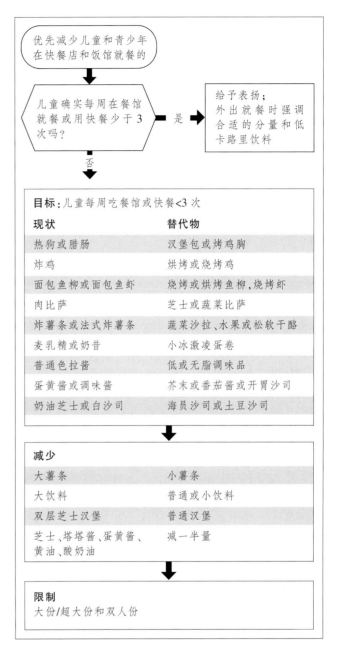

图 7.10　体重管理:快餐。

和烦渴。

酮体

　　在成人,2 型糖尿病可以与 1 型糖尿病区分,因为 2 型糖尿病在诊断时一般无酮症。然而,在儿童和青少年,酮体在 1 型和 2 型中都可以出现。严重的胰岛素抵抗可能导致无法用葡萄糖提供能量,这时就会利用脂肪来替代供能。不断增加的脂肪代谢产物就是酮体。在极少情况下,当患者在紧张(运动、低卡路里饮食、高蛋白生酮饮食)和经历高血糖水平时,酮体可以被检测出来。

　　注意:大多数 2 型糖尿病儿童是肥胖的,BMI 在第 95 百分位点以上,有很强的遗传倾向。如果其兄妹有 2 型糖尿病,那么他就会有很高的患病风险,同卵双胞胎有 80%~95% 的一致患病率。对于高患病风险

的种族,像美国土著人和西班牙裔,发病年龄可以早至 5 岁。许多存在代谢综合征一个组分的患者会发展为 2 型糖尿病。肥胖的青少年女性妊娠增加了其患 2 型糖尿病的风险。比起年龄匹配的白种儿童和青少年,美国土著人、阿拉斯加本地人、非洲裔美国人、西班牙裔、亚裔、夏威夷土著人和太平洋岛民的儿童有 3 到 10 倍的风险患有 2 型糖尿病。美国糖尿病协会已经把黑棘皮病作为儿童发展为 2 型糖尿病的危险因素。

表7.3 运动推荐

BMI (%)	运动建议	强度	频率
<85%	不运动或限制强度		
85%~95%	快步走,爬楼梯,户外运动,徒步旅行,有氧舞蹈,溜冰,骑行,篮球,武术,游泳,强化/有氧循环运动	中到重度(60%~85%最大心率)	1~2次/周(1~4周),3~4次/周(5~10周),4~6次/周(>10周)
95%~97%	游泳,骑行,强化或有氧循环运动,卧式自行车,间ö走(走一段,休息一段,每周增加走和休息的比率)	轻到中度 (<50%~70%最大心率)	1~2次/周(1~4周),3~4次/周(5~10周),4~6次/周(>10周)
>97%	每周由运动专家监督运动,建议非承重运动:游泳,卧式自行车,强化/有氧循环运动,坐着的有氧运动,曲臂运动(用合适的间距,能耐受的情况下每周增加工作/休息比率)	能耐受	1次/周或能忍受(1~4周),2~3次/周(5~10周),4~6次/周(>10周)

医疗急症

经过适当治疗的2型糖尿病很少出现急症,第10章将对高血糖高渗综合征进一步讨论并做出治疗决策。

诊断

近年来,18岁以下2型糖尿病患者数量显著增多。把血糖单独作为在儿童中筛选和诊断糖尿病的手段无法区别1型和2型糖尿病。由于在青少年中2型糖尿病的患病率不断增多,明确患者是否属于高危人群非常重要。一般来说,白种儿童更容易患1型糖尿病,而另一些种族的儿童(美国土著人、阿拉斯加本地人、非洲裔美国人、亚裔美国人、拉丁美洲人、墨西哥裔美国人) 更易患2型糖尿病。瘦的儿童倾向于患1型糖尿病,肥胖的儿童倾向于患2型糖尿病。尽管有这样的倾向,但也存在例外。因此,一个基本原则是及时治疗高血糖症。当无法区分是哪一型糖尿病时,应该用胰岛素治疗。无论是哪型,监测酮体(血或尿)非常重要,酮体升高意味着应立即开始胰岛素治疗。

一旦酮体是阴性的,就应该进行分型诊断,测定胰岛细胞抗体和C-肽水平。通过胰岛素C-肽水平可以估计血液中内源性胰岛素的总量。实验测得的C-肽是从胰岛素原上移除下来的,移除掉C-肽后的胰岛素原成为有生物活性的胰岛素。C-肽和分泌胰岛素的量是相等的。由于外源性胰岛素中无C-肽,所以可以通过C-肽来区分是自身分泌的胰岛素还是注射的胰岛素。测量的胰岛素水平为内源性和外源性胰岛素的总量。如果患者没有使用外源性胰岛素,胰岛素水平检测是非常有用的,而且它要比其他实验室检查便

宜。C-肽升高或正常提示2型糖尿病,反之,低胰岛素水平一般意味着1型糖尿病。实验室检测胰岛素抗体、抗谷氨酸脱羧酶和胰岛细胞抗体有助于帮助确定胰岛β细胞是否有自身免疫破坏。这些检测被越来越多地用于鉴别儿童是1型还是2型糖尿病。

一些儿童可能不适用于糖尿病诊断标准，但是，他们可以使用由美国糖尿病协会确定的糖尿病前期诊断标准:

- 空腹血糖100~125mg/dL(5.6~6.9mmol/L),也就是IFG;或者
- 75g OGTT 2小时血糖140~199mg/dL(7.8~11.0mmol/L),也就是IGT;或者
- HbA_{1C} 5.7%~6.4%。

由于这些儿童可能发展为1型糖尿病,他们必须被严密的监测,直到检测出抗胰岛细胞抗体或抗胰岛素抗体。尤其对于那些偏瘦或者不是2型糖尿病高风险种族的人群,更应该严密监测。

如果存在糖尿病前期,合适的治疗方法是医学营养和运动治疗。保持食物摄入和能量消耗平衡非常重要,这有助于防止糖尿病前期发展为2型糖尿病。要完整地记录每天饮食和运动量,同时要测量HbA_{1C}, HbA_{1C}应维持在正常范围内。为了建立医学营养和运动治疗,应该像体重管理一样在初始就设立BMI目标,并按照体重管理决策路径的建议来设计饮食和运动计划。

糖化血红蛋白(HbA_{1C})和2型糖尿病检测

糖化血红蛋白可能将被用于诊断糖尿病,大部分糖化血红蛋白的测量方法是经过国家糖化血红蛋白项目认证的,并且被DCCT分析标化。床旁测量的糖

表 7.4　儿童和青少年 2 型糖尿病实践指南

筛查	每 2 年筛查所有存在 2 个或更多危险因素的高危人群,如果有症状,则应更频繁
危险因素	• 2 型糖尿病家族史
	• 根据年龄、性别判断超重(BMI 85~94 百分位点)或肥胖(≥95 百分位点),中心肥胖
	• 静态生活方式(没有或不规律的休闲活动时间)
	• 高血压:BP 大于相应年龄、性别的 95 百分位点
	• 血脂异常:HDL≤35mg/dL(1.0mmol/L)和(或)三酰甘油≥150mg/dL(1.7mmol/L)
	• 既往 IFG 血糖 100~125mg/dL(5.6~6.9mmol/L)
	• 既往 IGT　2 小时血糖 140~199mg/dL(7.8~11.0mmol/L)
	• 足月出生体重>4000g 或<2000g
	• 儿童的母亲在妊娠任何时期出现妊娠糖尿病
	• 黑棘皮病
	• 美国印第安人、阿拉斯加本地人、非裔美国人、亚裔美国人、夏威夷土著人、太平洋岛民、墨西哥裔美国人
	• 早熟,月经过少,多毛症
	• 多囊卵巢综合征
诊断	
血糖	随机≥200mg/dL(11.1mmol/L)伴有症状,空腹≥126mg/dL(7.0mmol/L)或者 100g OGTT 2 小时血糖≥200mg/dL(11.1mmol/L);如果阳性,7 天内确诊
A$_{1C}$	≥6.5%
症状	通常没有
	常见:视力模糊、尿路感染、疲乏、尿量增多和口渴、抑郁
	偶有:多食、夜尿次数增加、体重减轻、真菌感染、干燥、皮肤瘙痒、继发性尿失禁
尿/血酮	可以阳性
治疗选择	医学营养和运动治疗;二甲双胍;基础胰岛素+二甲双胍和基础/餐时胰岛素
目标	
自我血糖监测	• >50%自测血糖值在目标范围
	• 餐前:70~120mg/dL(4.4~6.7mmol/L)
	• 餐后(餐后 2 小时):<160mg/dL(<8.9mmol/L)
	• 没有严重低血糖或夜间低血糖,如果有未察觉的低血糖、认知能力减低或肾脏疾病应上调血糖目标
A$_{1C}$	• <7.0%;如果没有低血糖风险<6.5%较理想
	• 频率:每 3~4 个月
	• 用 A$_{1C}$ 来确证自测血糖数据
血压	• 与年龄、性别和身高百分比相关
血脂	• LDL<110mg/dL(2.8mmol/L),HDL≥35mg/dL(1.0mmol/L),TG<150mg/dL(1.7mmol/L),TC<170mg/dL(4.4mmol/L)
体重	• BMI<85 百分位点,根据年龄、性别和身高
监测	有记忆功能的血糖仪或日记
自我血糖监测	每天 2~4 次(如餐前、餐后 2 小时和睡前);可以根据经济情况、技术能力、运动和可获得的数据做调整;如果用胰岛素,必要时测凌晨 3 点血糖
动态血糖监测	作为自测血糖的补充
生长发育	正常,使用人体测量图表/生长图和青春期发育指数计算
随访	
每月一次	在调整阶段随访观察(需要每周一次电话随访)
每 3 个月	回顾低血糖发作;药物治疗;身高,体重和 BMI;回顾医学营养和运动治疗治疗;血压;自测血糖数据(下载和查看血糖仪);A$_{1C}$;糖尿病/营养教育
每年一次	除了 3 个月的随访,完成以下内容:病史和运动;空腹血脂;微量白蛋白筛查;每年一次眼科检查;牙科检查;神经评估;足部检查(脉搏,神经和检查);戒烟;根据需要制订家庭计划
并发症监测	心血管,肾脏,视网膜,神经,足部,口腔,皮肤,关节活动

A$_{1c}$,血红蛋白 A$_{1c}$;BMI,体质量指数;BP,血压;HDL,高密度脂蛋白;IFG,空腹血糖调节受损;IGT,糖耐量减低;LDL,低密度脂蛋白;OGTT,口服葡萄糖耐量试验。

化血红蛋白不建议用作糖尿病诊断[13]。美国糖尿病协会已经建议把糖化血红蛋白>6.5%以上作为糖尿病的诊断标准。

治疗选择

儿童和青少年 2 型糖尿病的治疗经常需要行为学和药理学干预。为获得最终治疗的成功,医学营养和运动治疗是必需的。一般来说,糖尿病前期和糖尿病的治疗分为 3 个时期:①单独医学营养和运动治疗;②二甲双胍治疗;③胰岛素治疗。在医护者和患者看来,每一个时期都是糖尿病进展的重要里程碑。这种看法是错误的,治疗的方法不代表疾病的严重程度。高血糖和并发症才是真正反映疾病严重程度的两个指标。

医学营养和运动治疗的目的是通过减少碳水化合物摄入和增加能量消耗以改善代谢。因此,为了使医学营养和运动治疗发挥作用,改变饮食和增加运动是必需的,两种方法都可以改善胰岛素敏感性并降低血糖水平。目前的食物和运动计划是寻找改变热量的成分和质量,以实现:①逐渐降低血糖;②维持或减轻体重;③增加体育活动;④促进健康饮食以达到最佳的营养。

口服药分类中只有一种目前被 FDA 批准用于儿童和青少年,就是二甲双胍。作为胰岛素增敏剂,二甲双胍通过减少肝葡萄糖输出来降低空腹血糖水平。二甲双胍可以单独或联合胰岛素治疗糖尿病。这种方法用二甲双胍来降低夜间高血糖,且不会造成低血糖风险,饭前胰岛素可以补偿 β 细胞功能。

胰岛素治疗包括短效和长效胰岛素,在 1 型胰岛素中,短效和中效胰岛素很少被用到。外源胰岛素用来代替和补偿内源性胰岛素,其可以治疗胰岛素抵抗和胰岛素缺乏。

目标

大量研究表明,任何血糖水平的改善对身体都是有益的。正常的血糖水平,$HbA_{1C}<7\%$($<6.5\%$,如果是低血糖风险)对 2 型糖尿病微血管并发症的进展可以提供更好的保护。为了完成这一目标,至少 50% 以上的自测餐前血糖在 70~120mg/dL(3.9~6.7mmol/L)之间,饭后 2 小时血糖<160mg/dL(8.9mmol/L)。完成这些目标的同时 HbA_{1C} 才可小于 7%。

监测

与成人相同,儿童和青少年 2 型糖尿病的适当管

理包括自我血糖监测(SMBG)/动态血糖监测(CGM)。三种不同的监测模式相当于开始、调节和维持治疗目标。在开始阶段,独立的治疗类型数据收集是基本步骤,以保证血糖水平能反映治疗效果。如果可能,应该进行动态血糖监测。自我血糖监测应该在一整天规定的时间执行,收集空腹、餐前、餐后 2 小时和夜间血糖水平。在调节阶段,自测血糖应该与主要治疗(医学营养和运动治疗、二甲双胍、胰岛素运动曲线)同步,以确定何时发生高血糖,何时发生低血糖。自我血糖监测至少每天 4 次,以确保血糖持续改善。患者应该在一整天的不同时间进行自我血糖监测,包括空腹、饭前、餐后 2 小时、睡前和凌晨 3 点(根据需要),目的是根据血糖来调整治疗方案。如果可能,应该进行动态血糖监测,因为它可以准确提供夜间的血糖水平数据。在维持阶段,自我血糖监测或动态血糖监测次数可以减少,例如,一名儿童只通过用医学营养和运动来治疗,可以每天测 3 次血糖,每几个月进行 2 周动态血糖监测。如果环境改变,如增加运动、改变饮食计划或在疾病过程中突然改变治疗方法,建议增加监测次数以帮助临床策略的制订。

大量研究表明,成人(目前无儿童数据)不能很好地记录自我血糖监测结果,因此应该使用有记忆功能的血糖仪[14,15],这些血糖仪可以直接记录血糖数值及相应的日期和时间。有一些血糖仪可以提供一段时间血糖的平均值。更重要的是,它们可以连接到电脑上,将数据以各种格式显示,有利于制订治疗方案。理想的情况下,患者应该用动态血糖监测,它便于了解每日的血糖模式。无论是自我血糖监测还是动态血糖监测,自我监测数据能够为患者和监护者对治疗效果提供一个直接反馈,并帮助临床医生制订更合适的治疗方案。如果没有这些数据,对于临床医生和患者来说,制订临床决策几乎是不可能的。制订合适的饮食、运动、二甲双胍和胰岛素治疗方案确实需要连续、准确的数据。目前,只有自我血糖监测可以提供这样的反馈。

随访

对于治疗儿童和青少年 2 型糖尿病,随访要根据治疗类型而定。胰岛素治疗的患者在开始的 1 周内需要健康提供者(通过电话)和教育者 24 小时访问。对于用二甲双胍和医学营养和运动治疗的患者,每周到每月随访一次。SDM 的一个重要部分就是及早发现治疗无效,并能快速改变治疗方案。尤其是调整胰岛素的时候,更需要频繁的电话随访。总体期望是每月

血糖平均下降 15~30mg/dL(0.8~1.7mmol/L)，转换到糖化血红蛋白是每月减少 0.5%~1.0%。这样一直维持到目标完成。然而，直到第二个月末，治疗的效果才能完全反映在糖化血红蛋白水平上。这是一个安全的下降速度，一般不会使儿童发生完全或相对的低血糖状态(尤其是使用医学营养和运动治疗或二甲双胍时)。在维持阶段，应该每季度随访一次，随访时要评价体重、血糖控制(HbA$_{1C}$)和坚持医学营养和运动治疗的情况。

每年，建议患者进行空腹血脂检测、蛋白尿筛查、完整足部检查(脉搏、神经和检查)、牙齿检查和眼科检查。此外，营养和糖尿病评估以及评估其他风险因素(吸烟、饮酒和体重管理)也非常有益。完成这项评估对于达到糖尿病管理标准非常重要。

2 型糖尿病并发症的监测

此外，应监测胰岛素抵抗的伴随疾病(如高血压和血脂异常)，糖尿病微血管和大血管病变。例如，应用 10g 尼龙丝检测足部感觉及压痛、损伤、震动觉和溃疡的检查非常必要。患有 2 型糖尿病的成人 80% 都有严重的伴随疾病。这些并发症开始很少出现在儿童和青少年中，因为 2 型糖尿病在早期已被发现。然而，这些并发症经常伴随着持续的高糖血症，一名儿童 8 岁就有糖尿病了，但是 15 岁才被发现，那么他和一名有着 7 年糖尿病病史的成人有相同的并发症发生风险。在许多情况下，并发症是可以控制的，如果发现得早也可以延缓并发症的进展。对于儿童和青少年的微血管和大血管病变，SDM 提供了关于检测和治疗的明确建议。定期筛查、早期干预和严密随访可以明显减少这些并发症带来的不良后果。

儿童和青少年的 2 型糖尿病主要决策路径

(这一决策路径是对于非妊娠患者，2 型糖尿病伴妊娠的决策路径见第 6 章。)

一旦明确诊断，下一步就要选择合适的治疗方法。SDM 为 2 型糖尿病提供了决策路径以便快速选择起始治疗，而如果治疗不能改善血糖，决策路径也列出了其他选择方案。SDM 强调需要达到一个相互认同的目标，这可能需要对儿童和青少年的治疗从简单治疗方案改为复杂治疗方案，当然，只要能维持血糖目标，也可以从复杂治疗方案改为简单方案。SDM 的一个原则就是和患者及其家庭主要成员分享主要决策路径和治疗目标。通过这一过程，这个家庭了解了治疗方式和治疗目标。

儿童和青少年 2 型糖尿病决策路径见图 7.11。在做出诊断后有三种治疗选择(医学营养和运动治疗、二甲双胍和胰岛素)。选择要基于对患者的真实评价、患者或监护人的意愿和科学依据。接受路径与对方法的理解、费用和舒适相关，某种恐惧与特殊的治疗方式有关。这与医学观点相反，医学观点根据科学和临床前景寻求最有效的治疗方法。平衡两种观点非常重要。

在 SDM 设计成能够被大众所习惯的同时，还有重要的一点就是在选择起始治疗时有科学基础。必须承认的是，有效的资源，患者的意愿和遵从特定治疗方法能力，可能使临床医生不能开始最有效的治疗。SDM 在详细路径中有一个内置机制，以评估治疗与目标是否相符。如果治疗与目标不符，需要做出调整直到获得最大的临床效益。如果没有完成目标，应该启动新的治疗方式。连续转变新的治疗方法需要时间限制，以确保没有患者正在接受无用的治疗。

有关儿童和青少年 2 型糖尿病治疗的研究很少，大部分信息来自对于 1 型糖尿病儿童和 2 型糖尿病成人的研究。从科学的角度看，如果诊断时血糖(空腹或随机)小于 200mg/dL(11.1mmol/L)，应该采取医学营养和运动治疗联合二甲双胍治疗。单例报道显示大部分营养干预的最大有效范围是 100mg/dL(5.6mmol/L)。平均来说，营养干预所带来的益处是使血糖下降 30~50mg/dL (1.7~2.8mmol/L) 或者使糖化血红蛋白下降 1.0%~2.0%。没有证据表明口服药对儿童和青少年存在危险，但也没有证据表明它们的安全性和有效性。二甲双胍是例外的，从前瞻性研究中获得的有限数据表明，二甲双胍在儿童中是安全和有效的[16,17]。FDA 已经批准二甲双胍用于治疗 10 岁及以上患者的 2 型糖尿病。显然，和成人一样，开始使用二甲双胍需要仔细评估肾功能(血清肌酐)、评估潜在的肝脏疾病(监测 ALT 和 AST)和饮酒情况。此外，由于二甲双胍可以通过胎盘屏障，所以对于性生活活跃和没有避孕的青少年不建议使用。当血糖超过 200mg/dL(11.1mmol/L)或出现酮体，应开始胰岛素治疗。胰岛素治疗的选择依赖于患者、父母和医生的个人倾向。然而，大量数据表明，注射与正常生理需要量相对应的胰岛素能够帮助达到理想血糖目标。

医学营养和运动治疗

医学营养干预是一种行为方式的改变。在做出糖尿病诊断后，应尽早开始医学营养和运动治疗 (图 7.12)。首先要做的是建立一组目标并计划完成这组目

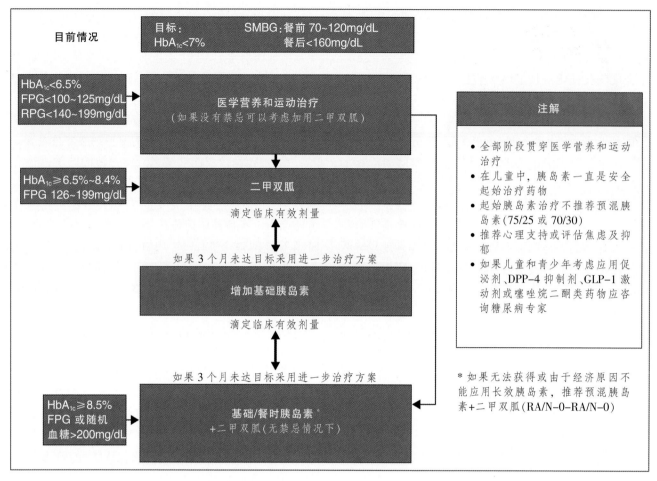

图 7.11 儿童和青少年糖尿病前期及 2 型糖尿病管理决策路径。DPP4,二肽基肽酶 4;FPG,空腹血糖;GLP-1 胰高血糖素样肽 1;HbA~1c~,糖化血红蛋白;RPG,随机血糖;SMBG,自我血糖监测。单位转换:mg/dL 除以 18 即为 mmol/L。

标所需的时间。医学营养和运动治疗作为单一治疗,适用于糖化血红蛋白小于 6.5% 的儿童和青少年。大多数患 2 型糖尿病的儿童和青少年最终会发展为超重或肥胖。如果是这种情况,就要按照本章先前所讲的体重管理建议来处理。如果儿童和青少年的 BMI 在正常范围内,那么医学营养和运动治疗的首要原则就是强调选择健康食物和规律运动。对于儿童和青少年(和他们的家庭),改变运动和饮食习惯的意愿需要知识的启发。在他们准备接受治疗前,父母、监护者和患者必须理解疾病、治疗选择和预后并改变生活方式。SDM 为患者提供了详细的教育方法。

SDM 根据三个基本原则,即替代、减少和限制制订了一个饮食计划作为有效医学营养和运动治疗的一部分(图 7.5 至图 7.10)。设计一份有效饮食计划的第一步就是用容积、口味和质地相似的食物来替代高卡路里的食物和饮料。如用减肥饮料代替普通饮料:相同分量,相同浓度。还有就是用低脂、低糖的食物代

替全脂冰激凌。一般来说,儿童和青少年容易做到这一点,因为这引起的不适很小,而且他们容易适应目前的生活方式。如果这样不能充分地降低血糖[期望在 2~3 周内下降 20~30mg/dL(1.2~1.7mmol/L)],那么就用到第二个原则:减少高糖食物和饮料的摄入,这可以通过减少食物的分量来完成,开始减少 10% 的食物。如果没有达到减重目标,可以用高蛋白(低脂)食物来替代。如果儿童和青少年超重,那么在减轻体重的同时也有利于减轻胰岛素抵抗。对于这些儿童,应减少所有饮食和零食的量。保持每周减量 5% 直到食入量达到最初的 75%。要求每周体重下降大约 0.5kg,血糖应持续改善。如果依旧失败,就需要限制一些食物和饮料,如限制普通苏打汽水、高脂牛奶、奶酪、黄油、冰激凌、色拉酱和甜糖浆等的摄入。

替代、减少和限制方法是一个简单的策略,但实现它却是很大的挑战。如果采取医学营养和运动治疗很长时间没有效果就需要一种更综合的方法。参照营

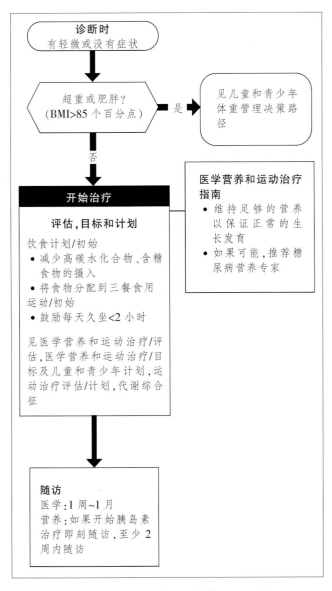

图 7.12　儿童和青少年医学营养和运动治疗。

养学家的建议非常重要,此外,如果可能,可以找一名专门负责儿童教育的人,根据每日运动水平和年龄,对治疗方案做出调整。静态生活方式的儿童一般需要很少的卡路里来维持代谢率。举例来说,一名肥胖静态生活的儿童只需要少于活跃偏瘦儿童 1/3 的能量来维持同样的体重。就像之前章节提到的体重管理一样,应详细分析零食、饮品、运动、就餐时间、健康食物和快餐习惯,以确保使医学营养和运动治疗最优化。应用同样的原则:替代、减少和限制。儿童和青少年把零食作为能量的主要来源,这一般是首要解决的问题。开始行为改变的第一步就是用水果和蔬菜或低糖食物来代替高脂、高糖的食物。如果这样不行,那么饮品、就餐时间、运动和快餐习惯均应改变,尽可能地完

成短期重要目标。

　　SDM 建议根据个人的生活方式、饮食习惯和当前医疗条件制订饮食计划。饮食计划的个人教育包括教授营养的基本概念和糖尿病营养指南,并讨论改变目前的饮食计划以达到指南的要求。包括以下几方面要点:

　　●什么时候吃,吃多少:将进食安排在不同时间段,避免膳食和零食时间间隔过长,选择更小份的食物,吃更小份的饭和零食。避免不吃饭和零食(如果是食物计划的一部分)。

　　●吃什么:每天选择不同的食物,选择低脂的食物,避免吃含糖食物,如苏打水、糖浆、糖果和甜点。

　　●如何选择食物:包括碳水化合物、蛋白质和脂肪的简单定义及每种食物来源的例子;讨论营养指南,如吃低脂和低糖的食物,少用甜味剂,多食入粗纤维,为减轻体重可以减少总卡路里的摄入;建议在目前的饮食模式下使用购物小贴士帮助做出改变。

　　●当使用药物时,改变饮食计划:由于患者最终会使用二甲双胍和胰岛素治疗,在起始治疗时应该提示食物计划可能需要调整。对于肥胖患者,应推荐更加关注食物并加强饮食意识。通过探讨以下几个方面来完成:讨论份额大小与碳水化合物的关系;食物的热量和脂肪含量;自我监测行为的重要性,如食物记录以增加总摄入量的意识,防止暴饮暴食。

计算碳水化合物

　　碳水化合物通过在消化道快速分解成葡萄糖可迅速影响血糖水平。因此,当为糖尿病患者制订饮食计划时,计算碳水化合物的摄入量非常重要。一种方法是计算患者每顿饮食及零食的碳水化合物总量。也可以在饮食计划中将控制血糖的药物治疗与计算碳水化合物同步(框 7.1)。应用餐前速效胰岛素的患者,可以根据计划进食的碳水化合物的量调整餐前胰岛素量,许多患者愿意接受这种调整方式。对于含有大量碳水化合物的营养食物,这个方法是最好的。当食物分量大小难以估计以及食物成分不清楚时,这种方法有效性较差。

强化医患关系

　　为了支持和维持医学营养干预,对于患者、家庭和医护人员有许多需要处理的问题,问题如下:

　　●达成一致的短期目标。短期目标应该是具体的、合理的、现实的,并能在 1~2 周完成的。目标最多三个,包括饮食、运动和血糖监测行为。在每个领域,每次要重点改变一或两个行为,如吃早餐、少吃黄油、

框 7.1　碳水化合物计算

一般信息

- 碳水化合物计算是饮食计划的一种方法,只计算食物的碳水化合物含量
- 可用于 1 型糖尿病、2 型糖尿病、妊娠前糖尿病及妊娠期糖尿病患者
- 每个人摄入碳水化合物的量应个体化
- 15g 碳水化合物=1 份碳水化合物选择
- 美国糖尿病协会提供淀粉、水果、牛奶等食物交换表,可提供 1 份碳水化合物选择
- 简单和复杂碳水化合物吸收率是相似的
- 强调食物总碳水化合物含量,而不是水分
- 碳水化合物是影响血糖水平的主要营养物质
- 碳水化合物摄入的一致性促进血糖控制的一致性
- 作为指南,指导饮食和零食提供的碳水化合物的量
- 提供食物选择的灵活性

糖

- 糖类与其他碳水化合物食物影响血糖水平的途径相似
- 糖和含糖量高的食物应计算到饮食计划中或者用其他碳水化合物替代
- 含糖量高的食物通常为高脂肪低营养,我们称之为"空能量"来源
- 不鼓励含糖和含糖量高的食物,更不适宜将其列入饮食计划

注意事项

- 食用过多的高脂食物会潜在地增加体重
- 如果饮食计划没有很好地平衡各种食物,容易出现营养缺乏

每周散步 15 分钟两次、一周监测三次主餐前后的血糖。

- 收集重要的临床数据。提供关于食物摄入量的说明(实际吃的食物和数量、就餐时间)、运动习惯(类型、频率和持续时间)和血糖监测结果。
- 文档编制。包括患者的持续记录评估和干预。这份报告应包括评估信息的概要、长期目标、教育干预、短期目标、具体的活动建议和进一步随访的计划,包括其他教育项目。

协调的运动/活动计划

医学营养和运动治疗包含了饮食和运动计划,以利于葡萄糖摄取和胰岛素利用。详细的锻炼和活动方式将在本章后文讲述。

血糖监测

虽然糖尿病前期的儿童和青少年将单独开始医学营养和运动治疗来改善血糖,但自我血糖监测和动态血糖监测尤为重要。缺乏自我血糖监测/动态血糖监测数据,糖尿病治疗团队几乎无法确定营养治疗效果。要评价患者、父母和监护者对于血糖范围和血糖检测技术的了解程度。在开始治疗阶段,当收集数据确定是否将医学营养和运动治疗作为合理选择时,建议每天自测血糖 2~4 次。空腹、餐前、餐后 2 小时和睡前的血糖监测表应该用于显示一整天的血糖模式,此外还应结合运动前和运动后血糖结果(在开始治疗阶段至少 2 次)。应用一个带有记忆功能的自测血糖仪进行测试是唯一能保证数据正确的方式。目前,动态血糖监测已经成为自测血糖的一种可接受方式,可提供更可靠和完整的数据。如果可以,在治疗初始建议动态监测血糖 2 周,周期性地评估治疗的有效性并加强行为改变。

糖化血红蛋白也应该监测,但不能取代自我血糖监测。糖化血红蛋白数据应该用来证实血糖监测结果,每天 2~4 次,血糖监测的平均值应至少在一个月内与糖化血红蛋白水平相关联。表 7.5 描述了糖化血红蛋白与估计平均血糖的关系。血糖监测数值应至少与糖化血红蛋白发生同向改变。

在开始阶段(1~2 周),所有自测数据应该至少每周回顾一次。首先关注空腹血糖的控制情况,因为它是成功的关键。收集血糖记录,查看高血糖的发生率和在目标血糖范围的次数。如果有数个空腹血糖超过 125mg/dL(6.9mmol/L),就要考虑开始二甲双胍治疗。在初次访问之后的 2 周内应该有一次随访,在随访时应回顾血糖监测基线水平,这时血糖的平均值有可能下降了 5%~10%。如果达到了这个水平,2 周后的随访血糖水平应该会继续下降。如果第二次随访,血糖水平(基于已证实的数据)没有出现至少 15mg/dL(0.8mmol/L)的下降,那么就要调整饮食计划,重新评价运动处方和考虑二甲双胍治疗。如果血糖水平超过 200mg/dL(16.7mmol/L),则考虑开始胰岛素治疗。

临床营养和运动治疗或调整

评估过程。最好是在开始医学营养和运动治疗 1 周后回顾患者的治疗过程(图 7.13)。在这次访问过程中,应检测患者的体重并确定是否已经有饮食改变、药物改变和运动改变。回顾血糖测量记录应查看监测频率、监测时间和结果,还应测量血压并获得任何相

表 7.5 糖化血红蛋白(HbA₁ᶜ)和估计平均血糖(eAG)

HbA₁ᶜ(%)	eAG(mg/dL)	eAG(mmol/L)
6	126	7.0
6.5	140	7.8
7.0	154	8.6
7.5	169	9.4
8	183	10.2
9	212	11.8
10	240	13.4
11	269	14.9
12	298	16.5

公式:eAG=28.7×HbA₁ᶜ− 46.7 eAG(mmol/L)=1.5944×HbA₁ᶜ− 2.5944。

Reproduced with permission from Nathan DM, Kuenen J, Borg R,et al.Translating the A1C assay into estimated average glucose values. *Diabetes Care* 2008;31:1473-8.

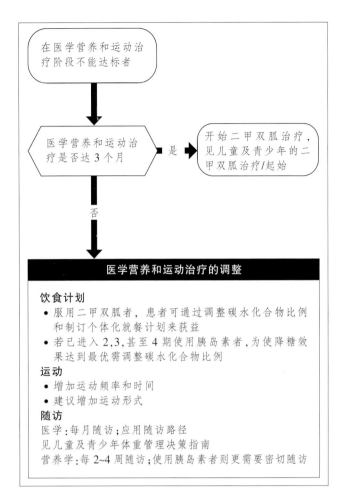

图 7.13　儿童和青少年的医学营养和运动治疗/调整期。

关数据。回顾过早可能无法发现糖化血红蛋白的改变,因此访问时应用血糖仪测量血糖。还应获得患者完整的饮食记录,时间应从开始访问时开始,或者回顾 24 小时的进食情况。

为了确定治疗是否有效,应查看血糖记录了解血糖变化情况。模式的产生至少同时需要 3 个数据,应下载血糖仪中的结果来评价趋势。如果是高血糖模式,就有必要改变饮食计划。如果自测血糖显示 50% 及以上时间血糖达标,就表明治疗有效。然而,这些数值在将来必须通过糖化血红蛋白来证实。

如果出现低血糖情况,应评估其是否与运动或未进食有关。如果是高血糖模式,一般会出现餐后血糖值>160mg/dL(8.9mmol/L)。改变饮食计划应坚持 3 个月以上。若 HbA₁ᶜ≥6.5%应考虑药物治疗。

以下是规范的方法:

● 改变运动和(或)活动强度。 患者应逐渐增强体育活动至最低目标,即每日 60 分钟的体育活动。问题是,患者是否有愿意或能否进一步提高活动强度?

● 改变饮食习惯。患者应在规律就餐和加餐的基础上选择合理的食物比例。若热量摄入过量,患者是否能够以合适的速度(250~500 卡/日)减少热量摄入?患者能否从整体上改善膳食质量?

● 改变体重。提倡保持体重或适度地减轻体重。若患者体重增加,是否为改变饮食和增加活动带来的不利影响?或者说是血糖控制后体液增加的结果?

● 达到短期目标。根据随访结果确定患者是否达到短期目标,并了解其是否愿意设定新的目标。

● 干预。改变饮食和运动习惯,如少食多餐,适当比例和选择,规律就餐和加餐,通过改变运动频率、持续时间、类型、每次运动时间,包括餐后运动可以改善餐后高血糖。这些改变所带来的益处应向患者宣教,并在以上建议的基础上再设定下一个短期目标。

加强自我管理能力 我们应该重新审视生存的自我管理能力(包括监测、疾病管理)吗?需要重视长期自我管理能力(饮酒习惯,外出就餐饮食选择,阅读习惯,应对特殊环境及其他提升自我保护和灵活性的能力)吗?

随访计划 1 月之后再进行随访。纳入随访的标准如下:

● 患者新诊断为糖尿病。

● 改变生活方式存在困难。

● 需要给予支持和鼓励。

● 主要目标是减轻体重。

若不需近期随访,计划 3~4 月后再进行下次随访。

全方位的沟通/总结 书面的营养计划及治疗干预过程应完整地收录在患者的就诊记录中。这段记录包括评估信息摘要、教育内容、短期目标、针对性的行为以及接下来的随访计划(包括进一步的教育内容)。

随访 随访内容包括体重(去鞋、着轻便服装);药物调整;运动习惯改变。应查看动态血糖记录,包括监测频率、监测时间和结果;近期血压水平;HbA$_{1C}$;饮食记录;近期饮食计划存在的困难;最后,根据以下结果评估治疗是否有效及是否需要调整:

- HbA$_{1c}$ 水平下降或达标。
- 血糖水平变化—有无下降趋势?有无低血糖发生?餐后血糖是否低于 160mg/dL(8.9mmol/L)?血糖值达到目标范围的比例是多少? 血糖应平均每月下降 15~30mg/dL(0.8~1.7mmol/L)直至达标。
- 运动或活动强度变化—患者是否做到逐渐增加运动强度至每天 60 分钟体力活动的最低目标值? 患者有无意愿加大活动强度?
- 饮食习惯变化—能否做到规律就餐和加餐、膳食比例是否合理? 热量摄取过量时能否以每天 250~500 卡路里这样合适的速度逐渐减少热量摄入? 患者能否逐步让膳食更加合理化?
- 应维持体重或合理地减轻体重。患者体重增加后有无积极地从饮食和运动方面着手改变? 不要定下绝对的减重目标值。
- 判断患者有无达到近期及远期目标。这些目标是否仍对该患者适合还是应该设立新的目标?
- 为了更快地使血糖达标需调整药物治疗。增加运动量,减少热量摄入以及其他措施可以加速血糖水平下降。调整过程需要每天四次的动态血糖监测并随访数月。HbA$_{1c}$ 水平在第一个月就开始反映整体的血糖下降,但是,调整之后的治疗效果需要第二个月末的 HbA$_{1c}$ 水平才能完全反映。在达标之前,HbA$_{1c}$ 应以每月 0.5% 的速度降低。HbA$_{1c}$ 的目标值应比正常值的上限高 1%。

注意:若检验数据未提示改善和(或)患者不愿意改变饮食和运动习惯则需要调整药物治疗。根据 Master 治疗路径选择下一步用药或转诊。若医学营养治疗失败则应讨论制订长期目标,持续关注,保持或减轻体重及综合控制血脂和血糖。修改短期目标并增强自我管理能力,还要判断患者是否需要加强自我管理能力。若患者希望在改变生活方式、减轻体重、自制力训练等方面得到帮助需要加强随访强度。书面的综合干预报告包含营养治疗效果的总结(疗效,饮食和运动习惯变化),自我管理能力及基于上述结果的推荐意见和随后计划。

下一步治疗 糖尿病医疗小组的多数非医师成员没有调整药物的资质,这一方面会降低效率,另一方面也会减少医疗失误。若小组成员(特别是营养师及护士)发现下列问题,应积极联系医师给予药物治疗调整:

- SMBG 和(或)HbA$_{1c}$ 未呈现下降趋势。
- SMBG 和(或)HbA$_{1c}$ 在 3~6 月仍未达标。
- 经过调整饮食、减轻体重、运动后仍存在高血压(超过 95% 相同身高、年龄、性别人群)和(或)血脂紊乱。

医学营养和运动治疗稳定阶段

SMBG 和 HbA$_{1c}$ 达标后进入此期,此阶段经过证实是最难维持的。患者往往会减少血糖监测,中断饮食运动习惯。若患者的 SMBG 和 HbA$_{1c}$ 水平再次升高,则再次回到调整治疗阶段。应每 6~12 月对患者进行一次糖尿病教育和营养教育,持续的教育能够加强患者对饮食和运动计划是控制血糖关键因素这一点的认识。

二甲双胍

二甲双胍应作为新诊断 2 型糖尿病的初始治疗。当医学营养治疗不能使 HbA$_{1C}$ 达标考虑使用二甲双胍。

目前来说,二甲双胍是唯一一种通过 FDA 批准可以用于 18 岁以下 2 型糖尿病或胰岛素抵抗 (多囊卵巢综合征)患者的口服药物。糖尿病分阶段管理策略建议若儿童或成人使用其他种类药物治疗 (促泌剂,DPP4 抑制剂,GLP1 受体激动剂或噻唑烷二酮类),需咨询糖尿病专家。

- 因二甲双胍在肝脏代谢,因此合并肝功能严重受损或存在肝炎高风险(滥用药物或酗酒)的患者禁用。建议常规监测肝功能(ALT、AST)。
- 仅可用于血肌酐低于 1.4mg/dL (120μmol/L)患者的起始治疗。
- 部分患者可能在应用二甲双胍后出现明显的胃肠道副反应,需在治疗前详细解释。逐渐增加剂量可降低这些副作用出现的概率和严重性。

应判断不同患者的糖尿病主要发病机制是由于肝糖的过度输出导致空腹血糖升高而不是全身的胰岛素抵抗抑或是胰岛素分泌不足。多数伴有胰岛素抵抗的儿童和成人初诊时处于超重或肥胖状态(超过 85% 的同年龄和性别人群的体重),因此适合应用二甲双胍作为初始治疗。因二甲双胍可减少肝糖输出,其主要用于控制空腹血糖。二甲双胍的副作用不包括低血糖,无需担心其会导致血糖过低。不仅如此,二甲双胍通过改善血脂谱还会使心血管获益。有研究表明,二甲双胍不仅不会导致体重增加,还会有轻度减轻体重的作用。

二甲双胍/初始

0-0-M-0

对于无特殊禁忌证的(肝肾疾病)患者,二甲双胍应以最低(与体重无关,每天 500mg)起始剂量在一天中进食量最大的一餐时服用。二甲双胍因其无促进胰岛素分泌的作用被认为不会导致低血糖。但其在后来的治疗中可能与胰岛素联用,仍需在初始治疗后密切监测血糖。

如果儿童或成人既往有胃肠道疾病史,二甲双胍可能加重该情况,需在该类人群中避免使用或慎用。使用二甲双胍者其饮食和运动计划与仅接受医学营养治疗者相同。应特别注意二甲双胍带来的胃肠道不适。

随访　在第一周,患者应一天四次动态监测血糖,最好在不同时间段监测以绘出应用二甲双胍后全面的代谢曲线,能应用动态血糖监测更好。1 周后观察血糖是否改善,若血糖平均可降低 10% 则小剂量维持。下一段的随访时间为 2 周。

二甲双胍/调整期

M-0-M-0

若 SMBG/CGM 显示 2 周后血糖并未明显下降(约 20%),则将二甲双胍剂量增加至 500mg,一天两次(早餐和晚餐)。在此期间,饮食运动调整应贯穿始终。SMBG/CGM 应记录 1~2 周的血糖变化。二甲双胍的剂量可每周调整一次。若血糖无明显变化应至少 2 周调整一次二甲双胍剂量;SDM 建议可以每周 500mg 的增长速度直至达到临床最大有效剂量——2000mg/d。应注意临床最大有效剂量并非是最大量(2550mg/d)。因存在药物效果的个体差异,需严密监测此阶段的数据。

在二甲双胍初始治疗后 4~8 周内,HbA_{1c} 值因血糖改善也开始下降。若 HbA_{1c} 水平并无变化,考虑以下因素:

- 患者依从性较差(未按要求服药或未控制饮食)。

- 多次检验以排除实验室误差。

- 合并血红蛋白病,如遗传性镰形细胞。

HbA_{1c} 应以每月至少降低 0.5% 的速度最终达到长期控制目标——小于 7%。在 SMBG/CGM 平均水平低于 200mg/dL(11.1mmol/L)时,应设定目标 1 月后血糖减低 30mg/dL(1.7mmol/L),HbA1c 降低 1%。若未完成此目标,应按上文增加二甲双胍剂量。达到临床最大有效剂量后可考虑加用基础胰岛素或初始基础加餐时胰岛素治疗。

二甲双胍/维持期

若口服药能达到疗效目标,则治疗开始进入到维持期。在此期间,在维持血糖在控制目标的同时应尽量减少对患者的要求。SMBG/CGM 次数和专业医疗组随访次数可个体化调整。治疗过程中若长时间与患者失访,可能导致患者兴趣降低而对治疗方案的依从性下降、血糖恶化。对有些患者来说,密切联系、频繁随访、对治疗相关行为的认真评估是良好治疗的基石。所有患者应至少随访 3~4 个月,坚持对并发症和血糖控制的评估。

在二甲双胍基础上加用胰岛素

已接受二甲双胍治疗的患者还可联用胰岛素治疗,通常用于初始二甲双胍治疗后,剂量调整至最大有效剂量仍不能使血糖达标者。对于其他一些患者来说,尤其是平均 SMBG/CGM 记录的平均空腹血糖水平大于 200mg/dL (11.1mmol/L)者,推荐初始胰岛素治疗。对于后一种情况,可直接进入胰岛素治疗路径。胰岛素治疗部分中提到,在现有胰岛素治疗基础上可合理联用二甲双胍。在没有禁忌证的情况下,二甲双胍可全程与胰岛素联用。

基础胰岛素和二甲双胍

曾经有研究者和临床医师进行了基础胰岛素联用二甲双胍疗效的观察。在所有与胰岛素联用效果的被观察药物中,二甲双胍与磺脲类药物研究最多[16]。胰岛素是降血糖的有效方法,而二甲双胍能够通过减少肝糖输出来改善胰岛素抵抗,因此二者可以联用。在二甲双胍无法使血糖达标时,可考虑加用睡前长效胰岛素治疗。只要合理应用胰岛素,几乎任何水平的高血糖均能得到明显改善,这一点是被公认的。但同时,胰岛素具有降低血糖和增加体重的不良反应,尤其是患者胰岛素使用剂量较大或未及时就餐时。而二甲双胍联合睡前低剂量胰岛素既可以降低夜间血糖,又可以减少低血糖风险。2 型糖尿病发病机制复杂多样,既有胰岛素抵抗又伴有内源性胰岛素分泌绝对不足,二甲双胍可减轻胰岛素抵抗,睡前低剂量的胰岛素可补充内源性胰岛素水平。需注意的是,这种方案不能提供餐时胰岛素,若 SMBG 显示餐后血糖不达标,应使用餐时胰岛素。

尽管我们不推荐中效胰岛素,它并非一线治疗选择,但也将在后文讨论它的使用。在使用睡前胰岛素前,需注意到现行各种胰岛素的差别。甘精胰岛素和地特胰岛素是长效胰岛素类似物,它们的作用时间可长达 24 小时,且没有明显的作用高峰。成年患者数据表明,睡前长效胰岛素类似物的使用可以改善空腹血糖水平,且能够降低夜间低血糖的发生概率(见第 3章和第 4 章),因此被作为基础胰岛素使用。而 NPH是中效胰岛素,它在 4~8 小时出现作用高峰,在晚间使用可能出现凌晨低血糖。使用何种胰岛素对患者来说至关重要,在每次胰岛素注射后均需监测血糖变化。NPH 虽然已被广泛应用,仍需要使用后监测凌晨2 点或 3 点血糖(或是任何出现低血糖症状时)。

基础胰岛素首选 LA 类似物,若因为无法购得或价格昂贵可次选 LA 或 NPH。在 HbA$_{1c}$<9%时,起始剂量可为 0.1U/kg 睡前注射。若 HbA$_{1c}$≥9%,则起始剂量可增加至 0.2U/kg。无论是儿童还是家长或其他监护人均应掌握如何抽取并注射胰岛素,还应重视胰岛素管理、低血糖及饮食计划的糖尿病教育,这项任务可在儿童和家长同意初始胰岛素之后通过制订时间表来完成。大多数患者和家属并不了解目前胰岛素的针头较细,注射胰岛素相对来说痛苦较小。在抽取胰岛素前,患者和家属需使用 SMBG 评估血糖,因为即使是很小剂量的 LA 胰岛素也可引起低血糖。

基础胰岛素和二甲双胍的调整

若连续 3 天空腹血糖水平≥140mg/dL(7.8mmol/L),可将 LA 胰岛素剂量上调 1~2 单位,最多可上调目前剂量的 10%(图 7.14),直至胰岛素总剂量达到 0.5–0.7U/kg。需注意的是,胰岛素抵抗和肝糖过量输出可共同导致基础胰岛素的大剂量使用。在胰岛素和二甲双胍联用阶段,应在维持二甲双胍剂量的前提下根据血糖水平增加或减少胰岛素用量。若考虑转换成单用胰岛素治疗,应逐渐增加餐前 RA 胰岛素用量。由于餐前 RA 胰岛素和基础 LA 胰岛素更符合生理特点,二者联用的治疗方案已经越来越普遍。无论是日常血糖水平还是 HbA$_{1c}$ 在 1 个月内均可得到改善。但如果单用胰岛素空腹血糖仍无明显下降,则需考虑调整降糖方案。

基础胰岛素和二甲双胍/维持期

由于二甲双胍联合基础胰岛素的方案通常并非

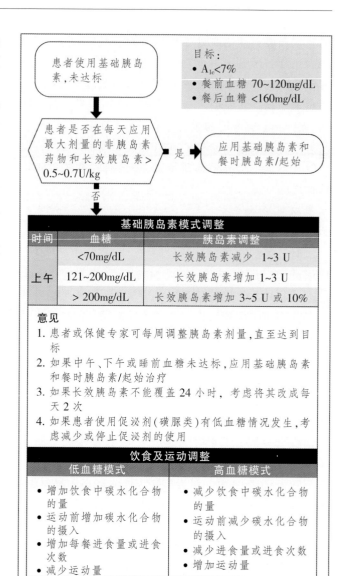

图 7.14 2 型糖尿病基础胰岛素/调整。单位转换:mg/dL 除以 18 即为 mmol/L。

"最终"的治疗方案,其对患者的长期效果是未知的。理论上,它可以从两方面使患者获益:外源性胰岛素可在控制血糖的前提下使人体胰岛得到休息;二甲双胍可减少胰岛素抵抗。而患者改变生活方式后体重减轻,活动量也增多,这时他们往往单靠 MNT 或联合使用二甲双胍即可使血糖达标,并不需要每天多次注射胰岛素。由于缺乏对照研究,目前仍无法确定单纯胰岛素治疗和联合用药哪种更好。需注意的是,在维持期同样不能间断 SMBG/CGM 和体重监测。

多次胰岛素注射

胰岛素在糖尿病治疗中占据重要地位,因此向患者及其家属普及护理方面的重要原则以及针对儿童与成人 2 型糖尿病的治疗路径非常重要(图 7.11)。需注意的是,在开始胰岛素治疗的同时,饮食和运动计划也应同步调整,建议咨询营养师的意见。

高胰岛素血症、低血糖和体重增加

注射外源性胰岛素在改善血糖的同时也可能引发低血糖和体重增加的不良反应。高血糖需要纠正,但快速应用大剂量胰岛素也可能使患者出现相对或绝对低血糖症状。大剂量胰岛素应用后可使血糖下降超过 100mg/dL(5.6mmol/L)。在 SDM 中,胰岛素应以最低安全剂量起始后逐渐调整用量,以 HbA$_{1C}$ 每月下降 0.5%~1% 或 SMBG 平均下降 15~30mg/dL(0.8~1.7mmol/L)为佳。在这种调整速度下,应着重考虑体重增加问题。对于存在严重高血糖的初诊断为糖尿病的患者来说在初始胰岛素治疗前,可能会存在轻度的体重减轻(由于脱水及葡萄糖排泄)。使用胰岛素可使血糖水平接近正常,常常伴随有 1.5~5kg 的体重增长。这种情况是正常的,且可以通过在胰岛素起始治疗后调整膳食或增加运动来最小化。作为强化治疗的一部分,外源性胰岛素可能会导致一定程度的"饥饿",此时会有用食物追赶胰岛素的趋势,从而导致额外卡路里的摄入。可以维持一定的碳水化合物摄入量,将碳水化合物转移使其与胰岛素的作用同步和(或)适应胰岛素治疗,从而防止体重增加[举个例子,由于中效胰岛素的峰值,患者会在下午三点左右发生低血糖,在午餐时应减少热量的摄入并把这些热量(碳水化合物)转为下午三点的零食。净效应是要保持同样的卡路里摄入量,但是更有效地分配热量的摄入从而减少低血糖的发生]。

治疗选择

2 型糖尿病的胰岛素治疗与 1 型糖尿病的治疗相似,使用的胰岛素和方案相同(虽然 2 型糖尿病用泵治疗相对较少)。而两者之间的差别在于如何使用胰岛素来针对特异的发病机制。在 1 型糖尿病中,胰岛 β 细胞的破坏致使绝对胰岛素缺乏,因而完全依赖于外源胰岛素。上述情况在 2 型糖尿病儿童中罕见。基于疾病的病程、胰岛素抵抗的严重程度还有相对的胰岛素缺乏,外源性胰岛素有不同的功能。2 型糖尿病患者仍有合成并分泌胰岛素的能力,但这可能不足以适应胰岛素抵抗的代谢需求。这种缺陷可能出现在胰岛素分泌功能尚可时(胰岛素分泌一期缺乏),胰岛 β 细胞可以合成,但分泌异常会导致相对胰岛素缺乏或胰岛素抵抗。因此,首选针对这种发病机制的治疗方案。大部分儿童或青少年的 2 型糖尿病患者在确诊时要求使用胰岛素,而内在的发病机制不仅与胰岛素相对缺乏有关,也与胰岛素抵抗有关。因此,外源性胰岛素需要解决的不仅仅是胰岛素相对缺乏,还有要比 1 型糖尿病儿童或青少年的胰岛素需求剂量更高的问题。

对于儿童和青少年 2 型糖尿病患者来说,糖尿病分阶段管理推荐使用基础/餐时的胰岛素治疗。此治疗使用的是每天一次的 LA 胰岛素 (甘精胰岛素或地特胰岛素) 及三次餐前 RA 胰岛素(赖脯胰岛素、门冬胰岛素或赖谷胰岛素)。如果 LA 胰岛素不适用或价格昂贵,可能会考虑使用混合胰岛素(早餐前和晚餐前使用 RA/N)。这种治疗方案较不符合生理且依赖于长期规律的饮食和锻炼/运动时间表。

在应用更加普遍的基础/餐时治疗方案时, 会根据能量摄入和消耗进行胰岛素的调整。治疗方案包括每天四次或更多的胰岛素注射,同时配合食物摄入和运动水平的调整。由于它接近并模仿正常的生理状态,基础/餐时(皮下注射)胰岛素治疗提供了一个更优化的血糖控制方法。这种治疗方法的特点是持续调整胰岛素剂量并进行密切的自我血糖监测。这种方法的目标是优化血糖控制水平并减少低血糖发作。

通常而言,这种在吃饭和吃零食前通过胰岛素管理的治疗方案更加符合生理需要,一般需要较少的胰岛素总量,且可以让患者有更灵活的日程安排。很多医生和患者较为关注多点胰岛素注射的不舒适性。实验反复证明, 较新的细针头如果应用正确的注射技术,对患者来说几乎是无痛的。

毫无争议地,糖尿病分阶段管理支持在餐前(大剂量)和睡前(基础)为患者给予胰岛素。一般来说,一天中需要 4 次特定的时间给予胰岛素,与进食、活动和睡眠相关。给药的时间分别是早餐前(空腹)、午餐前、晚餐前及睡前(大约在晚饭后 3~5 小时)。胰岛素被标注为 RA 和 LA。如果 LA 胰岛素不适用或太昂贵,可以使用 NPH(低精蛋白锌胰岛素)来代替。糖尿病分阶段管理推荐根据胰岛素注射时间及类型记录胰岛素的治疗方案。例如,RA-RA-RA-LA 要明确记录 RA 胰岛素用在早餐前、午餐前和晚餐前,而 LA 胰岛素则用在睡前。请查阅第 4 章中完整的胰岛素作用曲线。

整个疗程的所有阶段都持续贯穿使用营养学疗法。在新确诊的患者中,根据胰岛素使用和碳水化合物计数法来启动营养学疗法。正如在本章的体重管理部分中阐述的,营养学疗法伴胰岛素治疗适用同样的原则。

速效胰岛素

对于那些通过改变生活方式,包括适应饮食和运动计划非常困难的患者来说, 餐前注射 RA 可预测

RA 的作用曲线(1~1.5 小时到达峰值,作用持续 3 小时),是更好的选择。而对于那些已经使用常规胰岛素治疗的患者来说,推荐使用 RA 来代替 R,可维持相同的注射剂量。糖尿病分阶段管理更偏向于选择 RA,因为 RA 更容易预测且更容易适应。而对于 2 型糖尿病的儿童和青少年患者,主要的目标有两点:方便和可预测性。因为拥有较短的作用曲线,RA 胰岛素更容易预测,但是需要在每一餐进食前进行胰岛素管理(有时还需要在零食前注射)。有人反驳说不能苛求儿童能做到这些。在现实中,患 1 型糖尿病的儿童一天中都在管理自身的胰岛素水平,包括在学校时。当对 2 型糖尿病患儿开始进行胰岛素治疗时,参考 1 型糖尿病患者的管理方式对医务工作者来说非常有帮助。

中效或长效胰岛素:在 N 和 LA 之间选择

总的来说,LA 胰岛素类似物(甘精胰岛素或地特胰岛素)的可预测性和方便性比 N 更胜一筹。每天一次睡前 LA 注射,可提供 24 小时的充足基础胰岛素量且没有峰值作用。然而,一些患者可能需要大量的 LA 以达到需要的基础胰岛素。

对新确诊的 2 型糖尿病患者开始胰岛素治疗

在确诊 2 型糖尿病时,如果血糖达到或高于 200mg/dL(11.1mmol/L),或目前存在酮症,无论有无症状,均应立即开始胰岛素治疗。对于这样高的血糖水平,单独使用医学营养治疗或与二甲双胍联合使用通常无法有效地使血糖浓度降低至目标范围。而且,持续高血糖具有高糖毒性。因此患者的高渗透压综合征风险会持续增加。最终,有些儿童可能会发展成 1 型糖尿病,对于这些儿童,胰岛素治疗可预防糖尿病酮症酸中毒。

应基于是否住院来决定是否开始胰岛素治疗。

很多机构都完善了非住院患者开始使用胰岛素治疗的系统。如果教育和医学随访无法跟进,则患者应该住院治疗。如果患者有高血糖高渗透压综合征的风险,或不确定糖尿病的类型,又或者患者本身不能照顾自己,那么也应考虑马上住院。

使用胰岛素疗法前准备:多重注射和胰岛素调整

除注射剂量外,所有患者或他们的看护人应记录自我血糖监测/动态血糖监测。这些数据有助于患者和医疗专家之间的沟通。使用的监测仪类型可以是多样的,此外,它应该有这些重要的属性。第一,这些数据应该能被核实,可以对记录和储存的数据进行检索,这样也可增加患者信息的准确性和可靠性。第二,对于如何使用这个装置上,针对于患者的技巧应当简

化。第三,监测时间应与进食、活动和胰岛素治疗的时间保持一致,胰岛素调整可以优化收集的数据,进而帮助临床方案的制订。第四,根据血糖浓度的变化,应该考虑调整胰岛素剂量。

不同于二甲双胍疗法的简单,患者或他们的看护人在日常胰岛素剂量调整中扮演着一个非常重要的角色。有两种方法可以调整治疗方案,利用自我监测数据模式或立即反应。这两种方法意味着达到最佳的解决方案。当这两种方法都不可行的时候,就需要收集更多的数据去确认患者的行为和指导是一致的。数据应答模式表明每一个个体有一个连续的血糖/胰岛素关系。这种连续性是以可预测的数据模式在特定的胰岛素剂量和已知的血糖浓度的关系为特点的。例如,增加睡前胰岛素会导致早晨血糖浓度降低。因此,及时的自我血糖监测/动态血糖监测的目的就是去决定是否这样的数据模式可以轻易地被识别。当开始之后(甚至在 7~14 天),这样的一个数据模式会被识别,2 型糖尿病的治疗可能会依照一个可预测的方式。然而通常来说,识别一个特定的数据模式需要很长时间,因为食物计划的改变、锻炼/活动、季节等原因,这个数据模式都可能会发生改变。因此,应持续评估数据模式应答的概念。

即刻反应可识别一个需要紧急处理的情况,如低血糖症(胰岛素反应)、高血糖症或没有预料到的食物计划改变和锻炼。这可发生于血糖浓度低于 60mg/dL(3.3mmol/L)或者高于 250mg/dL(13.9mmol/L)的任何时候。更多的数据可见第 10 章中住院治疗对相关血糖浓度问题的控制。

基础和餐时胰岛素治疗

对于新诊断的儿童或成年人的起始胰岛素治疗,儿童和青少年 2 型糖尿病管理决策路径 (图 7.11)表明,胰岛素治疗策略采用 RA 和(或)LA 胰岛素。如果这种方法无法在 3 个月内使患者血糖未达标,就可以和(或)不和二甲双胍联合使用多重剂型胰岛素治疗。

这种基础/餐时的胰岛素治疗方式是目前生理学上最有效的胰岛素治疗方式。这种方式可以提供一种 LA 或基础的胰岛素以及补充的 RA (进餐时间胰岛素)。需要每天 4 次以上的注射,很多患者更倾向于这种方式的灵活性,尤其是用餐时间和进食数量每天都不同的情况下。

开始基础的/餐前的胰岛素治疗
RA-RA-RA-LA

通常情况下,当 HbA$_{1c}$ 达到 8.5% 或更高时就应开

始基础/餐时胰岛素治疗;当二甲双胍和(或)单独胰岛素治疗不能有效控制血糖时也应开始基础/餐时胰岛素治疗。在多数情况中,二甲双胍是继续使用的。如果 HbA$_{1C}$ 达到 9% 或更高时,基础胰岛素治疗,通常是 LA 胰岛素 (如甘精胰岛素) 应在睡前以 0.2U/kg 剂量开始, 餐前胰岛素以 0.2U/kg 胰岛素的剂量分配到各餐前,结果是每天总共 0.4U/kg 的剂量(50%基础和 50%餐前)。如果碳水化合物不是在每餐平均分配,RA 胰岛素剂量可以调整 (用餐时摄入的碳水化合物增加,胰岛素剂量增加, 用餐时摄入的碳水化合物减少,胰岛素剂量减少)。然而,如果 HbA$_{1c}$ 低于 9%,LA 胰岛素在睡前最安全的起始剂量是 0.1U/kg,RA 或者常规胰岛素在用餐之前的剂量为 0.1U/kg,结果是每天总共 0.2U/kg 的剂量被分为 50%LA 和 50%RA 胰岛素。这两个剂量都可以每天不超过总量 10%的剂量增加。如果血糖监测显示有效,剂量可以在特定的注射时间调整。关于患者胰岛素应用的教育和管理,自我血糖监测/动态血糖监测,低血糖症的检测和治疗以及用餐计划需要及时完成(24 小时内)。

诊断时 HbA$_{1c}$ 达到 8.5% 或更高时:

● 起始基础胰岛素剂量:睡前 0.1U/kg LA。

● 起始餐前胰岛素剂量:总共 0.1U/kg RA,分布在餐前(可根据用餐计划重新调整);例如,100kg 的患者=3 单位 RA-3 单位 RA-4 单位 RA-10 单位 LA。

● 持续使用二甲双胍。

对于那些已经在接受基础胰岛素治疗的患者,增加餐前胰岛素可以分段的方式进行。在最大餐之前以 0.1U/kg 的剂量开始(依据碳水化合物摄入量),或者根据在开始餐前胰岛素的餐前和餐后监视血糖水平(每 30 分钟,1 小时和 2 小时)。糖尿病分阶段管理建议从 LA 胰岛素剂量中减少 0.1U/kg。餐前胰岛素应按照调整路径进行(图 7.14)直至血糖达标。应使用 SMBG 监测餐前和餐后血糖以决定是否需要追加胰岛素。追加与就餐相关的餐前胰岛素也需使用上述的计算公式。

若基础胰岛素选择的是 NPH,同样是在睡前以 0.1U/kg 的剂量开始治疗。由于 NPH 造成夜间低血糖的风险较高,建议 SMBG 监测凌晨 2 点到 3 点的血糖水平。

基础/餐前胰岛素治疗的调整
RA-RA-RA-LA

应按照基础及预混胰岛素调整原则调整基础/餐前胰岛素剂量(图 7.15)。SMBG/CGM 可帮助患者和医生准确定位:针对特定类型的低血糖或高血糖。若出现固定模式的低血糖,应以 1~3U 的速度减少胰岛素用量(若为严重低血糖可减量更多)。夜间低血糖或早餐前低血糖需要调整 LA 胰岛素剂量。其余餐前低血糖应减少相应的餐前胰岛素用量。例如,午餐前低血糖(<70mg/dL)可减少早餐前 RA 胰岛素剂量。

应用基础/餐前胰岛素方案进一步控制血糖需要应用胰岛素与碳水化合物比值。这种方法是指根据每餐进食碳水化合物的量决定特定剂量的餐前 RA 胰岛素(既指不同种类碳水化合物也包括摄入的量)(图 7.16)。

注意:所有胰岛素的初始治疗剂量都是经过严格计算的,在使个体迅速达到代谢目标的同时降低低血糖和严重高血糖的风险。

同步随访 SMBG 是评估胰岛素治疗效果的最佳途径。这种治疗方案要求至少一天监测 5 次血糖(餐前、睡前、凌晨 3 点)。睡前适当加餐可在一定程度上预防夜间低血糖,也可从白天的饮食中扣除一到两份碳水化合物(15~30g)作为睡前加餐。

在最初的阶段中,为避免低血糖和高血糖,需维持血糖在一定范围。此外,需与参与糖尿病治疗的保健专家(如糖尿病教育护士、营养师等)共同建立糖尿病管理系统,这对于门诊患者的管理尤为重要。这项任务应与安排糖尿病随访、营养教育、制订血糖控制目标同步进行。

尽管为了预防微血管和大血管病变,使血糖控制在接近正常水平是总体原则,但只要是相对于基线水平的血糖改善都可使 2 型糖尿病获益。在最终血糖水平接近正常血糖水平前,第一步应使空腹血糖水平控制在 <200mg/dL(11.1mmol/L),餐后血糖<250mg/dL(13.3mmol/L),这种方式是为了以安全剂量逐渐使血糖降至最终目标,如此可一步步达到接近正常血糖水平的总体控制目标。因此应该在良好依从性的前提下逐渐增加胰岛素剂量,以不断地改善高血糖状态。

医学营养和运动治疗

不管是何种药物治疗,MNT 都是整体治疗中必不可少的一部分。所有患者均应按照仅靠饮食治疗(见儿童和青少年的医学营养和运动治疗以及体重管理)起始的原则,必要时可调整饮食治疗,预防低血糖发生。也可适当改变就餐和运动时间来配合胰岛素作用曲线。在使用胰岛素的初期可能伴随体重增加,这是由于葡萄糖的摄取和代谢增加或是由于体液丢失减少所致。但之后的体重增加可能主要是由于胰岛素导

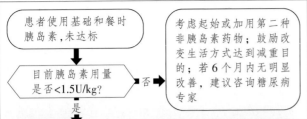

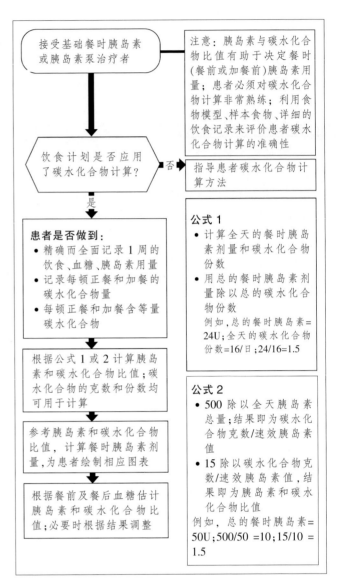

图 7.16　胰岛素与碳水化合物比值。

图 7.15　2 型糖尿病基础和餐时胰岛素/调整。单位转换:mg/dL 除以 18 即为 mmol/L。

致进食增加或 MNT 的依从性较差造成的。由于儿童和青少年处于生长发育阶段,应将正常的体重增加与胰岛素治疗导致的体重增加相鉴别,可通过生长曲线以及区分均匀生长和非均匀生长来鉴别是何种原因导致的体重增加。例如,身高和体重均位于第 90 分位属于均匀生长,体重位于第 90 分位而身高位于第 50 分位者则属于非均匀生长,该个体的 BMI 可能超过了第 85 分位。

在 SDM 中,调整正餐、加餐和运动时间是预防高血糖和低血糖的主要方式。若反复发生高血糖和低血糖,则应考虑立即调整胰岛素治疗方案。

血糖目标和胰岛素调整

在胰岛素治疗的最初数月中,患者血糖往往能得到显著改善,HbA$_{1c}$ 应以每月 0.5%~1% 的速度下降,SMBG/CGM 平均下降 15~30mg/dL（0.8~1.7mmol/L）。若能达到该成果则继续维持胰岛素剂量不变,若达不到该成果,则应根据指南意见调整胰岛素剂量。

预混胰岛素治疗

RA/N-0-RA/N-0 或 R/N-0-R/N-0

预混胰岛素是 RA 胰岛素和中效胰岛素(NPH)的混合制剂,一般不推荐在儿童和青少年 2 型糖尿病患者中使用。该治疗方案要求规律的饮食和运动习惯。

由于食物在吸收时即给予胰岛素参与代谢,因此坚持胰岛素注射的同时需能坚持同样的饮食时间表和碳水化合物摄入量。预混胰岛素能够减少注射次数,但若饮食/运动/胰岛素未能协调则会增加低血糖发生风险。只有当长效胰岛素类似物(甘精胰岛素或地特胰岛素)无法获得或价格昂贵时才会考虑预混胰岛素治疗方案。若无速效胰岛素类似物,可选择普通胰岛素。预混胰岛素的起始和调整见第 4 章。

儿童和青少年代谢综合征

此部分的重要内容是与代谢综合征 (胰岛素抵抗综合征)相关的大血管及微血管病变。糖尿病相关的全部并发症和伴发症在第 8 章和第 9 章中有详细的叙述。

儿童和青少年中代谢综合征的确切患病人数并不明确。目前代谢综合征主要包括以下 7 种代谢紊乱:

1. 超重–肥胖
2. 黑棘皮病
3. 多囊卵巢综合征
4. 高血糖——糖尿病前期或 2 型糖尿病
5. 血脂异常
6. 高血压
7. 肾脏疾病

儿童和青少年患有其中一种或一种以上的上述代谢紊乱的患病率未知,但一旦出现其中一种紊乱,合并其他几种紊乱的风险也会明显增加,医疗人员应密切随访已出现代谢综合征的儿童和青少年。首先应评估 BMI,所有体重超过同年龄、性别标准体位第 85 百分位数的儿童每年都要接受其他代谢综合征所含疾病组分的评估。

代谢综合征的评估

儿童及青少年代谢综合征的评估需要评价以下各项。

超重/肥胖

儿童及青少年体重状态的判定需要参照特定的成长及体重指数表(图 7.2 和图 7.3)。关于体重的控制可参见本章开始部分的详细介绍。

黑棘皮病

外周组织的胰岛素抵抗可诱导慢性高胰岛素血症。高胰岛素水平可引起皮肤角质细胞增生并产生过

多的角质。这种过度角化会导致皮肤皱褶处出现对称的、丝绒般的过度色素沉着,包括颈部、腋下、肘窝及腘窝,这种情况在有色人种中更常见。

多囊卵巢综合征(PCOS)

PCOS 是一种慢性综合征,其特点为无排卵,不孕及雄性激素过高。患者常表现为月经周期不规律,月经量过少或闭经。有些患者会出现过量阴道出血。这类患者常常表现为肥胖及多毛症。PCOS 的另一个早期指征是面部出现对治疗不敏感的痤疮。由于过高的雄激素水平,有色人种青少年的 PCOS 发生与黑棘皮病有高度相关性。

高血糖

伴有胰岛素抵抗的儿童及青少年不一定会有血糖升高。他们体内会产生高于正常 2 倍的胰岛素,在起病初期,这些胰岛素足以克服胰岛素抵抗,不致引起血糖升高。然而,如果持续的肥胖及胰岛素抵抗,最终这些个体会出现高血糖。因无法预测高糖血症何时出现,所以定期检测非常重要。MNT 可能有助于延缓异常血糖的出现。

血脂异常

胰岛素抵抗常常伴有高密度脂蛋白胆固醇的降低及三酰甘油的升高。这种血脂异常可导致冠状动脉脂肪纹及纤维斑块的形成,从而增加心血管疾病的风险。

高血压

伴有胰岛素抵抗的儿童发生高血压的确切原因尚不清楚,可能与潜在的肾脏疾病、肥胖、高胰岛素血症和高糖血症等有关。及早发现高血压非常重要。儿童及青少年高血压的判定需要参考年龄、性别及身高等因素。这些患者通常没有明显的症状。

肾脏疾病

关注肥胖儿童的高血压源于某些研究显示肾脏疾病与胰岛素抵抗之间密切相关。由于不确定肾脏疾病与高血压发生是否相关,同时对二者进行监测非常重要。

2 型糖尿病及胰岛素抵抗相关的并发症

任何儿童被发现有与胰岛素抵抗相关的因素或风险均应每年监测上述相关疾病。大多数情况下,肥

胖是最先被注意到的。如之前章节提到的,肥胖被定义为 BMI ≥ 第 95 百分位点的基于年龄和性别的 BMI。然而,我们推荐所有 BMI ≥ 第 85 百分位点正常值的儿童每年监测与胰岛素抵抗有关的疾病。下一步是筛查 2 型糖尿病。通常是通过指尖血糖或血浆血糖值测定来完成。这种筛查方法仅可用于判断是否需要进一步的评估。糖尿病的诊断需要不同时间的 2 次检测结果。检测结果分为以下三类:糖尿病、葡萄糖稳态受损(糖尿病前期)、正常血糖。该判定标准与年龄无关,儿童与成人同样适用。下一步是检测血压,需要在不同时间的 3 次检查结果,并符合年龄、性别及身高标准。尽管大部分情况下,高血压可作为评估肾脏疾病的信号,然而,无论是否有血压升高,对于疑似胰岛素抵抗的儿童均应检查微量白蛋白尿。肾脏疾病的评估可采用半定量或定量的方法,也可以进行更详细的检查。最后,对于怀疑胰岛素抵抗的青少年女性还需要询问是否有月经量少、闭经病史或雄性激素过高的表现。

以下将讨论儿童及青少年胰岛素抵抗的关键并发症。

高血压

和胰岛素抵抗的其他并发症相同,高血压的诊断及治疗也是专门为儿童及青少年修订的。这些指南均可在线获取[18],下面做一简单的总结。

筛选及危险因素

所有 ≥ 3 岁的儿童均应至少每年进行高血压的评估。如果血压符合高血压的标准(经年龄、性别及身高校正),那么就应开始对高血压的全面诊治。伴有危险因素的儿童,如伴随肥胖、2 型糖尿病、肾脏疾病或血脂异常,应在每次就诊时进行监测。通常儿童的高血压没有症状,因此对危险因素的评估非常重要。

诊断

正确的血压测量方法非常重要。患者应至少休息 5 分钟,然后在坐位下测量,血压计袖带大小应合适且放于正确位置,至少测量 2 次,间隔 2~5 分钟。如果患者出现诊室高血压情况,应提供患者居家血压测量的设备(自我血压监测,SMBP)。准确测量血压对于指导后续治疗非常重要。

儿童及青少年的血压水平可分为以下几类:正常、高血压前期、1 级高血压和 2 级高血压(表 7.6)。儿童高血压诊断的详细信息可通过国家心脏、肺及血液研究所(NHLBI)在线获得[18]。

使用 NHLBI 诊断高血压做一举例:一名 8 岁的男孩,按其身高计算得出第 50 百分位点的血压是其正常血压,即 98/58mmHg,如果其收缩压为 112~115mmHg 或更高,舒张压 73~77mmHg 或更高,则可诊断为高血压前期;如果其血压在 116/78mmHg 和 124/85mmHg 之间,则可诊断为 1 级高血压;如果其血压在任何时候都超过 125/85mmHg,则可诊断为 2 级高血压。由于除了胰岛素抵抗,可能会有潜在或同时存在的引起高血压的原因,因此全面的评估至关重要(通常由心血管医生进行),可进行相应的检查包括心电图、超声心动图、肾脏超声或咨询心脏及肾脏科医生。

治疗选择

儿童高血压的治疗与成人类似。应用 MNT 是高血压治疗的基石。控制体重,减少盐的摄入,增加体育锻炼是关键。代替、减少及限制高钠、高碳水化合物饮食是基本原则。MNT 的方案与糖尿病及血脂异常时的治疗方案类似。通常 MNT 是处于高风险阶段儿童的保留治疗方案。对于符合高血压诊断标准的儿童,推荐药物治疗联合 MNT。对于 2 型糖尿病患者,血管紧张素转化酶抑制剂由于具有肾脏保护作用,会是较好的治疗选择。但血管紧张素受体拮抗剂、钙通道拮抗剂、低剂量利尿剂及 β 受体阻滞剂都是可以接受的。最近的资料扩大了儿童高血压的用药范围[18]。全面评估后适当进行体育锻炼应作为治疗的一部分。

目标

强化治疗达到靶目标是 SDM 治疗的特点。对于

表 7.6　儿童及青少年高血压的分级

	收缩压或舒张压百分比
正常	小于第 90 百分位点
高血压前期	90 百分位点至小于 95 百分位点或血压超过 120/80mmHg
1 级高血压	第 95 百分位点至第 99 百分位点加 5mmHg
2 级高血压	大于第 99 百分位点加 5mmHg

Adapted from US Department of Health and Human Services. National Institutes of Health National Heart, Lung, and Blood Institute. *The Fourth Report on the Diagnosis, Evaluation, and Treatment of High Blood Pressure in Children and Adolescents.* Bethesda, MD: US Department of Health and Human Services. National Institutes of Health National Heart, Lung, and Blood Institute, 2004.

有 2 型糖尿病和(或)代谢综合征的儿童,控制血压在符合年龄、身高、性别的正常范围内非常重要。这将有助于减少肾脏疾病的发生风险或延缓已有肾脏疾病的发展[19]。因为血压与肾脏密切相关,推荐每年监测微量白蛋白尿的水平。

监测

尽管诊室血压的测量是诊断及治疗高血压的基础,但是最近的证据表明,居家或 SMBP 更准确可信。因为这种方法可提供每小时、每天的血压水平等信息,所以推荐其作为 SDM 监测的一部分,可用于高危、1 级及 2 级高血压儿童。示波监视器的使用应事先在诊室进行演示及评价,并与血压计测量相比较。确认患者会使用后,可指定每天 4 次不同的时间监测。该仪器有记忆功能,患者无需记录数据,所有的数据可以下载,如果不具有上述功能,患者也可以自行记录。最后收集到的数据均参照之前的标准判断患者的血压情况。

随访

治疗初期,患者应保持电话 24 小时畅通,至少每月随访一次。严重者可每周联系,回顾 SMBP 数据来判断治疗是否充分。对于伴有胰岛素抵抗的患者,推荐每季度随访和每年的重新评估。特别要关注体重、血糖、HDL 胆固醇、三酰甘油及蛋白尿的情况。

高血压药物治疗/初始治疗

很多降压药物未在儿童及青少年中使用过,因此必须小心其禁忌证。应根据既往史及查体判断患儿是否患有糖尿病和(或)其他肾脏疾病来决定药物治疗。如果患儿未做过相关检查,应评估胰岛素抵抗相关的所有疾病。而在选择任何治疗方案前,应先向患者家属解释并使其明白治疗目标以及降压药和自我血压监测的重要性。但关键的是,患者的目标血压、如何测量血压以及需要多长时间才能达到目标,需要得到所有参与照顾患者人员的一致同意。最理想的情况是,患者家属及相关人员能够在决定使用抗高血压药的剂量和测量血压前分配好各自职责。最后,应明确向家属表示,有些降压药可能无法达到既定目标,在这种情况下,应向家属告知市场上仍有许多种可替代药品。

对于 3 岁以上、非妊娠且患有糖尿病和(或)肾脏疾病的青少年,首选药物应为血管紧张素转化酶抑制剂;而对年龄超过 13 岁,无论是血管紧张素转化酶抑制剂(非孕妇专用)还是血管紧张素受体拮抗剂(ARB)均可使用(图 7.17)。这两种抗高血压药都有保护肾功能以及降血压的作用。而所有药物一般在开始时应根据患者体重使用其可接受的最低剂量。

除药物治疗外,所有患者及其照护者都应学习有关高血压、服药的重要性以及医学营养疗法的作用、禁忌或副作用等相关知识。在开始使用血管紧张素转化酶抑制剂 1 周后,患者应复查其体内钾和肌酐指标。应检查患者是否有持续性咳嗽、低血压、皮疹或白细胞减少症的征象。如果出现这些情况,则可考虑改用血管紧张素受体拮抗剂。

如可行的话,MNT 应根据糖尿病分阶段管理模式启动体重管理方案。MNT 的重点是通过减少含高盐的食物,降低碳水化合物负荷,并通过预防肥胖儿童不必要的体重增加来促进体重控制,以优化药物干预的有效性。

最后,需鼓励 SMBP。每天的血压是潜在影响心血管相关疾病的主要因素。但儿童和青少年的血压规律并未明确。然而,SMBP 已被公认为是一种可靠和准确的血压控制指标。有研究指出,它比一般的测量方法更可靠和准确,且能很好地与 24 小时动态监控相结合。对于 SMBP,最好每天监测四个不同时间点并最少监测超过 1 个月。这种方法能提供足够的数据,用以确定治疗是否成功以及是否有任何其他需要注意的血压模式。和一般的测量相同,它的目标也是保持患者的收缩压和舒张压低于第 90 百分位点。

高血压的药物治疗/调整

糖尿病分阶段管理模式的主要策略是与患者和家属设置一个共同的分阶段目标。初期目标是在 4 周内实现一个低于 90 百分位点且稳定的血压(经 SMBP),然后维持 6 个月。如于 6 个月完成并经由 4 次一般血压测量证实,患者则进入持续治疗阶段。应重新评估降压药物的治疗,并逐步减量。SMBP 应在减少药物使用后,确认患者血压值是否保持在目标范围内。在此期间应定期回访,以确保微量白蛋白水平保持在正常范围。如果不能保持,则继续应用血管紧张素转化酶抑制剂治疗(见儿童和青少年的微量白蛋白尿筛查、检测和治疗)。

如果血压水平并未达到最初的目标,应考虑是否坚持执行了治疗方案。在许多情况下,患者和家属可能会因诊断初期的情绪紧张导致治疗障碍,可能会导致患者无法坚持进行药物治疗和监测血压。在通常的情况下,其根本原因是缺乏对疾病过程、治疗目标和不坚持治疗影响的理解。第一步是评估患者和家属是

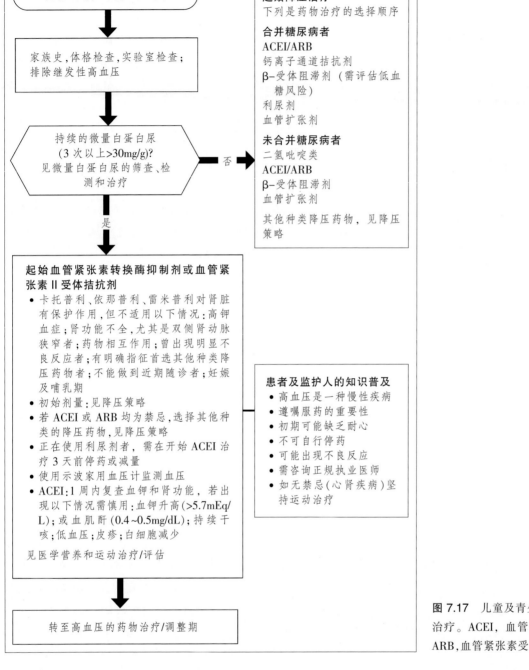

图 7.17 儿童及青少年高血压的初始药物治疗。ACEI, 血管紧张素转换酶抑制剂; ARB, 血管紧张素受体拮抗剂。

否仍然同意在第一次就诊时共同既定的目标。通常, 经过一段时间去考虑因治疗带来的生活方式的改变, 并了解每位家庭成员的责任后, 因诊断而带来的压力将反映为他们普遍缺乏对药物治疗及监测方案的坚持性。如发生这种情况, 应考虑重新设定目标, 而且需要降低目标。因此, 最初的目标可能仅限于按照既定时间表服用血管紧张素转化酶抑制剂。一旦达到这个目标, 则应考虑同时启用 MNT。最后, SMBP 的目标亦可以考虑同步进行。

如果坚持治疗并不是主要问题, 而且尚未达到药物的最大剂量时, 可选择继续加大目前的药物剂量至达到最大剂量或维持目前的剂量并联合其他种类的降压药物。在大多数情况下, 钙离子通道拮抗剂应为首选的联合药物。虽然 β-受体阻滞剂和利尿剂同样有效, 但它们对糖尿病患者有一定风险, 因此不是最佳选择。β-受体阻滞剂在使用时会发生低血糖事故 (可能只发生在接受胰岛素治疗的儿童或青少年), 而利尿剂可能导致血糖水平升高。因此在这一人群中,

β-受体阻滞剂和利尿剂都只应用于其他药物均无效时。每次药物重新评估前,应给予至少 2 周但不超过 6 周的时间。大多数药物都需反复调整剂量,因此,可能需要长达半年的时间达到其最大剂量。如果加入了第二种药物,则可能再延长半年。基于患儿同样正在成长,计算剂量时应同时考虑其体重变化。

如果多种药物都尝试过,MNT 亦未成功管理体重,或仍对相关的治疗表现不佳,则可以考虑转诊到多学科的护理队伍。作为整体代谢综合征的一部分,高血压的管理非常复杂,其可能需要相关专家、护理教育员、营养师及心理学家等共同解决每一个潜在问题。

肾脏疾病

肾脏疾病的实践指南总结如下。

筛查、危险因素及诊断

儿童和青少年肾脏疾病往往在其他情况下发现。高血压和糖尿病是筛查微量白蛋白尿的指征,通常,这些疾病可导致肾脏疾病发展。因此,所有出现胰岛素抵抗的儿童均应每年筛查一次。除了高血压和糖尿病,还有一些不容易被发现的因素可导致肾脏疾病的发展。在少数人群中,尤其是美国印第安人、非洲裔美国人和西班牙人,胰岛素抵抗与遗传倾向相关。在排除了可能导致一过性升高的因素后,白蛋白/肌酐(A/C)比值应作为诊断标准。A/C 比值介于 30~300mg/g 即定义为早期肾病,而 A/C 比值超过 300mg/g 则为显性肾病(大量蛋白尿期)。

治疗方法和目标

合并糖尿病和高血压者的肾脏疾病治疗需要全面优化治疗途径,包括 MNT、降糖及降压等综合治疗。一旦开始治疗后,降压治疗一般选择血管紧张素转换酶抑制剂,降糖治疗选择能够严格达标的方案,最常用的是胰岛素。即使不合并高血压和糖尿病,肥胖或出现尿蛋白者在严格遵守饮食计划的同时仍可使用血管紧张素转换酶抑制剂。

监测和随访

严格监测血糖是管理糖尿病儿童的基础,合并高血压者同样应监测血压。A/C 比值在糖尿病和高血压患者中均需定期复查。所有对胰岛素抵抗的儿童和青少年要每年筛查一次伴发症。

微量白蛋白尿的筛查、检测和治疗

肾脏疾病在胰岛素抵抗的儿童和青少年中往往出现在高血糖之前(图 7.18),且血压的高低并不能准确反映潜在的肾损害程度,因此必须每年在无症状人群中筛查微量白蛋白尿(半定量和定量均可)。微量白蛋白尿应留取第一次晨尿,儿童和成人根据 A/C 被诊断白蛋白尿的标准是相同的,即:正常(<30mg/g)、微量白蛋白尿(30~300mg/g)、大量白蛋白尿(>300mg/g)。需要排除运动、应激、脱水及发热等可能导致微量白蛋白尿的因素,如存在上述因素,需在去除这些因素后 1 月内复查 A/C,否则在第一次检测 A/C 值后复查。

Tanner 分期≥2 的儿童若 A/C 比值阳性可能为直立性蛋白尿,可通过分别留取下午尿和晨尿标本来鉴别。若下午尿的蛋白量超过晨尿的 2 倍以上则考虑直立性蛋白尿,无需治疗,但如需明确诊断应咨询儿童肾病专家。

排除直立性蛋白尿后,需检测血肌酐、电解质和空腹血脂水平,监测血压,同时立即开始 ACEI 类药物治疗,儿童内分泌专家、肾病专家和心脏科专家应共同合作进行更进一步的评估。

微量白蛋白尿的长期治疗在很大程度上取决于是否合并有高血压和(或)糖尿病(包括任何水平的血糖升高)。对于合并糖尿病者,血糖控制目标应达到正常水平,尽量避免出现明显的血糖高峰。血糖的平均水平和波动性均与肾脏疾病明显相关。儿童和青少年诊断为 2 型糖尿病后应进入指南路径中。二甲双胍禁用于 2 型糖尿病合并肾脏疾病者,为严格控制血糖(HbA1c<7%),建议此类患者使用胰岛素治疗。合并肾脏疾病的糖尿病患者需调整 MNT。低蛋白饮食证实具有肾脏保护作用,能够延缓显性糖尿病肾病(大量蛋白尿)的进展,目前虽没有可靠数据表明低蛋白饮食能延缓隐性糖尿病肾病进展,但理论认为高蛋白饮食会导致肾小球高滤过率,肾脏血管舒张,肾小球内压改变等,从而对尿蛋白造成影响。初期建议将饮食中的蛋白质热量比控制在 15%,出现显性糖尿病肾病后进一步减至 10%,且最好用植物蛋白代替动物蛋白。

再次强调重视血压管理,控制目标应介于同年龄、性别和身高的第 30 和 60 百分位之间。第 30 和第 60 百分位血压应根据年龄、性别和身高校正,应使用 SMBP。如果收缩压或舒张压在连续 3 天的同一时间,或在同一天中不同的时间出现超过 10mmHg 的显著偏移,则可以考虑把剂量分开或增加另一种降压药物。如面对更复杂的情况,可考虑咨询儿科肾病或心脏病专家。

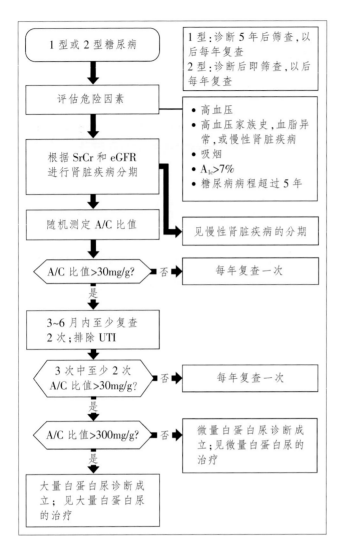

| 1型或2型糖尿病 | 1型:诊断5年后筛查,以后每年复查
2型:诊断后即筛查,以后每年复查 |

评估危险因素

- 高血压
- 高血压家族史,血脂异常,或慢性肾脏疾病
- 吸烟
- A_{1c}>7%
- 糖尿病病程超过5年

根据SrCr和eGFR进行肾脏疾病分期

随机测定A/C比值 → 见慢性肾脏疾病的分期

A/C比值>30mg/g? —否→ 每年复查一次
↓是
3~6月内至少复查2次;排除UTI
↓
3次中至少2次A/C比值>30mg/g? —否→ 每年复查一次
↓是
A/C比值>300mg/g? —否→ 微量白蛋白尿诊断成立;见微量白蛋白尿的治疗
↓是
大量白蛋白尿诊断成立;见大量白蛋白尿的治疗

图7.18 肾脏疾病的筛查流程。A/C,白蛋白/肌酐;eGFR,肾小球滤过率估计值;SrCr,血清肌酐;UTI,尿路感染。

血脂异常

血脂异常实践指南

血脂异常是胰岛素抵抗的一个常见并发症,也同样常见于那些肥胖,患有糖尿病及高血压的儿童和青少年。在一般情况下,血脂异常并没有明显的表现,不易于被患者或照护者发现。此外,总胆固醇往往是正常的。因此,为这些高风险人群通过血脂谱做出系统而仔细的评估非常重要。糖尿病分阶段管理已经为检测和治疗血脂异常的儿童和青少年建立了一个实践指南。

筛查、危险因素以及血脂异常诊断

筛查一般只限于2岁及以上的儿童,而且应满足:①有心血管疾病家族史(55岁以下男性和65岁以

下女性一级或二级亲属有患心血管疾病的记录)和(或);②有血脂异常危险因素的证据(如糖尿病、肥胖、高血压、吸烟、不良饮食习惯、久坐的生活方式)[20]。

由于胆固醇水平正常,低高密度脂蛋白胆固醇升高,三酰甘油水平升高是儿童常见的血脂异常类型,糖尿病分阶段管理建议筛查并将空腹分级血脂谱作为基础诊断。其诊断标准以美国糖尿病协会对儿童和青少年糖尿病患者血脂异常的管理建议作为基础[21]:

- 低密度脂蛋白胆固醇<100mg/dL(2.6mmol/L)。
- 高密度脂蛋白胆固醇>35mg/dL(0.9mmol/L)。
- 三酰甘油水平<150mg/dL(1.7mmol/L)。

因任何异常值都能用于诊断,且当总胆固醇水平正常时,低密度脂蛋白或三酰甘油水平也可能异常,故建议使用空腹分级血脂谱做诊断。美国国家胆固醇教育计划已发现,非常低的高密度脂蛋白含量会增加血管疾病风险。因此,高密度脂蛋白降低也是血脂异常的一种。

治疗方案和目标

目前的治疗方法是基于血脂异常的严重程度,是否患有糖尿病和(或)高血压以及年龄来制订的。针对糖尿病或高血压,控制血糖和血压必不可少。通常治疗血脂异常是由MNT开始的,通过改变脂肪在饮食中的比例,达到减轻体重的目的。如果治疗无效,或低密度脂蛋白>160mg/dL(4.1mmol/L),则建议使用胆酸螯合剂(考来烯胺、考来替泊、考来维仑)。如考虑使用其他降脂药,如他汀类药物或依折麦布,应建议患者转诊到小儿专科,目标是在开始治疗的1年内达到"正常儿童的范围"。

监测和随访

要从根本上严密监管医学营养和药物治疗需要评估血糖、血压以及有并发症的儿童或青少年的体重。建议每3个月进行血脂检查。而对于没有高血压和(或)糖尿病的儿童,也需每年重新进行评估。由于大多数治疗血脂异常的药物是禁止在妊娠期服用的,所以应确保性活跃的青少年女性使用避孕措施。

血脂异常/诊断和初始治疗

伴有胰岛素抵抗、2型糖尿病或高血压的儿童和青少年血脂异常者的通常特点是高三酰甘油水平,低高密度脂蛋白含量和正常到中度升高的低密度脂蛋白胆固醇。儿童和青少年的糖尿病和(或)代谢综合征的治疗目标如下:

- 低密度脂蛋白胆固醇<100mg/dL(2.6mmol/L)。

- 高密度脂蛋白胆固醇>35mg/dL(0.9mmol/L)。
- 三酰甘油水平<150mg/dL(1.7mmol/L)。

这些目标都与美国糖尿病协会一致。如果检测结果不符合的话,将于其后1年重复并每年检测。具有胰岛素抵抗的儿童患有血脂异常的风险较高。

在进行血脂异常的诊断时,MNT可应用于体重正常和肥胖的儿童。对于体重正常的儿童,其目的是将摄取的饱和脂肪改为低于10%的每日脂肪摄入量(应该为总热量的30%以下),增加可溶性纤维的摄入量(>10g/d,并增加ω-3脂肪酸的摄入量)。这些可以通过替代、减少和限制的方法来实现。例如,以烤、焙或微波食品取代油炸食品,减少烹调和烘烤时对植物油的依赖,限制高脂肪的快餐食品和小吃,同时应有计划地增加体育运动。如儿童超重(BMI在85~95百分位)或肥胖(BMI在第95百分位数),则应启动体重管理方案,依据肥胖儿童和青少年的体重管理协议(因血脂异常而修改),对其生活方式进行全面评估。

对2型糖尿病患者而言,如血红蛋白<7%,在血脂异常的治疗过程中通常不需要改变其治疗方案。对仅接受MNT的患者,需要对膳食计划做一些小的改变(前面已经提到)。最后,如果希望在血糖管理中避免额外用药,则应进一步强调体重管理和减轻体重。

下一个步骤是明确胆固醇水平的升高程度。如果低密度脂蛋白(LDL)为190mg/dL(4.9mmol/L),且不存在遗传倾向的冠状动脉疾病(CAD)或LDL>250mg/dL(2.8mmol/L)时,则应该开始药物治疗。他汀类药物已在儿童和青少年中进行了研究,并已被证明能安全、有效地降低胆固醇。基于目前数据,普伐他汀被认可用于8岁及以上儿童[22]。可以应用胆酸螯合剂,然而因为该药的副作用,其依从性较差。贝特类和胆固醇吸收抑制剂在儿童中尚无研究。不推荐烟酸,因为它的副作用较多,如面部潮红、肝功能异常以及血糖水平升高。血糖控制应达标并维持,根据推荐调整或增加治疗(见管理决策路径),还应加强高血压治疗(见本章前面的高血压管理)。

调整/维持医学营养及运动治疗

应在初始治疗的3个月内改善异常血脂水平,一直到总胆固醇和LDL恢复正常水平。为维持改善的血脂水平,鼓励患者坚持调整饮食并提高运动水平。如果血脂水平未得到改善,要进行依从性评估,并在初始MNT 1年内加入药物治疗,使血脂紊乱不会恶化。如果要开始他汀类药物治疗,应考虑将患者转诊至糖尿病专家或心脏病专家。

最好的结果是饮食及运动随时间推移而有计划地改变。缓慢改变习惯能够得到短期和长期的成效。调整饮食摄入和增加运动量可以得到快速的良好成效。儿童及青少年的体重管理非常复杂,尤其是在快速生长期,充足的营养必须配合适当的热量。然而,对于肥胖儿童或青少年,有节制地摄取热量非常重要,尤其是脂肪的摄入。严密监测体重和BMI可以确保有足够热量用于生长发育。如果为控制体重而必须减少热量摄入,记住每天减少的热量不超过250卡路里可以使每月体重减轻1kg。如果每天运动增加30分钟,每周3次,每个月患者体重可能会减轻2kg。热量摄取减少应配合适度的脂肪和盐的摄入,因为脂肪提供的热量是同等质量的碳水化合物或蛋白质的两倍,进一步减轻体重可以通过碳水化合物和蛋白质代替脂肪摄入来实现。

一般推荐:

- 脂肪不超过总热量的30%。
- 饱和脂肪不超过总热量的10%。
- 脂肪仅限于单不饱和脂肪和多不饱和脂肪(避免动物脂肪)。
- 肉类限制在每天170g(避免高脂食物)。
- 乳制品限于低脂种类。
- 蛋类每周2~3个。
- 面包应食用全麦类。
- 三酰甘油水平高的患者避免饮酒。

调整/维持药物治疗

第三个月测胆固醇、LDL、HDL及三酰甘油水平,以发现血脂异常。如果治疗后达到靶目标,患者进入维持期,继续每三个月检测一次。经过1年的维持期,考虑药物减量。

如果患者没有达到靶目标,首先确定血脂异常类型是否和之前相同。如果相同,应评估对制订方案的总体依从性,包括生活方式改变以及是否遵循方案中的药物剂量和服药时间。生活方式的改变应该体现在饮食、活动水平、体重、血糖水平的变化上。可增加胆汁酸螯合剂的剂量直至达到1.1 g/kg/d。如果已达到最大剂量,在增加另一种药物之前应先咨询儿科专家。

多囊卵巢综合征(PCOS)

PCOS在女性的月经初潮期发病。有研究发现,PCOS在有胰岛素抵抗的青少年中有不成比例的高发病率(在肥胖女性中发病率最高)。PCOS是一种以高雄激素、慢性无排卵和不孕为特征的综合征。由于胰岛素抵抗,PCOS 以促性腺激素释放激素分泌紊乱、促黄体生成素水平增加和促卵泡激素水平减少为特征。

多囊卵巢综合征的实践指南

筛查、危险因素和症状筛查 PCOS 的筛查应基于存在的危险因素及临床症状或体征。青春期女性如果出现月经周期不规律、月经过少或闭经即应进行筛查。此外,毛发增多(多毛症)可能与 PCOS 有关。最后,由于 PCOS 是胰岛素抵抗综合征的一部分,因此任何胰岛素抵抗的其他症状都可认为是 PCOS 的危险因素,需要进行诊断性检测。

诊断及治疗 第一步诊断性检验是通过放射免疫测定法测量总睾酮和游离睾酮的含量。如果总睾酮在 50 ng/dL 和 200 ng/dL 之间,高于正常值,存在 PCOS。如果总睾酮超过 200 ng/dL,那么应该检测血清脱氢异雄酮(DHEA-S)水平。如果总睾酮或 DHEA-S 在 700 μg/dL 以上,则需排除卵巢或肾上腺肿瘤。这些检测之后应检查有无甲状腺功能减退、高泌乳素血症和肾上腺增生。

PCOS 的治疗主要是针对临床表现进行治疗:月经失调、不孕和多毛。选择治疗方案与胰岛素抵抗相关并发症有关。一般来说,选择低雄激素活性口服避孕药片或抗雄激素(非肥胖和多毛)或二甲双胍(肥胖)进行治疗。

目标、检测及随访 正常月经周期和生育能力是治疗的主要目标。推荐每三个月密切监测月经周期及睾酮和肝功能水平。患者应每年评估胰岛素抵抗的所有并发症。

治疗多囊卵巢综合征

有胰岛素抵抗的女性青少年,尤其是患有 2 型糖尿病、肥胖、血脂异常或高血压的患者,应评估多囊卵巢综合征。月经异常、多毛和痤疮不消退是多囊卵巢综合征(PCOS)的常见症状。任何上述征兆都需要测量总睾酮和游离睾酮量。如果结果在 50~200ng/dL 范围内且高于正常量,即可确诊为 PCOS。而如果测量结果高于 200ng/dL,那么为了排除其他潜在疾病,则有必要进一步检查。此时推荐转诊至内分泌科。

一旦确诊为 PCOS,治疗方案的选择一方面要依赖于胰岛素抵抗的程度,而胰岛素的抵抗程度用空腹胰岛素作指标(正常范围会因实验室不同而不同)。如果胰岛素水平高于正常范围,则应考虑二甲双胍这种双胍类药物。在患者初次使用二甲双胍前,必须先评估患者有无肾脏疾病和肝脏疾病。二甲双胍初次用药时剂量应为 500mg/d,于当天用餐量最大的一餐服用,然后再以每天两次 1000mg 以达到目标血糖。如果患者之前已经使用胰岛素进行 2 型糖尿病治疗,而未使用二甲双胍,那么应考虑联合使用二甲双胍进行治疗。持续治疗中,每周二甲双胍应增加 500mg,在早餐与晚餐之间交替,直至月经周期正常或二甲双胍用量到 2000mg/d。二甲双胍治疗开始时,同时也要口服避孕药。

如果胰岛素水平在正常范围,治疗方案则依赖于 BMI。对于肥胖症的青少年,应先采取 MNT 来控制体重,再开始口服避孕药治疗。对于正常或偏瘦患者,则采取为期 3 个月的低雄激素活性口服避孕药疗法。如果 MNT、二甲双胍和口服避孕药疗法都无法改善 PCOS 症状,则需把患者转到小儿内分泌科。

睡眠呼吸障碍

像成人一样,睡眠呼吸障碍是伴或不伴肥胖症的糖尿病儿童常见的健康威胁因素[23,24]。有研究表明,睡眠过程中的呼吸活动与血糖控制和糖尿病病程的长短显著相关。

若要了解更多有关睡眠呼吸暂停的管理,请参考第 9 章的睡眠紊乱和障碍。

儿童及青少年的社会心理学与教育评估

任何胰岛素抵抗要素的诊断都需包含心理和社会功能障碍风险。一名患有慢性病或一组相关慢性病的儿童或青少年,他们与其家庭为了实现终身的责任承担着额外的负担,这把他们推向一个特殊的困境中。一方面,患儿及其家庭期待能尽早恢复正常生活;而另一方面,患儿和他们的家庭希望能立即承担起照顾的主要责任。而责任清单则通过生活方式的变化、药物治疗、监护和监测来呈现。引入一个新治疗手段(如胰岛素治疗)可能也会引起心理和社会功能障碍,这通常反映在患者及其家庭如何适应由治疗带来的生活方式的改变。

患者及其家庭获得新的控制疾病的知识和技巧的能力,与他们的心理和社会适应力息息相关。心理因素,如抑郁症和焦虑症,以及社会因素,如行为障碍,皆严重妨碍自理或照顾他人的技能,同时也妨碍其对胰岛素抵抗和相关疾病的承受能力。如果证实个体及其家庭存在心理和社会适应功能障碍,这便很可能代表他们对疾病管理能力低下。相应地,这也会增加急性与慢性并发症的风险,随之又会加重心理和社会功能障碍。为了打破这种恶性循环,认清功能障碍最早出现的征兆并尽早进行干预非常重要。

心理和社会问题,通常是在焦虑和抑郁症状出现后由初级助理医师来鉴别。SDM 有关于儿童和青少年的社会心理和教育评估(框 7.2)。因预期患者会出现心理和社会功能障碍,初级助理医师可能需要适当地推荐新确诊的患者及其家属到心理医生或社会工作处接受训练,检测心理或社会功能障碍最早出现的症状并在其变为毁坏性行为前进行干预。通常,患者需要进行一到两次咨询,用以检测有无潜在的心理或社会问题并进行有效干预。

要鉴别出这些早期警告信号,需要一份完整的个人心理和社会功能评估,包括所有家庭照护者。而获取此信息的途径,应由患者、家属(如果适用的话)、医师(及医护人员团体)共同管理胰岛素抵抗开始,如果患者有能力,应赋予其参与所有决策的能力。大部分儿童及青少年是在医师假设他们具有所有临床决策能力的情况下开始进行干预治疗的。设定合理的目标并建立一个明确的计划对于儿童和青少年来说十分关键(框 7.3)。

应让儿童或青少年参与疾病控制并在他们有自理能力时尽早赋予他们责任, 这对成功控制慢性疾病至关重要。儿童或青少年与健康护理团队合作,能有效地把患者带入团队中并确保患者了解并承担起临床看护的责任。合作授权认为儿童或青少年与医师之间对于疾病的严重程度、每一个医疗看护的责任,以及对患者表现的期望可能会存在不同的看法。有胰岛素抵抗的患者可能会觉得医师会做所有有关护理问题的决策,而患者应该是被动的。而医师可能认为患者及其家属应该决定每天的饮食、胰岛素和锻炼。

合作授权,是在患者、家庭、护理团队之间达成的共识,划定每个护理参与者的责任和期待,并要建立一个所有团队成员都同意遵循的决策路径。从心理社会学的角度来看,这可能会被视为是一份合约,患者与家属把他们的期望详细化,而专业医疗保健人员有权利决定如何使这些责任和期待与管理计划相一致。这种合作授权是发现对总体治疗目标不利行为的良好途径,患者拒绝监测血糖、在校活动积极、饮食控制差等情况应及时汇报给医疗团队。同样道理,严格要求患者治疗依从性的医师或是 100% 遵循饮食计划的营养师必须告知自己的期望,并观察在治疗过程中是如何被打破的。通过这个沟通过程,可以达到目标、责任和期望的共识,这无论是对糖尿病患者还是医疗团队都是有益处的。

框 7.2　对儿童及青少年的心理教育评估

家庭方面情况
- 宗教或文化影响
- 长期居住在家的人员组成
- 人员的关系
- 谁负责照顾孩子
- 谁负责添置家用和做饭
- 谁负责制订规则
- 家庭成员的亲密程度
- 谁负责家庭保健
- 有无其他医疗条件

学校方面情况
- 所在年级
- 课外活动
- 与同学间的关系
- 课堂表现
- 儿童放学后的活动

家庭内部的压力
- 父母关系
- 经济情况
- 近期有无危机
- 父母工作方面的压力
- 孩子的独立性

诊断糖尿病后的情绪反应
- 孩子
- 父母
- 兄弟姐妹
- 祖父母及外祖父母
- 伙伴们
- 大家庭其他成员

应对意外的经验
- 家庭以前是否处理过危机
- 家庭是选择积极寻找相关资料还是消极应对?争取他人支持还是尽量不让他人知晓

有无抑郁或其他精神疾病
- 心理咨询或用药史
- 目前治疗
- 治疗是否影响治疗方案

儿童及青少年糖尿病患者
- 有无家族史
- 家庭成员如何分配糖尿病治疗任务
- 家人中有无糖尿病导致死亡者
- 能否按要求监测血糖?能否在上学期间坚持监测
- 是否让同学或老师知晓其病情
- 儿童能否在其需要禁食或进食时做到
- 有无重要并发症

框 7.3   儿童及青少年的心理教育目标和计划

目标

- 家庭方面协调支持
- 认识到家庭压力与代谢综合征和（或）糖尿病密切相关
- 认识到家庭应对策略的局限性，必要时寻求帮助
- 认识并清除儿童改善行为方式的障碍
- 治疗抑郁
- 儿童和家人均应积极调整心态
- 避免自责心态，保持自尊

计划

- 教育儿童和家属使其意识到代谢综合征/糖尿病需要整个家庭的努力
- 使其适当了解疾病的相关知识
- 解决儿童和家属治疗过程中遇到的问题
- 倾听其感受
- 咨询心理健康专家，必要时考虑抗抑郁治疗

参考文献

1 The Writing Group for the SEARCH for Diabetes in Youth Study Group. Incidence of diabetes in youth in the United States. *JAMA* 2007;297: 2716–24.

2 Centers for Disease Control and Prevention. *National Diabetes Fact Sheet: National Estimates and General Information on Diabetes and Prediabetes in the United States, 2011.* Atlanta, GA: US Department of Health and Human Services, Centers for Disease Control and Prevention, 2011. Available at: http://www.cdc.gov/diabetes/pubs/factsheet11.htm.

3 Rodriguez BL, Dabelea D, Liese AD, *et al*. Prevalence and correlates of elevated blood pressure in youth with diabetes mellitus: the SEARCH for Diabetes in Youth study. *Journal of Pediatrics* 2010;157:245–51.

4 Kershnar AK, Daniels SR, Imperatore G, *et al*. Lipid abnormalities are prevalent in youth with type 1 and type 2 diabetes: the SEARCH for Diabetes in Youth study. *Journal of Pediatrics* 2006;149:314–19.

5 Fagot-Campagna A. Emergence of type 2 diabetes mellitus in children: epidemiological evidence. *Journal of Pediatric Endocrinology and Metabolism* 2000;Suppl. 6:1395–402.

6 American Diabetes Association. Type 2 diabetes in children and adolescents. *Pediatrics* 2000;105:671–80.

7 LeRoith D. Beta-cell dysfunction and insulin resistance in type 2 diabetes: role of metabolic and genetic abnormalities. *American Journal of Medicine* 2002;113:3S–11S.

8 Neel, JV. Diabetes mellitus: a "thrifty" geno-type rendered detrimental by "progress?" *American Journal of Human Genetics* 1962;14:353–62.

9 Klein R, Klein BEK, Moss SE, Cruickshanks KJ. Relationship of hyperglycemia to the long-term incidence and progression of diabetic retinopathy. *Archives of Internal Medicine* 1994;154:2169–78.

10 Barlow SE and the Expert Committee. Expert Committee recommendations regarding the prevention, assessment, and treatment of child and adolescent overweight and obesity: summary report. *Pediatrics* 2007;120: S164–92.

11 Nobili V, Alisi A, Panera N, Agostoni C. Low birth weight and catch-up-growth associated with metabolic syndrome: a ten year systematic review. *Pediatric Endocrinology Reviews* 2008;6:241–7.

12 American Diabetes Association. Diagnosis and classification of diabetes mellitus. *Diabetes Care* 2010;33(Suppl. 1):S62–9.

13 American Diabetes Association. Standards of medical care in diabetes—2011. *Diabetes Care* 2011;34(Suppl. 1):S11–61.

14 Mazze RS, Shamoon H, Parmentier R, *et al*. Reliability of blood glucose monitoring by patients with diabetes. *American Journal of Medicine* 1984;77:211–17.

15 Mazze RS. Computers and diabetes therapy; key variables and quality of data for clinical decision making. *Hormone and Metabolism Research Supplement* 1990;24:97–102.

16 Kaufman FR. Effect of metformin in children with type 2 diabetes. *Current Diabetes Reports* 2001;1:9–10.

17 Jones KL, Arslanian S, Peterokova VA, *et al*. Effect of metformin in pediatric patients with type 2 diabetes: a randomized controlled trial. *Diabetes Care* 2002;25:89–94.

18 US Department of Health and Human Services. National Institutes of Health National Heart, Lung, and Blood Institute. *The Fourth Report on the Diagnosis, Evaluation, and Treatment of High Blood Pressure in Children and Adolescents.* Bethesda, MD: US Department of Health and Human Services. National Institutes of Health National Heart, Lung, and Blood Institute, 2004. Available at: www.nhlbi.nih.gov/health/prof/heart/hbp/hbp_ped.pdf.

19 Soergel M, Schaefer F. Effect of hypertension on the progression of chronic renal failure in children. *American Journal of Hypertension* 2002;15:53S–56S.

20 Kalra S, Gandhi A, Kalra B, Agrawal N. Management of dyslipidemia in children. *Diabetology and Metabolic Syndrome* 2009;8:26.

21 American Diabetes Association. Consensus Statement. Management of dyslipidemia in children and adolescents with diabetes. *Diabetes Care* 2003;26:2194–7.

22 Daniels SR, Greer FR and the Committee on Nutrition. Lipid screening and cardiovascular health in childhood. *Pediatrics* 2008;122; 198–208.

23 Verhulst SL, Schrauwen N, Haentjens D, *et al*. Sleep-disordered breathing in overweight and obese children and adolescents: prevalence, characteristics and the role of fat distribution. *Archives of Diseases of Childhood* 2007;92:205–8.

24 Villa MP, Multari G, Montesano M, *et al*. Sleep apnoea in children with diabetes mellitus: effect of glycaemic control. *Diabetologia* 2000;43: 696–702.

第 **3** 部分

医院环境下糖尿病并发症、合并症及血糖的管理

第 8 章

糖尿病相关并发症

要点

- 在糖尿病中,血糖控制对减少微血管及大血管并发症发生的风险至关重要。
- 对高血压进行正确的检测、治疗和管理有助于减少微血管和大血管并发症的风险。
- 控制血脂有助于减少微血管和大血管并发症的风险。
- 早期进行强化治疗,达到正常的血糖、血压、血脂谱,可以在最大程度上预防并发症的发生。
- 对于有心血管疾病的患者,包括控制血糖、血压在内的强化治疗可能并不会减缓终末期器官疾病的进展。

糖尿病与许多微血管及大血管并发症有关。了解这些并发症的病理生理学及其管理、治疗的最佳方案,对减少高风险人群的发病率及死亡率至关重要。

大血管疾病

尽管对糖尿病引发的微血管并发症(如肾病、神经病变和视网膜病变)应给予高度重视,但预防、检测及治疗糖尿病和(或)代谢综合征人群中的心血管疾病仍然是首要任务。在此类人群中,由心血管疾病引起的死亡率至少占 65%[1]。此外,临床和流行病学研究已经证实,糖尿病和心血管疾病之间显著相关[2-5]。

糖尿病和心血管疾病的危险

弗雷明汉心脏研究(Framingham Heart Study)显示,与非糖尿病患者群相比,糖尿病患者中男性和女性罹患冠心病的危险分别增高了 2.4 倍和 5.1 倍[6]。后续研究证实,在糖尿病患者中,女性发生心血管疾病的危险要高于男性。该发现还不能被充分理解。强心研究(Strong Heart Study)的研究结果也支持这个假说,即女性糖尿病患者发生心血管疾病的危险因素,如高血压和胆固醇升高所带来的不良影响要高于男

性糖尿病患者[7]。此外,与年龄和性别相同的非糖尿病患者群相比,合并心肌梗死的糖尿病患者的生存率显著降低[8]。除了已经明确的心血管疾病危险因素(家族史、糖尿病、高血压、血脂异常、吸烟、肥胖、人种),其他与糖尿病相关的危险因素也应该被考虑在内。

一些研究显示,血糖控制不良与心血管疾病风险增加相关[9,10],改善血糖控制可以降低空腹三酰甘油水平也支持此结论[11]。在 San Antonio 心脏研究中,根据空腹血糖水平将 2 型糖尿病患者分为四组。与空腹血糖水平最低组相比,空腹血糖水平最高组患者的心血管疾病相关死亡率与全因死亡率均增加四倍以上[12]。英国前瞻性糖尿病研究(UKPDS)显示,血糖控制良好(HbA$_{1C}$ 为 7.0%)的队列与血糖控制一般(HbA$_{1C}$ 为 7.9%)的队列相比,心肌梗死的危险降低了 16%(P=0.052)[13]。

尽管越来越多的证据支持改善血糖控制可以预防微血管疾病的发生,但是大型的长期研究证实,严格控制合并心血管疾病或有心血管疾病高危因素(如老龄、病程长、血糖和血脂控制不良)的 2 型糖尿病患者的血糖水平(目标 HbA$_{1C}$<6%)并不能显著改善心血管疾病——甚至可能还有危害。2008 年,两项试验的结果——糖尿病和心血管疾病中的行动:配德利德和格列齐特的作用(ADVANCE)[14]和退伍军人糖尿病试验(VADT)[15]——证明严格控制血糖水平并没有显著降低高风险患者的心血管疾病。第三个关于强化血糖治疗的研究[16],即 ACCORD 研究[16],由于发现与标准血糖控制组(目标 HbA$_{1C}$<7%~7.9%)相比,强化血糖治疗组(目标 HbA$_{1C}$<6%)因死亡率增加而被迫提前中断试验。基于 ACCORD、ADVANCE 和 VADT 的研究结果,美国糖尿病协会(ADA)建议,在非妊娠期成人糖尿病患者中,应将 HbA$_{1C}$ 控制在 7% 以下作为"合理化目标",注意,这一目标值"显示可降低糖尿病微血管

并发症和神经病变,并可长期降低糖尿病大血管并发症"[17]。严格控制血糖可推荐在短病程及无低血糖发作的糖尿病患者中使用,非严格的血糖控制适用于存在严重低血糖发作、进展期并发症或生活期望受限的糖尿病患者[17]。

研究还证实,严格控制血糖对心血管系统有长期益处。和 DCCT(糖尿病控制和并发症试验)研究相同,该研究进行了为期 6.5 年的随访,EDIC(糖尿病干预和并发症的流行病学研究)的研究者对 1993 年至 2005 年间(DCCT 后续的 10 几年研究)1 型糖尿病患者(来自 DCCT 参与者)的心血管疾病危险因素进行评估。他们发现,在 DCCT 研究过程中,HbA_{1c} 水平的降低与强化治疗心血管疾病危险因素有效性存在显著相关性[18]。强化治疗可以将所有心血管事件的风险降低 42%,并且可以将非致命心肌梗死、中风或心血管疾病死亡的风险降低 57%。这些结果与 UKPDS 的试验结果相一致,该试验随机指定刚刚确诊为 2 型糖尿病的患者进行强化血糖控制。对治疗组强化血糖控制 10 年后,又对其无干预追踪 10 年,前后 20 年的研究结果显示,强化血糖控制可以预防心肌梗死,同时降低全因死亡率[19]。

对所有人来说,心血管疾病的风险随年龄的增长而升高,糖尿病病程是其附加的独立危险因素。Pittsburgh 糖尿病并发症流行病学研究证实,死于心血管疾病的 1 型糖尿病患者数量与他们的病程有关[20]。类似的研究在 2 型糖尿病患者中却面临更多的困难,由于许多患者在确诊之前已经患病多年,因此不能确定 2 型糖尿病的病程。最后,伴随发生的糖尿病肾病和糖尿病性心脏病一定不能被忽视。微量白蛋白尿已经被确定是糖尿病患者群中心血管疾病的指示因子或标志物[21]。

炎症在大血管病变中的作用

炎症在心血管疾病发展中的作用是基础和临床研究领域的热点[22,23]。内皮及粥样硬化斑块的炎症被认为是由氧化低密度脂蛋白(LDL)在动脉壁沉积导致的。LDL 的沉积通过排空 NO 并激活大量细胞因子信号通道触发促炎反应。细胞因子,如 IL-6 和肿瘤坏死因子 α 诱导肝脏释放 C-反应蛋白(CRP)。CRP 是机体炎症的非特异性标志物,可能与 BMI 和胰岛素抵抗相关。这种非特异性是一个不利因素,因为与心血管疾病无关的一些情况也可导致 CRP 水平的升高,包括细菌和(或)病毒感染、关节炎和癌症。然而,目前临床上还不能直接检测血管壁炎症,因此间接检测,如 CRP 水平的检测可用来反映血管炎症。

目前,对伴或不伴典型心血管危险因素的患者进行常规 CRP 水平(和其他炎症标志物,如 IL-6)检测的临床价值仍处于争论阶段。支持对 CRP 水平进行常规监测的一方指出,最近的几项大型前瞻性研究如女性健康研究显示,作为心血管事件的指示因子,CRP 要优于 LDL[24]。其他研究清楚地显示,在心血管相关临床症状日益增加且加重的(如心绞痛,心肌梗死)患者中,CRP 水平均有所增高。支持者还指出,新兴的高敏感性 CRP 检测方法使得该检测更精确,可行性更高,尤其是在亚临床范围($1\sim5\mu g/mL$)内。反对者则称目前仍没有明确 CRP 水平处于何种标准即应进行治疗性干预。此外,由于缺乏特异性且检测花费高,他们反对检测 CRP 水平。

尽管存在争议,许多研究已经针对降低 CRP 水平制订了完善的治疗方案。降低 LDL 水平、每日给予阿司匹林治疗、胰岛素增敏剂(噻唑烷二酮类)、ACEI 及贝特类药物均可以降低 CRP 水平。最近,研究者发现,3-羟基-3-甲基-辅酶 A(HMG-CoA)还原酶抑制剂(他汀类药物)除了降低 LDL 水平外,还有抗炎作用[25]。对不合并高脂血症但伴有超敏 CRP 水平增高的 18000 名参与者应用他汀类药物进行治疗,结果显示他汀类药物在心血管事件的一级预防中有效。一项评估瑞舒伐他汀的干预性试验(JUPITER)显示,瑞舒伐他汀(每日 20mg)可以使 LDL 胆固醇水平降低 50%,使 CRP 水平降低 37%,并且可以有效地降低主要心血管事件[26]。美国食品药品监督管理局扩展了瑞舒伐他汀的应用范围,包括应用于 CRP 水平>2.0mg/dL 的人群(男性>50 岁,女性>60 岁),以预防初期心血管疾病。

针对是否对 CRP 进行常规监测的争论仍在继续,同样,临床医师面临的问题也依然存在。由于 SDM 推行"治疗→目标"的方式,它并不推荐每个患者都进行常规 CRP 检测,因为目前仍不能确定 CRP 的治疗目标。患有糖尿病和(或)代谢综合征的个体心血管疾病的风险增高,应强化管理此类患者的血脂和高血压。2003 年,美国心脏病协会(AHA)推荐对有中度心血管疾病风险的患者进行 CRP 检测,以判断是否需要强化治疗[27]。

糖尿病中心血管疾病的预防:多因素综合干预的重要性

高血糖、高血压和血脂紊乱的管理对糖尿病患者心血管疾病的一级和二级预防至关重要。这看起来可能是一项令人畏惧的工作,但是通过控制代谢,可以显著降低由心血管疾病引起的发病率和死亡率。例如,在 Steno-2 研究中,对有 2 型糖尿病和有微量白蛋白尿(预测心血管事件强有力的指示因子)的两组患者进行了为期约 8 年的随访[28]。其中一组对 80 名患者进行强化治疗, 治疗目标是 HbA_{1C}<6.5%, 血压<130/80mmHg,总胆固醇<175mg/dL(4.5mmol/L),三酰甘油<150mg/dL(1.7mmol/L)。另一组则对患者的高血糖、高血压和血脂异常进行随机的常规治疗。最终结果是强化治疗组心血管事件的相对危险度减少了 50%,绝对危险度减少了 20%。该结果被 UKPDS 证实[29],该研究证实在对血压严格控制的队列中, 微血管并发症、心血管事件、中风和糖尿病相关性死亡率在统计学上显著降低。

然而,对于已经存在心血管疾病或存在心血管疾病高风险的患者,强化治疗使指标恢复正常——包括控制血糖和血压——对延缓终末器官疾病的进展可能没有更多的收益。大型研究,如 ACCORD 也在调查对血压和血脂进行强化治疗是否可以为存在心血管疾病高风险的糖尿病患者带来益处。ACCORD 研究中有一部分内容如下所述:4700 多名糖尿病患者接受了强化血压治疗(收缩压<120mmHg)或标准治疗(收缩压<140mmHg),追踪随访 4.5 年以上,结果显示强化血压治疗并没有降低主要心血管事件的发病率[30]。该研究小组在对有心血管疾病风险且接受了他汀类单一治疗的 2 型糖尿病患者进行他汀类和贝特类联合降脂治疗研究时得出了类似的结果。5500 多名患者被随机指定继续应用他汀类单一治疗(辛伐他汀加安慰剂)或接受他汀类和非诺贝特药联合治疗。结果显示,联合治疗并没有降低与心血管相关的死亡率[31]。

胰岛素抵抗、高血压和心血管疾病

从胰岛素抵抗发展到心血管疾病需要经历这些中间途径,如血脂异常、血压升高、动脉硬化、炎性疾病及凝血异常。肥胖和高血糖使这些情况恶化并很可能加速其进展。关于此种情况的确切机制尚未达成统一意见,流行病学资料结合试验数据显示,肥胖人群存在以血管壁失活为特征的内皮功能障碍,引起动脉内压力增高。这样可进一步发展为高血压,高血压是正常内皮功能受损的结果。

高血压

根据美国疾病防控中心数据显示,在美国大于 20 岁的人群中,大约有 7450 万高血压患者[32]。并且,每年有 6 百万人被诊断为高血压。在这些患有高血压和正常在向高血压发展的人群中,10% 合并有糖尿病;剩下的高血压患者中,有 80% 合并代谢综合征。在糖尿病患者中,大约有 60% 合并高血压。和糖尿病相同,高血压的流行率由于种族的不同而有所差异。例如,美国印第安人高血压的流行率要低于高加索人,非裔美国人高血压的流行率最高[33,34]。

通常,原发性高血压的病因并不明确,但它与心血管疾病的联系早在几十年前就已被人们发现。研究显示,高血压与中风、心肌梗死和肾脏疾病的风险在统计学上有显著相关性。最初发现,高血压与心血管疾病发病率及死亡率之间联系的时间要早于发现降压药的时间。许多研究对年龄、性别相匹配的高血压和正常血压进行比较,这些研究显示,血压正常的人群生存率明显较高[35]。随着药物治疗的发展,有关对高血压患者进行治疗是否能提高生存率的研究即可进行。研究发现,将血压降至接近正常的水平(糖尿病患者血压<130/80mmHg)可明显降低危及生命的心血管疾病的风险[35]。高血压与两种特殊状况有关:充血性心力衰竭和左心室肥厚。高血压也可以直接影响动脉系统导致大血管疾病,其中最重要的是冠状动脉。

1 型糖尿病患者中高血压的发展与 2 型糖尿病有所不同。1 型糖尿病患者刚被确诊或确诊后 7~15 年内,血压通常是正常的,高血压通常伴随糖尿病肾脏疾病的发生而发生。相反,在 2 型糖尿病刚被确诊时,患者的血压即可升高,血压与 2 型糖尿病中潜在的胰岛素抵抗、肥胖、肾脏疾病(通常因不能及时诊断而导致血压升高)及年龄相关。许多 2 型糖尿病患者存在单纯收缩期高血压,可直接反映大血管疾病的进展。合并有高血压的 2 型糖尿病患者的临床重要性体现在以下三点:

- 运动能力降低。
- 心室充盈异常。
- 心室储备异常。

血脂异常

在美国人口中, 大约有 8 千万人存在血脂异常,并且每年大约有 6% 的新生病例。在 2 型糖尿病和(或)代谢综合征患者中,大约有 80% 存在血脂异常。通常情况下,1 型糖尿病患者中有很少一部分存在血脂异常。血脂异常是一个通用术语,包括各种脂质水平的异常。高脂血症被定义为总胆固醇、三酰甘油和低密度脂蛋白水平的升高。其他状态的血脂异常以高密度脂蛋白水平的降低为特征,可与总胆固醇、三酰甘油和低密度脂蛋白水平的升高相结合。血脂异常与动脉粥样硬化性疾病之间存在一定的联系，血脂异常引起动脉壁上脂质沉积及斑块形成，进而导致循环血量的减少。因此，同高血压相同，心血管疾病的风险与血清胆固醇水平的增加呈线性关系。血脂异常（特别是高脂血症）通常与高血压和 2 型糖尿病均有联系，可导致这两种疾病的并发症迅速发展。此外，2 型糖尿病和血脂异常可能会加速外周血管疾病、冠状动脉疾病及脑血管疾病的进展。

高血糖、高血压和血脂异常的检测及治疗

如果等到胰岛素抵抗、糖尿病、高血压或血脂异常的临床症状出现后再行干预则为时已晚。患者本身不太可能识别出持续存在的高血糖、高血压或血脂异常，因为随着时间的推移，它们的症状才愈发明显，因此，识别它们的过程较为缓慢。此外，高血糖、高血压和血脂异常单独存在的可能性不大。因此，当高血糖、高血压和血脂异常中的任意一种被发现时，应对其他代谢异常进行筛查。例如，在 2 型糖尿病出现之前，高血压或血脂异常可达 80%。高血压和血脂异常均是 2 型糖尿病的明确危险因素。和糖尿病相同，高血压和血脂异常的风险受年龄、阳性家族史、血糖稳态受损（糖尿病前期）及肥胖的影响，随这些情况的出现而增加。此外，某些民族和种族可能处于较高的风险（非裔美国人、夏威夷土著人及其他太平洋岛民、亚裔美国人和西班牙语种族）。

可从三个方面对这些功能紊乱进行检测和治疗：

1. 实验室检查进行确诊。

2. 对正常或异常状态下的血糖、血压、血脂进行监测（如 SMBP）。

3. 对目前存在的功能紊乱的适当治疗。

最理想的状态是将糖尿病、高血压和血脂异常的预防作为目标。2 型糖尿病、高血压和血脂异常的一级预防应以适度减重、规律的体育运动及戒烟为重心。二级预防则以早期检测和迅速干预，以防止相关并发症的发生为焦点。2 型糖尿病、高血压和血脂异常这三种疾病联系紧密，当一种疾病出现时，则应高度怀疑另两种疾病是否同时出现。三级预防旨在通过使血糖、血脂和血压恢复正常来减缓并发症的进展。

注意：高血压除了在 2 型糖尿病和胰岛素抵抗中很明显，在 1 型糖尿病中也可被发现，通常是潜在肾脏疾病的早期指征。

医疗准则：高血压和血脂异常

合并糖尿病和（或）代谢综合征的高血压及血脂异常人群的监护标准与未合并糖尿病的人群不同。这一部分总结了这些标准，见表 8.1。

一般临床表现

患有此类疾病的人群最常见的临床表现是肥胖。只有当高血糖或高血压持续存在时，这两种疾病的典型症状才变得明显。因此，密切观察及识别主要危险因素是检测这些疾病的最佳方法。

高血压的分阶段管理

高血压的诊断

目前，与普通人群高血压的诊断标准相比，合并糖尿病和（或）代谢综合征人群的高血压诊断标准更为严格，因为，大血管疾病的高风险与此相关。连续两次测量，平均收缩压 ≥130mmHg 和（或）舒张压 ≥80mmHg 则可以诊断为高血压。SMBP 可作为门诊重复测量血压的补充。尽管之前应用于检测白大衣性高血压，SMBP 也可对门诊测量血压正常的患者进行检测[36]。尽管家庭血压监测易于实施，并且被证实是可靠且准确的，但在实际中很少应用。一些研究证实，门诊测量的血压值和 SMBP 的血压值差异很大。一项研究显示，受试者中有 80%门诊血压测定显示为不可控高血压，97%自我血压监测显示为不可控高血压[36-38]。另外一项研究显示，54%的患者为"白大衣性高血压"，并且"无需治疗"[32]。第三项研究对此重新分级，认为 23% 的 1 级高血压患者为"白大衣性高血压"，而血压可控患者中实际有 23%的患者血压不可控制[21]。或许最重要的发现是，若 SMBP 取代门诊血压测定，那么在那些血压可控（门诊测量血压<130/80mmHg）的患者中，高达 93%的患者需被重新分类为不可控血压。这些数据非常重要，因为它揭示了血压升高与左室压升高（潜在心血管疾病的早期预示因子）及肾脏功能降低相关[39-41]。一项研究指出，SMBP 的应用有特殊的益处，通过 SMBP，临床医师可以获取重要的临床数据，而这些数据无法通过常规门诊访视获取[35]。

血压的测量需在患者静坐 5 分钟后进行。每次用同样的方法进行测量十分重要，因为这样得出的结果具有可比性。如果收缩压 ≥130mmHg 和（或）舒张压 ≥

表 8.1 高血压和血脂异常的实践指南

诊断	
高血压	随机测量 2 次血压, 2 次收缩压≥130mmHg 和(或)2 次舒张压≥80mmHg
血脂异常	LDL≥100mg/dL(2.6mmol/L);HDL≤40mg/dL(1.0mmol/L);TRI≥150mg/dL(1.7mmol/L)

症状	
	一般症状(典型症状):无
	偶发症状(微细症状):视力模糊、乏力、头痛

危险因素	
	• 超重;BMI>25kg/m²(尤其腰臀比>1.0)
	• 糖尿病病程
	• 高血压或血脂异常家族史
	• 肾脏疾病
	• 吸烟
	• 美国印第安人或阿拉斯加土著人、非裔美国人、夏威夷土著人或其他太平洋岛民、西班牙语人种或拉丁美洲人

治疗方案	
高血压	• 医学营养和运动治疗
	• 调整生活方式
	• 药物(ACEI、ARB、利尿剂、钙通道阻滞剂、β-受体阻滞剂、α-受体阻滞剂或直接肾素抑制剂)
血脂异常	• 单纯医学营养和运动治疗
	• 调整生活方式
	• 药物
	1. 他汀类药物
	2. 纤维酸类药物
	3. 胆汁酸螯合剂
	4. 烟酸
	5. Ω-3 脂肪酸补充剂

目标	
高血压	• 门诊血压<130/80mmHg
	• SMBP<125/75mmHg
血脂异常	• LDL<100mg/dL(2.6mmol/L)
	• 忽略基线, 使 LDL 水平下降 30%~40%
	• 男性 HDL>40mg/dL(1.0mmol/L), 女性 HDL>50mg/dL(1.3mmol/L)
	• TRI<150mg/dL
	注:有 CVD 证据的患者 LDL 目标水平<70mg/dL

监测	建议每天进行 SMBP 和 SMBG, 并调整治疗方案

随访	
每月	门诊访视并调整治疗方案(每周电话联系很有必要);SMBP 数据
每 3 个月	评估体重或 BMI;药物;血压;空腹血脂谱;尿液分析;戒烟咨询;适当情况下进行阿司匹林治疗;SMBP 数据
每年(除了 3~4 次月访外)	每年进行全面体格检查;如果服用他汀类药物需监测血肌酐和 ALT

ALT, 丙氨酸转氨酶;ARB, 血管紧张素 II 受体阻滞剂;BMI, 体质量指数;CVD, 心血管疾病;HDL, 高密度脂蛋白;LDL, 低密度脂蛋白;SMBP, 自我血压监测;SMBG, 自我血糖监测;TRI, 三酰甘油。

80mmHg, 应使患者保持不动, 间隔 2 分钟后重复测量。如果血压值在 130/80mmHg 和 180/100mmHg 之间, 在接下来的 2 周内需重复测量两次以上。如果任何时候检测血压, 血压值均在 180/100mmHg 或以上, 那么该患者则被认为患有严重的高血压, 应该进行全面的医学鉴定, 并且立刻进行药物治疗。尽管 SMBP 不是诊断高血压所必需的, 但所有患者也应考虑用 SMBP 来证实门诊所测血压值。在家中一天内不同时间点测量血压 4 次, 连续监测 2 周, 可以提供充分的数据来证实或反驳门诊所测血压。研究显示, 许多糖尿病患者门诊测量血压为可控高血压, 而应用SMBP 检测血压则为不可控高血压[36]。若门诊测量与 SMBP 测量所得血压值偏差较大，那么则考虑进行 24 小时连续监测。

高血压的临床表现

大多数的高血压患者没有症状。偶尔，一些患者有头痛、眩晕或视力模糊等症状。然而，这些症状与许多疾病相关，因此不能以此来判定患者是否患有高血压。鉴于目前大约有 50% 的成人有患高血压的风险，或已经患有高血压，因此门诊检测血压十分重要。某些特殊的民族或种族（如非裔美国人和西班牙语人种）存在显著的高血压风险，同样，那些熬夜，有高血糖、血脂异常、高血压家族史，年龄在 50 周岁以上或吸烟的人群也处于较高的风险中。

开始治疗高血压的决定

对合并糖尿病和（或）胰岛素抵抗的高血压患者进行治疗，对预防大血管及微血管疾病的发生和发展非常重要（图 8.1）。尽管没有数据证实对不合并糖尿病的代谢综合征患者进行高血压管理是否有疗效，但是我们认为强化降压治疗对减缓大血管并发症的进展有效。

通常，高血压的管理应首先从热量摄取及成分的改变、运动及生活方式的改变开始，尤其是与压力相关的生活方式（图 8.2）。饮食改变中较为特殊的是食盐摄入的大量减少。减少加工食品摄入和脂肪摄入与适当减重相结合是最佳的方式。在家中和工作中监测血压可以提供数据来检测这些方法是否很好地发挥作用。

尽管在高血压的治疗中应首先考虑通过改变生活方式来降压，但合并糖尿病和（或）代谢综合征的患者的降压方法不同于那些不合并此类疾病的高血压患者。如果生活方式干预治疗高血压失败，那么单药治疗首先应考虑使用 ACEI、噻嗪类利尿剂或 ARB，并且，这些药作为一线降压药被推荐应用于合并糖尿病的高血压患者。研究显示，这些药物的肾脏保护作用超出了通过降压达到的延缓糖尿病肾病进展的效果[42-44]。此外，一些治疗高血压的常规药物可能会使糖尿病病情恶化（噻嗪类）。如果一种降压药不能很好地控制血压，那么应考虑联合用药。使用了降压药物后，应严密监测血压。合并 2 型糖尿病的患者应该加用以下降压药物中的一种或多种：钙通道阻滞剂、β-受体阻滞剂、α-受体阻滞剂或利尿剂。许多合并 2 型糖尿病的患者需要 3 种或更多的降压药来控制血压[29,30,45]。

目前，关于高血压药理学治疗的分类方法有几种可供选择。选择最合适的生活方式和药物需要注意以下几个方面：
- 严重高血压
  - 血压水平
  - 高血压病程
- 相关并发症
  - 肾脏并发症（蛋白尿）
  - 心血管并发症（充血性心力衰竭、陈旧性心肌梗死）
  - 视网膜并发症
- 合并肥胖症
  - 腰臀比>1
  - BMI>30kg/m^2
- 目前的饮食结构
  - 钠摄入量
  - 脂肪摄入量

根据以上因素，从下列方案中选择治疗方案：
- 医学营养和运动治疗（MNT）—轻微高血压
- ACEI
- ARB
- 利尿剂（推荐小剂量的噻嗪类利尿剂）
- 钙通道阻滞剂
- β-受体阻滞剂
- α-受体阻滞剂

注意:如果出现高血压和微量白蛋白尿，则应选用 ACEI 或 ARB。

对于患有糖尿病和（或）代谢综合征的成人，推荐使用低剂量的噻嗪类利尿剂（12.5~25mg）来预防血糖和血脂水平的恶化。此外，低剂量的噻嗪类利尿剂在老年患者中有特殊疗效。ALLHAT 研究是一项历时 8 年、通过抗高血压和降脂治疗预防心脏病发作的试验，该试验包括 33000 多名参与者，所有参与者均患有高血压且至少有一项冠心病危险因素，试验结果表明，噻嗪类利尿剂氯噻酮预防冠心病和心力衰竭的作用等同于或高于钙通道阻滞剂氨氯地平或 ACEI（赖诺普利）[46]。参与 ALLHAT 试验的患者中大约有 36% 患有 2 型糖尿病。对高风险组进行亚组分析，结果显示氯噻酮在预防终末期心血管疾病方面优于赖诺普利，而在预防末期肾病（ESRD）发展方面的作用与赖诺普利相同。UKPDS 显示 β-受体阻滞剂很安全，且在 2 型糖尿病患者中有效，但在有严重低血糖病史的患者中应慎用[29]。

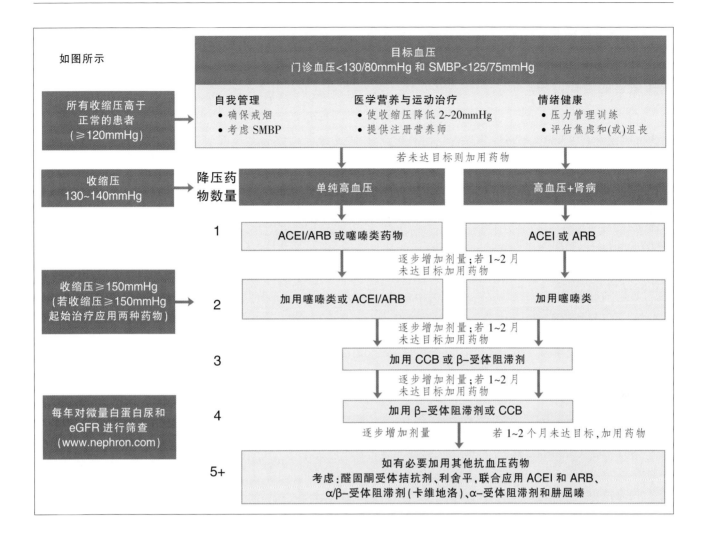

缩写

ACEI：血管紧张素转换酶抑制剂

ARB：血管紧张素 Ⅱ 受体阻滞剂

eGFR：肾小球滤过率估计值

CCB：钙通道阻滞剂

临床考虑

1. 应用电子血压监测装置进行精确的血压测量

2. 进行自我管理：若一天之内不同时间血压较高,考虑进行两次监测,得到一天内更多的连续的血压值

3. 肾脏疾病定义为微量白蛋白尿或巨白蛋白尿和(或)连续 3 月以上 eGFR<60mL/min/1.73m²

4. 如果持续干咳,则用 ARB 代替 ACEI;轻度或适度 SrCr 升高考虑应用 ACEI 治疗

5. 若心率过缓,非二氢吡啶类钙通道阻滞剂(地尔硫卓、维拉帕米)与 β-通道阻滞剂联用需慎重

6. 在应用 ARB 的基础上加用 ACEI 或在应用 ACEI 的基础上加用 ARB 有额外功效,如减轻白蛋白尿,轻微降低血压,不减少额外的心血管事件

7. 直接肾素抑制剂直接作用于肾素,降低肾素-血管紧张素-醛固酮系统的活性,使血管松弛、扩张,从而降低血压

图 8.1　糖尿病和高血压的主要决策路径。SrCr,血肌酐。

在大多数情况下,当已经存在 1 型或 2 型糖尿病时,高血压的检测不需要改变降糖治疗方案。

选择适当的治疗方法

高血压一旦被确诊,接下来就应检测是否存在潜在的肾脏疾病(图 8.3)。如果一名患者存在潜在肾脏疾病,在无用药禁忌证的情况下,应开始用 ACEI 或 ARB 进行治疗。如果患者没有白蛋白尿的指征,且血压在 130/80mmHg 和 140/90mmHg 之间,初始治疗应为改变饮食及运动习惯。一般情况下,当血压高于 140/90mmHg 时,应加用药物治疗。

初始治疗需要完整的病史和体格检查,并将生活方式的调整考虑在内。合并糖尿病和(或)代谢综合征人群的目标血压应小于 130/80mmHg,并可随着年龄增长或自主神经病变的出现来进行调整。强烈推荐将患者安排给注册营养师,由营养师加强患者生活方式的改变。在药物治疗高血压的基础上,所有患者均应进行生活方式的调整(图 8.2)。

生活方式的改变和医学营养和运动治疗

对所有患有糖尿病和高血压的患者来说,生活方式的调整非常重要。

降低血压需改变的主要方面包括:

1. 减轻体重(5%~7%体重)。
2. 加强体育活动(150 分/周)。
3. 健康的饮食计划。
4. 限制钠盐摄入。

高血压和(或)血脂异常的诊断

↓

- 回顾每次访视中生活方式的调整
- 考虑向患者提供营养医师
- 若为吸烟者,推荐戒烟咨询或计划,尼古丁贴片/树胶或药物

血脂目标
- LDL-C<100mg/dL(2.6mmol/L)
  - –存在较高的风险<70mg/dL
  - –在 LDL 基线水平上降低 30%~40%
- 男性 HDL-C>40mg/dL(1.0mmol/L)
  女性 HDL-C>50mg/dL(1.3mmol/L)
- 三酰甘油<150mg/dL

血压目标
- 门诊血压<130/80mmHg
- 平均 SMBP<125/75mmHg

调整建议		潜在效应			
		LDL	HDL	TRI	BP
减轻体重	保持正常体重($BMI<25kg/m^2$);见体重管理医疗准则	↓	↑	↓↓	↓↓↓
健康饮食计划	日常多食用水果、蔬菜、瘦肉和低脂制品;限制高脂零食、点心和快餐(高血压 DASH 饮食)	↓	↑	↓	↓↓↓
限制钠盐摄入	减少日常钠盐摄入至<2300mg/d	–	–	–	↓↓
体育锻炼	鼓励在一周中多天内进行体育锻炼,30 分/日;如果患有已知的 CVD,考虑进行运动负荷试验	↓	↑	↓↓	↓↓
酒精摄入量	限制在男性不多于 2 杯/日,女性不多于 1 杯/日	–	↑	↓	↓
Ω-3 脂肪酸	冠心病患者,食用鱼油和(或)补充剂,每天获得 1g EPA 和 DHA	↓	↑	↓↓	↓

轻微 = ↓ 或 ↑　　中度 = ↓↓ 或 ↑↑　　显著 = ↓↓↓

图 8.2 生活方式调整。BP,血压;BMI,体质量指数;CVD,心血管疾病;DASH,饮食方案降低高血压;DHA,二十二碳六烯酸;EPA,二十碳五烯酸;HDL,高密度脂蛋白;LDL,低密度脂蛋白;SMBP,自我血压监测;TRI,三酰甘油。

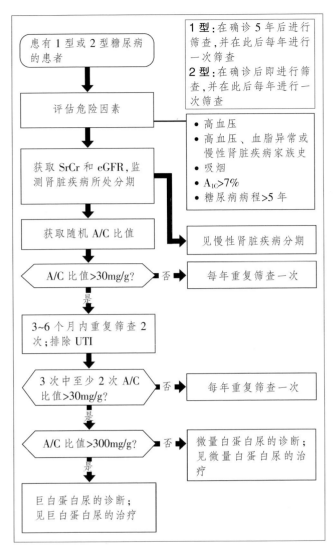

图 8.3 肾脏疾病的筛查。A/C,白蛋白与肌酐比值;eGFR,肾小球滤过率估计值;SrCr,血肌酐;UTI,泌尿道感染。

5. 减少酒精的摄入。

6. 保证不吸烟(远离烟草)的生活方式。

这些因素中有许多是相互联系的。很明显,饮食及运动习惯的改变非常重要,需一再强调,因为这两种干预措施共同作用,减少了许多危险因素(如高血压和高血糖)。

不要立刻尝试所有改变。对大多数患有糖尿病和(或)代谢综合征的人来说,当一项或两项可改变的生活方式因素同时进行调整时,即可达到最佳结果。可以向患者提供一名营养医师(如果有可能),由营养师制订饮食计划,以适当减重并减少钠盐摄入。适当减重(4~5kg)不仅可以改善血压,同时还可以改善血脂和血糖水平。应劝告患者戒烟、戒酒,评估患者对

烟、酒的依赖性,并向其提供适当的治疗方案。由于酒精被误传为对心血管系统有利而导致饮酒人群有所增加, 建议女性酒精摄入量应限制在每日一杯含酒精饮料,男性酒精摄入量应限制在每日两杯含酒精饮料。高于上述酒精摄入量会使血压升高[47]。

不能过高估计饮食干预所带来的益处。一项饮食计划,被称作饮食方案降低高血压(DASH)的饮食模型,是一项低脂、低盐且富含水果和蔬菜的饮食计划。研究证实,DASH 饮食计划对糖尿病患者心肌代谢和心血管系统的益处有显著的统计学意义[48]。

初始药物治疗

通常情况下,ACEI 或 ARB 作为一线药物用于治疗合并糖尿病或代谢综合征的高血压患者。ACEI 的禁忌证包括高钾血症、双侧肾动脉狭窄和药物间潜在的相互作用。若患者肾功能受损(血肌酐>2.5mg/dL 或 220μmol/L),需要大量降低 ACEI 的剂量以达到相同的治疗反应。若存在副作用(如干咳),考虑应用 ARB 进行治疗(氯沙坦、缬沙坦)。若不能选择 ARB,则考虑应用钙通道阻滞剂、低剂量的噻嗪类利尿剂、α-受体阻滞剂或 β-受体阻滞剂进行降压治疗。

在药物治疗起始的 2~3 周内,应每周随访一次以检测患者应用 ACEI 或 ARB 后的反应。若应用 ACEI 后出现下列情况中的任意一种,则考虑换成其他降压药物:高血钾(k>5mEq/L)、肌酐升高、干咳、低血压、皮疹或白细胞减少。

若未达到目标血压,通过再评估来调整治疗方案十分重要(见图 8.1 附加指导方针/调整治疗方案)。若治疗方案达到了目标血压,那么该患者就进入了维持状态。之后继续监测患者血压水平,每 3 个月进行一次。若 6 个月或 1 年内患者血压一直处于平稳状态,且患者不存在微量白蛋白尿,则应考虑减少抗高血压药物的剂量。

如果患者未达到目标血压,则应依据预设计划进行全面评估。这需要改变生活方式,同时增加 ACEI 或 ARB 的剂量直至最高剂量,并对其进行追踪。若仍无法控制血压水平,考虑加用第二种其他种类的抗高血压药物。若第二种药物无效,考虑在同一种类降压药中找出代用药。如果出现明显的水肿,应加用低剂量的噻嗪类利尿剂以加强起始药物的抗高血压疗效。如收缩压≥150mmHg,开始应用两种降压药物。对于合并糖尿病或代谢综合征的高血压患者来说,通常需要服用三种不同的抗高血压药物。

关于附加降压药物的选择,具有里程碑意义的研

究发现了一些有趣的现象：

- 在 ALLHAT 试验中，研究者将三种降压药——氨氯地平（一种二氢吡啶钙通道阻滞剂）、赖诺普利（ACEI）和多沙唑嗪（一种 α-受体阻滞剂）分别与氯噻酮（噻嗪类药物）合用并对其疗效进行对比。在三组中，冠心病相关性死亡和非致命性心肌梗死的发生实际上是相同的[49]。将这些结果应用于其他二氢吡啶类钙通道阻滞剂是合理的，但并不推荐将这些结果扩展至非二氢吡啶类钙通道阻滞剂，因为这两种药物的结构和功能均不相同。其他研究，包括氨氯地平和依那普利减少血栓形成的对比（CAMELOT）试验[50]，也证实了二氢吡啶类钙通道阻滞剂的益处。

- 有关替米沙坦单一用药和联合应用雷米普利的全球性试验（ONTARGET 研究）正在进行，最近该试验的研究者发现 RAS 系统的二重阻滞剂（同时使用 ACEI 和 ARB），与单一使用 ACEI 或 ARB 的患者相比，在患有高血压、蛋白尿、心脏衰竭或冠心病的患者并未发现有意义的临床收益。重要的是，研究者发现，RAS 系统的二重阻滞剂并没有降低高血压的发病率和全因死亡率[51]。

高脂血症和血脂异常的分阶段管理

高脂血症/血脂异常的诊断

与 1 型糖尿病患者相比，血脂异常更容易在 2 型糖尿病和（或）代谢综合征患者中发现。尽管如此，在 1 型和 2 型糖尿病中，血脂异常的诊断标准是相同的。SDM 支持国家胆固醇教育计划（NCEP）中检测糖尿病患者血脂紊乱的指南（表 8.1）[52]。糖尿病患者血脂紊乱的诊断标准应至少包括以下项目中的一点：

- 总胆固醇≥200mg/dL（5.2mmol/L）。
- 低密度脂蛋白胆固醇≥100mg/dL（2.6mmol/L）。
- 三酰甘油≥150mg/dL（1.7mmol/L）。
- 高密度脂蛋白胆固醇≤40mg/dL（1.1mmol/L）（男性）或≤50mg/dL（1.3mmol/L）（女性）。

根据 NCEP，糖尿病被认为是与 CHD 具有相同危险的疾病。因此，糖尿病患者的血脂控制目标与已确诊为 CHD 患者的目标值是相同的。例如，LDL 胆固醇的治疗目标值为小于 100mg/dL（2.6mmol/L）。对于有心血管疾病指征的个体，建议将 LDL 胆固醇控制在 70mg/dL（3.9mmol/L）以下。NCEP 认为低水平的 HDL 胆固醇[<40 mg/dL（1.1mmol/L）]会增加 CHD 的风险。

相反，高水平的 HDL 胆固醇[>60mg/dL（1.7mmo/L）]被认为有心脏保护作用。

注意：对于有代谢综合征和血脂紊乱的患者，血压控制目标应与糖尿病患者相同。虽然这些控制目标缺乏足够的证据，但 NCEP 指南仍同样适用于代谢综合征患者。

高脂血症或血脂紊乱的临床表现

通常情况下，高脂血症或血脂紊乱没有任何症状，不易被患者发现。除非当脂质沉积在眼部可能会引起视觉的改变。然而，视觉改变与高血糖和高血压有关，因此需要仔细评估确定其病因。因此，尤其对存在高危因素的患者来讲，坚持定期监测空腹血脂很重要。此外，当 2 型糖尿病和（或）代谢综合征与有高脂血症家族史的肥胖同时存在时，表明是高危人群，应鉴别该人群是否存在高脂血症或血脂紊乱。

开始治疗血脂紊乱的决定

虽然血脂异常在高血糖人群中普遍存在，但它的表现与不合并糖尿病的患者是有区别的。主要区别有：

- 三酰甘油水平升高。
- HDL 胆固醇水平较低。
- 小而致密的 LDL 胆固醇。

这些区别需要把血脂谱分成几部分（总胆固醇、HDL 胆固醇、三酰甘油），然后对 LDL 水平进行检测（图 8.4）。

与高血压相同，如果糖尿病患者的 HbA1c 在正常上限值的 1% 以内，血脂异常的治疗不需要改变糖尿病治疗方案。在仅用 MNT 治疗的 2 型糖尿病和（或）代谢综合征患者，需进行伴随体重管理的一些轻微饮食方案的调整（减少饱和脂肪酸的摄入）。因为一些降脂药物不利于血糖控制，选择治疗高脂血症和血脂紊乱的药物时，不应仅考虑其药理作用。

现行的治疗方案有：

- 生活方式的改变（图 8.2）。
- HMG-CoA 还原酶抑制剂（他汀类药物）。
- 纤维酸盐衍生物。
- 胆酸螯合剂。
- 烟酸（注意此药可能升高血糖水平）。
- 胆固醇吸收抑制剂。

治疗血脂紊乱的各类药物的剂量指南见表 8.2。

高血糖症的治疗

对于糖尿病和（或）代谢综合征患者，需要某些措

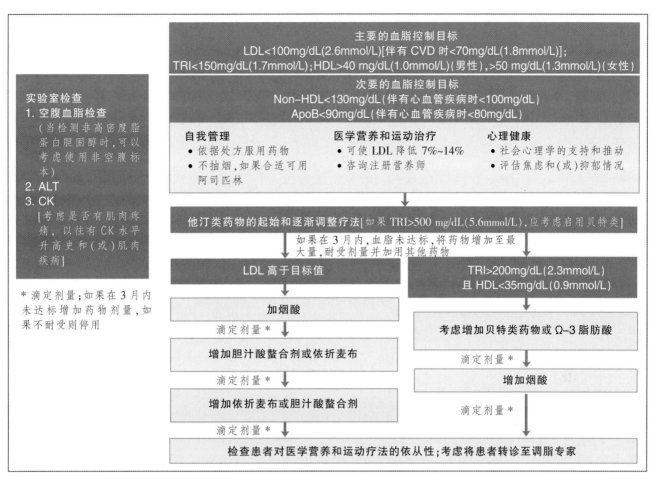

图 8.4　糖尿病合并血脂紊乱的主要决策路径。ALT,谷丙转氨酶;ApoB,载脂蛋白 B;CK,肌酸激酶;CVD,心血管疾病;HDL,高密度脂蛋白;LDL,低密度脂蛋白;TRI,三酰甘油。

施预防高脂血症或血脂紊乱。在糖尿病和(或)代谢综合征患者中,如果仅用饮食和运动治疗可以很好地控制血糖,那么就可以坚持这个方案。然而,当血糖升高(HbA$_{1C}$ 大于正常上限值的 1%)且存在血脂紊乱时,降低血糖很重要,并且可能需要药物治疗糖尿病,如从饮食计划到口服药物或胰岛素。相似地,在 1 型糖尿病患者中,如果 HbA$_{1C}$ 不达标,需要加强血糖管理。关于优先顺序,第一步是确定胆固醇水平的严重程度,其次,当 HbA$_{1C}$ 大于正常上限值的 1%时,需要改变糖尿病治疗方案。

选择合适的治疗

　　SDM 和 NCEP ATP Ⅲ指南一致建议,接下来针对血脂紊乱选取合适的起始治疗方案。首先,应评估 LDL 胆固醇和三酰甘油水平,当同时符合以下两个条件:LDL<130mg/dL(3.6mmol/L) 和 TG<200mg/dL(2.4mmol/L),起始治疗方案为调整生活方式和饮食。

当 LDL≥130mg/dL(3.6mmol/L) 和(或)TG≥200mg/dL(2.4mmol/L)时,除调整生活方式和饮食外,还应给予药物治疗,从而到达血脂控制目标。TG≥500mg/dL(5.6mmol/L)比 LDL 水平的升高更重要,首选贝特类药物,因为此时有发生乳糜微粒血综合征和胰腺炎的风险。当患者有严重的高三酰甘油血症[>1000mg/dL(11.3mmol/L)]需要严格的低脂饮食,体重管理和贝特类药物。

生活方式调整和饮食干预

　　对所有血脂紊乱的患者来说,有效生活方式的改变非常必要。同高血压相同,下列改变是有益的:减轻体重、增加运动、减少酒精摄入量、降低饮食中脂肪的含量以及减少食盐的摄入量。这些改变都是相互联系的。毫无疑问,改变饮食和运动水平非常重要,因为它们对高血脂、高血压和高血糖都有影响。

表 8.2　血脂紊乱的起始/调整治疗

	起始剂量 (mg/d)	临床有效剂量 (mg/d)
他汀类		
阿托伐他汀(立普妥)	10	10~80
氟伐他汀(来适可)	20	20~80
洛伐他汀(美降脂)	10~20	20~80
普伐他汀(普拉固)	10~20	10~40
瑞舒伐他汀(可定)	10	10~40
辛伐他汀(舒降之)	10	10~80
氨氯地平/阿托伐他汀 (复合制剂)	5/10	5/10~10/80
贝特类		
非诺贝特(Fenoglide)	40~120	120
非诺贝特(利必非)	50~150	150
非诺贝特(Tricor)	48~145	145
非诺贝特(Triglide)	50~160	160
非诺贝特微粉(Antara)	43~130	130
非诺贝特微粉(Lofibra)	67~200	200
非诺贝特酸(非诺贝酸)	45~135	135
二甲苯氧庚酸(吉非贝齐)	600mg BID	600mg BID
烟酸		
烟酸	1.5g/d	3~4.5g/d
烟酸(烟酸缓释片)	500	1000~2000
胆固醇吸收抑制剂		
依泽替米贝(依折麦布)	10	10
依泽替米贝/辛伐他汀 (维多灵)	10/10~10/20	10/10~10/80
胆汁酸螯合剂		
考来维仑*	3.8g/d	3.8~4.4g/d
考来烯胺	8g/d	16~24g/d
降脂树脂Ⅱ号(考来替泊)	10g/d	20~30g/d
Ω-3脂肪酸		
Ω-3酸乙酯(lovaza)	4 g/d QD/BID	4 g/d QD/BID

注意:在使用他汀或纤维酸治疗之前和治疗8~12周后,要监测血清转氨酶(AST/ALT);之后,要周期性监测,如果 AST/ALT>正常上限值的3倍,要终止治疗;应从药物的包装说明书了解更多处方信息。商品名来源于美国,可能与其他国家的名称略有不同。

*也被批准用于2型糖尿病患者的降糖治疗。

医学营养和运动治疗的起始治疗

当饮食和运动有计划地随着时间改变,会取得良好的效果。生活方式的逐渐改变可带来短期和长期的影响。同管理高血压和控制血糖一样,适度地限制食物摄取并增加运动量会带来快速而积极的反馈,可降

低血脂、血糖和血压水平。用低热量的事物代替高热量和高脂肪的饮食是有益的,如果这样也无法改善血脂水平,那么减少食物的摄入量经常会有所帮助。减少食量10%~20%可减少等量卡路里的摄入。如果这样仍无法改善血脂水平,应尝试严格的饮食控制。这种方法列出了那些不符条件的食物(如红肉)和那些不符条件的饮品(如全脂牛奶)。这种方法的目标是每天减少250~500卡路里,可使体重每月减轻1~2kg。如果每周增加三次运动,每次30分钟,患者每月可额外减少1kg。减少卡路里的同时,也要调整脂肪和食盐的摄入量。因为与同等质量的碳水化合物或蛋白质相比,脂肪可以提供两倍多的卡路里,体重的进一步减轻可通过用碳水化合物和蛋白质代替脂肪来实现。

一般建议包括:

- 脂肪提供的卡路里应小于总卡路里的30%。
- 饱和脂肪酸提供的卡路里应小于总卡路里的7%。
- 脂肪仅限于单不饱和和多不饱和脂肪酸(避免动物和反式脂肪)。
- 肉类每天限制在170g(6盎司)(避免高脂肪肉类)。
- 奶制品仅限于低脂种类。
- 鸡蛋每周限食2~3个。
- 选择全谷物面包。
- 如果有高 TG 血症,避免过量摄入酒精。

这些建议是针对单用 MNT 治疗或将其作为药物治疗的一部分的患者。

医学营养和运动治疗

调整/维持治疗方法

血脂水平的改善应发生在起始治疗的三个月内,治疗应一直持续到总胆固醇和 LDL 胆固醇达到正常水平。应鼓励饮食调整并提高运动水平,从而持续地改善血脂水平。如果血脂水平没有改善,应评估患者的依从性和药物治疗的适应证。应参考血脂紊乱的起始并调整治疗决策路径,选择合适的药物治疗方案,然后根据具体指南进行调整和维持治疗(图 8.4)。

降脂药物治疗

应根据血脂异常的类型选择药物。普遍应用的药物有以下几类:

- 他汀类(辛伐他汀、阿托伐他汀、洛伐他汀、普伐他汀、氟伐他汀、瑞舒伐他汀)被推荐为一线治疗药物——它们通过抑制肝脏 HMG-CoA 还原酶(胆固醇合成的关键步骤),降低胆固醇的生成而发挥作用。

● 胆固醇吸收抑制剂（依折麦布）—通过阻碍人体对食物中胆固醇的吸收，在胃肠道发挥作用。

● 胆汁酸螯合剂(考来维仑、考来烯胺、降脂树脂Ⅱ号)—通过与肝肠循环中的胆汁结合，从而导致血流中来自 LDL 微粒的胆固醇生成胆汁酸减少起到作用。

● 贝特类(非诺贝特、二甲苯氧庚酸、降固醇酸)—通过增加脂蛋白酯酶（降解富含三酰甘油的微粒，如 VLDL)的表达，降低体内三酰甘油水平而发挥作用。

● 烟酸—通过减少肝脏 ApoB 的合成，导致 LDL 和 VLDL 水平的降低；通过增加肝脏 ApoA1 的合成，导致 HDL 水平的升高。烟酸有适度升高血糖的趋势，可使血糖升高 5~10mg/dL(0.3~0.6mmol/L)。

建议使用他汀类药物治疗血脂紊乱是由于大量的心血管研究显示，他汀类药物治疗有降低心血管患病率和死亡率的作用。例外的是，当三酰甘油 ≥ 500mg/dL(5.6mmol/L)时，无论 LDL 水平是多少，应启用贝特治疗，从而降低因高三酰甘油血症所致胰腺炎的风险。治疗前应检查谷丙转氨酶和肌酸激酶的水平，若两者中任一项高于正常高值的三倍多，不应启用贝特类药物。起始治疗的 2~3 周，每周都应与患者联系确定其对药物治疗的反应。尤为重要的是，患者可能汇报与他汀使用相关的肌痛。当一种他汀药物没有引起肌肉疼痛，那么也可尝试其他可供选择的他汀类药物。起始他汀类药物后，在 8 周内应复查肝功能。可考虑将患者转诊至注册营养师和糖尿病教育者，从而巩固患者生活方式的改变。

调节/维持药物治疗

在 3 月后随访时，要测定胆固醇、LDL、HDL 和 TRI 水平，从而鉴别近期的血脂异常。表 8.3–表 8.5 概括了降脂药的临床效力。他汀类药物的剂量应该是特定的，从而使其降低 LDL 的能力最大化。如果治疗已经使血脂达标，应便患者转向维持阶段。继续监测患者血脂水平，每 4~6 个月检测一次。维持治疗 1 年后，可以考虑减少药物。如果患者血脂仍未达标，首先确定血脂异常是否与之前相同。如果与之前相同，应评估患者对制订的处方的总体依从性。应重点评估患者是否改变生活方式，以及是否遵守药物剂量及服用时间。生活方式的改变应由饮食、运动量、体重和血糖水平的改变来体现。如果患者服用药物且遵从生活方式处方，应增加药物剂量直到最大量。如果达到最大剂量，可考虑增加另一种降脂药物。如果首次服用的药物有一定益处，应在增加第二种药物的同时维持第一

种药物的剂量。如果首次服用的药物没有明显疗效，就用另一种类药物代替它。

注意:如果患者出现与之前不同的血脂异常或新增的异常，应根据血脂紊乱的治疗方案(图 8.1)进行治疗方案的调整。

初始的脂质异常(LDL 或 HDL)

如果初始为 LDL 水平升高，患者在 3 个月随访时，可能出现以下情况之一：

● 所有血脂水平都正常。

表 8.3　降低 LDL 的治疗:他汀类药物降低 LDL 的作用

药物	10mg	20mg	40mg	80mg
阿托伐他汀	↓↓	↓↓↓	↓↓↓↓	↓↓↓↓↓
氟伐他汀	–	↓	↓	↓↓
洛伐他汀	–	↓	↓	↓↓↓
普伐他汀	↓	↓↓	↓↓	–
瑞舒伐他汀	↓↓↓	↓↓↓↓	↓↓↓↓↓	–
辛伐他汀	↓	↓↓	↓↓↓	↓↓↓↓

↓，达到 30%；↓↓，达到 40%；↓↓↓，达到 50%；↓↓↓↓↓，> 50%。

注:他汀类药物使 TRI 降低 15%~25%,使 HDL 升高 5%~15%。

表 8.4　降低 LDL 的治疗:贝特类和烟酸的临床效力

药物/剂量	TRI	HDL	LDL
非诺贝特(145mg/d)†	↓23%~55%	↑10%~20%	↓10%~25%*
二甲苯氧庚酸(600mg BID)	↓20%~31%	↑6%~12%	↓0%~5%*
烟酸(2000mg/d)	↓20%~40%	↑15%~30%	↓10%~20%

* 对有Ⅳ型高脂血症所致的三酰甘油升高的患者的治疗，可能升高 LDL 胆固醇。

† 如果温和对待中度肾脏损伤，起始剂量为 48mg/dL。

表 8.5　降低 LDL 的治疗：胆汁酸螯合剂和胆固醇吸收抑制剂的临床效力

药物/剂量	TRI	HDL	LDL
考来维仑(3.8g/d)*	↑5%~10%	↑3%~5%	↓15%~20%
依折麦布(10mg/d)	↓10%~15%	↑1%~3%	↓15%~20%

* 对考来维仑推荐胜于降脂树脂Ⅱ号和考来烯胺的原因，是其对血脂耐受性的改善和积极作用;考来维仑也有糖尿病的适应证(HbA$_{1C}$↓0.5%)。

● 持续升高的 LDL。

● LDL 水平得以改善，但现在三酰甘油升高[>200mg/dL(2.4mmol/L)]。

● LDL 和三酰甘油水平均不正常。

● 降低的 HDL(<40mg/dL)(1.0mmol/L)。

如果 LDL 异常仍是主要问题,应增大他汀药物剂量至最大量。在这种情况下,若仍无明显改善,应考虑加用烟酸。当患者出现烟酸相关性脸红,应减少服药频率,维持药物剂量不变。而且,可考虑让患者在服用药物前 30~60 分钟服用阿司匹林和(或)应用烟酸缓释片。如果仍无改善,可考虑应用胆汁酸螯合剂或胆固醇吸收抑制剂。烟酸作为二线治疗药物,优于依折麦布的原因是研究显示,他汀治疗基础上加用依折麦布可以降低 LDL,但没有额外心血管益处[53,54]。如果 LDL 得以控制,而三酰甘油水平异常 (TRI>200mg/dL 和 HDL<35mg/dL),可加用贝特类和Ω-3 脂肪酸。然而,ACCORD 研究组将他汀类(辛伐他汀)联合贝特类(非诺贝特)与单用他汀类相比,发现前者未降低心血管事件的发生率(如非致命的心肌梗死、致命的心血管事件、非致命的卒中)。如治疗仍不成功,可将其转诊至调脂专家。

初始 LDL/TRI/HDL 异常

如果初始为 LDL 升高合并三酰甘油水平异常,在 3 个月随访时,可出现以下情况:

● 持续升高的 LDL/三酰甘油。

● LDL 水平改善但三酰甘油水平升高[>200mg/dL(2.4mmol/L)]。

● 三酰甘油水平得以改善,LDL 仍异常。

● 所有血脂值均正常。

● HDL<40mg/dL(1.0mmol/L)。

当血脂得以改善时,维持现有治疗。如果没有改善,继续调整药物直至最大剂量。如果起始治疗失败,应更换药物种类。

选取合适药物治疗高血压和血脂紊乱

许多药物治疗和所有饮食改变不仅仅对血脂异常有益(表 8.3~表 8.5)。MNT 对高血压的作用等同于其对糖尿病或胰岛素抵抗的作用。由于血脂紊乱,对脂肪摄入量的进一步调整将会有益于高血糖和高血压。降低血糖接近正常也有助于改善血脂水平,且独立于治疗类型(医学营养、口服药或胰岛素)。

预防和治疗心血管疾病的其他治疗方案的选择

最近,辅助治疗被用于合并糖尿病(与合并有代谢综合征相同)的 CVD 的初级和次级预防。这些治疗中的某些方法被极力推荐为次级治疗的一部分而非必要的初级预防 (如阿司匹林治疗)—基于同行评审研究的证据,然而其他的治疗方法尚没有被充分的调查和接受(如补充叶酸)。最后,在进行任何初始治疗前,提供者都应权衡可能的益处和风险。

鱼油治疗

在鱼油中发现的Ω-3 脂肪酸在治疗高三酰甘油血症方面对贝特类和烟酸起有效替代作用。Ω-3 脂肪酸通过减少肝脏 VLDL 三酰甘油的生成,降低三酰甘油水平。一篇对 26 个临床试验进行的荟萃分析显示,鱼油可有效降低三酰甘油水平达 30%并不伴有 HbA_{1C} 的明显变化[55]。非农场养殖的多脂鱼富含Ω-3 脂肪酸系列的二十碳五烯酸 (EPA) 和二十二碳六烯酸 (DHA)。AHA 建议,未患心血管系统疾病(CHD)的患者每周至少食用两次多脂鱼(湖红点鲑、深海鲑鱼、长鳍金枪鱼),因为大量流行病学和临床数据都支持它们有降低 CVD 风险的作用[56]。值得注意的是,某些多脂鱼有高含量的汞和其他污染物。对于确诊为 CHD 的患者,建议增加食用和(或)补充多脂鱼,保证每天 1g EPA 和 DHA 的摄取。对仅有高三酰甘油血症的患者(>200~400mg/dL 或 2.3~4.5mmol/L),认为补充 EPA 和 DHA 至 2~4g/d 可以降低三酰甘油水平。在 2009 年,FDA 批准来源于鱼油的唯一处方药—Ω-3 多不饱和脂肪酸可用于治疗高三酰甘油血症(≥500mg/dL)。

阿司匹林治疗

阿司匹林阻碍了血栓烷素的合成,血栓烷素有强有力的血管收缩和促血小板聚集作用。之前的许多试验证实,阿司匹林有明显的心肌梗死、卒中和心血管事件死亡率的保护作用[57]。然而近几年,阿司匹林对心血管事件的初级预防作用变得不那么清晰[58,59]。此外,长期低剂量阿司匹林的服用会带来某种健康风险,包括出血性卒中和胃肠道出血[60]。

● 对于心脏病的初级预防,指南推荐除非有禁忌证,对于有 1 型或 2 型糖尿病且有 1 个心血管危险因素(男性>50 岁,女性>60 岁)的患者,应该在他们家庭医生的指导下, 每天服用低剂量的阿司匹林 (75~162mg)。

● 对于男性<50 岁,女性<60 岁,有糖尿病和其他危险因素的患者,需根据临床决定阿司匹林是否用于 CVD 的初级预防。如果患者 10 年风险分数(Framingham)>10%, 他们仍可能从每天低剂量的阿司匹林治疗中获益[61,62]。

- 对于次级预防,有糖尿病和 CVD 病史的患者建议除非有禁忌证,应在家庭医生的指导下每天服用低剂量的阿司匹林(75~162mg)。

应考虑用肠溶片使胃肠道的副作用降到最低。下面是使用阿司匹林的禁忌证:

- 目前抗凝或抗血小板治疗(华法林、氯吡格雷、伊诺肝素、肝素)。
- 对阿司匹林、其他水杨酸盐或其他已知的阿司匹林过敏(包括阿司匹林过敏性哮喘)。
- 出血性疾病史(如血友病)或出血倾向(如鼻出血)。
- 活动性肝脏疾病,肝硬化、肝炎、ALT 水平在正常上限的 2.5 倍以上。
- 最近有大量消化道出血病史(如出血、溃疡)。
- 月经量过多。
- 近期在 2 个月内有重大创伤或手术。
- 妊娠或计划妊娠。

激素替代疗法

激素替代治疗,包括雌激素或联合应用孕激素和雌激素常被用于改善妇女更年期病症(潮热、阴道干燥和骨质疏松)。几个观察性临床研究显示在绝经后妇女中,激素替代疗法与降低 CVD 的发病率和死亡率有显著相关性。这看似对患有糖尿病的女性有临床重要性,因为与没有糖尿病的女性相比,她们有更高的 CVD 患病率。然而,在两个大型随机临床试验中(心脏和雌激素/孕激素替代研究及女性健康倡议),对研究中患有糖尿病的女性进行亚组分析,未发现替代治疗的长期心血管益处[63,64]。因此,SDM 建议不应该基于预防 CVD 的意图,对绝经后女性进行激素替代治疗,必须权衡长期补充雌激素引起的轻微增加子宫内膜癌和乳腺癌的风险。激素替代治疗的禁忌证包括:妊娠,已知或疑似乳腺癌,已知或疑似由于雌激素而导致的肿瘤,不正常的阴道出血、血栓性静脉炎或血栓栓塞疾病。

心血管疾病的营养治疗

抗氧化剂的补充

维生素 C 和 E 及 β-胡萝卜素作为体内的抗氧化剂,可以清除催化许多细胞组分氧化的自由基而发挥作用。然而,抗氧化治疗与 CHD 之间的关系并未明确,认为它与抑制 LDL 胆固醇的氧化有关。在动脉壁,好像只有 LDL 胆固醇被氧化后才能被巨噬细胞吞噬,导致动脉硬化。糖尿病患者更易发生 LDL 胆固醇的氧

化,这可能是解释这些个体 CVD 患病风险增高的一个因素。由于大型的安慰剂对照研究未能证实补充高剂量维生素 E 对 CVD 有益[34],SDM 建议患者避免专门补充维生素 E,相较而言,可以考虑每天补充多种维生素。

叶酸的补充

叶酸、维生素 B_6 和维生素 B_{12} 在较小程度上被认为有预防心血管疾病的作用,因为它们有降低同型半胱氨酸水平的能力。同型半胱氨酸是一种由蛋氨酸在肝脏代谢产生的氨基酸。叶酸、维生素 B_6 和维生素 B_{12} 对同型半胱氨酸向其他氨基酸代谢转换至关重要,且已证实它们可以有效地降低同型半胱氨酸的水平。同型半胱氨酸水平升高是冠心病的一个独立危险因素[65]。当前,SDM 不推荐常规检测同型半胱氨酸水平。对已确诊为 CVD 的患者缺乏其他危险因素时,应考虑同型半胱氨酸的水平。如果升高(高于正常实验室参考值范围),推荐每天补充叶酸 0.4~1mg。除非同型半胱氨酸水平确实升高,否则不建议补充叶酸预防 CVD。补充叶酸后 8~12 周,应进行同型半胱氨酸水平的检查,明确治疗是否有效。

微血管并发症

微血管疾病,是由 DM 引起的三种常见严重疾病的潜在机制,包括视网膜病变、肾病和神经病变。

糖尿病微血管并发症的主要原因是血糖控制不佳[66]。特别的是,并发症的风险—微血管和大血管病变在较小程度上与先前的高血糖有关[67]。一个研究显示,2 型糖尿病患者的 HbA_{1C} 下降 1%,微血管和大血管并发症的风险分别降低 37% 和 21%[67]。

促进微血管并发症进展的另一因素可能与研究者 Michael Brownlee[68] 提出的"一个统一机制"有关,该理论认为,高血糖通过线粒体电子传递链生成过量超氧化物,从而触发高血糖诱导血管并发症的所有主要途径。总之,氧化应激可能也在微血管并发症的发展中发挥作用。血糖水平异常是如何引起氧化应激的仍在研究中,但是研究显示急性血糖波动(如饭后或血糖波动期间)比慢性持续的高血糖有更大的如前所述的触发作用[69]。

不论是视网膜病变、神经病变或肾病,这些糖尿病并发症都归咎于微血管病变,它们有着相似的危险因素[70]。这些危险因素如下:

- 在流行病学研究中,高脂血症与视网膜的硬性

渗出和增殖性视网膜病变的发展有关。

● 高血压与大量白蛋白尿进展的风险增加有关。

● 醛糖还原酶水平增加,细胞内山梨糖醇积累形成渗透压力,导致微血管并发症。

● 作为评价糖尿病病情不稳定的血糖波动的平均振幅升高。

肾脏疾病

根据美国国家糖尿病、消化和肾脏疾病研究所统计,在美国,多达 2000 万糖尿病患者可能有肾脏疾病。肾脏疾病是糖尿病的严重并发症,是终末期肾病(ESRD)的主要原因。超过 40%的 1 型糖尿病患者(大约 300000)在确诊后的 20 年内会进展为明显的糖尿病肾病[71]。对于 1 型糖尿病患者,在确诊后 5 年内发展为明显的糖尿病肾病是很罕见的,这 5 年常常被称作"沉默期"。大约 10%的 2 型糖尿病患者(800000)发展为明显的糖尿病肾病,然而研究显示,当 2 型糖尿病患者病程超过 25 年,他们的糖尿病肾病患病率将与 1 型糖尿病相同[66]。许多确诊为显著肾脏疾病的患者将会进展为 ESRD,需要透析(或肾移植)。在美国,45% ESRD 患者有糖尿病,这些患者中 60%有 2 型糖尿病,40%有 1 型糖尿病[72]。糖尿病性终末期肾病的发病率在过去 10 年以指数增长,主要是因为 2 型糖尿病患者进展为 ESRD 数量的增高。不足为奇的是,患糖尿病高风险的人群,同样也有较高的 ESRD 患病率。非裔美国人和印第安人患糖尿病风险更高,他们与高加索人相比,发展为 ESRD 的概率高出 3 倍[72]。

糖尿病肾病的发病机制和阶段

糖尿病肾病来源于肾脏损伤的形成。糖尿病肾病的潜在发病机制仍不明确,但是涉及高血压、高血糖和蛋白尿的联合作用。糖尿病肾病的特点是与肾病发生发展相一致的独特的形态学和生化改变。扩大的肾小球膜(由系膜细胞和细胞外基质组成,对肾小球毛细血管袢有支持作用)是最显著的形态学改变。血糖水平的升高已被证实可增加胶原蛋白、纤连蛋白和层粘连蛋白在系膜细胞外基质的生成,导致系膜基底膜显著增厚[73,74]。这种增厚会压缩肾小球毛细血管,改变肾小球内的血流动力学。其他变化包括毛细血管表面积显著损失和细胞外基质硫酸肝素含量的减少等。

糖尿病肾病进展的各个阶段的特点是大量白蛋白"溢出"至尿液中。最早阶段,即糖尿病肾病初期,以低水平的尿白蛋白为特点(被称为微量白蛋白尿)。研究表明,微量白蛋白尿是进展至下一阶段的最好预警,下一阶段被称为显性糖尿病肾病[75]。白蛋白不仅是糖尿病肾病进展的标志物,而且似乎可以直接损伤肾小球。由初始阶段进展至显性糖尿病肾病,通常需要几年时间。大约 80%有微量白蛋白尿的患者可进展为显性糖尿病肾病(蛋白尿)。显性糖尿病肾病以大量白蛋白尿为特点,可通过标准的尿液分析试纸检测到尿蛋白。随着糖尿病肾病病情进展,致使肾功能不全发生,导致血肌酐水平升高。通常情况下,显性糖尿病肾病历时 3~15 年可进展为肾衰竭或 ESRD。ESRD 以严重的蛋白尿和氮质血症为特征,由血液中高水平的尿素氮和肌酐引起。在这种情况下,应考虑开始肾脏替代治疗(透析)和(或)肾移植。在这时,透析和(或)肾移植是糖尿病肾病的唯一解决方法,但它们并不理想,因为患者在经受这些治疗时有与之相关的高死亡率。

糖尿病肾病的检测

最近证据表明,肾脏疾病可能先于糖尿病发生,或者它的出现可能是持续高血糖的结果。通常称其为糖尿病肾病,从而与其他形式的肾脏疾病区别开来(如 IgA 肾病),它是糖尿病的严重并发症和 ESRD 的主要原因。这部分的目的是明确糖尿病肾病、血糖和血压之间的关系。此外,该部分还概括了当前糖尿病肾病的护理评估、诊断和治疗。关键点如下:

● 筛查并早期发现糖尿病肾病是关键。

● 对高血压和高血糖的管理将显著减慢糖尿病肾病的发生发展。

糖尿病肾病的发展与高血压之间的相互关系在多年前已被人们认识[76,77]。高血糖和血脂紊乱(在较小程度上)被认为是糖尿病肾病的危险因素并参与了其发生机制[78,79]。因此,预防或延缓糖尿病肾病发生发展的治疗,最根本是对高血糖、高血压、血脂异常的管理。

常见的临床表现

尽管肾脏疾病没有特殊的潜在临床征象,也应该注意糖尿病肾病的危险因素。血糖控制不佳、高血压、糖尿病视网膜病变、低密度脂蛋白胆固醇升高和病程大于 5 年都是糖尿病肾病的预测因子。

高血糖和糖尿病肾病

DCCT[78]显示在 1 型糖尿病中,若血糖维持接近正常,可大幅降低肾脏疾病的发生频率和严重程度。在初级预防队列中,强化代谢控制导致微量白蛋白尿的风险降低 39%;次级预防队列中,大量白蛋白尿的风险降低 54%（研究之初受试者有微量白蛋白尿）。在 UKPDS 中，2 型糖尿病患者经过严格的管理后亦出现相似的风险降低[80]。在 ACCORD 试验中，强化血糖控制可推迟蛋白尿的出现[81]。其他研究也表明葡萄糖水平升高具有预测作用，其可成为微量蛋白尿和大量蛋白尿的一个主要风险因素[74,82]。因此，接近正常的血糖水平的维持对预防糖尿病肾病及减缓其进展是必需的。

高血压、血脂紊乱和糖尿病肾病

1 型糖尿病患者患高血压的原因通常与 2 型糖尿病患者不同。在 1 型糖尿病中，高血压常与潜在的肾脏疾病相关。在 2 型糖尿病患者中，肥胖和胰岛素抵抗（即使没有肾脏疾病）被认为是罹患高血压的关键环节。然而，在 1 型和 2 型糖尿病中，高血压一直是糖尿病肾病发生和发展的一个主要因素。微量白蛋白尿协作研究小组的研究[83]表明，高血压随尿蛋白水平的上升而出现，这种现象即使白蛋白水平在正常范围内也会发生[白蛋白/肌酐（A/C）比值< 30mg/g，< 30mg 白蛋白/ 24h，或白蛋白排泄率< 20μg /min]。高血压可能在糖尿病肾病的发病机制中发挥作用，因此积极治疗高血压对预防糖尿病肾病至关重要[1 型和 2 型糖尿病患者治疗肾病的标准与无糖尿病的患者不同，这些标准在实践指南（表 8.6）和此节中均有总结]。

在糖尿病中，血脂异常通常与蛋白尿有关。高浓度的总胆固醇、低密度脂蛋白和三酰甘油以及降低的高密度脂蛋白水平似乎均为糖尿病肾病发展的风险因素。血脂异常在糖尿病肾病发生和发展中的确切作用尚不明确。然而，治疗血脂异常是治疗糖尿病肾病的一个重要方面。

肾病、2 型糖尿病和代谢综合征

在确定 2 型糖尿病患者发生肾衰竭的病因时，研究者依旧质疑肾脏疾病是否先于糖尿病发生。由于普遍认为肾脏疾病来源于糖尿病，现在一般认为肾脏疾病是代谢综合征的一部分。代谢综合征包含几个相互联系的功能紊乱：高血压、血脂紊乱、高血糖和肥胖。肾脏疾病是糖尿病的结果、并发症或是先兆，那真的重要吗？答案是只有在临床决策依赖于紊乱的先后顺序时才有关系。当这些并发症中的任何一个出现时，SDM 方法用于其他并发症的筛查。

糖尿病肾病的筛查和诊断

一般来讲，糖尿病肾病的诊断依赖于尿中持续升高的白蛋白水平。异常的肾小球滤过率（GFR）是

表 8.6　肾脏疾病实践指南

筛查	A/C 比率
	1 型糖尿病：确诊后 5 年，之后每年一次
	2 型糖尿病：确诊时，之后每年一次
危险因素	• 高血压（BP>130/80mmHg）
	• A_{1C}>7%
	• 慢性肾病家族史
	• 吸烟
	• 糖尿病病程>5 年
	• 高血压和（或）血脂紊乱家族史
	• 美国印第安人或阿拉斯加土著人、非裔美国人、亚洲人、夏威夷当地人或其他太平洋岛民、西班牙裔或拉丁裔
诊断	
微量白蛋白尿	随机 A/C 比率为 30~300mg/g（首选的方法），检测 3 次中有 2 次符合
	对微量白蛋白尿敏感的白蛋白专用试纸可用于筛查；用 A/C 比率去验证所有阳性试纸
大量白蛋白尿	A/C 比率>300mg/g 或试纸蛋白显示阳性
	注：总蛋白与肌酐的比率是可以接受的，当 A/C 比率>500~1000mg/g
糖尿病肾病	eGFR<60mL/min/1.73m²，持续至少 3 个月和（或）有肾病标志物
	CKD 的分期基于 eGFR
治疗选择	ACEI 或 ARB（有或没有高血压）；需要多种类型的降压药物控制血压
目标	对血糖和血压的治疗需达到
	• BP<130/80mmHg（SMBP<125/75mmHg）
	• A_{1C} <7%
	• 可接受 GFR 下降<0.2mL/min/month
自我监测	SMBP 和 SMBG 同时调整治疗方案
随访	• A/C 比率每 6~12 个月一次
	• 血肌酐每年一次
	• eGFR；当 eGFR<60，考虑咨询内分泌专家、糖尿病专家或肾病专家
	• BUN 每年一次（伴蛋白尿的患者）

A_{1C}，血红蛋白 A_{1C}；A/C，白蛋白与肌酐比值；ACEI，血管紧张素转换酶抑制剂；ARB，血管紧张素 Ⅱ 受体阻滞剂；BP，血压；BUN，血清尿素氮；eGFR，肾小球滤过率估计值；SMBP，自我血压监测；SMBG，自我血糖监测。

另一个指标。所有新诊断的糖尿病患者都应开始用 A/C 比率筛查微量白蛋白尿（图 8.3）。临床医生需要了解和评估在样本收集时会影响尿白蛋白水平的潜在污染的情况。这些包括尿路感染（UTI）、血糖控制不佳、发烧、血尿、充血性心力衰竭、极端高血压和阴

道分泌物污染。这些情况可以升高白蛋白水平。初期糖尿病肾病是以微量白蛋白尿为特征的,用试纸对蛋白尿的检测来确诊初期糖尿病肾病是不够的,因为试纸对检测低水平的白蛋白不敏感。因此,所有阴性的蛋白试纸必须进行微量白蛋白尿的实验室检测。

SDM 推荐采用随机尿样进行蛋白尿筛查,因为其敏感性较高,方便患者且搜集样本灵活。考虑到溶解剂浓度的多样化和样本搜集的时间不同,所有对随机尿样白蛋白的检测均应用尿肌酐进行校正。因为每天尿中白蛋白的水平都是变化的,为了诊断微量白蛋白尿,需要 3 次检验中至少 2 次阳性结果才能确诊。24 小时尿液搜集被认为是蛋白尿筛查的"金标准"。这个试验可能被用于筛查和诊断蛋白尿,但由于对患者的不便和对样本搜集精确度的担忧(如忘记采集),它没有被推荐。

在许多情况下,初期或显性糖尿病肾病的出现均与潜在的高血压有关。血压升高是肾病的反应,但也可能是糖尿病肾病发生机制的一部分。大部分患者是没有症状的,但时有报道出现头痛、眩晕或视物模糊的症状。高血压的危险因素包括肥胖、内脏脂肪、胰岛素抵抗(表现为高胰岛素血症)、高脂血症、高血压家族史、缺乏锻炼、吸烟和年龄大于 50 岁。非裔美国人和西班牙裔为高血压高风险的特殊人群。作为良好糖尿病管理的一部分,在每次访视时需进行血压监测,有任何高血压的证据都应积极治疗。

估算的肾小球滤过率

估算的 GFR(eGFR)的测定是诊断性测定肾功能的替代和补充(框 8.1)。目前,eGFR 是评估肾功能的标准。1 型糖尿病时,由于葡萄糖诱导的高滤过,渗透作用和增高的血压,GFR 通常会升高。新诊断的 2 型糖尿病患者的 GFR 是多变的。GFR 通过跟随放射性标记物的尿液清除率得以测量。因为这种方法在常规操作中的可操作性不强,eGFR 得以发明。在普通人群中,正常情况下,GFR 的降低应小于 0.03 mL/min/month;糖尿病患者可接受的限值是小于 0.2 mL/min/month。慢性肾病的定义是 GFR 小于 60 mL/min/1.73m²,并持续至少 3 个月。在表 8.7 中列举了慢性肾脏疾病的五个阶段。

肾脏疾病饮食调整(MDRD)研究公式是肾病学家推荐的确定 eGFR 的方法[84]。最近几年,更多实验室无意识地将 eGFR 纳入到报告中。如果无法得到,eGFR 可以通过 http://nephron.com 网页上的 MDRD 计算器

框 8.1 估算肾小球滤过率

方法 1:肾脏疾病饮食调整(MDRD)[84]研究公式 *

186×(血肌酐,以 mg/dL 为单位)$^{-1.154}$×(年龄,以年为单位)$^{-0.203}$×(0.742,如果为女性)×(1.21,如果为非裔美国人)=估算的肾小球滤过率(GFR)(mL/min/1.73m²)

例—65 岁的女性高加索人,血肌酐水平为 1.3mg/dL:

186×(1.3)$^{-1.154}$×(65)$^{-0.203}$×0.742=44mL/min/1.73m²

注:在网上 www.nephron.com 有计算公式

 * 这个简短的 MDRD 公式不需要血尿素氮或白蛋白水平。

方法 2:Cockcroft-Gault 公式[85]

[(140-年龄,以年为单位)×(体重,以 kg 为单位)]/(72×血肌酐)=估算 GFR(mL/min/1.73m²)†

例—65 岁体重 70kg,血肌酐 1.3mg/dL 的女性:

[(140-65)×(70)]/(72×1.3)×0.85=48mL/min/1.73m²

† 若为女性乘以 0.85。

注:估算 GFR 不建议用于儿童或老年患者,或肌肉量改变(截肢)、营养不良或严重肥胖者;用 24 小时肌酐清除率取代。

简单计算获得。MDRD 公式被证实是 18~70 岁人群精确估算 GFR 的方法,不适用于儿童或老年患者。而且,MDRD 公式计算 eGFR 不适用于有肌肉量改变的患者,如截肢、骨骼肌失用者或严重肥胖者。

肌酐清除率

肌酐清除率提供了一个测定肾功能的方法,被认为是 GFR 的评估指标。肌酐由骨骼肌产生,来源于肌酸的自发性循环,然后释放入血,并由肾脏排出。这个内生来源的肌酐与肌肉质量成比例,且随着年龄和性别发生变化。然而,在没有肾病的情况下,任何个人的肌酐清除率都是相对稳定的。肌酐清除率通过检测尿液或血清中的肌酐,使用 Cockcroft-Gault 公式[85]计算获得。小于 40 岁男性,尿肌酐清除率的正常参考值范围是 90~140mL/min/1.73m²;小于 40 岁女性,尿肌酐清除率的正常参考值范围是 80~125mL/min/1.73m²[86]。一般情况下,仅检测血清(或血浆)中的肌酐水平。血肌酐的正常参考值范围是 0.8~1.5mg/dL(70~130μmol/L)。与 GFR 相比,在 1 型糖尿病确诊时,由于肾小球的高滤过,血肌酐水平通常很低 [0.8mg/dL(70μmol/L)]。初期或显性糖尿病肾病患者通常维持血肌酐水平在正常范围。随着糖尿病肾病进展至终末期肾衰竭时,血肌酐会相应地升高大于 2.0mg/dL(180μmol/L),这会持续升高至大于 10mg/dL(880μmol/L),预示着肾

表 8.7　慢性肾病的分期 * 和建议措施

分期	GFR(mL/min/1.73m²)	描述	建议措施
1	90	GFR 正常或升高,有肾脏疾病的证据	诊断并治疗并发症
2	60~89	GFR 轻度升高	监测进展;治疗并发症;考虑转诊至肾病专家
3	30~59	GFR 中度升高	监测进展;治疗并发症†;考虑转诊至肾病专家
4	15~29	GFR 重度升高	为患者透析做准备,治疗并发症†
5	<15	肾衰竭	透析或移植;治疗并发症†

* 慢性肾病的定义是肾小球滤过率 (GFR)< 60mL/min/1.73m² 至少持续 3 个月,和(或)存在肾脏损害证据(蛋白试纸阳性,白蛋白与肌酐比率>30mg/g)。

† 并发症包含对高血压和高血糖的积极治疗,从而减缓肾病的进展。

Adapted from National Kidney Foundation Kidney Disease Outcome Quality Initiative Advisory Board Guidelines.

功能的衰竭。

糖尿病肾病的治疗

　　糖尿病肾病不能被治愈。然而,越来越多的证据证实糖尿病肾病的起始可以被推迟且其进展可以被延缓(图 8.5 和表 8.8)。接近正常的血糖控制和高血压的积极治疗是管理糖尿病肾病的可用的两个最重要治疗选择。第 4 和第 5 章提供了糖尿病个体达到和维持代谢控制的指南。对于确诊糖尿病肾病的患者,维持接近正常血糖(HbA$_{1C}$ 在正常上限的 1% 以内)最重要。

高血压的治疗

　　积极治疗高血压对于推迟糖尿病肾病发病和延缓其进展是必需的。实践指南和决策路径已经阐述了高血压的评估、诊断和治疗标准。简单来说,高血压管理始于合适的 MNT 伴生活方式的改变。特定的饮食变化包括限制加工食品的食用、减少饮食中钠的含量并限制饮酒。生活方式的改变包括增加活动/运动和戒烟。在

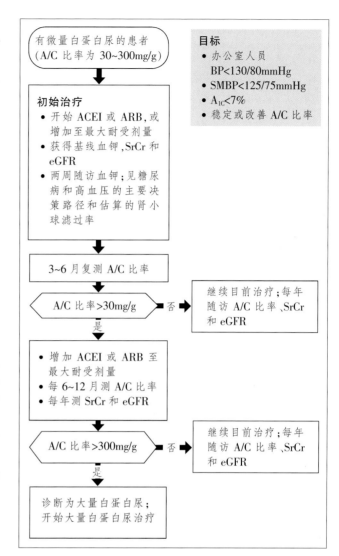

图 8.5　微量白蛋白尿的治疗。A$_{1c}$,血红蛋白 A$_{1c}$;A/C,白蛋白与肌酐比值;ACEI,血管紧张素转换酶抑制剂;ARB,血管紧张素 Ⅱ 受体阻滞剂;BP,血压;eGFR,肾小球滤过率估计值;SMBP,自我血压监测;SrCr,血肌酐。

表 8.8　糖尿病肾病患者口服药物的选择

血肌酐	口服药物
>2.0mg/dL(>180μmol/L)	DPP-4 抑制剂减量,美格里替尼或噻唑烷二酮
1.4~2.0mg/dL(120~180μmol/L)	α-糖苷酶抑制剂和 DPP-4 抑制剂减量,美格里替尼、磺脲类或噻唑烷二酮
<1.4mg/dL(<120μmol/L)	所有口服药

DPP-4,二肽基肽酶 4 型。

家里和在工作时监测血压 (SMBP)可能提供必要的临时数据,从而确定生活方式的改变是如何起作用的。

如果 MNT 不能很好地控制血压,应开始 ACEI 或 ARB 的单药治疗。大型前瞻性临床研究显示,ACEI 和 ARB 可延缓肾病的进展[87-89]。最大的、控制最严格的研究之一,即 ONTARGET,有超过 25000 名患者被随机分至三个治疗组:替米沙坦(ARB 类)、雷米普利(ACEI 类)或两药物的联合治疗[90]。一年多后,调查人员发现在主要的血管相关结局中(心衰的住院治疗,中风,心肌梗死或心血管事件引起的死亡),替米沙坦与雷米普利的作用相当。然而,联合使用药物会产生更多的不良事件(如肾脏功能障碍、低血压、晕厥),没有增加益处。类似的检测对 RAS 双重阻碍作用的研究进一步证实了 ONTARGET 的结果[91-93]。

服用 ACEI 的患者比服用 ARB 的患者出现咳嗽和血管水肿的概率更高[90]。如果患者服用 ACEI 时出现咳嗽的副作用,应考虑将药物更换为 ARB。如果单用 ACEI 或 ARB 治疗不足以降低血压,应添加其他降压药物,包括钙通道阻滞剂、β 受体阻滞剂、利尿剂或 α 受体阻滞剂。值得注意的是,ALLHAT[46]研究证实噻嗪类利尿剂氯噻酮和 ACEI 类药物赖诺普利的终末期肾病发生率没有明显不同。因此,噻嗪类利尿剂应考虑与 ACEI 或 ARB 联合治疗,或当这两类抗压药物有使用禁忌证时使用。

治疗血脂紊乱

血脂异常通常与早期糖尿病肾病有关。尤其是低密度脂蛋白和三酰甘油水平升高是微蛋白尿的预测因子。血脂异常应积极治疗,建议呼吁增加体力活动,且脂肪摄取不超过总热量的 30% (饱和脂肪酸<10%)。如果饮食计划、锻炼和生活方式的调整并不足以达到接近于正常的血脂水平,应启用药物改善血脂水平。他汀类药物、烟酸、纤维酸衍生品(非诺贝特和二甲苯氧庚酸)和胆酸联合树脂(降脂树脂Ⅱ号和考来烯胺)都是存在糖尿病时可行的治疗血脂异常的选择。值得注意的是, 烟酸有轻微提高血糖 5~10mg/dL (0.3~0.6 mmol/L)的倾向。

饮食中蛋白质的调整

在动物实验和人体小型队列研究中,低蛋白饮食已被证明有保护肾脏和延缓显性糖尿病肾病(大量蛋白尿)进展的作用。到目前为止,还没有确凿的证据表明低蛋白饮食可以延缓早期糖尿病肾病 (微量白蛋白尿)向显性糖尿病肾病的进展。假说认为饮食中过多蛋白质可导致肾小球高滤过、肾血管舒张和肾小球内

压力的改变,所有这些都与蛋白尿有关。ADA[17]推荐对于肾脏疾病早期阶段的个体饮食中蛋白质摄入量为 0.8~1.0g /kg(体重)/d,或大约 10%的总热量摄取,对于大量蛋白尿(显性肾病)的个体按 0.8g /kg(体重)的蛋白质摄入量。对 GFR 急剧下降的患者可进一步减少蛋白质摄入至 0.6g/kg(体重)。初步证据表明,蛋白质来源,植物与动物相比在观察到的具有肾保护作用的低蛋白饮食中发挥更重要作用。植物蛋白可能更有益,动物蛋白更有害。在做任何结论之前需要更多的研究。

眼部并发症

糖尿病是 20~74 岁人群法定盲(最佳矫正视力为 20/200 或以下)的主要原因[94]。所有病程超过 30 年的 1 型糖尿病个体大约 12%有法定盲,病程超过 15 年的绝大多数 2 型糖尿病个体有一些与糖尿病相关的眼部并发症[95,96]。视网膜病变、白内障和青光眼构成了三个主要由糖尿病引起的眼部并发症。这些并发症单独或联合都可能导致法定盲。糖尿病患者主要关注的是视网膜病变,它的特点是视网膜血管化的改变。糖尿病视网膜病变完全或至少部分构成了大约 85%的法定盲(严重的视力下降使驾驶和其他日常活动变得不可能)。青光眼和白内障失明是 2 型糖尿病患者法定盲的主要原因,糖尿病视网膜病变确诊时年龄的年轻化使其受到更大的关注。

这部分的目的是详述糖尿病眼部并发症和高血糖症之间的关系,概述当前糖尿病性视网膜病变的护理评估、诊断和治疗的标准以及咨询眼部护理专家的标准和时限。要点如下:

- 筛查和早期发现糖尿病视网膜病变是关键。
- 正确地发现并治疗糖尿病视网膜病变、高血糖和高血压(和较小程度上的血脂异常)可大大延缓它们的发生和进展。

高血糖和视网膜病变

在几年前已经证实,1 型糖尿病患者的糖尿病视网膜病变是高血糖的结果[90,91]。血脂异常与糖尿病视网膜病变的发病机制的相关性仍不明确,但认为它是其发展的一个危险因素。目前预防糖尿病视网膜病变的发病或减慢其进展主要是通过常规筛查、早期发现和强化管理高血糖和高血压。

在持续 9 年的 DCCT 研究中[78],强化代谢控制(糖化血红蛋白大约在 7%)可使 1 型糖尿病患者的视网膜

病变风险降低76%,且可延缓视网膜病变的进展。早期的 Kroc 研究发现[97,98],强化胰岛素治疗与常规胰岛素治疗相比,在延缓非增殖性糖尿病性视网膜病变(NPDR)的进程方面,在1~2年内未显示明显改善。这个现象也在 DCCT 研究的前2年被发现并强化了这一概念,即长期,而非短期对血糖接近正常化的控制对延缓糖尿病性视网膜病变的发展至关重要。UKPDS小组[80]证明,改善血糖控制对减少2型糖尿病患者的糖尿病视网膜病变风险有益。此外,流行病学数据强烈支持2型糖尿病患者血糖水平和糖尿病视网膜病变风险之间的正相关关系。最近,ACCORD 研究表明,与对照组相比,患者在强化的血糖控制下视网膜病变进展的风险降低33%[99]。因此,维持血糖水平接近正常对预防这两种类型糖尿病的糖尿病性视网膜病变非常重要。

一般来讲,未确诊的糖尿病个体或糖尿病控制不佳者由于血糖水平的变化会出现视力模糊。不定期的高血糖改变眼部葡萄糖代谢,会导致晶状体形状的变化。这些变化可能改变视敏度,使视力波动成为糖尿病的警告信号。相比之下,持续的高血糖可导致更严重的长期的糖尿病性视网膜病变相关并发症。有关糖尿病视网膜病变的威斯康星州流行病学研究(WESDR)表明,糖化血红蛋白水平与糖尿病视网膜病变的发病率有明显的正相关关系[100]。这个研究还表明,建立接近正常的血糖控制与显著降低 NPDR 向更严重的增生性糖尿病视网膜病变(PDR)发展的风险相关。

葡萄糖水平升高是如何诱发糖尿病视网膜病变发生和发展的仍不完全清楚。有人认为,山梨糖醇(来源于多元醇通路中的醛糖还原酶对过多的葡萄糖的代谢)在眼睛中的积累可能导致视网膜病变[101]。最近,高血糖诱导激活蛋白激酶 C-β(PKC-β)被认为在糖尿病微血管并发症的发展中起作用,包括糖尿病视网膜病变。鲁伯斯塔的研究显示,一种抑制 PKC-β 的化合物,显示其存在减少糖尿病引起的视力丧失的潜力。PKC-β 抑制剂和鲁伯斯塔也被研究用于治疗肾病和神经病变。FDA 审阅了鲁伯斯塔,但在其获得药物批准前还需更多的长期研究。

高血压和糖尿病视网膜病变

已证实高血压在糖尿病视网膜病变的发生和发展中起作用。高血压导致血流的增加被认为是损害了肾脏的毛细血管床。许多研究已开展,以确立高血压和糖尿病性视网膜病变之间的关系,但结果是不一致的或没有做出结论。2型糖尿病中高血压和糖尿病性视网膜病变的相关性已在 UKPDS 中被证实[102]。"严格"高血压控制组与"较松"高血压控制组相比,减少了34%的糖尿病性视网膜病变患者的进展。然而,糖尿病中适当的血压控制试验显示,糖尿病视网膜病变进展在严格控制血压组和适中控制血压组两组间无显著差异[103]。最近,ACCORD 研究表明,患者在强化的血压控制组与标准的血压控制组相比,未显著降低视网膜病变进展的风险[99]。

糖尿病视网膜病变与血脂紊乱

与高血压类似,血脂与糖尿病视网膜病变的发病机制的关系尚不清楚。在糖尿病视网膜病变的早期治疗研究(ETDRS)中,血脂异常,尤其是三酰甘油和低密度脂蛋白胆固醇升高,与形成硬(脂)渗出液的风险增加相关[104]。这些硬渗出液通常出现在黄斑区,与黄斑水肿有关。

糖尿病视网膜病变的分期

糖尿病视网膜病变是与糖尿病有关的主要眼部并发症。糖尿病视网膜病变的发病机制尚不清楚。持续高血糖与糖尿病视网膜病变的发生和发展相关,但血糖升高的确切作用还有待阐明。糖尿病性视网膜病变实际上包含一系列的视网膜异常,根据视网膜损伤的严重程度对其进行了分期(表8.9)。

第一阶段是早期 NPDR,以视网膜微动脉瘤、出血点、硬脂质渗出液和黄斑水肿为特点。下一阶段称为中度到重度的 NPDR,特点是棉絮斑(软渗出液提示局部小动脉的关闭)、静脉畸形和视网膜内微血管异常(在视网膜的缺血区域扩张的毛细血管)。

最严重的阶段被称为 PDR。这一阶段的特点是新生血管化的发展。供应视网膜血流量的新血管是脆弱的,易破裂。基于形成部位的不同,新血管分为两个截然不同的类别。视乳头上的新生血管(NVD)位于视神经头,其他地方的新血管(NVE)破裂的风险更大。新生血管的范围和位置以及视网膜前或玻璃体积血的出现确定增殖性视网膜病变的严重程度。广泛 NVD(>1/3 视盘直径)和(或)NVE 伴随玻璃体积血被认为具有丧失视力的高风险。

视力障碍的各种机制与糖尿病视网膜病变的相关性已被明确证实。中心视力损伤通常涉及黄斑水肿,它是指由于泄漏的组织液和脂蛋白从异常的视网膜脉管系统的渗出,导致视网膜肿胀而引起。黄斑水

表 8.9　糖尿病性视网膜病变的分期

分期	病变	临床表现
早期 NPDR	微动脉瘤	小的红色斑点,通常以点状模式存在
	出血点	内核层红色的、圆形的或污点状斑点,或神经纤维层呈火焰状斑点
	硬(脂)性渗出	呈淡黄色的斑点或斑块的脂质–血浆蛋白混合物
中度至重度 NPDR(增殖前期)	棉絮斑(软性渗出)	呈白色斑点或斑块的肿胀的神经纤维的轴浆和细胞器,提示局部性视网膜的缺血梗死
	静脉异常	呈珠状或环状的视网膜静脉
	视网膜内微血管异常	缺血区域细小血管的扩张
PDR	视盘的新生血管化	视神经头处大束的新生血管
	其他部位的新生血管化	视网膜周围大束的新生血管
	玻璃体积血	玻璃体混浊或不透明,通常有红色色调
	牵引性视网膜剥离	如果黄斑剥离,会出现视力丧失
黄斑水肿	黄斑周围的视网膜水肿	很难用眼底镜诊断,但常见在黄斑区环状的硬性渗出

NPDR,非增殖性糖尿病视网膜病变;PDR,增殖性视网膜病变。
见图 8.7–图 8.18,其展示了与糖尿病视网膜病变相关的不同病变。

肿在糖尿病患者中占视觉障碍的大部分。当纤维组织伴随新血管形成引起视网膜的失真,也能引起视力障碍。如果新生血管形成持续不减弱,线状的纤维组织开始产生牵引力量,最终导致牵引性视网膜剥离。如果牵引性视网膜剥离涉及黄斑就会失明。如果剥脱发生在视网膜周边,会出现部分视力丧失。视力损害的另一个原因是新血管的形成,即 PDR 的特征,这可能会导致玻璃体积血。各种原因所致的视力损害与出血的严重程度成比例,使胶体状的晶状体变得混沌。

白内障

白内障来源于晶状体的浑浊。透镜的浑浊导致视力下降,通常需要手术来纠正这种情况。有或无糖尿病患者（老年性白内障）白内障的形态学相似,但最近的证据表明,他们在生化方面是不同的。研究表明,在与老年性白内障相似的糖尿病白内障中,高葡萄糖水平诱导非酶糖基化和晶状体蛋白的褐变（通过相同的机制负责糖基化血红蛋白）导致晶状体的浑浊[105,106]。没有糖尿病的老年性白内障不包含异常的糖基化晶状体蛋白。此外,增加的晶状体山梨糖醇通过醛糖还原酶从葡萄糖转化为山梨糖醇,这在糖尿病动物模型已经证实与白内障的形成有关[101]。山梨糖醇是否在人类白内障的形成过程中发挥作用仍属未知。第二种类型的白内障称为"雪花",偶尔在未治疗或控制不佳的 1 型糖尿病患者中发生。一旦血糖控制于接近正常水平,这些白内障可能消失。

青光眼

两种形式的青光眼（原发性和继发性）最常发生在糖尿病个体。原发性开角型青光眼以眼内压升高为特点,可能会导致视神经损害和随后的视野和中心视力的损失。糖尿病经常被认为是原发性开角型青光眼的风险因素,但这种关系在现有研究中均未得到证实。新生血管性青光眼（虹膜发红）是一种继发性青光眼,它导致异常的新生血管在虹膜上发展,阻碍眼部的流出通道,以致眼内压增加。这种形式的青光眼往往是疼痛的,并会导致视力丧失,与严重的缺血异常和增生性视网膜病变有关。

糖尿病视网膜病变实践指南

糖尿病视网膜病变的护理标准在实践指南（表 8.10）中已做出总结。诊断标准提供了糖尿病视网膜病变的严重程度的分级。治疗方案和治疗目标也已明确描述。基于糖尿病视网膜病变的分级,也建立了监测和随访的指南。

筛查和诊断糖尿病视网膜病变

临床医师面临的问题是通常没有视力的丧失或疼痛作为糖尿病视网膜疾病启动和进展的信号。即使增殖性视网膜病变有临床意义上明显的黄斑水肿,并且威胁视力,患者可能仍无症状。然而,有风险因素就应该筛查糖尿病性视网膜病变。视力模糊、HbA_{1C} 高出

表 8.10　视网膜病变实践指南

筛查	眼科医师或验光师进行扩张眼部检查 1 型糖尿病:诊断后 5 年,之后每年一次 2 型糖尿病:诊断时,之后每年一次
诊断	
早期 NPDR	微动脉瘤、点状出血、稀少的污点状出血、硬(脂)性渗出
中度至重度 NPDR(增殖前期)	黄斑水肿、棉絮状斑点、静脉异常、视网膜内微血管异常、静脉扩张
PDR	视盘处新生血管、其他地方的新生血管、视网膜剥离
危险因素	● 持续高血糖　　　　● 蛋白尿 ● 年龄>40 岁　　　　● 高血压 ● 糖尿病病程 　>5 年　　　　● 美国印第安人或阿拉斯加 　　　　土著人、非裔美国人、亚洲 　　　　人、夏威夷土著或其他太平 　　　　洋岛民、西班牙裔或拉丁裔
治疗方案	注:参照对糖尿病视网膜病变有经验的视网膜专家
NPDR	执行严格的血糖和血压控制 高血糖:医学营养和运动治疗;调整胰岛素和口服药物的治疗方案;增加 SMBG 频率
PDR	全视网膜的激光凝固法:在视网膜赤道处的静脉拱形外部进行小型激光灼伤(~500μm),防止进一步新生血管化
严重的 PDR	应用玻璃体切割术移除玻璃体,减少纤维牵引带并修复视网膜剥离
黄斑水肿	焦点凝固:非常小的激光灼伤(~50-100μm)渗漏的微动脉瘤和黄斑区域的缺血部位
目标	● A_{1c}<7% ● 改善视力;防止和延缓视网膜病变的进展 ● BP<130/80mmHg(SMBP<127/75 mmHg)
监测	鼓励患者汇报视敏度的下降、视野模糊和其他眼部问题
随访	对于没有视网膜病变的患者
每年	1 型:在确诊 5 年后(通常不在青春期前进行)每年由眼科医生或验光师进行扩张眼底镜检查 2 型:在确诊之后,每年由眼科医生或验光师进行扩张眼底镜检查,考虑对病情控制不佳和(或)有蛋白尿的患者每 6 月进行一次筛查 计划妊娠:综合的眼部检查,并商讨视网膜发展或进展的风险 妊娠期:对所有患糖尿病女性(非 GDM)在头三个月应进行扩张眼部检查并紧密随访

A_{1c},血红蛋白 A_{1c};BP,血压;GDM,妊娠期糖尿病;NPDR,非增殖性糖尿病视网膜病变;PDR,增殖性视网膜病变;SMBG,自我血糖监测;SMBP,自我血压监测。

正常上限的 2.0%、高血压、蛋白尿、糖尿病和糖尿病病程(>5 年)是糖尿病性视网膜病变的预测因子。ADA 建议对 10 岁及以上的 1 型糖尿病患者应在确诊后的 5 年后用眼部扩张检查筛查视网膜病变,并在此后每年进行一次随访[17]。对 2 型糖尿病患者在确诊时就应启动筛查,此后每年进行一次(图 8.6)[17]。

临床医师认为,早期发现糖尿病视网膜病变很重要。虽然大多数患者有机会让眼部护理专家进行每年一次的扩张眼部检查,但在某些情况下,检查不得不由非专业人士进行。因此,糖尿病性视网膜病变筛查和诊断决策途径,以及视网膜照片(图 8.7–图 8.18)展现出了糖尿病视网膜病变的不同阶段,可帮助筛查糖尿病视网膜病变,对其做出适当的诊断,并提供向眼科专家转诊的指南。糖尿病视网膜病变筛查应该扩瞳,并使用单眼检眼镜检查。对于 40 岁以下的患者,扩瞳诱导的窄角青光眼是很罕见的。当出现急性窄角青光眼的症状时应立刻转诊至眼科专家。这些症状包括红眼、眼部疼痛、角膜水肿(表现为角膜光滑的光反射丧失)和一个中度扩张的瞳孔。提供者若不能很好地进行眼部扩张检查,可以考虑将患者转诊至眼部护理专家。

表 8.9 总结了糖尿病视网膜病变诊断中主要分期的临床表现,它应该作为一个诊断糖尿病视网膜病变的指南,并应协助转诊患者至眼部护理专家。当出现以下情况时,可将患者转诊至专门从事视网膜疾病的眼科专家:

● 在黄斑周围出现硬性渗出(提示黄斑水肿)。
● 出现任何 NPDR 或 PDR 特有的损伤。
● 玻璃体或视网膜前出血。
● 视物模糊在 1~2 天后不能自行矫正,或这与剧烈的血糖波动无关。
● 视力的突然丧失(可能是由于视网膜剥离)。
● 视野的剧烈变化(闪光感,斑点,蜘蛛网)。

重要的是确认由眼科专家检查和患者执行建议的随访。

糖尿病视网膜病变的治疗

治疗 NPDR、黄斑水肿和 PDR 的策略如下所述。

治疗非增殖性糖尿病视网膜病变

治疗早期 NPDR 的策略不是直接治疗其本身,而是治疗使其进展为更严重形式的风险因素。解决糖尿病眼病的关键问题是血糖和血压的控制,并规律监测视网膜,从而早期发现糖尿病视网膜病变向更严重阶段进展的可能。SDM 为 2 型和 1 型糖尿病患者提供了

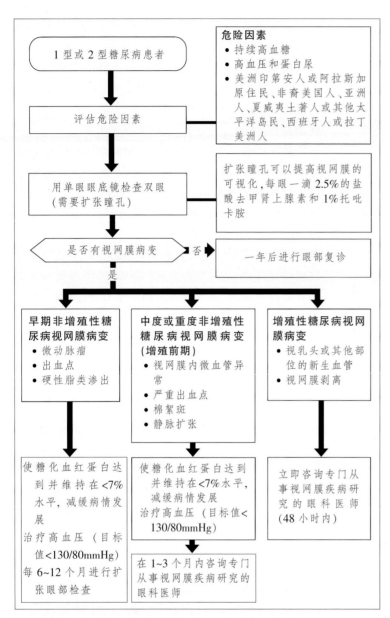

危险因素
- 持续高血糖
- 高血压和蛋白尿
- 美洲印第安人或阿拉斯加原住民、非裔美国人、亚洲人、夏威夷土著人或其他太平洋岛民、西班牙人或拉丁美洲人

```
┌─────────────────────────────┐
│   1 型或 2 型糖尿病患者       │
└─────────────────────────────┘
              ↓
┌─────────────────────────────┐
│      评估危险因素            │
└─────────────────────────────┘
```

扩张瞳孔可以提高视网膜的可视化，每眼一滴 2.5% 的盐酸去甲肾上腺素和 1% 托吡卡胺

```
┌─────────────────────────────┐
│  用单眼眼底镜检查双眼        │
│  (需要扩张瞳孔)             │
└─────────────────────────────┘
              ↓
     是否有视网膜病变   ──否→   一年后进行眼部复诊
              ↓是
```

早期非增殖性糖尿病视网膜病变
- 微动脉瘤
- 出血点
- 硬性脂类渗出

中度或重度非增殖性糖尿病视网膜病变(增殖前期)
- 视网膜内微血管异常
- 严重出血点
- 棉絮斑
- 静脉扩张

增殖性糖尿病视网膜病变
- 视乳头或其他部位的新生血管
- 视网膜剥离

使糖化血红蛋白达到并维持在 <7% 水平，减缓病情发展
治疗高血压 (目标值<130/80mmHg)
每 6~12 个月进行扩张眼部检查

使糖化血红蛋白达到并维持在 <7% 水平，减缓病情发展
治疗高血压 (目标值<130/80mmHg)

立即咨询专门从事视网膜疾病研究的眼科医师(48 小时内)

在 1~3 个月内咨询专门从事视网膜疾病研究的眼科医师

图 8.6　视网膜病变筛查。

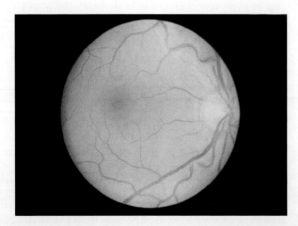

图 8.7　正常视神经和视网膜。图中心的左边区域是黄斑(视觉中心)。图中分支线就是视网膜血管。糖尿病患者视觉的丧失是由视网膜内血液循环的改变而引起的。

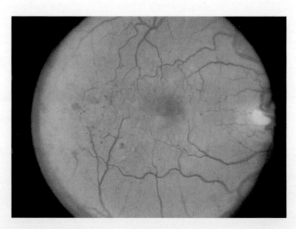

图 8.8　糖尿病视网膜病变的早期征象。图中小的黑色斑点是微动脉瘤或血管壁的突起。较大的区域是视网膜内的出血，小的颜色较淡的彩色斑点是微小脂滴。

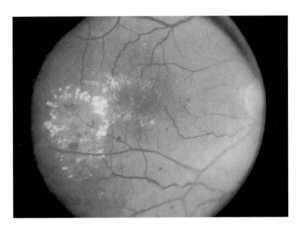

图 8.9　早期非增殖性糖尿病视网膜病变。图中一簇小斑点在黄斑处及其周围。偏暗的斑点是微动脉瘤,向视网膜渗出液体。偏亮的区域是视网膜上的脂滴。

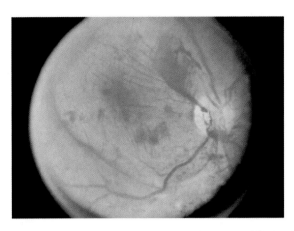

图 8.12　新生血管化。新生血管化(新血管形成)的晚期阶段与大量出血和视网膜扭曲合并出现。与新生血管有关的瘢痕组织使得视网膜变扭曲。

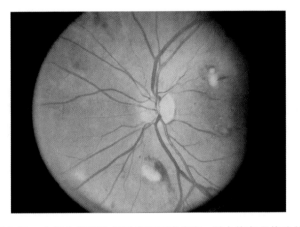

图 8.10　中度非增殖性糖尿病视网膜病变。图中偏亮和偏暗的斑点都在视网膜上。小的偏暗斑点是微动脉瘤,大的偏暗斑点是视网膜上的出血点。偏亮斑点或棉絮斑是视网膜上循环欠佳的区域。

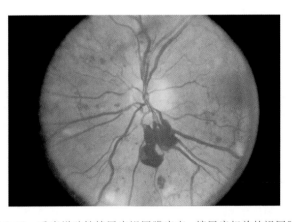

图 8.13　重度增殖性糖尿病视网膜病变。糖尿病相关的视网膜出血有许多阶段。小的偏暗斑点是视网膜出血点。偏亮的斑点是视网膜循环欠佳的区域。视神经下方大片区域是局部出血流向玻璃体内的发生。视神经下方的弥散斑点提示玻璃体内出血。

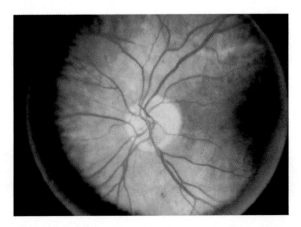

图 8.11　增殖性糖尿病视网膜病变。视神经和周围的视网膜。可以看到,五根新生血管在视神经的周围。新生血管可能会破裂,导致眼内大量出血。激光疗法对治疗这种情况很有帮助。

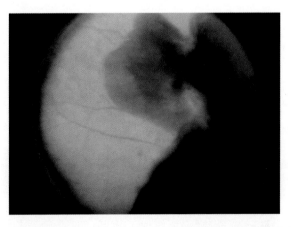

图 8.14　玻璃体积血。图中为生长在视网膜表面的新生血管导致的大量玻璃体积血。大量出血导致视网膜被遮蔽,引起视野缺损,这是糖尿病患者严重致盲的最普遍原因。在如此大量出血发生后,不能采用激光治疗。

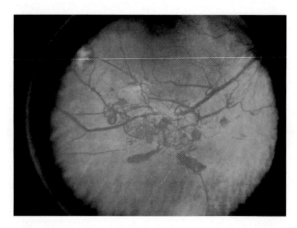

图 8.15　血管的增殖。视网膜表面新生的血管正好在视觉中心的下方，出血区域也在视觉中心的下方，采用激光疗法可以有效地清除增殖血管并防止出血。

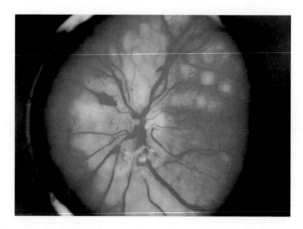

图 8.18　激光凝固治疗后。图中为图 8.17 患者接受激光凝固治疗 4 个月后的视网膜，出血已经消失，血管新生显著放缓，这种激光疗法可以保留好中心视觉。

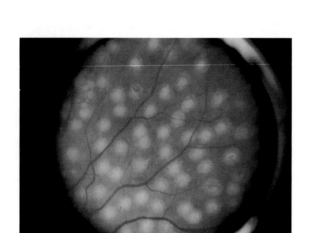

图 8.16　激光凝固疗法。激光治疗遍布了视网膜周围，这种疗法不会影响视觉中心，但可能会影响周围视觉，在夜间会更显著。

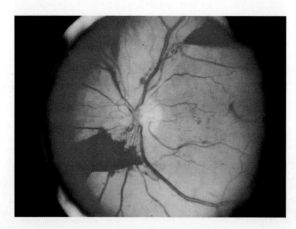

图 8.17　激光凝固治疗前，活跃的血管新生伴有一些玻璃体积血，这位患者需要激光凝固治疗。

获得和维持代谢控制的决策路径（见第 4 和第 5 章）。对于中度 NPDR 个体，接近正常的血糖维持非常重要。

高血压是黄斑水肿的一个风险因素，因此，积极治疗高血压，使其达到 130/80mmHg 或更低似乎是有益的。对高血压的评估、诊断和治疗的决策路径已经得以阐述。简单地说，高血压管理始于改变饮食计划、运动和生活方式的转变，尤其要减轻生活压力。具体到饮食改变要显著减少食盐摄入量，最好是减少加工食品的食用。在家或上班时对血压的监测可能为确定干预措施是否起效提供必要的数据。如果这些干预措施失败了，应该选用 ACEI 或 ARB 作为单药开始治疗。如果这种治疗无效，还可选用钙通道阻滞剂、β 受体阻滞剂、利尿剂、α 受体阻滞剂，监测血压是必要的。如果一种药物治疗失败，可以选用其他或与指定的降压药物联合使用。值得注意的是，对 2 型糖尿病患者高血压的管理常常需要两种及以上的降压药物。

研究者推测，阿司匹林治疗可能也对延缓糖尿病性视网膜病变的进程有效。然而，阿司匹林是否提供任何视觉的保护益处仍不明确（框 8.2）。

黄斑水肿的治疗

黄斑水肿应由局部激光凝固法治疗。治疗的目标是保持或提高视觉灵敏度。血管渗出和微动脉瘤可导致黄斑周围区域视网膜的水肿，两者可由荧光血管造影来识别。这项技术涉及荧光注入、荧光染色、进入静脉，随后通过连续视网膜呈像，确定血管渗出部位。局部氩激光器被用于凝固黄斑区域的血管渗出部位。大型的、具有统计权威性的 ETDRS 研究[104]认为，局部激光凝固可以减少大约 50%因黄斑水肿导致的视觉表失。最近，玻璃体内注射可以识别和阻止血管内皮生长因子的抗体已被用来治疗黄斑水肿。加他尼那、兰尼单抗、贝伐单抗(已被批准用于治疗一些类型的癌症)能够阻碍新生血管的生长(血管生成)[107]，正被用于治疗糖尿病相关性眼部并发症。

增殖性糖尿病视网膜病变的治疗

PDR是糖尿病视网膜病变最严重的类型，通常的治疗方法是全视网膜光凝术。PDR和伴有高危因素的重度NPDR的治疗过程是相同的：

- NVD范围大于视神经盘区的25%。
- 有出血证据的任何NVD。
- 伴玻璃体积血的大面积的NVE。

标准的全视网膜光凝术包括在远离黄斑区的整个中间周边视网膜打大约1500个小的激光烧伤点。激光烧伤会阻止新生血管的进一步生长，导致新生血管萎缩，从而消除与新生血管相关的并发症。ETDRS研究[104]表明，全视网膜光凝术对于预防视力进一步下降有效，但一般不会改善已经下降的视力。

玻璃体切割术是一种切除玻璃体腔内混浊玻璃体的外科手术，通常针对严重的PDR患者进行，此类患者特点为NVD和NVE的进展出血。此外，新的血管容易引起牵引性视网膜脱离。玻璃体切割术通过更换充血玻璃体凝胶，切割纤维牵引带，以及在某些情况下直接修复视网膜脱离等方法纠正这些问题。由于玻璃体切割术仅用于PDR严重的情况下，恢复正常的视力可能无法实现。然而，可以适度改善视力。由于玻璃体积血有时需要时间进行恢复，因此糖尿病患者的玻璃体切割术经常延迟。然而，一项研究发现[108,109]，在1型糖尿病患者中，糖尿病视网膜病变玻璃体切割术的恢复概率为20/40，在玻璃体积血严重的头几个月里进行的玻璃体切割术与等待1年才进行手术的

常规治疗相比，恢复概率更高。

注意：视网膜脱离更严重的并发症包括黄斑区的视网膜脱离，需要立即由擅长视网膜问题的眼科医生进行玻璃体切割术。

视力受损情况下应自我监测血糖和胰岛素注射情况

强化治疗，特别是在糖尿病相关的视力障碍患者中对于防止视力进一步丧失非常重要。自我监测血糖是维持正常代谢控制的一个重要方面，但可能是视觉受损患者的一项艰巨任务。可应用带有大显示屏的易读葡萄糖测定仪。此外，测试仪可以设置专门设计的传递引导平台，以协助血液样品的取样，并加装附语音模块，提供血糖检测结果的读音。需要胰岛素治疗的视觉障碍患者可以使用胰岛素笔管理自己的胰岛素使用。胰岛素笔可以从制造商方获得，是视觉障碍患者胰岛素给药的一种非常有效的方法。

神经病变

糖尿病周围神经病变在1型和2型糖尿病患者中的发生率相同[111]。在1型糖尿病诊断时，患者通常无神经症状。相反，在2型糖尿病诊断时，由于潜在的神经病变，患者的主诉之一通常是弥漫性疼痛或麻木。这些患者可能多年都未确诊糖尿病。弥漫性和局灶性神经病变的发病机制，可以直接归因于几项相关因素：持续的高血糖、高血压、高胆固醇血症和偶尔的营养不足。最近研究表明，60%~70%的糖尿病患者至少患有一种形式的糖尿病神经病变[111]。

糖尿病周围神经病变的发病机制非常复杂，涉及许多因素。目前，其中几个机制被认为参与到这一常见的糖尿病并发症中。多元醇通路、异常蛋白质糖基化、氧化应激和必需脂肪酸的减少都是目前研究与糖尿病神经病变相关的机制[112,113]。

糖尿病神经病变包括多种糖尿病并发症。本节的目的是要说明糖尿病周围神经病变和血糖的关系，并提出有助于确诊和治疗神经病变的决策路径。代谢控制不良可加速糖尿病周围神经病变的发生和发展，然而，一旦正确检测和处理高血糖，糖尿病神经病变的发生发展风险将显著降低。

糖尿病神经病变的筛查和诊断

糖尿病神经病变分为两大类：弥漫性和局灶性(表8.11)，这两类的临床表现完全不同。因此，糖尿病神经病变的常见临床表现是多种多样的，不同患者之间的临床表现也有很大的变化。每一次随访均应进行

糖尿病神经病变的评估。

弥漫性神经病变

　　弥漫性神经病变是糖尿病神经病变最常见的类型,可进行性加重,分为远端对称多发性神经病变[也被称为糖尿病周围神经病变(DPN)]和自主神经病变。

表 8.11　神经病变实践指南

诊断	
弥漫性神经病变	1 型(诊断初期):感觉异常和下肢的烧灼样疼痛;胰岛素治疗后症状消失
远端对称感觉运动性多发性神经病变	1 型和 2 型(长期):远端肢体的感觉异常和感觉迟钝("针刺感");温度觉减退;麻木;运动控制能力丧失导致的共济失调步态;不稳定
自主神经病变	心血管:持续心动过速;深吸时心跳变异度降低;体位性低血压;无痛性心肌梗死倾向
	胃肠道:胃排空延迟(胃轻瘫)导致早饱/恶心/食欲缺乏/呕吐;食管运动功能障碍;糖尿病相关腹泻;糖尿病相关便秘
	泌尿生殖系统:无张力性膀胱麻痹导致的膀胱感染/勃起功能障碍/逆行射精导致的不孕/阴道干涩
	汗腺调节神经:味觉性出汗;下肢出汗减少
	肾上腺:无症状性低血糖
	虹膜:夜间视力差;针尖瞳孔(光线照射时没有扩张改变)
局灶性神经病变	
颅神经病变	第Ⅲ和第Ⅵ颅神经瘫痪导致的突然复视(重影),斜视,眼后分离痛;贝尔面瘫
糖尿病性神经根病变	神经根损伤导致的腹部和(或)胸部痛
股神经病变	常见于老年 2 型糖尿病患者;大腿和臀部肌力逐渐减弱、肌肉逐渐萎缩后出现疼痛(糖尿病性肌萎缩)
神经卡压综合征	腕部涉及正中神经的腕管综合征;腓总神经卡压导致的足下垂;跗管综合征
危险因素	持续高血糖;A$_{1c}$>7%;高血压;高胆固醇血症;糖尿病病程
治疗方案	A$_{1c}$<7%;必要时应用药物治疗;关键在于要定期检查和教育患者
弥漫性神经病变	规范应用止痛药治疗疼痛;避免应用麻醉剂;应用辣椒素治疗局部疼痛;抗抑郁药(度洛西汀、阿米替
远端对称感觉运动性多发性神经病变	林、丙米嗪、地昔帕明、文拉法辛);抗惊厥药(卡马西平、加巴喷丁、苯妥英钠、普瑞巴林);抗心律失常药物美西律(口服利多卡因)也可有效
自主神经病变	体位性低血压:应减少或停用抗高血压药物治疗症状性体位性低血压;氟氢可的松可能会促使 CHF 发生,要谨慎使用;可应用弹性袜/腹带;增加盐摄入量;夜间垫高头部
	无痛性心肌缺血:应进行应激成像测试
	胃轻瘫:建议少食多餐;红霉素或多巴胺拮抗剂(甲氧氯普胺)可能有效
	糖尿病相关腹泻:应用广谱抗生素(四环素)和胆盐螯合剂(考来烯胺)
	偶发糖尿病相关便秘:应用软便药和泻药;严重情况下需应用促胃肠动力剂(甲氧氯普胺)
	泌尿生殖系统:建议规律排空膀胱;按需要治疗 UTI;应用雌激素软膏治疗阴道干涩
	心因性勃起阳痿(夜间勃起正常):咨询心理学家
	器质性阳痿/逆行射精:枸橼酸西地那非片(万艾可),他达拉非(希爱力)和盐酸伐地那非(艾力达);使用装有弹性缩窄器的相关设备维持勃起;阴茎海绵体内注射血管活性药物(前列环素、前列地尔);阴茎假体植入手术;建议转诊到泌尿科医生
	局灶性神经病变:症状减轻,直到症状消失,一般 1~2 个月
目标	• A$_{1C}$<7%
	• 预防临床神经病变的发病和(或)延缓其发展
监测	鼓励患者记录疼痛强度、持续时间和每天的发作时间
随访	有或无神经病变
每月一次	调整治疗期间的门诊就诊次数(如果更换药物应更频繁)
3~4 个月一次	维持治疗期间的门诊就诊次数(评估症状)
每年一次	临床证据证明 1 型糖尿病在 5 年内很少出现糖尿病神经病变(除诊断时已经出现感觉异常和烧灼感)
	每年一次的神经系统筛查,包括询问神经病变相关病史和神经系统检查,后者包括检查感觉、运动、反射和自主神经反应;完整的足部检测(脉冲、神经和视诊)

A$_{1C}$,血红蛋白 A$_{1C}$;CHF,充血性心力衰竭;UTI,尿路感染。

DPN DPN 是糖尿病患者中最常见的神经病变类型，在 1 型和 2 型糖尿病患者中的发生概率大致相同。大约 30% 的糖尿病患者患有 DPN。通常受到影响的是感知觉，但是运动神经功能也可受到影响，其改变可造成行走功能障碍。此种神经病变有几个典型症状：①感觉异常和感觉迟钝（由大、小神经纤维累积损伤造成）和；②"针刺"痛（从手和脚的最末端开始，随着神经病变的进展逐步向近关节发展），无任何显著临床体征或症状的麻木也很常见。此外，温度觉减退经常与 DPN 相伴。随着 DPN 病情进展，疼痛将变得越来越重，一般急性出现，在晚上变得更加严重。然而，通常情况下 DPN 没有症状。

自主神经病变 自主神经病变的发病率远远低于 DPN 的发病率，在糖尿病患者中发病率为 5%。它常常伴随其他神经病变出现，并可引起一些严重并发症。自主神经病变可影响包括心血管系统，胃肠道、泌尿生殖系统，催汗系统，肾上腺和虹膜在内的器官及其系统，产生相应的临床症状和体征。心血管的自主神经病变表现为体位性低血压，持续的心动过速和深呼吸时心跳变异度降低。胃肠道的自主神经病变表现为胃排空延迟（胃轻瘫）、早饱、恶心和呕吐。周期性腹泻，常常伴随糖尿病相关便秘，是最常见的一种自主神经病变症状。泌尿系统的自主神经病变引起无张力性膀胱麻痹，可导致尿路感染。此外，勃起功能障碍、逆行射精和阴道干涩常见于泌尿生殖系统自主神经病变患者。肾上腺自主神经病变可导致无症状性低血糖，汗腺调节神经病变后，热或辛辣食物可引起味觉性出汗。

局灶性神经病变

相比之下，局灶性神经病变可能是由于一根主要的神经分支或神经根病变造成的。局灶性神经病变通常突然起病，症状通常在 1~2 个月内消退。在第 Ⅲ 和（或）第 Ⅵ 颅神经病变时可能导致颅神经病变，其特征是神经麻痹（如贝尔面瘫）、眼后局部疼痛和斜视（眼不能够获得双目视觉）。糖尿病性肌萎缩或腰骶神经根病通常见于老年 2 型糖尿病患者，导致疼痛和大腿、臀部的肌肉萎缩。单神经干病变（神经根病变）是神经根病变导致的感觉神经病变，可引起神经干的根部疼痛。此外，局灶性神经病变可由神经卡压综合征引起。腕管综合征、跗管综合征和足下垂都是由神经卡压综合征引起的局灶性神经病变。

高血糖和糖尿病神经病变

高血糖是糖尿病神经病变发病机制中的主要因素。它直接影响到多元醇通路[114]。在这个通路中，葡萄糖在醛糖还原酶作用下转化为山梨醇，山梨醇在山梨醇脱氢酶作用下进一步转化成果糖。持续高血糖致使大量葡萄糖进入此通路，造成山梨醇在神经细胞内大量堆积。高水平的山梨糖醇被认为可引起髓鞘的局部渗透损伤，不仅可降低神经传导速度，并可延缓肌醇进入神经细胞。在糖尿病实验模型中，发现肌醇耗竭与神经传导速度降低密切相关。Brownlee[68]认为，高血糖是糖尿病神经病变的"根本机制"，因为高血糖可诱导线粒体电子传递链产生过量超氧化物，进而触发其诱导血管并发症的所有主要途径。

有关 1 型糖尿病的 DCCT 实验结果显示，强化胰岛素治疗控制血糖后可使糖尿病神经病变的相对危险性降低 69%[78]。对于亚临床神经病变患者，强化治疗（HbA$_{1C}$ 控制在 7% 左右）可将其 5 年内发展为临床糖尿病神经病变的相对危险降低 57%。

其他几项关于逆转糖尿病周围神经病变病因的临床试验正在研究中。一项主要的研究是确定醛糖还原酶抑制剂在预防或延缓糖尿病神经病变进展中的有效性。第二研究领域为晚期糖基化终产物（AGE）在神经系统中的作用。AGE 可以引发损伤神经系统的级联瀑布反应。在糖尿病周围神经病变动物模型中，有关氨基胍（一种防止 AGE 形成的化合物）的一些研究证实了 AGE 在神经功能损害中的作用。氨基胍可以改善运动神经传导速度和神经动作幅度。第三研究领域为微血管功能不全，它降低了供向神经的两个关键生长因子（神经和胰岛素样生长因子）的作用，导致了器质性神经损伤。

氧化应激的作用

氧化应激在微血管并发症中的作用已如上所述。然而，值得一提的是，氧化应激被认为在糖尿病神经病变的发生发展中发挥着重要作用[115]。尽管机制尚未完全阐明，但氧化应激被认为可以减少神经的供血量，造成神经缺血并营造了一个具有神经毒性的环境，导致线粒体功能障碍和细胞凋亡[116,117]。研究结果显示，强氧化剂硫辛酸可以改善神经病变症状，证实了抗氧化治疗在未来糖尿病神经病变的治疗中具有巨大潜力[118]。

糖尿病神经病变实践指南

1 型和 2 型糖尿病患者糖尿病神经病变的护理

标准与非糖尿病性神经病变患者的护理标准略有不同（表8.11）。此标准详见于本段的实践指南部分。糖尿病神经病变相关的足部并发症详见于足部并发症章节。

糖尿病神经病变的治疗

在糖尿病神经病变的治疗和（或）预防中，最重要的是将血糖控制并维持在正常范围内。DCCT[72]实验结果显示，1型糖尿病患者经过强化胰岛素治疗后可将糖尿病神经病变的危险性降低69%。其他研究显示，强化血糖控制（在1型和2型糖尿病患者中）可以在一定程度上缓解糖尿病周围神经病变所致的疼痛。因此，对于所有糖尿病患者，尤其是糖尿病神经病变患者，将血糖控制于正常范围尤为重要。

糖尿病周围神经病变的治疗

开始规范应用镇痛药（对乙酰氨基酚、布洛芬、阿司匹林）和其他安慰措施治疗轻度疼痛。含辣椒素的外用药膏可用来治疗局部轻微或剧烈的疼痛，每天应用3~4次，疗程持续几周。刚开始应用辣椒素治疗时疼痛可能加重，可能需要几天之后才有明显的疼痛缓解。麻醉性镇痛药（羟考酮，口服吗啡）只有在最严重的疼痛时才能应用。抗抑郁药（例如，度洛西汀，加巴喷丁和普瑞巴林）、抗惊厥药和抗心律失常药可以用来治疗糖尿病神经病变的急性疼痛[119-121]，应谨慎使用这些药物，必要时与专家进行咨询。目前，正在进行醛糖还原酶抑制剂（依帕司他）和新型抗抑郁药和抗惊厥药临床试验，以验证其在降低糖尿病神经病变急性疼痛方面的作用（图8.19）。

体位性低血压的管理

可通过停止或减少降压药的剂量来治疗体位性低血压。在调整降压药物剂量时监测血压很重要。药物干预可能会用到醋酸氟氢可的松；然而，这种药物应谨慎使用，因为它可能会由于其水钠潴留作用导致充血性心力衰竭。此外，随着盐和盐皮质激素量增加可尝试应用弹力袜和腹带，在夜间垫高头部也可有一定的作用。

胃轻瘫的管理

管理轻度周期性胃轻瘫，建议少食多餐，不食用含脂肪量高的食物及碳酸饮料（图8.20）[122]。中度至重度胃轻瘫可应用多巴胺受体拮抗剂甲氧氯普胺治疗，此药餐前30分钟及睡前服用10mg有助于加速胃排空。红霉素（250mg TID）被证明可以通过其固有的胃动素受体激动剂活性刺激胃肠蠕动[123]。

治疗糖尿病相关腹泻和糖尿病相关便秘

应使用标准的非处方止泻药物（洛派丁胺和地芬诺酯）治疗糖尿病常见的并发症，即糖尿病相关腹泻。一部分糖尿病相关腹泻是由肠道细菌定植造成的，在这种情况下，应进行一次为期10~14天的广谱抗生素（如四环素、头孢菌素）治疗，以清除这些肠道定植菌[124]。良好代谢控制的建立和维持也是预防和治疗糖尿病相关腹泻的重要方面。其他药物干预也被证明有效（图8.21）。可乐定，一种α_2-肾上腺素能受体激动剂可以促进体液和电解质在胃肠道吸收[125]。可乐定的起始剂量为0.1mg BID，临床有效剂量达0.6mg BID。可乐定的副作用包括体位性低血压和胃排空能力增强。生长抑素可抑制胃肠道中水的丢失，使它成为另一种可行的治疗方法。奥曲肽是生长抑素类似物，应用方法为皮下注射（50~75μg），每日两次[126]。

此外，有时可应用胆汁酸螯合剂（考来烯胺树脂条），因为它们可有效地去除肠肝循环中的胆汁酸。游离胆汁酸已被证明可破坏胃肠道，导致腹泻。通常，糖尿病相关腹泻与大便失禁相关。此种疾病可通过生物反馈技术进行非手术治疗。中至重度大便失禁患者应该进一步咨询有经验的胃肠病专家。矛盾的是，糖尿病相关腹泻往往也会导致便秘，便秘可以应用非处方通便药和大便软化剂进行治疗。增加高纤维食物（麸皮、水果和蔬菜）和水的摄入量对于预防便秘非常重要。促动力剂（甲氧氯普胺和胆碱）可用于治疗糖尿病性胃轻瘫，还可用于治疗严重的慢性便秘[127]。

泌尿生殖系统自主神经病变的治疗

管理泌尿生殖系统自主神经病变，关键在于严格控制血糖。此外，应建议压迫腹部辅助定期排空膀胱，以预防UTI。如果存在UTI，应按需进行治疗。如果在6~9个月内，男性患者发生≥2次，女性患者发生≥3次的UTI，建议转诊至泌尿科医生。

勃起功能障碍是男性的常见症状，可能由心理或器质性原因（自主神经病变导致的）造成。在治疗勃起功能障碍前，首先应弄清其病因；如果是由心理原因造成的，建议进一步咨询有治疗阳痿经验的心理学家（图8.22）。夜间勃起正常和性欲降低表明是由心因性原因引起的。糖尿病性器质性阳痿的常见治疗方法包括应用枸橼酸西地那非、伐地那非、他达拉非和装有弹性缩窄器的相关设备以维持勃起，或在阴茎海绵体内注射血管活性药物（前列环素）以刺激勃起。应用此方法的后果是会造成持久的勃起。此外，阴茎假体植

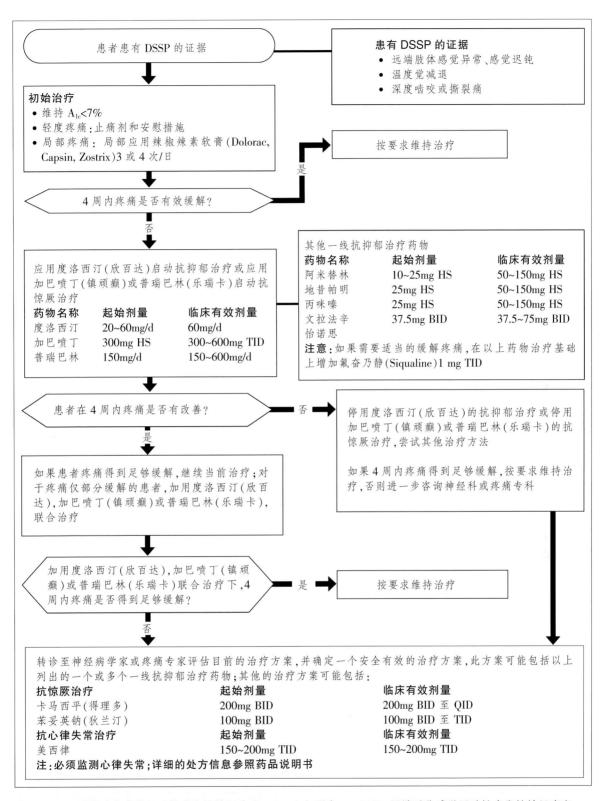

图 8.19　远端对称感觉运动性多发性神经病变。A_{1c}，血红蛋白 A_{1c}；DSSP，远端对称感觉运动性多发性神经病变。

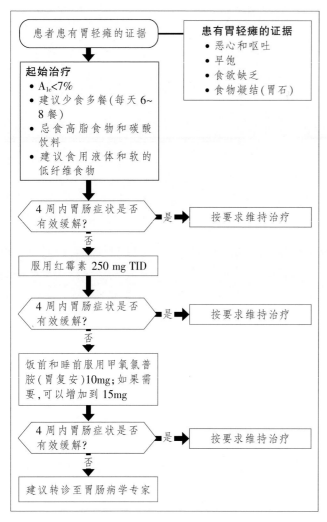

图 8.20 胃轻瘫。A_{1c}, 血红蛋白 A_{1c}。

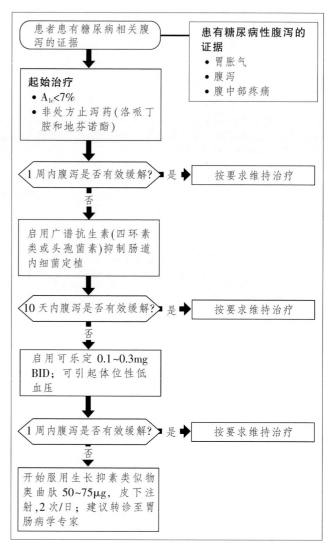

图 8.21 糖尿病性腹泻。A_{1c}, 血红蛋白 A_{1c}。

入手术也是一种可行的选择, 但目前应用此种方法已越来越少。

在许多情况下, 阳痿是由心理和生理因素双方面导致的。因此, 向治疗阳痿有经验的专家团队进行咨询治疗是可行的。女性糖尿病患者可能有阴道干涩症状, 可应用非处方的润滑油或含雌激素的阴道乳膏进行治疗。

神经病变并发症的监测

对于伴有一种神经病变的患者应怀疑其有其他类型的神经病变。此外, 患有任何类型神经病变的患者, 其他并发症发生的风险均增高, 特别是血管病和足病。当检测到任何并发症时, 监测是必要的。在一般情况下, 维持血糖水平接近正常是有利的, 其可以预防糖尿病相关并发症的发生并延缓其进展。

足部并发症

糖尿病引起足部疾病发生的高危因素包括血管疾病引起的血流异常, 免疫系统受到抑制, 结构畸形和神经病变。许多糖尿病患者患有大、中、小血管疾病, 造成血流异常。同时, 这些血管疾病减少并阻碍了皮肤的血供, 尤其是肢体远端皮肤。包括外周和自主神经病变在内的糖尿病神经病变可破坏感染后引起的疼痛反馈信号通路。糖尿病周围神经病变引起感觉丧失、足部无感觉, 易形成无痛创伤、溃疡、感染, 并最终导致坏疽和下肢截肢(LEA)。运动神经也可受到糖尿病周围神经病变的影响, 导致骨间肌肉的不均衡, 形成锤状趾, 这些畸形容易造成脚趾末端的破溃。自主神经功能病变导致排汗功能异常, 致使皮肤干燥、

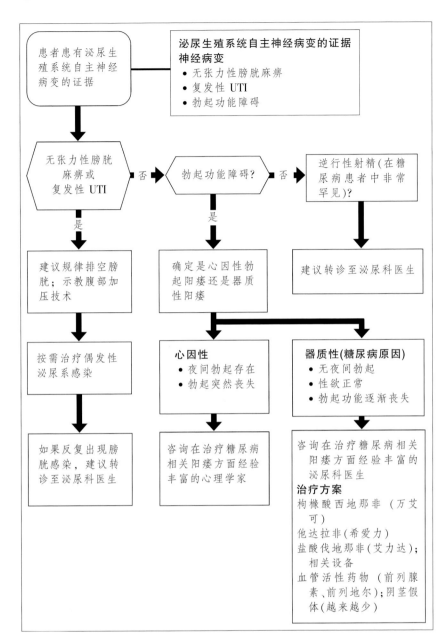

图 8.22 泌尿生殖系统自主神经病变。UTI, 尿路感染。

开裂。皮肤裂伤是细菌感染入侵的门户。此外, 导致足部损伤的因素还包括足部正常的物理压力（体重、压力和创伤）。以上因素共同导致机体防御损伤和感染的能力降低。如果处理不当或处理太晚, 感染可能进展为坏疽, 最终造成截脚趾、截足, 甚至是截下肢。抗感染能力与血糖控制水平密切相关, 因为血糖升高后可以损伤白细胞的功能。感染通常独立于损伤、创伤或压力等因素而发展。最常见的感染菌为葡萄球菌和链球菌, 革兰阴性细菌和厌氧菌感染也很常见。如果及早治疗, 它们可能会被抗生素杀死。治疗太晚, 感染菌将会导致一系列级联放大反应, 首先表现为表面的皮肤变色, 进而为非活动性溃疡和活动性溃疡, 最终

形成深部溃疡。病情甚至可迅速进展, 导致坏疽。因此, 将血糖控制于正常范围内非常重要。

常见的临床表现

除提供治疗建议, 在对足部进行评估时应参照足部护理管理 SDM 标准, 其包含了糖尿病足分级诊断标准和糖尿病足危险因素。

患者可出现足畸形, 包括爪状或锤状趾、骨性突起和 (或) 夏科足。震动感觉丧失是足部失去感觉的预警信号。10g, 5.07 单丝检查无感觉是保护性感觉丧失的预警信号。发现简单和复杂的足部溃疡时均需要积极治疗和随访。

足部并发症的筛查和诊断

每次门诊时都应检查足部是否存在急性问题(包括脚趾之间)并进行单丝试验(图 8.23 和图8.24)。每年应进行一次完整的病史采集和足部检查。检查应包括:

- 128 Hz 音叉振动感觉检查或单丝测试。
- 足部畸形检查。
- 鞋内、外检查。
- 脉冲多普勒测量。

单丝试验是一项简单、无创性感觉神经检查,是足部评估中极其重要的一部分(图 8.25-图 8.28)。可将单丝拿给患者看,并让他们触摸它,这样患者将不再担心单丝会伤害到自己。让患者闭上双眼,将5.07/10g 单丝置于检查部位压弯,持续 1~2s,表明已经施加

了 10g 的力量(避免单丝在皮肤上擦动),在患者的图表中记录结果。患者若感觉不到单丝,表明患者保护性感觉丧失,在轻微损伤后具有形成溃疡的风险。必须教育患者,让其获知足部并发症的预防措施和他们已失去感受到疼痛的能力(特别是由割伤、水泡、擦伤和不合适的鞋造成)。单丝很容易从一些制造商中得到。还应检查患者的鞋,确保它适合患者,也应检查患者鞋内部是否存在患者感觉不到的小物件(小石块、钥匙和纽扣等)。

5.07/10g 单丝试验被认为是足部神经病变的筛查标准,此外,还可选用低调音叉(128Hz)筛选足部振动感觉是否存在。振动感觉丧失常于保护性感觉丧失之前出现(应用 5.07/10g 单丝检测),因此振动感觉检查可用于神经病变的早期检测。正规的音叉检测如下:首先让患者学会区分应用音叉和振动所产生的压力。

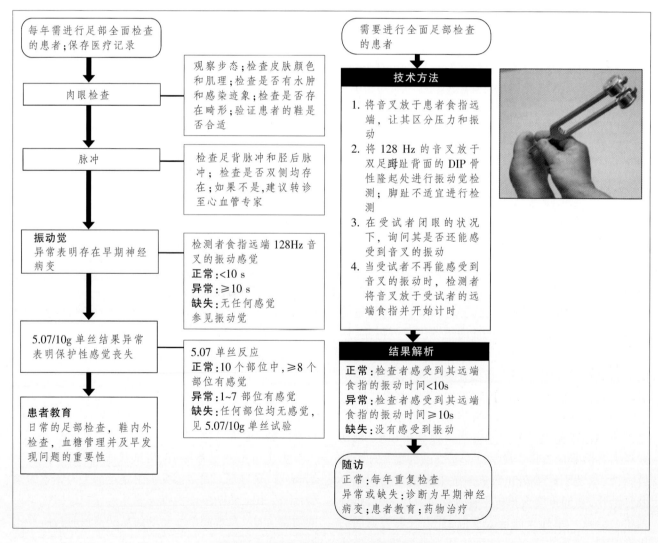

图 8.23 足部全面检查。DIP,远端指间关节。

技术方法

1. 将单丝展示给患者看；让他们触摸单丝，并让他们知道自己不会受到伤害
2. 患者在闭眼的情况下，回答是否感受到单丝的刺激
3. 将 5.07/10g 单丝垂直置于检查部位，持续 1~2s
4. 施加一定力量使单丝轻度弯曲，避免单丝在皮肤上擦动
5. 如右图所示，随机检测足底和足背侧区域；并在患者的医疗记录中进行记录
6. 应用单丝测量胼胝、瘢痕或溃疡的周径

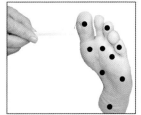
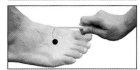
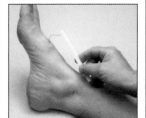

↓

结果解析

正常：10 个部位中，≥8 个部位有感觉
异常：1~7 部位有感觉
缺失：任何部位均无感觉

图 8.24　单丝测试。

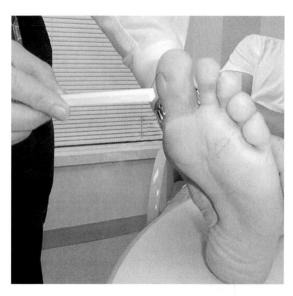

图 8.26　足部检查：脚趾感觉检测。

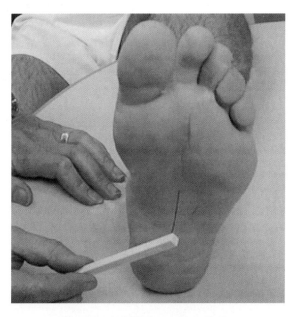

图 8.25　足部检查：5.07/10g 单丝。

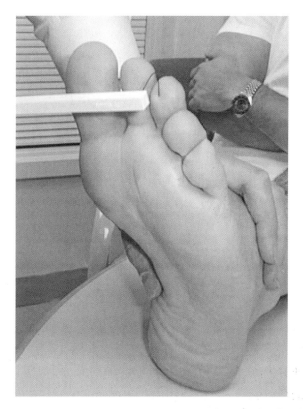

图 8.27　足部检查：5.07/10g 单丝使用示范。

将未振动的音叉置于患者食指远端指间关节（DIP）处，让患者确定压力的概念，然后将振动的音叉置于相同的关节，让患者感受振动。嘱患者闭上双眼，将振动的音叉放于足跗趾的 DIP 处。当患者感觉不到音叉

振动时需告诉检测者。然后检测者将音叉放于自己食指 DIP 处，并记录音叉振动感觉持续的时间。需要注意的是，如果检测者患有神经病变，则将音叉置于患者食指 DIP 处做自我对照。如果检测者（或患者）10s 内食指 DIP 处的振动觉消失，则可认为患者的振动感觉正常。如果检测者（或患者）食指 DIP 处的振动觉消

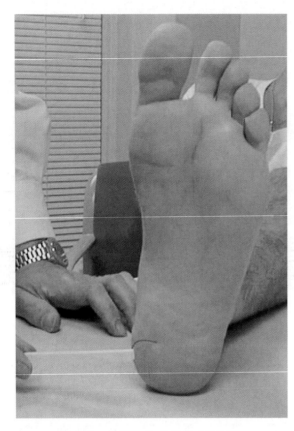

图 8.28　足部检查:足跟部感觉检测。

失时间达到 10s 或更长，则认为该患者振动觉降低，应进一步进行 5.07/10g 单丝试验测定保护性感觉。一些患者振动觉完全丧失，更需要单丝试验测定保护性感觉是否丧失。在另一只足上重复进行音叉试验。

　　基于是否存在高风险，患者被分到低风险或高风险的预防阶段。低风险患者需要接受患者教育，以进一步维持低风险状态。高风险无足部溃疡患者除了接受教育外，还应穿防护鞋。高风险伴足部溃疡的患者应立即接受治疗。如果患者在首次评估时就伴有足部溃疡，则在本次就诊时应接受更为全面的测定评估。伴有小的足部溃疡的患者，如果无其他高危因素，可进行门诊随访治疗。伴有大的足部溃疡和(或)伴有其他高危因素的患者(如败血症、高血糖和血流异常等)则应住院治疗。

糖尿病足管理实践指南

　　糖尿病足管理的护理标准详见表 8.12 的实践指南。制订糖尿病足护理管理的实践指南旨在全面提升初级保健部门糖尿病足的护理质量。此指南分为初级、一级、二级、三级和进展期护理阶段。高度复杂的足部疾病需由相关专家进行强化管理。指南中的实践

表 8.12　足部管理实践指南

诊断

低风险正常足	正常足,无溃疡;5.07/10g 单丝试验正常;无畸形;无溃疡和截肢病史
高风险异常足	异常足,无活动性溃疡,5.07/10g 单丝试验异常;足部畸形;足部溃疡史;截肢
高风险单纯溃疡	活动溃疡,表面溃疡;溃疡直径<2cm,深度<0.5cm;无感染;血管状况完好;无全身症状
高风险复合溃疡	活动溃疡,范围广;溃疡直径≥2cm 和(或)深度≥0.5cm;感染;高血糖;血管疾病;伴全身症状

危险因素

● 截肢史	● A$_{1c}$ 升高
● 溃疡史	● 糖尿病病程>5 年
● 足部畸形	● 男性
● 年龄>40 岁	● PVD 史
● 持续高血糖	

治疗方案

低风险正常足	患者预防保健;接受如何降低风险的教育,如加强糖尿病管理、戒烟和其他方面的行为改变
高风险异常足	接受教育;穿防护鞋;无创性血管检查(血管检查仪);如有需要,进行治疗
高风险单纯溃疡	每周进行 2~3 次的门诊伤口护理直到溃疡愈合;经常随访,预防复发;患者教育;穿防护鞋;恰当地转诊患者
高风险复合溃疡	住院进行伤口护理;如有需要,进行血运重建或小的截肢

目标

	A$_{1c}$<7%;预防足部疾病;完全治愈溃疡,预防复发

监测

	自我护理:每天检查足部;记录所有足部相关的症状
	住院患者:每天由医护人员进行足部检查

随访

	伴有足部疾病的患者:
每天 1 次	复合溃疡的住院护理,监测 BG
每周 2~3 次	单纯溃疡的门诊护理,监测 BG
每月 1 次	病情稳定后,进行足部复查(持续 6 个月)以预防溃疡复发;对于无足部疾病患者,每次门诊测定 A$_{1c}$
每 3~4 月 1 次	对于足病高风险者,完善足部检查;测定 A$_{1c}$
每年 1 次	对于足病低风险者,完善足部检查(脉冲、神经检查和视诊)

A$_{1c}$,血红蛋白 A$_{1c}$;BG,血糖;PVD,周围性血管疾病。

步骤可以方便大家做出临床决策。

SDM 根据患者足部并发症史、足部异常情况和足部溃疡面积等因素制订了足部疾病分类的独特体系。除此之外,还明确了治疗方案和治疗目的,基于足部疾病的严重程度确立了监测和随访的指导方针。

LEA 是糖尿病的常见问题。全面的糖尿病治疗方案的目标是降低 LEA 的发生。临床上通过教育患者,护理患者皮肤、趾甲,提供防护鞋和积极管理足底溃疡等措施证实绝大多数糖尿病相关的截肢是可以预防的[128]。我们面临的挑战是在一致的标准基础上,适当、及时地提供这些服务。

下一节将详细说明各阶段的主要治疗决策路径(图 8.29)。此路径中包括了各阶段的简要描述、入选标准、基线评估、诊断、治疗性干预措施和稳定的目标。

并发症的阶段治疗指南

低风险正常足

糖尿病患者若无神经病变、周围性血管疾病、下肢截肢史和(或)足底溃疡则被认为是低风险足部疾病患者(图 8.30)。大约 70% 的糖尿病患者为低风险正常足患者。低风险足患者的治疗目标是防止足部疾病的发展,治疗方法为调整可增加足部并发症发生的可逆性危险因素(如血糖控制不佳、鞋不合适、足部损伤)和培养健康的足部护理习惯。足部自我保健教育,包括转诊降低危险因素是实现这些治疗目标必要的干预措施。"低风险足"患者每年应至少进行一次完整的足部检查,核实其是否发展为"高风险足"。

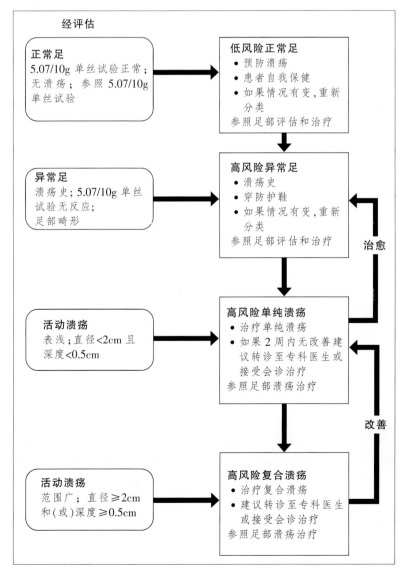

图 8.29　糖尿病足主要决策路径。

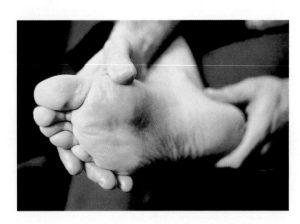

图 8.30　低风险正常足。

入选标准

如果患者符合以下条件则为"低风险足"患者：

- 除足跟部的所有足底区域 5.07/10g 单丝试验感觉正常。
- 无足部畸形（跚趾外翻或内翻、爪状或锤状趾、骨突或夏科足）。
- 扣及搏动（足背动脉或胫后动脉）。
- 通过多普勒超声血压计测量踝/臂血压，计算踝肱指数（ABI）>0.80。
- 当前或之前没有 LEA 或溃疡。

基线评估

每次门诊检查都应脱去患者的鞋和袜子，以查看其足部是否伴有急性问题（图 8.31）。应记录患者足部是否有溃疡、红肿、外伤和趾甲畸形。应每年进行一次包括单丝试验和足部畸形检查在内的全面足部检查。进行简单的非侵入性血管检查，如动脉搏动的定性检查和（或）多普勒超声测定 ABI。应询问并记录患者的足底溃疡或 LEA 史，检查结果也应记录在病历中。由于糖尿病神经病变与糖尿病足密切相关，病史还应该包括患者饮酒史、吸烟史和血糖控制水平。由于这些危险因素是可以改变的，因此应将其作为糖尿病治疗的一部分。同样，血糖控制不佳（HbA$_{1C}$ 高于正常上限的 2%）也应积极治疗。

低风险正常足的治疗性干预措施

对患者进行自我护理教育是一项主要的干预措施，可以作为一项正式的结构化课程的一部分，也可整合到常规的临床治疗中。应评估患者目前的足部护理情况、鞋选取情况、健康信念以及护理的有利和不利条件。应充分利用任何"可教学时刻"，在脱鞋进行足部视诊或单丝试验时对患者进行教育。应考虑到是否存在限制患者自我保健的因素，包括患者家庭成员

和（或）受教育过程中的朋友，特别是视觉或身体残疾。护理指导内容包括：

- 每天观察足部状况。
- 及时向医生汇报足部出现的急性问题。
- 穿合适的鞋。
- 适当的皮肤、趾甲和胼胝护理。
- 戒烟。
- 避免泡脚和应用腐蚀剂。
- 维持可接受的代谢控制。

在每年足部检查时应对患者进行教育，并于每次门诊足部视诊时进行强化教育。在以后每年的足部检查时，应评估患者自我保健的实施情况和鞋子的选取情况。对自我护理了解有限或不了解的患者应进行重新评估，并于下次门诊时进行患者教育。医生应就可逆危险因素给予患者相应的治疗意见。如果患者有意愿的话可以进行其他更多的教育项目。

医疗助理和护理人员也应参与到患者足部并发症的预防过程中，在患者每次随访时主动提醒患者脱掉鞋和袜子，以给医生一视觉提醒应对患者进行足部检查，同时也节省了足部视诊/检查的时间。健康专家首先在培训机构接受足部护理培训，然后负责患者的足部视诊和检查，并将患者足部出现的问题（溃疡、畸形或感觉异常）汇报给专业医生。

目标维持

通过随访验证患者的自我护理是合适，如皮肤卫生、指甲护理、鞋的选取是否合适以及自我发现问题后进一步改进的行为，在每年的糖尿病足检查时，应重新评估患者对糖尿病足的认知水平及其自我护理能力，并进行强化教育。应定期检查患者对危险因素治疗意见的执行情况，若患者糖尿病足高危因素无进展则还维持当前分类。

高风险异常足

高风险异常足包括截肢高风险的糖尿病患者（图 8.32），此类糖尿病患者伴有神经病变、周围性血管疾病或有 LEA 史或溃疡史。高风险异常足患者大约占糖尿病患者的 25%。这个阶段的治疗目标是二级预防或防止溃疡、小创伤和感染等截肢高危因素的发展。为实现这一目标，高风险异常足患者的治疗性干预措施包括自我护理教育、足病护理和穿防护鞋。

入选标准

如果患者无活动性溃疡或有下列条件中的任一条，则认为是"高风险"异常足患者：

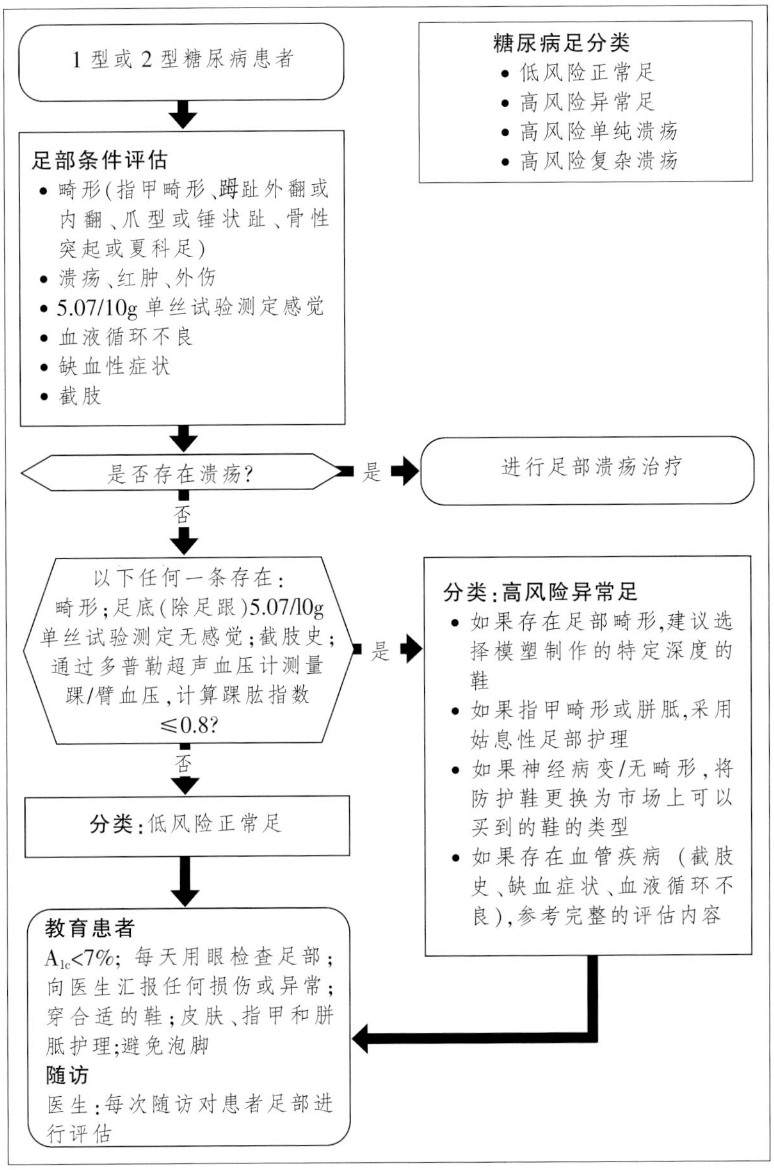

1 型或 2 型糖尿病患者

糖尿病足分类
- 低风险正常足
- 高风险异常足
- 高风险单纯溃疡
- 高风险复杂溃疡

足部条件评估
- 畸形(指甲畸形、鉧趾外翻或内翻、爪型或锤状趾、骨性突起或夏科足)
- 溃疡、红肿、外伤
- 5.07/10g 单丝试验测定感觉
- 血液循环不良
- 缺血性症状
- 截肢

是否存在溃疡? —— 是 ▶ 进行足部溃疡治疗

否

以下任何一条存在:
畸形;足底(除足跟)5.07/10g 单丝试验测定无感觉;截肢史;通过多普勒超声血压计测量踝/臂血压,计算踝肱指数 ≤0.8?

—— 是 ▶

分类:高风险异常足
- 如果存在足部畸形,建议选择模塑制作的特定深度的鞋
- 如果指甲畸形或胼胝,采用姑息性足部护理
- 如果神经病变/无畸形,将防护鞋更换为市场上可以买到的鞋的类型
- 如果存在血管疾病（截肢史、缺血症状、血液循环不良）,参考完整的评估内容

否

分类:低风险正常足

教育患者
$A_{1c}<7\%$; 每天用眼检查足部; 向医生汇报任何损伤或异常; 穿合适的鞋; 皮肤、指甲和胼胝护理;避免泡脚
随访
医生:每次随访对患者足部进行评估

图 8.31 足部评估和治疗。A_{1c},血红蛋白 A_{1c}。

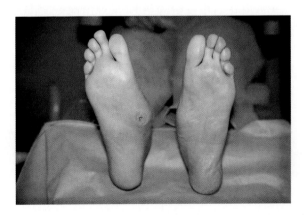

图 8.32 高风险异常足。

- 除胼胝和足跟处的足底区域 5.07/10g 单丝试验无反应。
- 足部畸形(鉧趾外翻或内翻、爪型或锤状趾、骨性突起或夏科足)。
- 双足中有一只未触及脉搏(足背或胫后动脉)。
- 通过多普勒超声血压计测量踝/臂血压,计算踝肱指数(ABI)<0.80。
- LEA 或溃疡史。

基线评估

每次门诊就诊都应进行足部视诊,每年进行一次全面的足部检查,一次对可治危险因素的评估,并按低风险正常足的提纲进行记录。

高风险异常足的治疗性干预措施

以下服务应作为个体化护理计划的一部分。

● 所有患者都应接受以上针对低风险正常足患者的足部自我护理教育。此外,内容还应该包括鞋的选择。自我保健的实践情况应每1~6个月随访进行重新评估。对自我护理了解甚少的患者应再次接受教育,其亲属也应接受教育,以便在患者自我护理过程中提供帮助。

● 伴有小的趾甲畸形和胼胝的患者,按需提供姑息性足部护理(通常每1~2个月一次)。若患者伴有严重的足部畸形,转诊至足病医生或足病专家。先处理胼胝和趾甲畸形,再选择合适的鞋。

● 伴有神经病变但无足部畸形的患者可于市场上购买适合自己的鞋。运动鞋可以减少胼胝的形成。医务人员可为患者列出当地出售合适鞋的零售商,并列出相应的价格以供参考。这些鞋可能垫有防滑涂层衬垫。选择合适的鞋后,在1月后进行临床随访,此后每6个月评估一次防护鞋的使用情况。

● 足部畸形的患者,无论是否伴有神经病变,都应选择模塑制作的特定深度的鞋。此外,足部严重畸形的患者需要穿特定的模压鞋。患者需咨询、预约足病鞋制造商,进行鞋内衬和鞋配件的选取。

● 对血管疾病高风险患者进行明确评估和治疗。高风险患者可能包括以下方面:

－在血管评估前有截肢史。

－有缺血症状,如跛行或静息痛。

－积极治疗情况下未能治愈。

许多周围性血管疾病患者伴有心血管和脑血管疾病,因此在选择进行血管评估/治疗的患者时需要临床判断患者的风险/效益比。确诊检查时的动脉造影术在检查过程中应用的造影剂对之前就存在糖尿病肾病的患者的肾功能具有严重的副作用。

目标维持

若患者一直进行足部自我护理,并穿规定的鞋,则认为他是稳定的。一个跟踪系统,如高风险足的糖尿病注册表可以增强患者的随访。一个定期的高风险足随访门诊可以为需要频繁随访的患者提供方便。患有足底溃疡患者的治疗需与高风险单纯溃疡和高风险复杂溃疡的治疗指南一致。

高风险单纯溃疡

高风险单纯溃疡(图8.33)包括患有小的浅表溃疡且无复杂溃疡特征的患者。治疗目标是三级预防或完全治愈溃疡。为了实现这一目标,治疗性干预的重点为伤口的积极护理(图8.34)。糖尿病足部管理通常可以在门诊进行。为了遵守更优的治疗方案,符合以下入选标准的患者需要住院治疗。

入选标准

符合以下任一方面的患者需要按照高风险单纯溃疡治疗指南进行治疗:

● 溃疡直径<2cm和深度<0.5 cm。

● 蜂窝组织炎边缘在2cm内且无上行性感染。

● 体温<38℃(100.5°F)。

● 白细胞(WBC)计数<12000。

● 无脓肿、骨髓炎、坏疽和窦道等深部组织感染。

● 脉搏存在,ABI >0.8且无缺血症状。

基线评估

一旦确定患者存在足底溃疡,应进一步进行仔细的足部视诊。必须进行清创术,测量并记录溃疡的直径和深度,以便随访比较。用钝的金属工具探查伤口,探查皮下组织或窦道情况。应注意是否存在坏疽、淋巴结炎、骨髓炎或脓肿等广泛感染的证据。如果怀疑存在异物、气性坏疽或骨髓炎,应进行X线平片检查。应检查患者的生命体征,测定WBC水平以评估患者全身系统是否受累。值得注意的是,严重感染的患者可能体温和WBC水平均正常。应评估并记录患者的饮酒情况和吸烟史。还应检查下肢脉冲,通过多普勒超声血压计测量并计算ABI,进行血压监测(图8.34)。评估并记录患者足部和伤口护理的教育需求情况,评估社会支持和运输需求(建议联系公共健康护士或家庭健康护理人员)。

高风险单纯溃疡的治疗性干预措施(图8.33)

门诊治疗应包括以下内容:

● 每周在门诊进行清创术(最好由同一工作人员进行);记录溃疡的直径以便于未来伤口愈合情况的评估。

● 限制负重[卧床休息,轮椅、拐杖和(或)石膏固定]。

● 每天更换无菌敷料:局部应用抗生素,化脓性伤口可用水胶体敷料;避免有毒物质(无聚烯吡酮磺、过氧化氢、乙酸或达金溶液)。

● 如果存在渗出物或局限性蜂窝织炎,应用口服抗葡萄球菌、链球菌的抗生素2~4周(研究表明,90%以上的糖尿病足感染对口服头孢氨苄或克林霉素敏感,尽管大多数是混合感染);如果伤口周围红斑在启用抗生素治疗2周后仍持续存在,考虑添加甲硝唑等

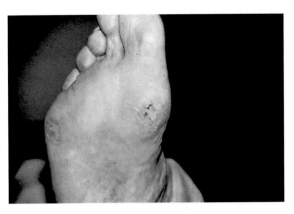

图 8.33 高风险单纯溃疡。

药物覆盖厌氧菌感染。

● 加强患者教育,以强化自我护理计划。

● 在溃疡治愈前,公共卫生护士每 1~3 天对患者进行一次家庭护理随访,同时评估护理计划实施情况。

● 在溃疡治愈前,每周进行一次门诊随访以监测治疗情况并修改护理计划。

应该住院监督护理实施情况。吸烟者应接受教育并参与戒烟项目。对于无法坚持自我护理、视力差、社会支持不足、无法减少负重的患者应住院治疗。

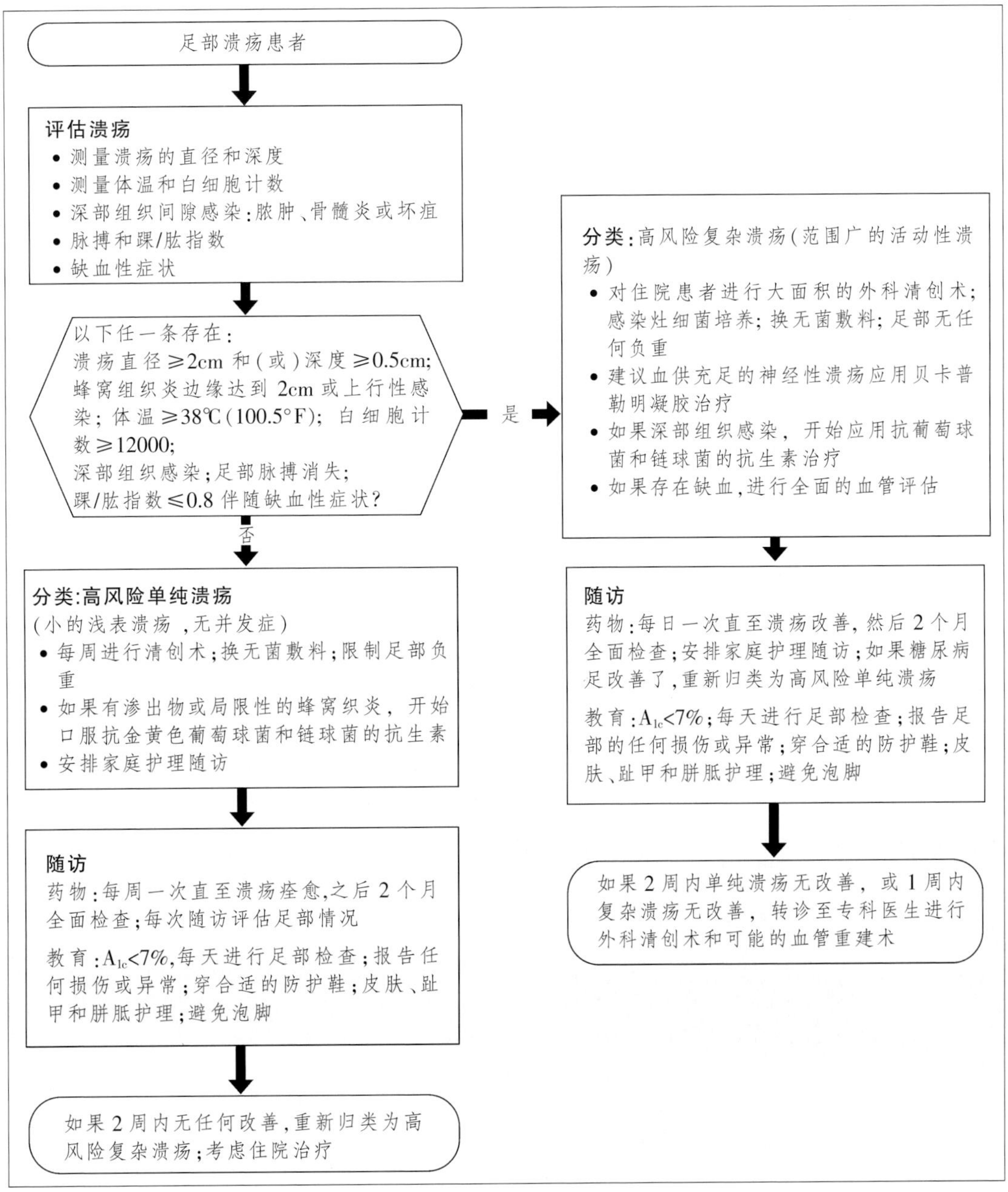

足部溃疡患者

评估溃疡
● 测量溃疡的直径和深度
● 测量体温和白细胞计数
● 深部组织间隙感染:脓肿、骨髓炎或坏疽
● 脉搏和踝/肱指数
● 缺血性症状

以下任一条存在:
溃疡直径 ≥2cm 和(或)深度 ≥0.5cm;
蜂窝组织炎边缘达到 2cm 或上行性感染;体温 ≥38℃(100.5°F);白细胞计数 ≥12000;
深部组织感染;足部脉搏消失;
踝/肱指数 ≤0.8 伴随缺血性症状?

是 →

分类:高风险复杂溃疡(范围广的活动性溃疡)
● 对住院患者进行大面积的外科清创术;感染灶细菌培养;换无菌敷料;足部无任何负重
● 建议血供充足的神经性溃疡应用贝卡普勒明凝胶治疗
● 如果深部组织感染,开始应用抗葡萄球菌和链球菌的抗生素治疗
● 如果存在缺血,进行全面的血管评估

随访
药物:每日一次直至溃疡改善,然后 2 个月全面检查;安排家庭护理随访;如果糖尿病足改善了,重新归类为高风险单纯溃疡

教育:A_{1c}<7%;每天进行足部检查;报告足部的任何损伤或异常;穿合适的防护鞋;皮肤、趾甲和胼胝护理;避免泡脚

否

分类:高风险单纯溃疡
(小的浅表溃疡,无并发症)
● 每周进行清创术;换无菌敷料;限制足部负重
● 如果有渗出物或局限性的蜂窝织炎,开始口服抗金黄色葡萄球菌和链球菌的抗生素
● 安排家庭护理随访

随访
药物:每周一次直至溃疡痊愈,之后 2 个月全面检查;每次随访评估足部情况

教育:A_{1c}<7%,每天进行足部检查;报告任何损伤或异常;穿合适的防护鞋;皮肤、趾甲和胼胝护理;避免泡脚

如果 2 周内无任何改善,重新归类为高风险复杂溃疡;考虑住院治疗

如果 2 周内单纯溃疡无改善,或 1 周内复杂溃疡无改善,转诊至专科医生进行外科清创术和可能的血管重建术

图 8.34 足部溃疡治疗。A_{1c},血红蛋白 A_{1c}。

目标维持

当患者溃疡治愈后则病情基本稳定。未来的管理应遵循高风险异常足的指南进行。治疗无效的溃疡（不断恶化或治疗2周后无改善）成为复杂的溃疡,需按照高风险复杂溃疡的指南进行管理。

高风险复杂溃疡

高风险复杂溃疡患者(图8.35)的溃疡面积大和(或)伴有复杂的因素。此类型在糖尿病患者中占1%~2%。伴有复杂溃疡的患者的治疗目标是减小溃疡的范围,并最终完全治愈溃疡(图8.34)。为了实现这一目标,干预措施的重点为住院治疗,外科会诊进行广泛清创术,积极的伤口护理并视患者病情进行血运重建术。切除术作为最后的手段,只限于处理坏死组织。

入选标准

符合以下任一方面的患者属于高风险复杂溃疡类:

- 溃疡直径≥2cm 和(或)深度≥0.5cm。
- 蜂窝组织炎边缘>2cm 或存在上行感染。
- 体温38℃(100.5°F)。
- WBC 计数>12000。
- 伴有脓肿、骨髓炎、坏疽和窦道等深部组织感染。
- 脉搏消失,ABI<0.8 或有缺血症状。
- 经过治疗,患者单纯溃疡无任何改善。

基线评估

当确定患者患有足底溃疡后,应进一步仔细检查患者足部。对溃疡实行清创术,除去坏死组织和疮痂。进行需氧菌和厌氧菌培养,以厘米为单位计算溃疡的直径和深度,以便随访比较。用钝的金属工具探查伤口,探查皮下组织或窦道情况。如果探针一直探查到骨膜,应怀疑患者患有骨髓炎。应注意是否存在坏疽、

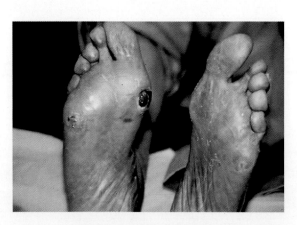

图8.35 高风险复杂溃疡。

淋巴结炎、骨髓炎或脓肿等广泛感染的证据。应进行X线平片检查确认是否存在异物、气性坏疽或骨髓炎。检查患者的生命体征,计数WBC并测定血沉以评估患者全身系统情况(复杂溃疡患者的以上指标可能处于正常水平)。评估并记录患者的饮酒情况和吸烟史。检查下肢脉冲,通过多普勒超声血压计测量并计算ABI,进行血压监测。评估并记录患者整体血糖控制水平以及患者足部和伤口护理的教育需求(建议与公共卫生护士联系)。

高风险复杂溃疡的治疗性干预措施

所有高风险复杂溃疡患者均应住院治疗。外科顾问医师、伤口护理专家或有伤口护理经验的足病医生应该指导患者的护理。然而,初级护理者可以提供大部分的护理服务。

住院护理

住院护理应包括以下内容:

- 广泛清创术包括感染组织/骨的细菌培养(需氧菌和厌氧菌)。
- 术后每天更换无菌敷料：局部应用抗生素,化脓性伤口可用水胶体敷料;避免有毒物质(无聚烯吡酮磺、过氧化氢、乙酸或达金溶液)。
- 严格保持受影响肢体的无负重状态。
- 优化代谢调节。
- 如果存在深部组织感染或蜂窝织炎,启用静脉抗生素治疗;在细菌培养及药敏结果出来前先应用广谱抗生素治疗;当全身症状减轻,感染症状将要痊愈时换用适当的口服抗生素治疗。
- 有缺血体征或症状的患者应进行全面的血管评估和治疗。以上患者包括跛行、静息痛,无创血管检查发现异常、坏疽或足趾青紫的患者。因为很多糖尿病患者伴有周围性血管疾病、心血管疾病和脑血管疾病,因此在对患者进行血管评估和治疗时需要临床判断其风险/效益比。确诊检查的动脉造影术在检查过程中应用的造影剂对先前患有糖尿病肾病患者的肾功能具有严重的副作用。
- 清创术和卸载高压氧疗法尽管昂贵,但是被证明治疗抗生素治疗无效的溃疡有效。
- 对患者进行教育,以促进患者院外自我护理的实施。
- 与初级护理者沟通后续的门诊伤口护理事项。
- 穿治疗鞋以防溃疡复发。

稳定状态

根据高风险单纯溃疡指南,当患者伤口范围缩

小,感染得到控制和血液供应充足,可以促进伤口愈合时,则患者的病情达到稳定状态。若其他治疗方法均无效时应考虑截肢治疗。截肢的目标是尽可能多地保留肢体。截肢术后患者按照高风险复杂溃疡指南进行管理。

皮肤、结缔组织和口腔并发症

糖尿病并发症的监测应包括在糖尿病患者管理中经常被忽视的皮肤、关节和口腔。以下部分概述了糖尿病常见并发症的诊断和治疗标准。

皮肤并发症

糖尿病相关的皮肤病很常见,但常常无法得到确诊。最近,有关长期受糖尿病困扰患者的一项研究显示,71%的研究对象至少患有一种与糖尿病相关的皮肤病[129]。皮肤并发症与糖尿病病程以及其他微血管并发症有关[130]。血糖控制在糖尿病相关皮肤病临床表现中的作用目前仍存在争议。表 8.13 列出了一些常见的糖尿病相关皮肤病的临床表现和治疗方法(见图 8.34 中足部溃疡的资料)。

黑棘皮病

黑棘皮病是一种与胰岛素抵抗和 2 型糖尿病相关的常见皮肤病。虽然它可以发生在任何年龄,但最

常见于儿童和青少年早期。黑棘皮病在肥胖者中尤其普遍,此病的主要特点是皮肤褶皱区域(颈部、手臂和腋窝)的皮肤变黑、增厚。皮肤增生被认为是胰岛素产生生长激素样作用的结果。黑色素沉着最常见于西班牙裔、非洲裔美国人和美洲土著民族。除了减轻体重和减少胰岛素刺激物(如高血糖),目前没有针对疾病本身的治疗方法。

结缔组织并发症

关节活动受限

关节活动受限(LJM)的特点是小指的掌指关节和指间关节运动的双受限。随着 LJM 进展,其他手指的活动也很快受到限制,导致双手对压,手指和手掌不能靠近,被称为"祈祷征"。更为严重的 LJM 可能还包括手腕、肘关节、膝关节和臀部的受限。LJM 不会导致关节炎或明显的疼痛,在 1 型和 2 型糖尿病患者中均可发生,糖尿病病程超过 5 年的青春期后的青少年发病率最高。有关 1 型糖尿病的研究[131]发现,LJM 在 1 型糖尿病中的患病率高达 58%,不同性别之间 LJM 患病率无显著差异。一些研究证实,LJM 与厚的蜡质皮肤外观以及长期微血管并发症(视网膜病和肾脏疾病)有关。LJM 与交联糖基化胶原蛋白的形成有关,后者具有抗胶原酶降解的作用。胶原形成太多后关节屈伸活动受限。有趣的是,LJM 与血糖控制情况无相关性[131]。

表 8.13　糖尿病常见皮肤并发症

皮肤并发症	临床表现	治疗
糖尿病性类脂质渐进性坏死	皮肤增厚,呈棕红色,常有边缘隆起的炎症区域,且中央凹陷,造成鳞片状外观;病变通常见于双侧胫前皮肤,但是也可在胸部和手臂上发现;皮损可能由于创伤形成溃疡	通常无需治疗,除非病变处溃烂;然后需要进行切除和植皮术
糖尿病性硬肿症	背部、肩部和颈部皮肤增厚;在 1 型糖尿病和 2 型糖尿病患者中均可出现;不要与硬皮病样综合征混淆	通常无需治疗
硬皮病样综合征	手和手指皮肤硬化常见于伴有关节活动受限的年轻 1 型糖尿病患者;与其他糖尿病微血管并发症有关	通常无需治疗,但是是一个预警信号,应改善代谢状况以预防其他并发症
糖尿病胫前斑	病程长的糖尿病患者胫前伴有棕色小斑块	通常无需治疗
足癣或运动员脚	红疹,通常在脚趾之间,由真菌感染引起	应用标准抗真菌药治疗;病情严重的患者可能需要灰黄霉素治疗;建议穿棉袜
甲真菌病	真菌感染的指甲增厚、变色	用灰黄霉素、伊曲康唑或盐酸特比萘芬治疗
脂肪增生	注射部位脂肪沉积	建议在同一解剖区域内更换注射部位
糖尿病性黄瘤(发疹性黄瘤)	位于肘部和臀部的小黄瘤(1~3cm);经常瘙痒;与血糖控制不佳有关;严重的高三酰甘油血症可造成病情快速发展	当控制血糖后病变通常能很快消失

目前尚无 LJM 的有效治疗方法,有关醛糖还原酶抑制剂对 LJM 影响的研究获得的效果有限,需与骨关节炎、其他炎症性关节炎和关节创伤进行鉴别诊断。

杜普伊特伦疾病

杜普伊特伦疾病(DD)或挛缩是指手掌腱膜间隙的纤维化。DD 的症状包括近第三、第四和(或)第五手指基底部的掌侧出现肿块或结节。此外,由于结缔组织的限制,经常出现手掌的局部凹陷。严重的 DD 病例还包括由于掌腱膜条索造成的一个或多个手指挛缩,掌腱膜条索是从手掌到手指结节的结缔组织长带。掌腱膜条索可引起近端指间关节的掌腱膜挛缩症。

研究发现,DD 在 1 型和 2 型糖尿病中的发病率为 14%,无性别差异[132]。DD 治疗为筋膜切除术,病情严重者进行关节囊切开术,DD 造成的重大残疾应转诊至手外科医生。

肩周炎(粘连性关节囊炎)

肩周炎,或粘连性关节囊炎的特征为炎症和关节囊增厚造成的肩关节活动度的逐渐丧失。关节囊炎症致使关节粘连,进一步降低关节活动度。为了减轻疼痛,患者会尽可能减少肩关节的活动,由此进一步促使了肩关节粘连。肩周炎通常与关节炎无关,但与甲状腺疾病和糖尿病有关。肩周炎的发病机制尚未明确,有关糖尿病与肩周炎之间的因果关系也知之甚少。与正常个体相比,肩周炎在糖尿病患者更为常见。初始治疗为抗炎药物(阿司匹林、布洛芬、萘普生、泼尼松)联合物理治疗,以增加关节的活动范围。

正常情况下,肩关节一般于 3~12 个月内缓解。对于病情严重的患者应转诊至专科医生进行局部封闭、关节镜手术或肩袖损伤修复术。

口腔并发症

牙周疾病

牙周疾病是糖尿病最常见的口腔并发症,被称为"糖尿病第六大并发症"[133]。糖尿病患者与正常个体相比,牙周结缔组织附着更易丧失,牙槽骨更易吸收以及牙周袋更易形成[134]。有趣的是,就诊牙科医生的患者中经常见到未确诊的 2 型糖尿病。未确诊糖尿病患者的口腔表现包括过度牙龈出血、唾液分泌增加(流涎)、丙酮味口臭和伤口延迟愈合。为了能够筛查出更多的糖尿病患者,一些社区为牙科医生配备了血糖仪以便进行糖尿病患者的筛查。血糖水平升高[空腹血糖≥100mg/dL(5.6mmol/L)或随机血糖≥140mg/dL(7.8mmol/L)]的所有患者均应进一步进行糖尿病的确诊试验。

糖尿病与牙周病增加的关系尚未完全明确。研究发现,1 型和 2 型糖尿病患者的牙周菌群与正常个体相同[134]。这支持了口腔菌群的差异不是一个重要因素的假设。相反,尚未确诊或血糖控制不佳的糖尿病患者相关的白细胞功能受损会导致口腔抗感染能力降低。其他可能的致病机制包括糖尿病相关的胶原代谢改变以及毛细血管基底膜厚度的变化。

良好的血糖控制(HbA$_{1C}$ 维持在正常上限的 1.0%之内)在防止牙周疾病的发生发展中至关重要。研究表明,牙周破坏的速率与血糖控制水平直接相关。因为牙周病是可预防的,所以对于牙科医生,每年做一份有关糖尿病患者转诊牙科医生的记录非常关键。此外,应警告糖尿病患者他们患牙周病的概率更高,并告知患者保持良好口腔卫生需要良好的刷牙和使用牙线技术。

龋齿、口腔干燥与白念珠菌感染

1 型糖尿病中冠龋患病率与血糖控制水平有关。血糖控制不佳的 1 型糖尿病患者的冠龋数多于非 1 型糖尿病患者。2 型糖尿病患者血糖水平与龋齿患病率关系尚不明确。良好的口腔卫生、维持良好的血糖控制(HbA$_{1C}$ 维持在正常上限的 1.0%之内)和定期就诊于牙科医生是预防冠龋发生的关键因素。

口腔干燥(口干)与糖尿病的确切关系尚不明确,但是其可能与唾液腺疾病,如干燥综合征等基础疾病有关。常用的抗高血压药、抗抑郁药、镇痛药和抗组胺药都会引起口干症状。如果不治疗,口干症可能导致龋齿量增加、口腔念珠菌感染和吞咽困难。口干症轻者应饮适当的水维持治疗,频繁的饮少量水、吃无糖糖果或口香糖可增加唾液的分泌量。中度至重度患者应用市售人工唾液进行治疗。

最常见的口腔真菌感染是白色念珠菌。糖尿病是白色念珠菌感染的危险因素,但其他全身性因素,如恶性贫血和艾滋病也应考虑到。几种目前用于治疗口腔真菌感染的药物详见表 8.14。

表 8.14　口腔真菌感染的药物治疗

药物	剂量	备注
氟康唑片	第一天 200mg；100mg/d 2~3 周	监测肝功能；可以增加磺酰脲类水平
克霉唑片	1 片，5 次/d 持续 2 周	让药物缓慢溶解；监测肝功能
制霉菌素锭剂	1 或 2 锭剂，4 或 5 次/日，症状消失后再持续 2 天；最多持续 2 周	不要咀嚼或吞咽锭剂，高剂量可能引起胃肠道紊乱
酮康唑片	200mg/d 持续 1~2 周	肝毒性；在治疗前和治疗中监测肝功能

参考文献

1 US Centers for Control and Prevention. *Centers for Control and Prevention: Diabetes Surveillance Report, 1999*. Atlanta, GA: US Department of Health and Human Services, 1999.

2 Manson JE, Colditz, GA, Stampfer MJ, *et al.* A prospective study of maturity-onset diabetes mellitus and risk of coronary heart disease and stroke in women. *Archives of Internal Medicine* 1991;151:1141–7.

3 Seeman T, Mendes DL, Berkman L, *et al.* Risk factors for coronary heart disease among older men and women: a prospective study of community-dwelling elderly. *American Journal of Epidemiology* 1993; 138:1037–49.

4 Laws A, Marcus EB, Grove JS, *et al.* Lipids and lipoproteins as risk factors for coronary heart disease in men with abnormal glucose tolerance: the Honolulu heart program. *Journal of Internal Medicine* 1993; 234:471–8.

5 Wilson PW, Cupples LA, Kannel WB. Is hyperglycemia associated with cardiovascular disease? The Framingham study. *American Heart Journal* 1991;121:586–90.

6 Kannel WB. Lipids, diabetes, and coronary heart disease: insights from the Framingham Study. *American Heart Journal* 1985;110:1100–7.

7 Howard BV, Cowan LD, Go O, *et al.* Adverse effects of diabetes on multiple cardiovascular disease risk factors in women: the Strong Heart Study. *Diabetes Care* 1998;21:1258–65.

8 Chun BY, Dobson AJ, Heller RF. The impact of diabetes on survival among patients with first myocardial infarction. *Diabetes Care* 1997;20: 704–8.

9 Kuusisto J, Mykkanen L, Pyorala K, Laakso M. NIDDM and its metabolic control predict coronary heart disease in elderly subjects. *Diabetes* 1994;43:960–7.

10 Klein R. Hyperglycemia and microvascular and macrovascular disease in diabetes. *Diabetes Care* 1995;18:258–68.

11 Alberti G, Mazze R (eds). *Frontiers in Diabetes Research: Current Trends in Non-Insulin Dependent Diabetes Mellitus*. Amsterdam, The Netherlands: Excerpta Medica, 1989.

12 Wei M, Gaskill SP, Haffner SM, Stern MP. Effects of diabetes and level of glycemia on all-cause and cardiovascular mortality. The San Antonio Heart Study. *Diabetes Care* 1998;21:1168–72.

13 UK Prospective Diabetes Study Group. Intensive blood-glucose control with sulphonylureas or insulin compared with conventional treatment and risk of complications in patients with type 2 diabetes (UKPDS 33). *Lancet* 1998;352:838–53.

14 ADVANCE Collaborative Group; Patel A, MacMahon S, Chalmers H, *et al.* Intensive blood glucose control and vascular outcomes in patients with type 2 diabetes. *New England Journal of Medicine* 2008;358: 2560–72.

15 Duckworth W, Abraira C, Moritz T, *et al.* Glucose control and vascular complications in veterans with type 2 diabetes. *New England Journal of Medicine*. 2009;360:129–39.

16 Action to Control Cardiovascular Risk in Diabetes Study Group; Gerstein HC, Miller ME, Byington RP, *et al.* Effects of intensive glucose lowering in type 2 diabetes. *New England Journal of Medicine* 2008; 358:2545–59.

17 American Diabetes Association. Standards of medical care in diabetes—2011. *Diabetes Care* 2010;34(Suppl. 1):S11–61

18 Nathan DM, Cleary PA, Backlund JY, *et al.* Intensive diabetes treatment and cardiovascular disease in patients with type 1 diabetes. *New England Journal of Medicine*. 2005;353:2643–53.

19 Holman RR, Sanjoy PK, Bethel MA, *et al.* 10-year follow-up of intensive glucose control in type 2 diabetes. *New England Journal of Medicine* 2008;359:1577–89.

20 Orchard TJ, Dorman JS, Maser RE, *et al.* Factors associated with avoidance of severe complications after 25 yr of IDDM: Pittsburgh Epidemiology of Diabetes Complications Study I. *Diabetes Care* 1990; 13:741–7.

21 Neil A, Hawkins M, Potok M, *et al.* A prospective population-based study of microalbuminuria as a predictor of mortality in NIDDM. *Diabetes Care* 1993;16:996–1003.

22 Dandona P. Endothelium, inflammation and diabetes. *Current Diabetes Reports* 2002;2:311–15.

23 Libby P. Inflammation and cardiovascular disease mechanisms. *American Journal of Clinical Nutrition* 2006;83 (Suppl.):456S–60S.

24 Ridker PM, Rifai N, Rose L, *et al.* Comparison of C-reactive protein and low-density lipoprotein cholesterol levels in the prediction of first cardiovascular events. *New England Journal of Medicine* 2002;347: 1557–65.

25 Kinlay S, Selwyn AP. Effects of statins on inflammation in patients with acute and chronic coronary syndromes. *American Journal of Cardiology* 2003;91:9B–13B.

26 Ridker PM, Danielson E, Fonseca FAH, *et al.* Rosuvastatin to prevent vascular events in men and women with elevated C-reactive protein. *New England Journal of Medicine* 2008;359:2195–207.

27 Pearson TA, Mensah GD, Alexander RW, *et al* Markers of inflammation and cardiovascular disease: application to clinical and public health practice: A statement for healthcare professionals from the Centers for Disease Control and Prevention and the American Heart Association. *Circulation* 2003;107:499–511.

28 Gaede P, Vedel P, Larsen N, *et al.* Multifactorial intervention and cardiovascular disease in patients with type 2 diabetes. *New England Journal of Medicine* 2003;348:383–93.

29 UK Prospective Diabetes Study Group. Tight blood pressure control and risk of macrovascular and microvascular complications in type 2 diabetes: UKPDS 38. *British Medical Journal* 1998;317:703–26.

30 The ACCORD Study Group. Effects of intensive blood-pressure control in type 2 diabetes mellitus. *New England Journal of Medicine* 2010;362: 1575–85.

31 The ACCORD Study Group. Effects of combination lipid therapy in type 2 diabetes mellitus. *New England Journal of Medicine* 2010;362: 1563–74.

32 US Centers for Disease Control and Prevention. *Quick Facts*. http://www.cdc.gov/Features/HighBloodPressure/.

33 Gohdes D, Kaufman S, Valway S. Diabetes in American Indians: an overview. *Diabetes Care* 1993;16:239–43.

34 Flack JM, Ferdinand KC, Nasser SA. Epidemiology of hypertension and cardiovascular disease in African Americans. *Journal of Clinical Hypertension (Greenwich)* 2003;5 (Suppl. 1):5–11.

35 Ferriss JB. The causes of raised blood pressure in insulin-dependent and non-insulin-dependent diabetes. *Journal of Human Hypertension* 1991; 5:245–54.

36 Mazze RS, Simonson GD, Robinson RL, *et al.* Characterizing blood pressure in individuals with type 2 diabetes: the relationship between clinic self-monitored blood pressure. *Diabetic Medicine* 2003;20: 752–7.

37 Jain A, Krakoff LR. Effect of recorded home blood pressure measurements on the staging of hypertensive patients. *Blood Pressure Monitoring* 2002;7:157–61.

38 Masding MG, Jones JR, Bartley E, Sandeman DD. Assessment of blood pressure in patients with Type 2 diabetes: comparison between home blood pressure monitoring, clinic blood pressure measurement and 24-h ambulatory blood pressure monitoring. *Diabetic Medicine* 2001; 8:431–7.

39 Mion Jr D, Pierin AMG, Lima JC, *et al.* Home blood pressure correlates better with left ventricular mass index than clinic and ambulatory blood pressure measurement. In: Proceedings of the 19th Scientific Meeting of the International Society of Hypertension, Prague, Czech Republic, 23–27 June 2002.

40 Lou LM, Gimeno JA, Gomez Sanchez R, *et al.* Comparison of clinical arterial blood pressure, home-arterial blood pressure measurement and ambulatory arterial pressure monitoring in patients with type II diabetes mellitus and diabetic nephropathy. *Nefrologia* 2002;22:179–89.

41 Suzuki H, Nakamoto H, Okada H, *et al.* Self-measured systolic blood pressure in the morning is a strong indicator of decline of renal function in hypertensive patients with non-diabetic chronic renal insufficiency. *Clinical and Experimental Hypertension* 2002;24:249–60.

42 Lewis EJ, Hunsicker LG, Bain RP, Rohde RD. The effect of angiotensin-converting-enzyme inhibition on diabetic nephropathy: the Collaborative Study Group. *New England Journal of Medicine* 1993;329:1456–62.

43 Parving HH, Lehnert H, Brochner-Mortensen J, *et al.* The effect of irbesartan on the development of diabetic nephropathy in patients with type 2 diabetes. *New England Journal of Medicine* 2001;345:870–8.

44 Lewis EJ, Hunsicker LG, Clarke WR, *et al.* Renoprotective effect of the angiotensin-receptor antagonist irbesartan in patients with type 2 diabetes. *New England Journal of Medicine.* 2001;345:851–60.

45 Hansson L, Zanchetti A, Carruthers SG, *et al.*; and the HOT Study Group. Effects of intensive blood-pressure lowering and low-dose aspirin in patients with hypertension: principal results of the Hypertension Optimal Treatment (HOT) randomised trial. *Lancet* 1998;351:1755–62.

46 ALLHAT Collaborative Research Group. Major outcomes in high-risk hypertensive patients randomized to angiotensin-converting enzyme inhibitor or calcium channel blocker vs. diuretic. The Antihypertensive and Lipid-Lowering Treatment to Prevent Heart Attack Trial (ALLHAT). *JAMA* 2002;288:2981–97.

47 Franz MJ, Bantle JP, Beebe CA, *et al.* Evidence-based nutrition principles and recommendations for the treatment and prevention of diabetes and related complications. *Diabetes Care* 2002;25:148–98.

48 Azadbakht L, Fard NR, Karimi M, *et al.* Effects of the Dietary Approaches to Stop Hypertension (DASH) eating plan on cardiovascular risks among type 2 diabetic patients: a randomized cross-over clinical trial. *Diabetes Care* 2011;34:55–7.

49 The ALLHAT Officers and Coordinators for the ALLHAT Collaborative Research Group. Major outcomes in high-risk hypertensive patients randomized to angiotensin-converting enzyme inhibitor or calcium channel blocker vs diuretic: the Antihypertensive and Lipid-Lowering Treatment to Prevent Heart Attack Trial (ALLHAT). *JAMA* 2002; 288:2981–97.

50 Nissen SE, Tuzcu EM, Libby P, *et al.* Effect of antihypertensive agents on cardiovascular events in patients with coronary disease and normal blood pressure. The CAMELOT study: a randomized controlled trial. *JAMA* 2004;292:2217–26.

51 ONTARGET Investigators; Yusuf S, Teo KK, Pogue J, *et al.* Telmisartan, ramipril, or both in patients at high risk for vascular events. *New England Journal of Medicine* 2008;358:1547–59.

52 NCEP Expert Panel. *Third report of the National Cholesterol Education Program (NCEP) Expert Panel on Detection, Evaluation and Treatment of High Blood Cholesterol in Adults (Adult Treatment Panel III).* Publication No. 01–3670. Bethesda, MD: National Institutes of Health, 2001.

53 Taylor AJ, Villines TC, Stanek EJ, *et al.* Extended-release niacin or ezetimibe and carotid intima-media thickness. *New England Journal of Medicine* 2009;361:2113–22.

54 Kastelein JJ, Sager PT, de Groot E, Veltri E. Comparison of ezetimibe plus simvastatin versus simvastatin monotherapy on atherosclerosis progression in familial hypercholesterolemia. Design and rationale of the Ezetimibe and Simvastatin in Hypercholesterolemia Enhances Atherosclerosis Regression (ENHANCE) trial. *American Heart Journal* 2005;149:234–9.

55 Friedberg CE, Janssen MJ, Heine RJ, Grobbee DE. Fish oil and glycemic control in diabetes: a meta-analysis. *Diabetes Care* 1998;21:494–500.

56 American Heart Association. Scientific statement: fish consumption, fish oil, omega-3 fatty acids and cardiovascular disease. *Circulation* 2002; 106:2747–57.

57 Colwell JA. Aspirin therapy in diabetes. *Diabetes Care* 1997;20: 1768–71.

58 De Berardis G, Sacco M, Strippoli G, *et al.* Aspirin for primary prevention of cardiovascular events in people with diabetes: meta-analysis of randomised controlled trials. *British Medical Journal* 2009;339: 4531.

59 Ogawa H, Nakayama M, Morimoto T, *et al.* Low-dose aspirin for primary prevention of atherosclerotic events in patients with type 2 diabetes: a randomized controlled trial. *JAMA* 2008;300:2134–41.

60 McQuaid KR, Laine L. Systematic review and meta-analysis of adverse events of low-dose aspirin and clopidogrel in randomized controlled trials. *American Journal of Medicine* 2006;119:624–38.

61 American Diabetes Association. Standards for medical care in diabetes—2010. *Diabetes Care* 2011;34(Suppl. 1):S11–61.

62 Wilson PW, D'Agostino RB, Levy D, *et al.* Prediction of coronary heart disease using risk factor categories. *Circulation* 1998;97:1837–47.

63 Rossouw JE, Anderson GL, Prentice RL, *et al.* Risks and benefits of estrogen plus progestin in healthy postmenopausal women: principal results from the Women's Health Initiative randomized controlled trial. *JAMA* 2002;288:321–33.

64 Grady D, Herrington D, Bittner V, *et al.* Cardiovascular disease outcomes during 6–8 years of hormone therapy: Heart and Estrogen/Progestin Replacement Study follow-up (HERS II). *JAMA* 2002;288: 49–57.

65 Stampfer MJ, Malinow MR, Willett WC, *et al.* A prospective study of plasma homocyst(e)ine and risk of myocardial infarction in US physicians. *JAMA* 1992;268:878–81.

66 Reusch J. Diabetes, microvascular complications, and cardiovascular complications: what is it about glucose? *Journal of Clinical Investigation* 2003;112:986–8.

67 Stratton IM, Adler AI, Neil HA, *et al.* Association of glycaemia with microvascular and microvascular complications of type 2 diabetes (UKPDS 35): prospective observational study. *British Medical Journal* 2000;321:405–12.

68 Brownlee M. The pathophysiology of diabetic complications: a unifying mechanism. *Diabetes* 2005;54:1615–25.

69 Monnier L, Mas E, Ginet C, *et al.* Activation of oxidative stress by acute glucose fluctuations compared with sustained chronic hyperglycemia in patients with type 2 diabetes. *JAMA* 2006;295:1681–7.

70 Fowler MJ. Microvascular and macrovascular complications of diabetes. *Clinical Diabetes* 2008;26:77–82.

71 Nelson RG, Knowler WC, Pettitt DJ, Bennett PH. Kidney diseases in diabetes. In: Harris MI, Cowie CC, Stern MP, *et al.* (eds) *Diabetes in America*, 2nd edn. Publication no. 95-1468. Bethesda, MD: National Institutes of Health, National Diabetes Data Group, National Institute of Diabetes and Digestive and Kidney Diseases, 1995.

72 US Renal Data System. *USRDS 2002 Annual Data Report: Atlas of End-Stage Renal Disease in the United States.* Bethesda, MD: National Institutes of Health, National Institute of Diabetes and Digestive and Kidney Diseases, 2002.

73 Turtle JR, Yue DK, Fisher EJ, *et al.* The mesangium in diabetes. In: Baba S, Kaneko T (eds) *Diabetes 1994*. Excerpta Medica International Congress Series 1100. Amsterdam, The Netherlands: Elsevier, 1994: 32–6.

74 Larkins RG, Dunlop ME. The link between hyperglycemia and diabetic nephropathy. *Diabetologia* 1992;35:499–504.

75 Nelson RG, Knowler WC, Pettitt DJ, *et al*. Incidence and determinants of elevated urinary albumin excretion in Pima Indians with NIDDM. *Diabetes Care* 1995;18:182–7.

76 Jerums G, Allen TJ, Gilbert R, *et al*. Natural history of diabetic nephropathy. In: Baba S, Kaneko T (eds) *Diabetes 1994*. Excerpta Medica International Congress Series 1100. Amsterdam, The Netherlands: Elsevier, 1994:695–700.

77 Coonrod BA, Ellis D, Becker DJ, *et al*. Predictors of microalbuminuria in individuals with IDDM. Pittsburgh Epidemiology of Diabetes Complications Study. *Diabetes Care* 1993;16:1376–83.

78 Diabetes Control and Complications Trial Research Group. The effect of intensive treatment of diabetes on the development and progression of long-term complications in insulin-dependent diabetes mellitus. *New England Journal of Medicine* 1993;329:977–86.

79 Raguram P, Massy ZA, Keane WF. Diabetic hyperlipidemia: vascular disease implications and therapeutic options. In: Baba S, Kaneko T (eds) *Diabetes 1994*. Excerpta Medica International Congress Series 1100. Amsterdam, The Netherlands: Elsevier, 1994:706–12.

80 UK Prospective Diabetes Study Group. Intensive blood-glucose control with sulphonylureas or insulin compared with conventional treatment and risk of complications in patients with type 2 diabetes (UKPDS 33). *Lancet* 1998;352:837–53.

81 Ismail-Beigi F, Craven T, Banerji MA, *et al*. Effect of intensive treatment of hyperglycaemia on microvascular outcomes in type 2 diabetes: an analysis of the ACCORD randomised trial. *Lancet* 2010;376:419–30.

82 Mathiesen ER, Ronn B, Jensen T, *et al*. Relationship between blood pressure and urinary albumin excretion in development of microalbuminuria. *Diabetes* 1990;39:245–9.

83 Microalbuminuria Collaborative Study Group. Microalbuminuria in type 1 diabetic patients. *Diabetes Care* 1992;15:495–501.

84 Levey AS, Bosch JP, Lewis JB, *et al*. A more accurate method to estimate glomerular filtration rate from serum creatinine: a new prediction equation. Modification of Diet in Renal Disease Study Group. *Annals of Internal Medicine* 1999;130:461–70.

85 Cockcroft DW, Gault MH. Prediction of creatinine clearance from serum creatinine. *Nephron* 1976;16:31–41.

86 Burtis CA, Ashwood ER (eds). *Tietz Textbook of Clinical Chemistry*, 2nd edn. Philadelphia, PA: Saunders, 1994:989–90 and 1522–38.

87 Parving HH, Lehnert H, Brochner-Mortensen J, *et al*. The effect of irbesartan on the development of diabetic nephropathy in patients with type 2 diabetes. *New England Journal of Medicine* 2001;345:870–8.

88 Lewis EJ, Hunsicker LG, Clarke WR, *et al*. Renoprotective effect of the angiotensin-receptor antagonist irbesartan in patients with type 2 diabetes. *New England Journal of Medicine* 2001;345:851–60.

89 Brenner BM, Cooper ME, de Zeeuw D, *et al*. Effects of losartan on renal and cardiovascular outcomes in patients with type 2 diabetes and nephropathy. *New England Journal of Medicine* 2001;345:861–9.

90 ONTARGET Investigators. Telmistaran, ramipril, or both in patients at high risk for vascular events. *New England Journal of Medicine* 2008;358:1547–59.

91 Abe H, Minatoguchi S, Ohashi H, *et al*. Renoprotective effect of the addition of losartan to ongoing treatment with an angiotensin converting enzyme inhibitor in type-2 diabetic patients with nephropathy. *Hypertension Research* 2007;39:929–35.

92 Ogihara T, Nakao K, Fukui T, *et al*. Effects of candesartan compared with amlodipine in hypertensive patients with high cardiovascular risks: candesartan antihypertensive survival evaluation in Japan trial. *Hypertension* 2008;51:393–8.

93 Chen J, Park HC, Addabbo F, *et al*. Kidney-derived mesenchymal stem cells contribute to vasculogenesis, angiogenesis and endothelial repair. *Kidney International* 2007;72:879–85.

94 Santiago JV (ed.). *Medical Management of Insulin-Dependent (Type I) Diabetes*, 2nd edn. Alexandria, VA: American Diabetes Association, 1994.

95 Klein R, Klein BE. Vision disorders in diabetes. In: Harris MI, Cowie CC, Stern MP, *et al*. (eds) *Diabetes in America*, 2nd edn. Publication no. 95-1468. Bethesda, MD: National Institutes of Health, National Diabetes Data Group, National Institute of Diabetes and Digestive and Kidney Diseases, 1995.

96 Klein R, Klein B, Moss SE, Cruickshanks KJ. Relationship of hyperglycemia to the long-term incidence and progression of diabetic retinopathy. *Archives of Internal Medicine* 1994;154:2169–78.

97 The Kroc Collaborative Study Group. Blood glucose control and the evolution of diabetic retinopathy and albuminuria. A preliminary multicenter trial. *New England Journal of Medicine* 1984;311:365–72.

98 The Kroc Collaborative Study Group. Diabetic retinopathy after two years of intensified insulin treatment. Follow-up of The Kroc Collaborative Study. *JAMA* 1988;260:37–41.

99 Chew EY, Ambrosius WT, Davis MD, *et al*. Effects of medical therapies on retinopathy progression in type 2 diabetes. *New England Journal of Medicine* 2010;363:233–44.

100 Klein R, Klein B, Moss SE, *et al*. The Wisconsin Epidemiologic Study of Diabetic Retinopathy. III. Prevalence and risk of diabetic retinopathy when age at diagnosis is 30 or more years. *Archives of Ophthalmology* 1984;102:527–32.

101 Frank RN. The aldose reductase controversy. *Diabetes* 1994;43:169–72.

102 UK Prospective Diabetes Study Group. Tight blood pressure control and risk for of macrovascular and microvascular complications in type 2 diabetes: UKPDS 38. *British Medical Journal* 1998;317:708–13.

103 Estacio RO, Jeffers BW, Gifford N, Schreir RW. Effect of blood pressure control on diabetic microvascular complications in patients with hypertension and type 2 diabetes. *Diabetes Care* 2000;23:B54–64.

104 ETDRS Research Group. Photocoagulation for diabetic macular edema. *Archives of Ophthalmology* 1985;103:1796–806.

105 Lyons TJ, Silvestri G, Dunn JA, *et al*. Role of glycation in modification of lens crystallins in diabetic and nondiabetic senile cataracts. *Diabetes* 1991;40:1010–15.

106 Ansari N, Awasthi Y, Srirastava S. Role of glycosylation in protein disulfide formation and cataractogenesis. *Experimental Eye Research* 1980;31:9–19.

107 Campa C, Harding SP. Anti-VEGF compounds in the treatment of neovascular age related macular degeneration. *Current Drug Targets* 2011;12:173–81.

108 Diabetic Retinopathy Vitrectomy Study Research Group. Early vitrectomy for severe proliferative diabetic retinopathy in eyes with useful vision: results of a randomized trial: Diabetic Retinopathy Vitrectomy Study Report 3. *Archives of Ophthalmology* 1988;95:1307–20.

109 Diabetic Retinopathy Vitrectomy Study Research Group. Early vitrectomy for severe vitreous hemorrhage in diabetic retinopathy: four-year results of a randomized trial: Diabetic Retinopathy Study Report 5. *Archives of Ophthalmology* 1990;108:959–64.

110 American Diabetes Association. Clinical Practice Recommendations 2003. Diabetic retinopathy. *Diabetes Care* 2003;26(Suppl. 1): S99–102.

111 Eastman RC. Neuropathy in diabetes. In: Harris MI, Cowie CC, Stern MP, *et al*. (eds) *Diabetes in America*, 2nd edn. Publication no. 95-1468. Bethesda, MD: National Institutes of Health, National Diabetes Data Group, National Institute of Diabetes and Digestive and Kidney Diseases, 1995.

112 Jamal GA. Pathogenesis of diabetic neuropathy: the role of n-6 essential fatty acids and their eicosanoid derivatives. *Diabetes Medicine* 1990;7:574–9.

113 Boulton AJ, Malik RA. Diabetic neuropathy. *Medical Clinics of North America* 1998;82:909–29.

114 Raskin P. The relationship of aldose reductase activity to diabetic complications. In: Baba S, Kareko T (eds) *Diabetes 1994*. Excerpta Medica International Congress Series 1100. Amsterdam, The Netherlands: Elsevier, 1994:321–25.

115 Ziegler D. Treatment of diabetic neuropathy and neuropathic pain: how far have we come? *Diabetes Care* 2008;31 (Suppl. 2):S255–61.

116 Figueroa-Romero C, Sadidi M, Feldman EL. Mechanisms of disease: the oxidative stress theory of diabetic neuropathy. *Reviews in Endocrine and Metabolic Disorders* 2008;9:301–14.

117 van Dam PS. Oxidative stress and diabetic neuropathy: pathophysiological mechanisms and treatment perspectives. *Diabetes/Metabolism Research and Reviews* 2002;18:176–84.

118 Ziegler D, Ametov A, Barinov A, *et al.* Oral treatment with alpha-lipoic acid improves symptomatic diabetic polyneuropathy: the SYDNEY 2 trial. *Diabetes Care* 2006;29:2365–70.

119 Max MB, Lynch SA, Muir J, *et al.* Effects of desipramine, amitriptyline, and fluoxetine on pain in diabetic neuropathy. *New England Journal of Medicine* 1992;326:1250–6.

120 Pfeifer MA. A highly successful and novel model for treatment of chronic painful diabetic peripheral neuropathy. *Diabetes Care* 1993; 16:1103–15.

121 Santiago JV (ed.). *Medical Management of Insulin-Dependent (Type I) Diabetes*, 2nd edn. Alexandria, VA: American Diabetes Association, 1994.

122 Vinik A, Maser R, Mitchell B, Freeman R. Diabetic autonomic neuropathy: technical review. *Diabetes Care* 2003;26:1553–79.

123 Erbas T, Varoglu E, Erbas B, *et al.* Comparison of metoclopramide and erythromycin in the treatment of diabetic gastroparesis. *Diabetes Care* 1993;16:1511–14.

124 Valdovinos MA, Camilleari M, Zimmerman BR. Chronic diarrhea in diabetes mellitus: mechanisms and an approach to diagnosis and treatment. *Mayo Clinic Proceedings* 1993;68:691–702.

125 Fedorak RN, Field M, Chang EB. Treatment of diabetic diarrhea with clonidine. *Annals of Internal Medicine* 1985;102:197–9.

126 Nakabayashi H, Fujii S, Miwa U, *et al.* Marked improvement of diabetic diarrhea with the somatostatin analogue octreotide. *Archives of Internal Medicine* 1994;154:1863–7.

127 Haines ST. Treating constipation in the patient with diabetes. *Diabetes Educator* 1995;21:223–32.

128 Rith Najarian S, Branchaud C, Beaulieu O, *et al.* Reducing lower extremity amputations due to diabetes: application of the Staged Diabetes Management approach in a primary care setting. *Journal of Family Practice* 1998;47:127–32.

129 Yosipovitch G, Hodak E, Vardi P. The prevalence of cutaneous manifestations in IDDM patients and their association with diabetes risk factors and microvascular complications. *Diabetes Care* 1998;21: 506–9.

130 Jelinek JE. The skin in diabetes. *Diabetes Medicine* 1993;10:201–13.

131 Arkkila PE, Kantola IM, Viikari JS. Limited joint mobility in type 1 diabetic patients: correlation to other diabetic complications. *Journal of Internal Medicine* 1994;236:215–23.

132 Arkkila PE, Kantola IM, Viikari JS. Dupuytren's disease: association with chronic diabetic complications. *Journal of Rheumatology* 1997;24: 153–9.

133 Loe H. Periodontal disease: the sixth complication of diabetes mellitus. *Diabetes Care* 1993;16:329–34.

134 Grant-Theule DA. Periodontal disease, diabetes, and immune response: a review of current concepts. *Journal of the Western Society of Periodontology/Periodontal Abstracts* 1996;44:69–77.

第 9 章

糖尿病相关合并症

关键点
- 糖尿病患者患其他疾病的风险增加,这些疾病的发生与代谢异常无必然联系。
- 患有其他内科疾病的患者也易患糖尿病。
- 合并症是指与糖尿病有相互影响的疾病。
- 通常糖尿病合并症的治疗更加复杂。

与糖尿病并发症不同,糖尿病相关合并症定义为伴随着糖尿病出现的,但并不确定是糖尿病引起的一些疾病或状况。许多疾病均符合该标准,包括囊性纤维化、精神疾病、饮食失调和睡眠呼吸暂停等。有证据表明,糖尿病的合并症与糖尿病是相互影响的。例如,研究证实,抑郁症能够增加糖尿病的患病风险,而糖尿病也能促进抑郁症的发生[1]。

本章主要评估糖尿病与几种合并症之间的联系及治疗方法的选择。但需注意的是,明确糖尿病与其合并症之间复杂的微小差别可能并非管理糖尿病及其伴发的健康问题的最好方法。

多囊卵巢综合征

在美国,多囊卵巢综合征(PCOS)是造成女性不孕的最常见的原因。该病的发病率在胰岛素抵抗的女性中明显增高[2]。因为患有 PCOS 的女性无论肥胖与否均存在胰岛素抵抗及高胰岛素血症,PCOS 被认为能够引起与肥胖相关胰岛素抵抗不同的特殊的胰岛素抵抗。PCOS 的特点包括高雄激素、慢性无排卵和不孕。这是由于体内促性腺激素释放激素的分泌紊乱引起的,即黄体生成素增加和卵泡素刺激减少。

PCOS 应根据存在的危险因素及临床症状和体征进行筛查。所有存在月经周期紊乱、月经稀发及闭经的女性都应该进行 PCOS 的筛查(表 9.1)。毛发过多(多毛症)也认为与 PCOS 相关。因为 PCOS 常与代谢综合征并存,因此胰岛素抵抗及代谢综合征的其他因子(如糖尿病、高血压、血脂异常)也应该进行筛查。诊断 PCOS 最重要的实验室检查就是应用放射免疫分析法测量血清睾酮。若血清睾酮总量在 50~200ng/dL(正常值 < 2.5ng/dL)则考虑存在 PCOS。如果血清总睾酮大于 200ng/dL,则需要检测血清脱氢表雄酮(DHEA-S)。如果 DHEA-S 大于 700μg/dL,则需要排除卵巢或肾上腺肿瘤的可能。存在甲状腺功能减退、高泌乳素血症及先天性肾上腺增生等疾病时也应该进行这些实验室检查。

PCOS 的治疗主要取决于其临床表现:月经不调、不孕、多毛症等(图 9.1)。治疗的选择与胰岛素抵抗的合并症也是相关的。一般在减重的同时结合运动和营养治疗(MNT)。近来,胰岛素增敏剂二甲双胍已用于治疗 PCOS 并能够有效增加 PCOS 治疗的胰岛素敏感性[3]。使用二甲双胍之前须评估患者是否存在肾脏及心肺疾病[4]。如果存在这些疾病则慎重使用二甲双胍。二甲双胍应用的起始剂量应考虑最大进餐量不小于 250mg/d。如果患者正在应用胰岛素治疗糖尿病,应该开始二甲双胍治疗。第一周,二甲双胍的起始剂量为 250mg/d,早餐前服用,随后每周增加 250mg,直到月经周期恢复正常,或者达到 2000mg/d。如果经过 3 个月的治疗,月经周期没有恢复,则考虑加用口服避孕药物治疗。

注意 如果胰岛素/葡萄糖比值为 1.0 或更低,那么治疗取决于体重指数。对于肥胖青少年,在使用口服避孕药之前应用运动和营养治疗进行体重管理。如果体重正常或偏低,则应给予患者低雄激素活性口服避孕药治疗 3 个月。如果仍不能解决症状,则应开始雄激素拮抗剂治疗。如果运动营养治疗、二甲双胍和口服避孕药治疗均不能改善 PCOS 症状,应将患者转诊给儿科内分泌专家。

表 9.1 多囊卵巢综合征的临床实践指南

筛查对象	筛查所有有月经稀发或闭经的女性(原发性和继发性闭经)
危险因素	• 超重(BMI>25kg/m²) • 向心性肥胖 • 高三酰甘油血症 • 有 PCOS、2 型糖尿病或不孕家族史 • 黑棘皮病 • 肾上腺功能早熟 • 多毛症或不孕 • 高胰岛素血症 • 高危种族:美国印第安人、阿拉斯加土著人、非裔美国人、亚洲人、夏威夷本土人及其他太平洋岛屿的人、西班牙人或拉丁美洲人 • 出生时体重>4000g(或>90 百分位数值)或<2000g(或<10 百分位数值) • 其母亲在怀孕期间曾诊断为 GDM
症状	• 月经稀发(≤8 次/年) • 闭经 • 多毛症 • 2 型糖尿病或 IGT • 脱发(前额毛发脱落) • 高胆固醇血症 • 高血压 • 高三酰甘油血症 • 痤疮
诊断	有排卵功能异常及高雄激素血症的证据;血清睾酮总量>50ng/dL(正常女性<2.5ng/dL) 需要排除疾病: • 卵巢或肾上腺肿瘤;血清睾酮总量>200ng/dL 或 DHEA-S>700μg/dL • 甲状腺功能减退(TSH);高泌乳素血症(催乳素) • 不完全或不典型的肾上腺皮质功能增生("迟发");如果 17-羟孕酮>2ps/mL,需要行 ACTH 兴奋试验来明确诊断 筛查 PCOS 相关紊乱;检测空腹及餐后 2 小时血糖/胰岛素比率,空腹血脂,高血压;向相关专家咨询
治疗方法	体型瘦且不合并高胰岛素血症的患者:使用低雄激素的复方 OCP[黄体酮;炔雌醇(优思明)] 肥胖和(或)存在高胰岛素血症或血脂异常的患者:使用二甲双胍治疗同时可以使用低雄激素的 OCP 及抗雄激素的药物 建议多学科小组联合治疗;营养及运动联合治疗,同时要制订合理的家庭计划及心理支持治疗
治疗目标	• 降低空腹胰岛素水平 • 纠正血脂异常 • 保持血压正常 • 明确患者治疗目标:如果目标为怀孕,讨论孕前计划及相关健康问题;如果目标为育性恢复而非怀孕,则讨论孕前计划
监测	随访月经周期
随访	
每月	随访月经周期
每 3 个月	血清睾酮和肝功能检测;体重;毛发情况;月经周期
每年(额外 3~4 个月随访)	病史和体格检查;尿蛋白筛查;详细的眼科检查;牙科检查;医学营养、运动治疗持续教育;空腹血脂;血糖监测;孕前计划;心理支持;抑郁症筛查

ACTH,肾上腺皮质激素;BMI,体质指数;DHEA-S,脱氢表雄酮;GDM,妊娠糖尿病;IGT,糖耐量受损;OCP,口服避孕药;PCOS,多囊卵巢综合征;TSH,促甲状腺激素。

正常的月经周期和生育力是治疗的主要目标。建议每 3 个月进行一次月经周期监测,并进行睾酮和肝功能测定。每年评估胰岛素抵抗的所有合并症。

图 9.1　多囊卵巢综合征(PCOS)的治疗方案。

流程图文字:
- PCOS 患者 → 考虑转诊至内分泌专科医生以排除:库欣综合征、先天性肾上腺增生、高泌乳素血症、卵巢或肾上腺肿瘤、甲状腺功能减低症
- 减重及运动计划 → ● 肥胖者应开始减重 ● 偏瘦者则予低雄激素活性的口服避孕药物治疗 3 个月,若无效则予抗雄激素治疗
- 如果减重失败则考虑应用药物: 1. 二甲双胍(格华止) 2. 氯米芬(Clomid) 3. 低剂量促性腺激素
- ● 开始家庭治疗计划 ● 戒烟 ● 按需进行心理咨询治疗 ● 医学营养及运动治疗
- 症状是否缓解和(或)排卵是否恢复 → 否 → ● 继续使用药物治疗 ● 强化之前的治疗方案
- 是 → **依从性评估** 考虑增加用药;考虑内分泌科转诊

饮食失调症

饮食失调症包括以不良饮食习惯为特征的疾病,如暴食,有时极端节食,补偿性体重控制(如催吐、滥用泻药、吃得过少或过度锻炼)[5]。在 1 型糖尿病的患者中也存在着饮食失调,为了维持体重,他们甚至可能自行暂停胰岛素来诱发高血糖,使能量(以葡萄糖的形式)从尿中排出[5-7]。

荟萃分析证实[8],饮食失调症[如神经性厌食、食欲亢进或其他不明原因的饮食失调(ED-NOS),如暴食]在青少年或者 1 型糖尿病的女性患者中高发,患病率为 3%~11%。如果包括潜在人群(例如,轻度厌食、食欲亢进或暴食),预计其发病率会高达 35%[8]。

由于缺乏相关的研究,饮食失调与 2 型糖尿病的相关性目前尚不能明确[7]。

筛查、预警和诊断

表 9.2 和框 9.1 列出了饮食失调症的危险因素,描述了其特征和体征糖尿病患者饮食失调症的管理方案。目前,尚无有效手段筛查糖尿病患者和饮食失调症发病风险。但是这些患者特定的预警症状提示了其存在饮食失调的行为,这些症状包括:

- 在学校或工作中的表现下降。
- 人际交往的兴趣或能力下降。

表 9.2　饮食失调症和糖尿病

饮食失调症的特征	可能的症状/危险信号	治疗建议
厌食症和(或)暴食症	体重减轻和(或)BMI 降低;胰岛素需要量减少;运动过量;衣服变宽松;自信心降低;易怒;追求完美;拒绝或过分关注食物;月经失调;疏远朋友/家人 注意:可见或不可见上述暴食/厌食症状	● 建议咨询营养科专家 ● 鼓励体力活动,营养师治疗 ● 密切随访胰岛素的调整及体重
胰岛素用量不变或减少	● A_{1c} 升高伴有体重减轻 ● 测量和(或)记录血糖值下降 ● 忘记监测和(或)记录 ● 因 DKA 反复住院 ● 联合多种药物治疗(如胃肠道药物) ● 因体重增加而焦虑 ● 频繁的低点(暴食/厌食或限制饮食) ● 无原因血糖波动较大 ● 皮肤干燥或脱发	● 建议咨询熟悉饮食失调及糖尿病治疗的专家 ● 密切随访胰岛素的调整及体重 ● 在门诊就诊时考虑盲测体重

A_{1c},糖化血红蛋白;BMI,体质指数;DKA,糖尿病酮症酸中毒。

康方法:治疗焦虑、抑郁、强迫症及其他心理健康问题。

目前,制订糖尿病合并饮食失调症的治疗目标是复杂的挑战。表9.3描述了针对糖尿病合并神经性厌食、暴食症或 ED-NOS,根据其症状及医学问题制订的医学营养治疗方案及疾病的管理计划。最初的治疗目标是通过管理饮食失调与糖尿病相关的并发症来稳定患者的健康状况,这些并发症包括糖尿病酮症、体重波动/低体重,以及反复的高血糖。一旦患者的情况稳定,则可以为患者制订下一步的短期及长期的治疗方案及治疗目标[12]。

框9.1 饮食失调症的危险因素

- 有暴饮暴食、节食和(或)强制运动史
- 个性(例如完美主义)
- 有饮食失调或肥胖家族史
- 抑郁症
- 自卑
- 对自己体型不满意
- 从事芭蕾舞演员、体操运动员或模特等工作
- 父母的饮食习惯及对体重较关注
- 有身体或者性虐待史

- 长期和(或)逐渐忽略糖尿病的管理,包括血糖监测不规律及胰岛素使用剂量不足。
- 不接受随访。
- 明显的体重减轻或增加。
- 频繁的节食;过于关心膳食计划及食物的原材料。
- 对自己体型不自信。
- 有暴饮暴食及不当排泄的行为。
- 反复发作糖尿病酮症。
- 出现抑郁症的症状:包括但不限于疲乏无力、注意力难以集中、睡眠紊乱及情绪波动。

饮食失调症的诊断满足美国精神病协会第4版精神病诊断及统计手册[11],符合以下三种疾病之一:神经性厌食、暴食症及不明原因的饮食失调症。详细的诊断标准见框9.2[11]。

治疗

糖尿病合并饮食失调目前尚无规范的治疗方案,生理和心理因素均要考虑。在代谢异常的情况下控制血糖,须了解与患者饮食失调相关的心理及社会因素。应由擅长糖尿病及饮食失调症的医疗团队来管理糖尿病合并饮食失调患者,而由于这两种疾病相互影响,需要更高专业水平的护理。在美国,医疗团队的成员一般包括饮食失调症专家、内分泌医师、糖尿病教育专员(护士或营养学家)、注册护士、社区工作者或其他对治疗饮食失调症和糖尿病有经验的心理咨询师等。对于还存在精神健康方面问题的患者,如抑郁、焦虑等,团队中还要包括精神科医师。

饮食失调症和糖尿病的治疗有许多方法,主要包括三个方面:①生物物理学方法,药物治疗来维持机体代谢和营养的平衡;②认知/行为方法,明确引起饮食失调症的心理及社会(通常是家庭)因素;③心理健

心理健康障碍

通常情况下,在许多慢性疾病中,身体健康与心理健康是紧密联系的。其原因目前尚不完全清楚;可能一部分原因是长期的慢性疾病会对患者的心理健康造成影响,需要持续的监督及高度的自我护理水平。在某些情况下,一些治疗精神疾病的药物会造成血糖的紊乱。本节着重介绍糖尿病患者伴发的心理障碍和心理健康问题。

抑郁症

研究证明,抑郁症与糖尿病有明显的相关性;荟萃分析提示,抑郁症在糖尿病患者中更为普遍,并且与糖尿病的相关并发症及死亡率高度相关[18-21]。抑郁症在糖尿病患者中的发病率是正常人群的2倍[18,19]。

与糖尿病和精神分裂症之间的相互影响相似,糖尿病与抑郁症之间相关性的具体机制尚不明确。正如本章前文所述,抑郁症与糖尿病之间的影响是相互的。然而,没有确实的证据表明糖尿病能够引发抑郁症,反之亦然。抑郁症易并发糖尿病的原因有以下几种可能:严重的肥胖(合并饮食失调症)、少动的生活方式、高水平的应激激素(高糖皮质激素)和较差的自控能力[22]。Champaneri 及其小组的研究显示[23],下丘脑-垂体-肾上腺轴及交感神经系统活性增高可能是两种疾病相互影响的原因。

抑郁症的症状是很难与糖尿病控制较差时出现的症状相区分的,应尽早甄别。在临床实践指南中,国际糖尿病联合会建议,定期地对糖尿病患者进行抑郁症及其他心理健康问题的评估是必要的[24]。简单有效的筛查抑郁症的手段已经用于临床实践(图9.2和9.3 a,b)。有效地管理合并抑郁症的糖尿病患者需要多学科共同的协作,包括主治医师、内分泌医生、心理科医生、精神科医生、护士及药剂师等通力合作[25]。

框 9.2 饮食失调症的诊断标准

神经性厌食症

- 拒绝将体重维持在或稍高于相对年龄及身高的正常体重范围内(例如,减重至标准体重的 85% 以下;或在生长期不能增重,导致体重低于标准值的 85%)
- 虽然体重偏轻,但仍然非常害怕体重增加或变胖
- 打乱体型及体重的平衡,对自身体型及体重错误的评估并且不承认自己过瘦
- 绝经后女性或闭经(至少 3 个持续的月经周期无月经),如果只能依靠激素替代治疗才能有月经周期,也认为是闭经
- 特殊类型
  - 限食型:患者在神经性厌食症期间没有明显的暴饮暴食或者异常的排泄方式(催吐或滥用利尿剂、泻药、灌肠)
  - 暴饮暴食/异常排泄型:患者在神经性厌食症期间有明显的暴饮暴食或者异常的排泄方式(催吐或滥用利尿剂、泻药、灌肠)。

神经性暴食症

- 反复的暴食。暴食症一般包括以下两个方面:①在间断时间内不停地进食,而且进食量明显大于常人在通常情况下的饮食;②一种无法自我控制的进食状态(例如,不能停止进食或控制进食种类或数量)
- 反复的代偿行为来控制体或重增加,例如催吐;滥用利尿剂、泻药、灌肠或使用其他的药物;禁食;过量运动
- 最近 3 个月至少 1 周 2 次存在暴饮暴食及不当的代偿性排泄行为

- 对体型及体重的自我评估有不良影响
- 神经性厌食期间不发作
- 特殊类型
  - 不当排泄型:神经性暴食症期间,患者习惯性催吐、滥用利尿剂、泻药、灌肠等方法来代偿。
  - 非不当排泄型:神经性暴食症期间,患者未使用催吐、滥用利尿剂或者泻药、灌肠等方法来代偿,而是使用禁食或者过度运动来代偿。

不明确的饮食失调症(ED-NOS)

- 不明确的饮食失调症是指不符合上述两种类型的饮食失调,包括:
  - 女性患者符合各项神经性厌食的诊断标准,但月经周期规律
  - 符合各项神经性厌食的诊断标准,虽体重减轻但目前体重在正常范围
  - 符合各项神经性暴食的诊断标准,但其暴食的频率和不当排泄的频率小于每周 2 次或少于 3 个月
  - 进食少量食物后有规律进行不当的排泄行为(例如,进食两块饼干后催吐)
  - 反复咀嚼后吐出食物,但还吞咽大量食物
  - 暴食症:暴食,但没有暴食症特征性的不恰当的代偿行为

Reprinted with permission from Criego A, Crow S, Goebel-Fabbri AE, et al. Eating disorders and diabetes: screening and detection. *Diabetes Spectrum* 2009;22:143-6.

表 9.3 饮食失调症合并 1 型糖尿病的饮食治疗方案

主题	饮食失调症的理念	糖尿病的理念	饮食失调症合并糖尿病的方案
"所有的食物都是健康的"	是	非常重要	相同
食物的种类	7	1 种主要的(碳水化合物)	关注 7 种食物大类比计算碳水化合物更重要
食物的准确/测量数量分量	估计合适的分量	重视糖水化合物的计算	患者外出就餐时对食物的评估应当一致
个人的饮食计划	是(3 餐)	使用碳水化合物与胰岛素比率	正餐计划应当个性化,但是如果患者患有饮食失调,那么鼓励患者做饮食计划
零食	非常重要	不需要;如果进食应当额外加用胰岛素	根据胰岛素的治疗方案及饮食失调症状
食品标签	非焦点	非常重要	根据胰岛素治疗方案和症状。如果关注食品标签会加剧饮食失调症状,应鼓励患者在营养师指导下估计食物分量
节食/食用无糖食品	不需要	重要;鼓励食用这样的食物	无糖饮料、糖替代品和无糖食品可以适当食用
脂肪	是重要的,但不能以脂肪为主	糖尿病教育的主要部分;集中于成人	对于人体健康,适当地摄入脂肪是重要的;长期的教育集中于饱和脂肪酸与不饱和脂肪酸的比例

Reprinted with permission from Goebel-Fabbri AE, Uplinger N, Gerken S, et al. Outpatient management of eating disorders in type 1 diabetes. *Diabetes Spectrum* 2009;22:147-52.

根据患者健康问卷中的以下两个问题(PHQ-2)口头筛查
每位患者

在过去的 2 周你是否经常被以下的两个问题困扰:
1. 感觉情绪低落、抑郁或毫无希望?
2. 做任何事都没有兴趣?
如果以上两个问题都回答"否",那么处于抑郁症的低危
人群;下次随访再进行筛查
如果以上两个问题有一个回答"是",那么进行患者健康
问卷(PHQ-9),并建议精神科就诊

图 9.2　使用患者健康问卷-2 筛查抑郁症。

如果糖尿病患者合并抑郁症可能会影响其糖尿病治疗及管理的依从性,而改善抑郁症的症状有利于血糖的控制,虽然目前荟萃分析还没有证明这一点[26]。这种糖尿病与抑郁症的相互关系可能也能够通过良好控制血糖作为改善抑郁症症状的一种方式。有研究证实,糖尿病患者抑郁症的症状改善显著地提高了其健康相关的生活质量[27]。心理学研究者 Gonzalez 和 Esbitt[28] 提出,改善患者自我管理慢性疾病(如糖尿病)的能力能够提高其自我效能,从而提高患者的心理健康并减少负面情绪。因此,这种更加完善的治疗方法旨在既能减轻抑郁症,又能改善糖尿病患者治疗的依从性,这种策略可能比分开治疗这两种疾病更有效。

阿尔茨海默病和痴呆

很多研究者已经报道了糖尿病与认知障碍性疾病,如阿尔茨海默病及痴呆的相关性[29,30]。在一项研究中,梅约诊所的研究人员发现 80% 的阿尔茨海默病患者均存在明显的糖尿病或糖耐量受损[31]。

在瑞典,一项针对与双胞胎的研究显示,糖尿病增加了发生阿尔茨海默病及血管性痴呆的风险[32]。但具体的生物学机制还不明确。阿尔茨海默病和糖尿病共同的病变特征包括蛋白质合成过程及胰岛素信号通路的异常、氧化应激和糖基化终末产物形成[33]。

由于一些糖尿病前期的患者已经存在轻度认知障碍(中度)[34-35],对于糖尿病患者,预防及治疗阿尔茨海默病的关键点是对糖尿病的预防并减缓其进程。但目前还没有较好的方法防治阿尔茨海默病及痴呆。由于这两种疾病有着共同的生物学机制,研究者们正在尝试建立一些生物学标志物以对这两种疾病进行评估。例如,Kim 及其研究团队发现[36],2 型糖尿病合并

阿尔茨海默病的患者,其 β- 淀粉样蛋白自身抗体是增高的。抗糖尿病的治疗,尤其是联合胰岛素的治疗,对于阿尔茨海默病的神经炎病变有改善。Beeri[37]等证明,接受胰岛素联合口服降糖药物治疗的患者的神经炎病变程度较轻(神经炎病变的密度能够衡量阿尔茨海默病的严重程度)。但这些治疗方案与疾病的相关性需要进一步的动物实验及基础研究来验证。

精神分裂症

一些研究发现,精神分裂症的患者较无心理疾病的人群患 2 型糖尿病的概率更高[13,14]。对于这两种疾病共同出现的原因,研究者进行了几个假设:①两种疾病有着共同的病因学基础(例如,共同的基因缺陷、社会经济学因素);②精神分裂症的患者更容易代谢异常(例如,由于精神应激,体检次数减少、活动量减少);③抗精神分裂的药物会诱发 2 型糖尿病[15]。要明确两者相关性需要进行更多具体的研究。

就像抑郁症的患者一样,糖尿病合并精神分裂症的患者存在更高的发生糖尿病并发症的风险,部分原因是这些患者不遵医嘱[16]。激素的变化也会影响碳水化合物代谢的时间及程度,因此对于维持正常的血糖联合治疗是更规范的治疗方案[17]。

糖尿病患者如果出现一些精神疾病的特征及持续有一些不合理的或难以理解的原因不能遵从治疗,进行精神分裂症及其他精神疾病的筛查(如躁郁症)是非常必要的[17]。目前,对那些有精神疾病的糖尿病患者的治疗最有效的干预措施尚缺乏研究。如果一个糖尿病患者合并存在精神分裂症,那么医生应关注联合治疗以确保疗效。血糖监测是治疗的一个重要部分,因为在这些患者中不可预见及不规律的血糖变化是来源于激素变化的影响。可以在患者工作时进行持续的血糖监测,患者不需要再自行监测血糖(校准除外)。

囊性纤维化病

囊性纤维化病在高加索人中是最常见的常染色体隐性遗传病。随着对这一疾病治疗方法的改进,尤其是早期的干预治疗,患者的预期寿命已经明显延长[38]。但随着生存率的提高,慢性并发症也明显增加,其中包括囊性纤维化性糖尿病(CFRD)。目前 20% 的青少年及高达 50% 的成年囊性纤维化患者患有 CFRD[39]。

在患者健康问卷(PHQ-2)中患者有一个或两个问题回答"是"

A 部分. 在过去的两周里,你生活中以下症状出现的频率有多少? 把相应的数字总和加起来

	没有(0)	有几天(1)	一半以上时间(2)	几乎每天(3)
1. 做什么事都没兴趣,没意思				
2. 感到心情低落,抑郁,没希望				
3. 入睡困难,总是醒着,或睡得太多				
4. 常感到很疲倦,没劲				
5. 胃口不好,或吃得太多				
6. 对自己不满,觉得自己是个失败者,或者让家人丢脸				
7. 无法集中精力,如看报纸或看电视时				
8. 行动或说话缓慢到引起人们的注意,或刚好相反,坐卧不安,烦躁易怒,到处走动				
9. 有不如一死了之的念头,或想伤害自己				

B 部分. 如果你发现自己有如上症状,它们影响你的家庭生活,工作、人际关系的程度是?

没有困难　　有一些困难　　很多困难　　非常困难

PHQ-9 评分解读指导

A 部分
- 符合第 1 项或第 2 项检查,持续至少一半的时间,应考虑诊断为抑郁症
- 超过 5 项检查,持续至少一半的时间,应考虑诊断为抑郁综合征
- 符合第 2~4 项检查至少一半的时间,应考虑诊断为其他抑郁综合征

B 部分
- 包括功能性健康评估
- "非常困难"或"极其困难"的回答表明功能受损
- 治疗开始后,应再次进行问卷调查,以评估改善情况

分数	建议行为
<5	如果症状恶化,应在随访中继续进行筛查,并提醒患者寻求帮助
5~14	应参考心理健康专家进行进一步评估,并考虑开始抗抑郁药物治疗
>15	启动抗抑郁药物治疗,并咨询心理健康专家进行评估和治疗

图 9.3　使用患者健康问卷 9 筛查抑郁症。

CFRD 兼有 1 型糖尿病及 2 型糖尿病共同的特性。与 1 型糖尿病相似的是,这些患者通常不肥胖、年龄较轻、主要的缺陷是胰岛素缺乏。另一方面,与 2 型糖尿病相似的是,CFRD 与自身免疫无关,并且患者很少发生酮症。此外,胰岛素抵抗不是其主要缺陷,其可存在于 CFRD 患者中[40]。

CFRD 主要的关注点不是大血管病变,而是对肺功能的影响,即使患者在糖尿病前期,CFRD 确诊前,高血糖症还较轻的时候,囊性纤维化病患者的营养状况及肺功能就开始下降了。一些纵向研究已经证实了 CFRD 的患者死亡率得到改善[41],多个研究调查显示,CFRD 会引起营养状况下降、严重的肺病及更高的死亡率,死亡的原因经常是由于反复的肺部感染引起的呼吸功能衰竭[41,42]。因此,对于临床医生,识别并治疗 CFRD 以避免危及生命的并发症发生是非常重要的。

CFRD 的筛查可能更具挑战性。推荐的筛查方法是 2 小时 75g 葡萄糖耐量试验(OGTT),HBA1C 不建议用于筛查,因为其对 CFRD 的敏感性不高[43]。在囊性纤维化的患者中,CFRD 的诊断是根据美国糖尿病协会的诊断标准:

- 2 小时 OGTT 血糖≥200mg/dL(11.1mmol/L)。
- 空腹血糖≥126mg/dL(7mmol/L)
- HBA1C≥6.5%,仅用于确认实验。
- 存在糖尿病典型症状同时任意时间血糖≥200mg/dL(11.1mmol/L)[44]。

CGM 对于证实 CGRD 患者的血糖情况是有帮助的,即使 OGTT 检查正常的囊性纤维化的患者,间断的血糖增高也是比较常见的,但是这些数据的临床意义目前不明确[45]。

毫无疑问,CFRD 最有效的治疗需由包括糖尿病和囊性纤维化病的专家组成的多学科小组进行联合治疗[38]。根据目前的数据,胰岛素治疗是唯一推荐的治疗方案。CFRD 患者需要维持高能量的饮食来治疗囊性纤维化病,治疗目标是维持良好的营养状况的同时维持正常的血糖[43]。

睡眠紊乱

睡眠的数量和质量与糖尿病的发生率密切相关。例如,个体的研究及荟萃分析都显示,睡眠缺乏及睡眠过多与 2 型糖尿病的发生密切相关[46,47]。睡眠缺乏与糖尿病发生的机制主要是由于交感神经的活性及应激激素的水平增加和瘦素、饥饿素的失调[48],但睡眠

过多与 2 型糖尿病的相关机制目前不太明确。

更多的研究证实,比睡眠缺乏及睡眠过多对 2 型糖尿病影响更大的是睡眠呼吸暂停 OSA。有研究显示,睡眠紊乱患者的血糖水平及胰岛素抵抗都是增加的,发展为 2 型糖尿病的风险也是增加的,在很多病例中都是独立于肥胖的[49-53]。在糖尿病患者中,OSA 的严重程度与血糖控制较差是成正相关的[54]。

这些证据提示,OSA 是心血管疾病及死亡的一个危险因素,因此在糖尿病的患者中筛查 OSA 是有好处的。一些研究也证实,应监测 OSA 患者血糖代谢(通过测量血糖)以避免大血管并发症。在 2 型糖尿病的患者中普遍筛查 OSA 可能对于血糖控制没有额外的益处,因此目前这种筛查应该限制在那些有严重打鼾及在白天有严重困倦感的患者中进行[49]。

OSA 的治疗主要是应用持续正压通气(CPAP),这对血糖的控制也是有好处的。CPAP 与 CGM 联合治疗对 2 型糖尿病的患者是有益处的,CPAP 能够稳定血糖水平(睡眠时)。除了血糖的控制外,治疗 2 型糖尿病患者的 OSA 能够显著控制血压、改善生活质量,如改善睡眠状况、减少疲倦感、减少日间的困倦感等[49]。

癌症

全球范围内,癌症及糖尿病的发生率逐年增加。此外,研究证明糖尿病与癌症同时确诊不是偶然现象[55]。但是由于这两种疾病都具有复杂的发病机制,因此很难明确这两种疾病同时发生的原因或机制。有研究证实,这两种疾病之间的联系是直接的(与血糖增高相关),也有些研究证实它们之间的联系是由于其共同的危险因素(如肥胖)[55]。还有一些研究证实两者的相关性源于胰岛素及胰岛素类似物的使用(尤其是甘精胰岛素),胰岛素的使用可能会增加癌症发生的风险[56-59]。总体来讲,目前并没有研究明确证实两者的因果联系。

虽然癌症与糖尿病之间复杂的联系还存在较多的问题,但特定类型的癌症较多发生于糖尿病患者,包括胰腺癌、乳腺癌、结肠癌。而且,癌症患者合并糖尿病较不合并糖尿病会增加癌症相关死亡率[60]。这就强调了通过预防/早期筛查进行严密监测的重要性。

癌症与糖尿病的联合治疗并对每种疾病分开治疗是为了优化治疗效果。对于放疗、化疗及其他癌症治疗方案对血糖的影响的了解较少,因此密切监测血糖是极为重要的。

参考文献

1 Pan A, Lucas M, Sun Q, *et al*. Bidirectional association between depression and type 2 diabetes mellitus in women. *Archives of Internal Medicine* 2010;170:1884–91.

2 Moran LJ, Misso ML, Wild RA, Norman RJ. Impaired glucose tolerance, type 2 diabetes and metabolic syndrome in polycystic ovary syndrome: a systematic review and meta-analysis. *Human Reproduction Update* 2010;16:347–63.

3 Glueck CJ, Goldenberg N, Sieve L, Wang P. An observational study of reduction of insulin resistance and prevention of development of type 2 diabetes mellitus in women with polycystic ovary syndrome treated with metformin and diet. *Metabolism* 2008;57:954–60.

4 Bethea SW, Nestler JE. Comorbidities in polycystic ovary syndrome: their relationship to insulin resistance. *Panminerva Medica* 2008;50:295–304.

5 Criego A, Crow S, Goebel-Fabbri AE, *et al*. Eating disorders and diabetes: screening and detection. *Diabetes Spectrum* 2009;22:143–6.

6 Peyrot M, Kruger D, Rubin RR, *et al*. Correlates of insulin injection omission. *Diabetes Care* 2010;33:240–5.

7 Colton P, Rodin G, Bergenstal, *et al*. Eating disorders and diabetes: introduction and overview. *Diabetes Spectrum* 2009;22:138–42.

8 Nielsen S. Eating disorders in females with type 1 diabetes: an update of a meta-analysis. *European Eating Disorders Review* 2002;10:241–54.

9 Jones JM, Lawson ML, Daneman D, *et al*. Eating disorders in adolescent females with and without type 1 diabetes: cross sectional study. *British Medical Journal* 2000;320:1563–6.

10 Kelly SD, Howe CJ, Hendler JP, *et al*. Disordered eating behaviors in youth with type 1 diabetes. *Diabetes Educator* 2005;31:572–83.

11 American Psychiatric Association. *Diagnostic and Statistical Manual of Mental Disorders*, 4th edn. Washington, DC: American Psychiatric Association, 2000.

12 Goebel-Fabbri AE, Uplinger N, Gerken S, *et al*. Outpatient management of eating disorders in type 1 diabetes. *Diabetes Spectrum* 2009;22: 147–52.

13 Bresee LC, Majumdar SR, Patten SB, *et al*. Prevalence of cardiovascular risk factors and disease in people with schizophrenia: a population-based study. *Schizophrenia Research* 2010;117:75–82.

14 Chien LC, Hsu JH, Lin CH, *et al*. Prevalence of diabetes in patients with schizophrenia in Taiwan: a population-based National Health Insurance study. *Schizophrenia Research* 2009;111:17–22.

15 Lin PI, Shuldiner AR. Rethinking the genetic basis for comorbidity of schizophrenia and type 2 diabetes. *Schizophrenia Research* 2010;123: 234–43.

16 Myers K, Edwards A. Diabetic patients with psychiatric illness. *Current Diabetes Reviews* 2010;6:222–7.

17 Kaneko M, Yokoyama F, Hoshino Y, *et al*. Hypothalamic-pituitary-adrenal axis function in chronic schizophrenia: association with clinical features. *Neuropsychobiology* 1992;25:1–7.

18 Anderson R, Freedland K, Clouse R, *et al*. The prevalence of comorbid depression in adults with diabetes: a meta-analysis. *Diabetes Care* 2001; 24:1069–78.

19 Ali S, Stone M, Peters J, *et al*. The prevalence of co-morbid depression in adults with type 2 diabetes: a systematic review and meta-analysis. *Diabetic Medicine* 2006;23:1165–73.

20 Zhang X, Norris S, Gregg E, *et al*. Depressive symptoms and mortality among persons with and without diabetes. *American Journal of Epidemiology* 2005;161:652–60.

21 de Groot M, Anderson R, Freedland K, *et al*. Association of depression and diabetes complications: a meta-analysis. *Psychosomatic Medicine* 2001;63:619–30.

22 Campayo A, Gomez-Biel CH, Lobo A. Diabetes and depression. *Current Psychiatry Reports* 2011;13:26–30.

23 Champaneri S, Wand GS, Malhotra SS, *et al*. Biological basis of depression in adults with diabetes. *Current Diabetes Reports* 2010;10: 396–405.

24 IDF Clinical Guidelines Task Force. *Global Guideline for Type 2 Diabetes*. Brussels, Belgium: International Diabetes Federation, 2005.

25 Egede L, Ellis C. Diabetes and depression: global perspectives. *Diabetes Research and Clinical Practice* 2010;87:302–12.

26 van der Feltz-Cornelis CM, Nuyen J, Stoop C, *et al*. Effect of interventions for major depressive disorder and significant depressive symptoms in patients with diabetes mellitus: a systematic review and meta-analysis. *General Hospital Psychiatry* 2010;32:380–95.

27 Ali S, Stone M, Skinner TC, *et al*. The association between depression and health-related quality of life in people with type 2 diabetes: a systematic review. *Diabetes/Metabolism Research and Reviews* 2010:26:75–89.

28 Gonzalez J, Esbitt S. Depression and treatment nonadherence in type 2 diabetes: assessment issues and an integrative treatment approach. *Epidemiologia e Psichiatria Sociale* 2010;19:110–15.

29 Brands AM, Biessels GJ, de Haan EH, *et al*. The effects of type 1 diabetes on cognitive performance: a meta-analysis. *Diabetes Care* 2005; 28:726–35.

30 Biessels GJ, Staekenborg S, Brunner E, *et al*. Risk of dementia in diabetes mellitus: a systematic review. *Lancet Neurology* 2006;5:64–74.

31 Janson J, Laedtke T, Parisi JE, *et al*. Increased risk of type 2 diabetes in Alzheimer's disease. *Diabetes* 2004;53:474–81.

32 Xu W, Qiu C, Gatz M, *et al*. Mid- and late-life diabetes in relation to the risk of dementia: a population-based twin study. *Diabetes* 2009;58: 71–7.

33 Sims-Robinson C, Kim B, Rosko A, Feldman E. How does diabetes accelerate Alzheimer disease pathology? *Nature Reviews Neurology* 2010;6:551–9.

34 Dik MG, Jonker C, Comijs HC, *et al*. Contribution of metabolic syndrome components to cognition in older individuals. *Diabetes Care* 2007;30:2655–60.

35 van den Berg E, Dekker JM, Nijpels G, *et al*. Cognitive functioning in elderly persons with type 2 diabetes and metabolic syndrome: the Hoorn study. *Dementia and Geriatric Cognitive Disorders* 2008;26: 261–9.

36 Kim I, Lee J, Hong HJ, *et al*. A relationship between Alzheimer's disease and type 2 diabetes mellitus through the measurement of serum amyloid-β autoantibodies. *Journal of Alzheimer's Disease* 2010;19:1371–6.

37 Beeri MS, Schmeidler J, Silverman JM, *et al*. Insulin in combination with other diabetes medication is associated with less Alzheimer neuropathology. *Neurology* 2008;71:750–7.

38 Cystic Fibrosis Foundation. *Patient Registry Annual Report 2007*. Bethesda, MD: Cystic Fibrosis Foundation, 2008.

39 Moran A, Dunitz J, Nathan B, *et al*. Cystic fibrosis-related diabetes: current trends in prevalence, incidence, and mortality. *Diabetes Care* 2009;32:1626–31.

40 Moran A, Becker D, Casella S, *et al*. Epidemiology, pathophysiology, and prognostic implications of cystic fibrosis-related diabetes: a technical review. *Diabetes Care* 2010;33:2677–83.

41 Koch C, Rainisio M, Madessani U, *et al*. Presence of cystic fibrosis-related diabetes mellitus is tightly linked to poor lung function in patients with cystic fibrosis: data from the European Epidemiologic Registry of Cystic Fibrosis. *Pediatric Pulmonology* 2001;32:343–50.

42 Marshall BC, Butler SM, Stoddard M, *et al*. Epidemiology of cystic fibrosis-related diabetes. *Journal of Pediatrics* 2005;146:681–7.

43 Moran A, Brunzell C, Cohen R, *et al*. Clinical care guidelines for cystic fibrosis-related diabetes. *Diabetes Care* 2010;33:2697–708.

44 American Diabetes Association. Clinical practice recommendations—2010. *Diabetes Care* 2010;33(Suppl. 1):S1–S100.

45 Moreau F, Weiller MA, Rosner V, *et al*. Continuous glucose monitoring in cystic fibrosis patients according to the glucose tolerance. *Hormone and Metabolic Research* 2008;40:502–6.

46 Chao C-Y, Wu J-S, Yang Y-C, *et al*. Sleep duration is a potential risk factor for newly diagnosed type 2 diabetes mellitus. *Metabolism: Clinical and Experimental* 2011;60:799–804.

47 Cappucio FP, D'Elia L, Strazzullo P, Miller MA. Quantity and quality of sleep and incidence of type 2 diabetes. *Diabetes Care* 2010;33: 414–20.

48 Beihl DA, Liese AD, Haffner SM. Sleep duration as a risk factor for incident type 2 diabetes in a multiethnic cohort. *Annals of Epidemiology*

2009;19:351–7.

49 Pamidi S, Aronsohn RS, Tasali E. Obstructive sleep apnea: role in the risk and severity of diabetes. *Best Practice and Research Clinical Endocrinology and Metabolism* 2010;24:703–15.

50 Zizi F, Jean-Louis G, Brown CD, *et al*. Sleep duration and the risk of diabetes mellitus: epidemiologic evidence and pathophysiologic insights. *Current Diabetes Reports* 2010;10:43–7.

51 Pandey A, Demede M, Zizi F, *et al*. Sleep apnea and diabetes: insights into the emerging epidemic. *Current Diabetes Reports* 2011;11:3540.

52 Barone MTU, Menna-Barreto L. Diabetes and sleep: a complex cause-and-effect relationship. *Diabetes Research and Clinical Practice* 2011; 91:129–37.

53 Shaw JE, Punjabi NM, Wilding JP, *et al*. Sleep-disordered breathing and type 2 diabetes: a report from the International Diabetes Federation Taskforce on Epidemiology and Prevention. *Diabetes Research and Clinical Practice* 2008;81:2–12.

54 Aronsohn R, Whitmore H, Van Cauter E, Tasali E. Impact of untreated obstructive sleep apnea on glucose control in type 2 diabetes. *American Journal of Respiratory and Critical Care Medicine* 2010;181:507–13.

55 Giovannucci E, Harlan DM, Archer MC, *et al*. Diabetes and cancer: a consensus report. *Diabetes Care* 2010;33:1674–85.

56 Currie CJ, Poole CD, Gale EA. The influence of glucose-lowering therapies on cancer risk in type 2 diabetes. *Diabetologia* 2009;52:1766–77.

57 Rosenstock J, Fonseca V, McGill JB, *et al*. Similar risk of malignancy with insulin glargine and neutral protamine Hagedorn (NPH) insulin in patients with type 2 diabetes: findings from a 5-year randomized, open-label study. *Diabetologia* 2009;52:1971–3.

58 Hemkens LG, Grouven U, Bender R, *et al*. Risk of malignancies in patients with diabetes treated with human insulin or insulin analogues: a cohort study. *Diabetologia* 2009;52:1732–44.

59 Colhoun HM; SDRN Epidemiology Group. Use of insulin glargine and cancer incidence in Scotland: a study from the Scottish Diabetes Research Network Epidemiology Group. *Diabetologia* 2009;52:1755–65.

60 Barone BB, Yeh H-C, Snyder CF, *et al*. Long-term all-cause mortality in cancer patients with preexisting diabetes mellitus: a systematic review and meta-analysis. *JAMA* 2008;300:2754–64.

第 10 章

住院患者的血糖管理

关键点

- 在所有因急性疾病住院的患者中,高血糖是非常危险的。高血糖与患者的发病率及死亡率增加相关。
- 对于住院患者,滑动胰岛素注射法不足以良好控制血糖。以下三种类型的胰岛素应该被应用:①基础胰岛素;②餐时胰岛素;③补充剂量胰岛素。
- 安全、严格的血糖控制能够改善手术效果和预后。然而,低血糖仍然是主要的风险。临床医生应该密切监测血糖,避免胰岛素过量使用。
- 在住院的患者中,存在较高风险且增加病死率及死亡率的是那些未确诊糖尿病而出现应激性高血糖的患者。

在急性或慢性疾病的患者中,无论患者是否存在糖尿病,高血糖是最为常见的。许多研究证明,高血糖对于住院的患者是非常有害的,其最为严重的后果是增加疾病的患病率和死亡率[1-3]。因此,本章介绍高血糖的治疗方法,不仅用于住院的糖尿病患者,也用于既往无血糖异常的患者,他们在住院期间可能出现高血糖。

糖尿病患者因急性疾病住院与其平素血糖的管理相关,也可能发生其他突发问题。住院患者的血糖管理是不同的,主要是根据糖尿病的类型、住院的原因、住院时间、目前的治疗、血糖的控制情况及是否存在并发症。本章中,我们将说明一些 1 型或 2 型糖尿病住院患者的糖尿病相关的问题或药物/手术问题。

糖尿病患者可能会因为其他不适需要短期或者长期住院治疗。在住院期间,存在如下问题:如何管理患者的血糖、血糖需要控制到什么水平、降糖方案需要如何调整?很少有文章提及如何制订糖尿病住院患者的血糖管理方案,在实践中,即使在同一所医院治疗方案也会有显著不同。本章的参考资料综合了目前用于管理住院患者糖尿病及高血糖的方法。由于糖尿病患者经常住院,因此本章重点介绍糖尿病患者高血糖的管理。

住院期间高血糖的影响

Landmark 研究并报道了住院患者高血糖的害处。甚至在病情严重的无糖尿病患者中,高血糖及胰岛素抵抗也很常见[4],会增加感染、加重组织损伤、减慢伤口愈合、减少血容量、电解质紊乱、增加住院时间,甚至增加死亡率[5-8]。对于诊断为糖尿病的患者,住院期间不注意控制血糖也会使患者错误地认为血糖控制是不重要的。

需要注意,住院期间出现与高血糖相关的不良结局风险最高的患者是那些既往无糖尿病病史和应激性高血糖的患者,是由疾病造成的应激激素水平增高所致。城市医院中该人群高达 38%[9]。2002 年的调查显示住院患者死亡率的增长与高血糖有关。Umpierrez 及其同事[5]证实,城市综合型医院就诊的患者中,38%存在高血糖,其中 12%的患者无糖尿病病史。研究还发现,新诊断的高血糖与住院患者 16%以上的死亡率相关(在有糖尿病病史的患者中为 3%)、住院时间更长(9 天:5.5 天),特护病房的入住率更高(29%:14%),并且转入过渡病房的概率更高(28%:24%)。

在住院患者中,皮质类固醇激素诱发的高血糖也是一个值得关注的问题。使用皮质类固醇激素显著增加了胰岛素抵抗,并使应用胰岛素或降糖药物及运动营养治疗的糖尿病患者的血糖控制变差。皮质类固醇类药物的应用也会促使糖耐量受损的患者发展为糖尿病。鉴于皮质类固醇激素对血糖水平的影响作用,所有应用此类药物的患者应定期监测血糖。使用皮质类固醇激素的糖尿病患者也应该每日 4 次监测血糖。

住院期间与糖尿病相关的影响

每年有 5 百万的住院患者存在糖尿病[10]。然而,住院的糖尿病患者中有 10%~15% 血糖没有得到良好控制,而存在心血管及外周血管并发症的占另外 1/3。影响住院的主要因素是糖尿病持续时间、是否存在并发症和性别。在 2 型糖尿病患者中使用胰岛素治疗及不使用胰岛素治疗的住院率为 18% 比 10%,并发症存在的概率为 40% 比 30%[11]。1 型糖尿病患者住院的主要原因是存在严重的并发症[11]。这些患者相对于没有并发症的患者住院的比例为 33% 比 8%。因为糖尿病酮症酸中毒(DKA)住院的比例也是令人震惊的。1996~2006 年,DKA 的住院率增加到 35%,2006 年,以 DKA 为主要诊断住院的患者有 136 510 例[12]。总之,同年龄同性别的糖尿病患者的住院率是非糖尿病患者住院率的 2~3 倍。

在所有的住院患者中建立良好的血糖控制方案

鉴于住院期间高血糖相关的预后较差,尤其是那些以前没有诊断过糖尿病的患者,要控制好血糖必须在住院期间进行标准的血糖监测。目前,血糖监测未在既往无糖尿病病史的患者中常规进行,而且有证据显示在这些患者中监测血糖是有益处的。Fish 等[13]证实,在重症监护病房(ICU)中 41% 以前无糖尿病病史的患者的血糖是偏高的。作者推断在以前没有进行血糖监测的患者中监测血糖能够发现更多存在高血糖相关的并发症的患者[13]。

在危重症的患者中,血糖水平应该低于 180mg/dL。这些患者通常需要静脉胰岛素治疗。一旦应用了静脉胰岛素,血糖水平应控制在 140~180mg/dL[14]。

对于那些非危重症的患者,餐前血糖水平应该低于 140mg/dL,平均为 110mg/dL。餐后或随机的血糖水平应该低于 180mg/dL,为了达到该水平,应按需使用胰岛素[14]。

大量的证据表明,住院期间血糖控制的改善能够产生良好的结局。Van den Berghe 等的研究证明[4],在 ICU 患者中进行严格的血糖控制(目标为 110mg/dL,甚至更低)能够减少患者的发病率及死亡率。在波兰糖尿病计划中,研究者证明,在行冠状动脉搭桥手术的患者中,严格控制血糖能降低患者的死亡率(从

5.3% 降至 2.5%),而且深部胸骨伤口感染的发生率降低 66%[15]。另一项有意义的研究是在急性心肌梗死患者中应用胰岛素治疗试验(DIGAMI),随机选取 620 例急性心肌梗死的患者,随机分为胰岛素强化治疗组和常规治疗组。结果显示,1 年后胰岛素强化治疗组较常规治疗组死亡率下降了 30%,随访 3.4 年后死亡率下降了 11%[16]。DIGAMI 2 期试验在 2005 年发表,结果提示,胰岛素强化治疗组和常规治疗组的死亡率无显著性差别的[17]。然而,许多研究者指出,DIGAMI 2 期试验的患者较 DIGAMI 1 期试验的患者所患疾病更严重,而且血糖控制更为严格。

对于某些住院的患者,尤其是脓毒症患者,严格的血糖控制可能与低血糖的发生相关,因此许多人认为强化降糖治疗弊大于利[18]。例如,NICE-SUGAR 发布的数据证实,在 ICU 的患者中,加强血糖控制组(血糖为 81~108mg/dL,平均 115mg/dL)较中度血糖控制组(血糖低于 180mg/dL,平均 144mg/dL)没有额外的益处,反而明显增加死亡率。然而强化胰岛素治疗组发生严重低血糖的概率为对照组的 14 倍[19]。公平地说,NICE-SUGAR 研究结果修正了血糖控制的程度,而且试图探索强化控制血糖与安全性的平衡关系。

住院患者高血糖预防的三个组成部分

按成比例的胰岛素治疗高血糖,并按照"同一标准适合所有人"的原则在医务人员中普遍采纳。这种方法应该避免,因为其可能引起过度的血糖波动,并增加胰岛素过量的风险(从而导致低血糖)[20,21]。治疗应该包括 3 个部分:①基础胰岛素,规定使用中效或长效胰岛素;②餐时胰岛素(正餐或加餐),规定使用短效胰岛素来抑制餐后过多的血糖波动;③纠正胰岛素剂量,也就是使用小剂量适时的短效胰岛素来纠正高血糖[21]。一项 2 型糖尿病的非危重患者的随机对照试验显示,基础-餐时胰岛素治疗方案较(66%)按比例注射胰岛素的治疗方案(38%)对血糖的控制更好,而低血糖发生率与住院时间无明显差别[22]。

在制订方案的过程中要考虑到以上三个方面,尤其要考虑纠正剂量部分,必须要避免胰岛素的蓄积,给予额外的胰岛素必须考虑到以前使用的胰岛素是否还存在活性,因为其与低血糖相关[20]。

当三部分胰岛素治疗的方案不能安全有效地控制血糖时,持续静脉胰岛素输注是最合适的替代方

案,尤其是在外科手术后[23]。这样的治疗方案缩短了达到目标血糖所需要的时间,并且减少了低血糖的发生,但滴定过程需要医生监督[24,25]。Bode 及其团队证实[26],理想的胰岛素输注方案能够适应胰岛素应答并能够确保血糖的稳定性。

糖尿病患者住院期间血糖控制临床指南

目前对于住院患者高血糖的管理没有标准的指南,主要是由于医疗条件变化较大并且在高血糖的情况下可能会有无数的情况发生。有如下几个主要原则:

● 血糖控制标准要接近正常的血糖水平,但不能增加严重低血糖的风险。

● 对疾病应激造成的代谢状态的改变,要能够预料并及时反应

● 尽可能遵循患者自己控制血糖的方案,如果需要的话可以转换治疗方案。

常见的临床问题

糖尿病患者住院时可能面临两个主要的问题:血糖控制水平及目前的治疗方案。血糖控制水平是非常重要的,因为其可能影响目前住院期间的治疗。目前的糖尿病的治疗方案是明显不同的,因为大多数的糖尿病自我管理主要是前瞻性的,依赖于中长效的治疗糖尿病药物。患者进餐的时间、活动水平、用药时机等都能够采取可预见性的治疗方案。但住院的糖尿病患者出现紧急性情况和(或)外科手术和食物的摄入及应激激素水平等因素都是不能预见的,在这些情况下都必须调整糖尿病的治疗方案。在住院期间,基础胰岛素/餐时胰岛素或静脉胰岛素的使用对于达到和(或)维持正常的血糖都是必要的。

住院期间血糖控制相关的问题

由于患者因糖尿病急性并发症住院花费了大量的医疗资源。例如,在美国,估计 1 亿 7 千 4 百万美元的医疗费用花费在糖尿病上,其中一半费用用于住院护理[27]。在许多情况下,糖尿病急性并发症是能够通过合适的治疗方案及糖尿病自我管理和教育避免的。本部分讲述了在因糖尿病急性并发症住院的患者中如何实施糖尿病分阶段管理策略。

低血糖症

住院期间低血糖的发生率减少,因为糖尿病教育及血糖的自我监测增加。但是,住院期间严重的低血糖也是可能发生的,尤其是在无意识的患者中。低血糖症(非妊娠)通常定义为血糖低于 70mg/dL(3.9mmol/L),有明显的症状(出汗、心悸、视物不清、明显的饥饿感、意识模糊、昏迷),通常是由于偏离了日常的作息习惯所致。一般轻度到中度的低血糖可以自行治疗,但是重度的低血糖(血糖小于 40mg/dL 或 2.2mmol/L)可能需要静脉注射葡萄糖或者胰高糖素。低血糖可能是由于使用太多的胰岛素或者口服降糖药(磺脲类、瑞格列奈、那格列奈),进行比平时多的体力活动或者碳水化合物摄入不足所致。多达 5% 的 1 型糖尿病患者及 1%~3% 的 2 型糖尿病患者每年会经历 1 次严重的低血糖。一些研究,如 ACCRD 及 DCCT 研究都提示严格的血糖控制可能会导致严重的低血糖事件的发生率增加 3 倍[28,29]。

低血糖在住院患者中也会发生。治疗低血糖的第一步是明确患者的状态及血糖水平。如果能够使用血糖监测,应测量血糖以确定患者是否是真正的低血糖(血糖小于 70mg/dL 或 3.9mmol/L)。许多 2 型糖尿病的患者应用强化降糖方案将持续增高的血糖明显减低后会经历相对低血糖。在这种情况下,尽管有症状,但患者是没有危险的。当然,对于没有意识的患者,不要试图证实低血糖而延误治疗时间。在这种情况下,要衡量利害关系,根据经验治疗。

一旦出现低血糖,如果患者能够进食或进水,应给予患者 15g 的碳水化合物(葡萄糖片剂、橘子汁等)。如果血糖低于 50mg/dL(2.8mmol/L)可以考虑给予患者 30g 的碳水化合物。每 15~30 分钟检测一次血糖,直到血糖稳定(血糖达到 5.6mmol/L)。如果患者没有意识或者因为严重的神经症状不能进食或进水,则可以用以下两种治疗方法。在医院或急诊室中最常见的治疗方案是静脉输注葡萄糖。建议首剂给予患者 10~20mL 50% 的葡萄糖,随后予以 10% 葡萄糖 100mL/h 的速度输注,直到血糖水平稳定。从首次给予静脉葡萄糖开始,每 30 分钟监测一次血糖。第二种方法是皮下或者肌肉注射胰高血糖素。胰高血糖素促进肝糖分解和糖异生,并促进肝糖输出(值得注意的是,在患者有肝硬化、恶病质等疾病的情况下,患者无肝糖原的储备,注射胰高血糖素对肝糖原分解是无影响的)。在大多数病例中,胰高血糖素不是首选药物,但对于某

些患者,其可能是唯一的选择(某些特殊的情况下)。胰高血糖素的标准剂量为成人 1.0mg,小于 50 磅(22.5kg)的儿童为 0.5mg,或以 15mg/kg 计算。当患者意识恢复并且能够进食后,为了维持血糖,可给予患者足够的碳水化合物(果汁、葡萄糖片剂或者饼干等)。为了确保血糖的稳定[>100mg/L(5.6mmol/L),<200mg/L(11.1 mmol/L)],持续进行血糖监测是非常必要的。图 10.1 显示了住院患者低血糖治疗的临床路径。

在低血糖发生时,需迅速判断患者的认知状态,如果患者未能记起低血糖早期症状 (可能是由于低血糖发生时自主神经的症状引起的) 或者尝试去对抗低血糖,则考虑住院期间要重新评估患者目前的治疗方案。

调查患者低血糖的发生

一旦患者病情稳定,一定要调查诱发患者低血糖

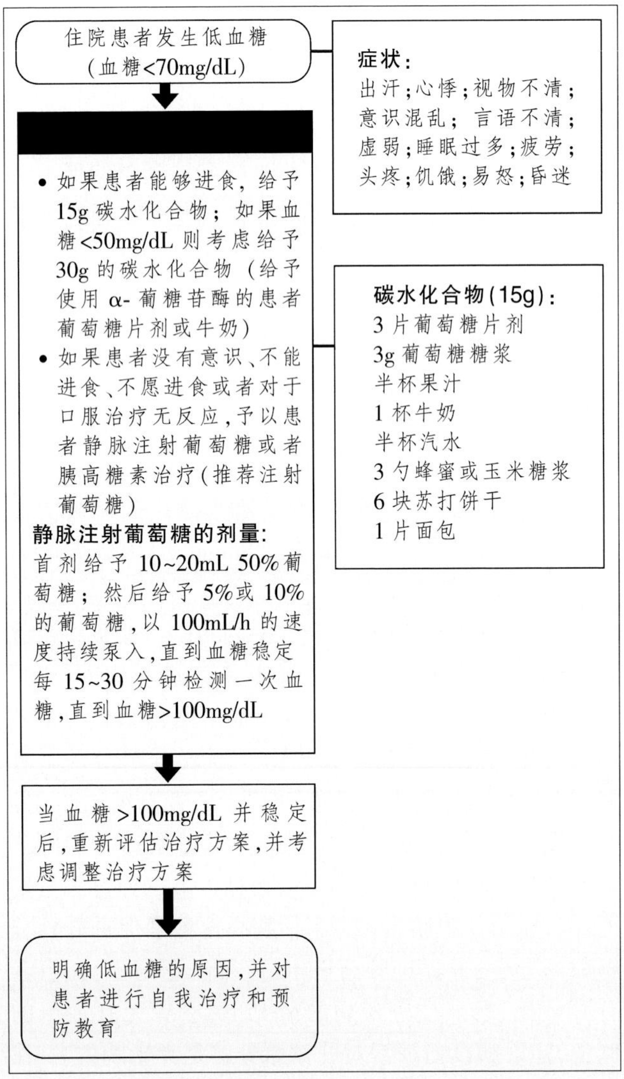

图 10.1 住院患者/低血糖的治疗方案。

的原因,并积极预防低血糖。大多数的低血糖事件是与目前的治疗方案直接相关的, 需要调整治疗方案。对于优化 1 型和 2 型糖尿病患者的决策路径的治疗方法在第 4 章和第 5 章的指南中已有详细描述。此外,对患者自我监测及治疗的教育也是很重要的。在低血糖发生的早期,患者摄取 15g 的碳水化合物是有益的。15 分钟以后,血糖会开始升高,通过检测血糖可以证实。当血糖升至 100mg/dL(5.6mmol/L)时可以中止治疗,每两小时检测血糖直到下一餐。患者的自我监测在患者症状未得到缓解时是明确低血糖干预措施最有效的手段,因为血糖水平是不断变化的。为了迅速地使血糖达到稳定的状态,要使用碳水化合物来对抗长效胰岛素及口服降糖药作用。在家中,当患者对于反复应用碳水化合物无效的情况下,注射胰高糖素对于严重的低血糖可能是有用的。

频繁诱发低血糖的可能原因包括高剂量的口服降糖药、过量应用胰岛素[>1.0~1.5U/(kg·d),尤其是应用中效胰岛素的老年人)、饥饿、活动量增加、饮酒、有不适症状等。此外,某些药物,如 β- 受体阻滞剂可能降低对低血糖的反应力。为了明确是否存在低血糖,建议每日 2~4 次在不同时间点进行血糖监测 (餐前、餐后 2 小时、睡前、凌晨 3 点)。使用短效联合长效的复合胰岛素注射方案替代一次胰岛素注射方案。持续发作的低血糖应该咨询内分泌,尤其是糖尿病方面的专业医师。表 10.1 总结了频繁发作低血糖时降糖方案的调整。

血糖控制不良

血糖控制不良患者的住院治疗方案是根据社区及医疗保险所覆盖的范围变化的,每一个患者都必须特异性地判断。关键点是患者是否存在严重的低血糖或者高血糖的风险以及非卧床患者的自我监测程度是否合理。如果有严重的低血糖发生的可能,或者患者不能够自行处理急性情况,应当考虑住院治疗。住院的目的是稳定患者的血糖水平。皮下注射胰岛素较静脉注射胰岛素更合适(图 10.2)。

第一步,通过 SMBG 来明确患者的血糖水平是上升还是下降,每 15~30 分钟监测一次。如果血糖迅速增加,则患者有糖尿病酮症或昏迷的危险,那么治疗应当迅速开始。在这种情况下,基础联合餐时胰岛素治疗将能够稳定控制血糖(具体治疗方案可以参照第 4、5、6 章,根据糖尿病的分型)。对于高血糖的 1 型糖尿病的患者应该监测是否存在 DKA,而对于 2 型糖尿

表 10.1 当血糖控制不良时糖尿病治疗方案的调整

目前的治疗阶段	发生低血糖时治疗方案的调整	发生高血糖时治疗方案的调整
2 型糖尿病:MNT 阶段	很少发生:调整饮食计划	开始应用口服药或胰岛素治疗
2 型糖尿病:口服药治疗阶段	减少药物剂量或换成不易引发低血糖的药物（二甲双胍、噻唑烷二酮类、DPP-4 抑制剂或 GLP-1 激动剂）或改为 MNT	开始使用胰岛素治疗；根据胰岛素治疗方案调整饮食计划
2 型糖尿病:胰岛素治疗阶段	减低胰岛素的用量、增加模仿生理胰岛素释放方式注射胰岛素或改为口服降糖药	加强胰岛素治疗；根据胰岛素治疗方案调整饮食计划
1 型糖尿病:胰岛素治疗阶段	调整胰岛素治疗方案，并根据胰岛素治疗方案调整饮食计划	强化胰岛素治疗；根据胰岛素治疗方案调整饮食计划；检测 DKA

DKA,糖尿病酮症酸中毒;DPP-4,4 型二肽基肽酶;GLP-1:胰高血糖素样肽 1;MNT,医学营养与运动治疗。

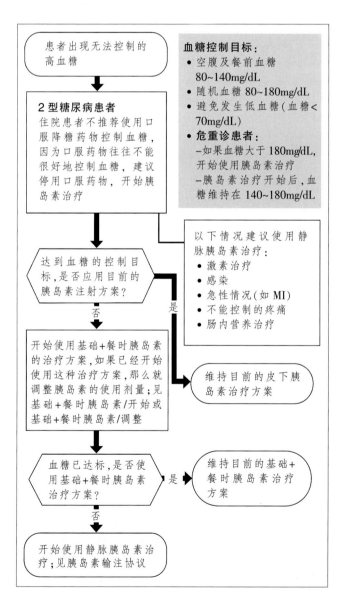

图 10.2 住院患者出现无法控制的高血糖的治疗方案。MI,急性心肌梗死;注意:mmol/L 为 mg/dL 的血糖值除以 18。

病的患者应该警惕发生糖尿病高渗综合征（HHS）。DKA 是由所需胰岛素不足、补液不足和电解质丢失造成的。HHS 是由大量液体丢失造成的,经常是由于明显的糖尿造成的渗透性利尿,这会引起高血糖恶化。补液是仅次于胰岛素治疗高血糖的一个重要方法。

一旦患者病情稳定,医务人员要明确血糖控制不良的原因。可能的原因包括:治疗方案不适合、糖尿病及营养教育不充分、患者的依从性差、药物的相互作用、患者没有意识到低血糖的存在。表 10.1 详细描述了帮助改善血糖状况的糖尿病治疗方案。

糖尿病酮症酸中毒

DKA 是胰岛素相对或绝对缺乏引起肝脏糖异生增加,肌肉和脂肪的葡萄糖摄取利用减少。同时伴有升糖激素的释放增加,最终导致血糖增高。如果不治疗,升高的血糖会导致脱水及渗透性利尿（图 10.3）。当血糖水平超过肾糖阈时（>175mg/dL 或 9.7mmol/L）时,电解质（钠、钾、磷酸盐、镁）开始丢失。相对或绝对胰岛素缺乏会影响脂质代谢,可以增加脂解及血浆游离脂肪酸的水平。肝脏对游离脂肪酸的氧化增加,会导致酮体产生增多（3- 羟基丁酸、丙酮）。酮体的增加会引起酸中毒并显著影响呼吸功能。

DKA 在临床上的诊断主要依靠症状、体格检查及实验室检查。仅存在酮体及血糖>250mg/dL（13.9mmol/L）不能诊断 DKA.当 pH 值<7.3 且碳酸氢盐<15mEq/L 时才能诊断 DKA。此外,DKA 常伴有腹部不适、口渴、酸中毒呼吸（深/大呼吸）、疲乏、烂苹果气味及呕吐。DKA 主要发生于 1 型糖尿病患者。

一旦诊断为 DKA,应当住院治疗。在第一个小时

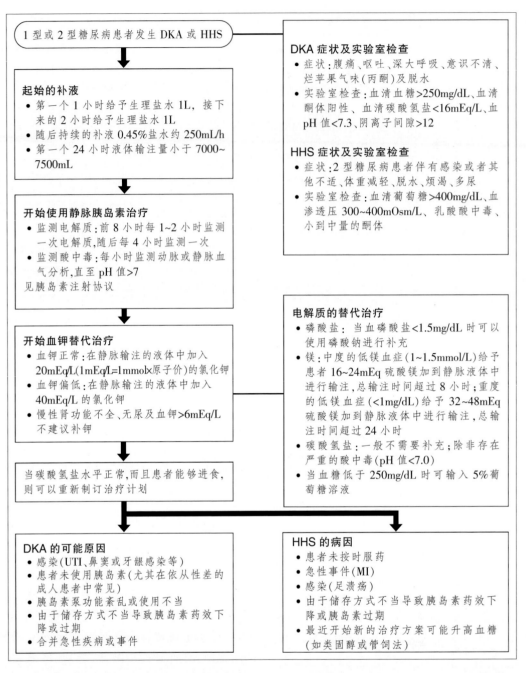

图 10.3 DKA 及 HHS 住院/治疗方案。DKA,糖尿病酮症酸中毒;HHS,高血糖高渗综合征;注意:mmol/L 为血糖值(mg/dL)除以 18。

应该予以 1L 生理盐水静脉注射及时纠正脱水，在接下来的两小时,再次给予 1L 生理盐水(图 10.3)。随后应当继续持续补液,予以 0.45% 的盐水,以 250mL/h 的速率继续治疗,第一个 24 小时总液体量不超过 7.0~7.5L。同时应用静脉胰岛素治疗 DKA(图 10.4)。

尽管生理盐水能帮助减少电解质紊乱,血钾的补充应该根据最开始的血钾水平。如果患者最初的血钾是正常的,应在输注的液体中加入 20mEq/L 的氯化钾。如果患者最初的血钾偏低,应在输注的液体中加

入 40mEq/L 的氯化钾。在患者存在慢性肾功能不全且无尿的情况下,不能补钾治疗。同时应注意补充其他的电解质(钠、镁及磷酸盐)(图 10.3)。

当患者酮体为阳性且呕吐时,应密切监测患者病情。每 30~60 分钟检测一次血糖;前 8 小时每 1~2 小时检测一次电解质,随后每 4 小时检测一次。每 2~4 小时检测一次动脉或静脉血气分析明确酸中毒情况,直到血浆 pH 值升至 7.0。

住院期间,新诊断的糖尿病患者一旦血糖稳定,

第一步:静脉注射胰岛素的准备
- 100U 正规胰岛素/溶入 100mL 生理盐水中
- 使用静脉注射用胰岛素溶液冲洗所有玻璃管

第二步:决定胰岛素初始输注率
- 血糖:200~600mg/dL 予以 0.05U/(kg·h)
- 血糖>600mg/dL 予以 0.1U/(kg·h)
例如,94kg 患者×0.05U/(kg·h)=4.7U/h

第三步:监测血糖调整胰岛素输注率
- 控制目标:140~180mg/dL
- 每小时监测血糖,直到血糖达标 4 小时;随后每两小时检测一次血糖;如果血糖不达标,每小时检测一次

胰岛素输注率调整表

注意:输注率调整表用于血糖下降 ≤20mg/(dL·h);如果血糖下降>20mg/(dL·h),见附加输注率调整

目前血糖	输注率改变的百分比	目前血糖	
		目前的输注率<5U/h	目前的输注率>5U/h
<70 mg/dL*	↓50%	↓1.0 U/h	↓2.5 U/h
70~99 mg/dL	↓25%	↓0.5 U/h	↓1.25 U/h
100~139 mg/dL	↓10%	↓0.2 U/h	↓0.5 U/h
140~180 mg/dL	未改变	未改变	未改变
181~200 mg/dL	↑10%	↑0.2 U/h	↑0.5 U/h
201~250 mg/dL	↑20%	↑0.4 U/h	↑1.0 U/h
251~300 mg/dL	↑30%	↑0.6 U/h	↑1.5 U/h
>300 mg/dL†	↑40%	↑0.8 U/h	↑2.0 U/h

* 除了减少胰岛素输注率,额外给予 1/2 安瓿 50%葡萄糖;30 分钟检测一次血糖

† 30 分钟内重新检测血糖

例如,如果目前输注率=3.0U/h 且血糖在 1 小时内从 207mg/dL 降至 195mg/dL(共 12mg/dL),调整输注率=3.0U/h+10%=3.3U/h

参见附加输注率调整表[血糖下降>20mg/dL·h]
- 如果血糖>180mg/dL,维持目前的输注率
- 如果目前的血糖为 140~180mg/dL,则将目前的输注率减少 20%(如果减小 10~20mg/dL,则减少 10%)
- 如果目前的血糖为 100~139mg/dL,则将目前的输注率减少 25%
- 如果目前的血糖 70~99mg/dL 则将目前的输注率减少 55%

例如,如果目前输注率=4.0U/h,且血糖在 1 小时内从 175mg/dL 降至 150mg/dL(共 25mg/dL),调整输注率=4.0U/h-20%=32U/h

第四步:将静脉胰岛素改为皮下胰岛素
- 如果患者能够进食,可考虑将静脉胰岛素换为皮下胰岛素
- 停止静脉输注胰岛素 1~2 小时后,可给予速效胰岛素或常规胰岛素 4 小时后可考虑给予长效胰岛素
- 尽可能恢复 SMBG
- 使用最终稳定的血糖输注率计算皮下胰岛素用量
例如,4.5U/h×24h=108U/d

图 10.4　胰岛素输注方案。DKA,糖尿病酮症酸中毒;HHS,高血糖高渗综合征;SMBG,血糖自我检测。

应该开始给予胰岛素治疗。具体的基础+餐时的胰岛素治疗方案参见第 4 章。糖尿病教育在出院前应当集中于生存技能,作为院外治疗的基础。因为 DKA 及住院治疗是一次惨痛的经历,因此在住院期间学会这些技能是非常重要的。在出院后第一次随诊时也应进行糖尿病生存技能的教育。

造成 DKA 的最可能的原因包括没有打胰岛素、潜在的感染、胰岛素泵装置的问题、一些急性疾病(心肌梗死、卒中),少数情况下是因为胰岛素泵的功能异常。在青少年及年轻人中,漏打胰岛素的情况是存在的,他们可能存在依从性差及饮食失调的情况。表 10.1 介绍了治疗调整建议。

高血糖高渗综合征

HHS 发生于 2 型糖尿病患者,患者存在高血糖、脱水、酸中毒及肾功能不全。老年人多见,并且有很高的死亡率。此类患者不存在中到大量的酮体,但高血糖、脱水及高渗透压是存在的,但是无酮体存在不是诊断标准。临床上诊断 HHS 的标准和指征包括:脱水、血钠 120~140mEq/L、低血压(<100/60mmHg)(1mmHg=0.1333kPa)、高血糖(>400mg/dL 或 22.2mmol/L),高血浆渗透压(300~400mOsm/L)。此外,典型症状如体重降低、烦渴和多尿是存在的。肾功能不全及乳酸酸中毒也可能存在。住院治疗采取补液及胰岛素治疗严重脱水及高血糖(图 10.3)。

脱水应当立即使用生理盐水纠正,同时生理盐水还能纠正电解质紊乱(图 10.3)。静脉胰岛素也应当立即启用[10U/100mL 生理盐水,以 0.1U/(kg·h)速率滴定](图 10.4)。虽然生理盐水能够纠正电解质紊乱,但是也应当考虑补充钾、钠及碳酸氢盐。而且应当每 1~2 小时监测一次血糖。

乳酸酸中毒有时也是 HHS 的结果。严重的应激、损伤及昏迷时是乳酸中毒的危险因素,尤其是存在肝脏或肾脏疾病时。尤其发生于曾使用二甲双胍的患者。

一般情况下不需要碳酸氢盐的治疗,但是如果血浆 pH 值<7 则可用其纠正。如果存在急性肾衰竭,可能需要血液透析治疗。

一旦患者病情稳定,需要确认引发 HHS 的原因,例如,未使用口服降糖药物或胰岛素,不适合的治疗方案,潜在的感染,存在急性疾病(急性心肌梗死、卒中)。往往需要及时调整治疗,以免再次发生类似情况。表 10.1 详述了治疗方案。

外科手术住院

因外科手术住院的患者的血糖控制方案是一个重要的话题。饮食状态、应激、创伤及麻醉都可能以一种不能预料的方式影响血糖的控制。明确住院时的血糖控制水平是重要的,因为血糖水平的增高可能会影响术前、术中及术后并发症发生的风险。术前准备用药、术中的麻醉药物及术后用药都可能引起高血糖。如果存在严重的高血糖,患者可能出现脱水、电解质紊乱并影响伤口愈合且容易发生感染。

如前所述,手术应激可能会引起升糖激素释放增加(儿茶酚胺、胰高糖素、糖皮质激素和生长激素)。当内源性及外源性胰岛素不足时,这些激素可以显著地造成高血糖、糖尿、脂解增加和酮体生成增多。如果不治疗会引起 DKA 或 HHS。

在手术时经常要调整糖尿病的治疗方案。一般情况下,无论是哪种类型的糖尿病,术前应用胰岛素的患者,术中应当使用静脉注射胰岛素及葡萄糖来调整血糖。对于一些较小的手术(例如,白内障手术、拔牙、皮肤病手术等),增加皮下胰岛素的剂量及密切监测血糖足以将血糖维持在正常范围[80~180mg/dL(4.4~10mmol/L)]。如果患者处于 MNT 阶段,在术前、术中和

术后一般不需要额外的治疗。对于 2 型糖尿病患者,口服降糖药物经常不足以产生足够的内源性胰岛素;因此,需要在围术期行静脉胰岛素治疗以对抗手术应激引起的升糖激素释放增加。对于择期手术及急诊手术,均要考虑到手术的创伤程度及代谢失代偿情况等因素(表 10.3)。

择期手术

术前调整治疗方案对于确保良好的代谢控制及预后是关键的(表 10.3)。不建议患者在早上应用中效或长效胰岛素。患者如果正在使用 DPP4 抑制剂、促泌剂和(或)GLP-1 激动剂,建议手术当天早晨停用。服用二甲双胍的患者应当根据医生的建议在术前停用。应每小时检测一次血糖。图 10.5 介绍了初始应用静脉或皮下胰岛素的指南。

手术当天,所有应用皮下胰岛素及口服降糖药物的患者都应当使用静脉或皮下胰岛素治疗(图 10.5)。术后应当每 1~2 小时监测一次血糖。如果血糖未达标,应当及时调整胰岛素的用量(图 10.4)。当患者能够进食后,住院胰岛素治疗应当停止,改为患者本身的糖尿病治疗方案,如果可能的话,应当包括 SMBG。

对于应用 MNT 的患者,在住院手术期间一般不需要额外的治疗,但仍然需要密切监测血糖,并且

表 10.2　因疾病调整糖尿病治疗方案

目前的治疗阶段	因疾病调整治疗
2 型糖尿病:MNT	如果入院时空腹血糖>120mg/dL(6.7mmol/L)或随机血糖>160mg/dL(8.9mmol/L),可考虑给予临时胰岛素治疗
2 型糖尿病:口服降糖药物阶段	停用口服药改为胰岛素治疗
2 型糖尿病:胰岛素治疗	如果血糖不达标,行强化胰岛素治疗;根据调整方案调整饮食计划
1 型糖尿病:胰岛素治疗	如果血糖不达标,行强化胰岛素治疗;根据调整方案调整饮食计划

MNT,营养运动治疗。

表 10.3　因外科手术调整糖尿病治疗方案

目前的治疗阶段	择期手术调整方案	急诊手术调整方案
2 型糖尿病:饮食运动治疗阶段	根据术前准备情况调整饮食计划(如仅清液)	密切监测血糖;按需使用胰岛素
2 型糖尿病:口服降糖药物阶段	血糖控制良好并在术前停用口服药	密切监测血糖;按需使用胰岛素
2 型糖尿病:胰岛素治疗	如果血糖不达标,行强化胰岛素治疗;根据术前准备需要调整饮食计划(如仅清液)	密切监测血糖;如果未能达标,调整胰岛素;考虑静脉输注胰岛素及葡萄糖
1 型糖尿病:胰岛素治疗	如果血糖不达标,行强化胰岛素治疗;根据术前准备需要调整饮食计划(如仅清液)	密切监测血糖;如果未能达标,调整根据胰岛素;静脉输注胰岛素及葡萄糖

MNT,营养运动治疗。

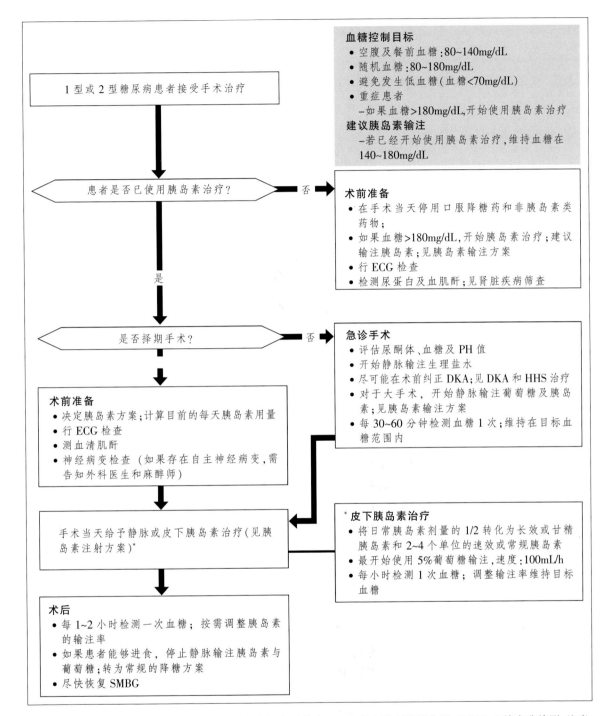

图 10.5　住院手术患者的血糖管理方案。DKA，糖尿病酮症酸中毒；HHS，高血糖高渗综合征；SMBG，血糖自我检测；注意：mmol/L 为血糖值 mg/dL 除以 18。

一些患者也可能需要使用外源性胰岛素来对抗手术应激所致升糖激素释放增多引起的血糖增高。目前使用磺脲类药物或二甲双胍治疗的患者行短时的手术可能不需要外源性胰岛素。对于需要经历长时间的手术的患者，需要外源性胰岛素的可能性大大增加。

急诊手术

对于需要行急诊手术的患者，评估酮体、血糖及 pH 值很重要。一开始应当静脉滴注生理盐水。尽可能地治疗术前发生的 DKA。对于时间较长的外科手术，静脉或皮下胰岛素治疗方案在图 10.4 中详述。每 10~

60 分钟监测一次血糖,维持目标血糖值。

术后

持续每 1~2 小时监测一次血糖。可能需要额外皮下胰岛素注射及调整胰岛素输注率以维持血糖在目标范围,即 80~180mg/dL(4.4~10mmol/L)。一旦患者能够进食,可以停用胰岛素和葡萄糖,改为其平时的治疗方案并常规监测血糖。在出院之前,确保患者的治疗方案可以使其血糖维持在目标范围。

在住院期间医学营养及运动的作用

Boucher 及其团队在 2007 年报道[30],住院患者糖尿病及高血糖的治疗需要专业的多学科共同管理,其中包括:食品及营养学专家、营养师和糖尿病教育人员,涉及范围包括:评估收治患者的营养风险的标准、制订可以进食的患者住院期间的饮食食谱及血糖监测结果和营养护理的联系。

转变到护理及出院

根据 2009 年发布的一项住院患者血糖控制的调查,美国临床内分泌医师协会及美国糖尿病协会均指出,"出院是住院患者血糖管理的一个重要目标,需要在收治入院时就开始进行。"[14]成功的持续治疗包括出院前的准备及院外的随访,包括多学科方法,如入院评估及下列出院前的准备工作[31]:

- 评估患者对其病情的了解。
- 解释 SMBG 的过程及目标。
- 关于监测、预防及治疗低血糖和高血糖的教育。
- 专业人员进行健康照护以确保持续的治疗。
- 建立糖尿病食谱、药物的使用及针头及注射器的使用规范。

正如 Boucher 及其小组指出的,既往无糖尿病的患者在住院期间发现血糖增高"也应该在出院后对血糖进行随访检测和治疗[30]"。

展望及应用

最近的一些革新已经大大改善了临床上治疗住院期间高血糖的能力。

- 外周血管持续静脉血糖监测,目前已经在欧洲得到认证,它能够通过静脉测量持续地实时进行血糖监测。如果护理人员疏于监测,会发起警报。
- 速效的胰岛素类似物(如优泌乐)较人胰岛素能够更快地降低血糖,并且能够缩短作用时间,由于具有这些优点,目前在住院患者中,其使用在逐渐增加。住院期间胰岛素类似物的使用可以减少胰岛素的蓄积(注射时间过于密集)及减少发生低血糖的危险。
- 目前使用计算机控制的静脉胰岛素计算器(如 Glucommander)作为改善住院患者高血糖状态、减少胰岛素管理不当的手段正在进行研发[32]。这种技术通过使用乘数递增进行调整,已证明,使用这种技术能够有效管理患者静脉胰岛素的用量且更安全有效[33,34]。

参考文献

1 Capes SE, Hunt D, Malmerg K, Gerstein HC. Stress hyperglycaemia and increased risk of death after myocardial infarction in patients with and without diabetes: a systematic overview. *Lancet* 2000;355:773–8.

2 Gale SC, Sicoutris C, Reilly PM, *et al.* Poor glycemic control is associated with increased mortality in critically ill trauma patients. *American Surgeon* 2007;73:454–60.

3 Krinsley JS. Association between hyperglycemia and increased hospital mortality in a heterogeneous population of critically ill patients. *Mayo Clinic Proceedings* 2003;78:1471–8.

4 Van den Berghe G, Wouters P, Weekers F, *et al.* Intensive insulin therapy in critically ill patients. *New England Journal of Medicine* 2001;345:1359–67.

5 Umpierrez GE, Isaacs SD, Bazargan N, *et al.* Hyperglycemia: an independent marker of in-hospital mortality in patients with undiagnosed diabetes. *Journal of Endocrinology and Metabolism* 2002;87:978–82.

6 Pomposelli JJ, Baxter 3rd JK, Babineau TJ, *et al.* Early postoperative glucose control predicts nosocomial infection rate in diabetic patients. *Journal of Parenteral and Enteral Nutrition* 1998;22:77–81.

7 Capes SE, Hunt D, Malmberg K, Gerstein HC. Stress hyperglycaemia and increased risk of death after myocardial infarction in patients with and without diabetes: a systematic overview. *Lancet* 2000;355:773–80.

8 Bolk J, van der Ploeg T, Cornel JH, *et al.* Impaired glucose metabolism predicts mortality after a myocardial infarction. *International Journal of Cardiology* 2001;79:207–14.

9 Levetan CS, Passaro M, Jablonski K, *et al.* Unrecognized diabetes among hospitalized patients. *Diabetes Care* 1998;21:246–9.

10 Brunkhorst FM, Kuhnt E, Engel C, *et al.* Intensive insulin therapy in patients with severe sepsis and septic shock is associated with an increased rate of hypoglycemia—results from a randomized multicenter study (VISEP). *Infection* 2005;33:19–20.

11 Aubert RE, Geiss LS, Ballard DJ, *et al.* Diabetes-related hospitalization and hospital utilization. In: Harris MI, Cowie CC, Stern MP, *et al.* (eds) *Diabetes in America*, 2nd edn. Publication no. 95-1468. Bethesda, MD: National Institutes of Health, National Diabetes Data Group, National Institute of Diabetes and Digestive and Kidney Diseases, 1995.

12 National Center for Health Statistics. *National Hospital Discharge and Ambulatory Surgery Data.* http://www.cdc.gov/nchs/nhds.htm.

13 Fish LH, Moore AL, Morgan B, Anderson RL. Evaluation of admission blood glucose levels in the intensive care unit. *Endocrine Practice* 2007;13:705–10.

14 Moghissi ES, Korytkowski MT, DiNardo M, *et al.* American Association of Clinical Endocrinologists and American Diabetes Association consensus statement on inpatient glycemic control. *Endocrine Practice* 2009;15:1–17.

15 Furnary AP, Gao G, Grunkemeier GL, *et al.* Continuous insulin infusion reduces mortality in patients with diabetes undergoing coronary artery bypass grafting. *Journal of Thoracic and Cardiovascular Surgery* 2003; 125:1007–21.

16 Malmberg K, Norhammar A, Wedel H, Rydén L. Glycometabolic state at admission: important risk marker of mortality in conventionally treated patients with diabetes mellitus and acute myocardial infarction: long-term results from the Diabetes and Insulin-Glucose Infusion in Acute Myocardial Infarction (DIGAMI) study. *Circulation* 1999;99: 2626–32.

17 Malmberg K, Rydén L, Wedel H, *et al.* Intense metabolic control by means of insulin in patients with diabetes mellitus and acute myocardial infarction (DIGAMI 2): effects on mortality and morbidity. *European Heart Journal* 2005;26:650–1.

18 Brunkhorst FM, Engel C, Bloos F, *et al.* Intensive insulin therapy and pentastarch resuscitation in severe sepsis. *New England Journal of Medicine* 2008;358:125–39.

19 Griesdale DEG, de Souza RJ, van Dam RM, *et al.* Intensive insulin therapy and mortality among critically ill patients: a meta-analysis including NICE-SUGAR study data. *Canadian Medical Association Journal* 2009;180:821–7.

20 Hirsch IB. Insulin analogues. *New England Journal of Medicine* 2005; 352:174–83.

21 Braithwaite SS, Robertson B, Mehrotra HP, *et al.* Managing hyperglycemia in hospitalized patients. *Clinical Cornerstone* 2007;8: 44–54.

22 Umpierrez GE, Smiley D, Zisman A, *et al.* Randomized study of basal-bolus insulin therapy in the inpatient management of patients with type 2 diabetes (RABBIT 2 trial). *Diabetes Care* 2007;30:2181–6.

23 Moghissi ES. Addressing hyperglycemia from hospital admission to discharge. *Current Medical Research Opinion* 2010;26:589–98.

24 Brown G, Dodek P. Intravenous insulin nomogram improves blood glucose control in the critically ill. *Critical Care Medicine* 2001;29: 1714–19.

25 Kanji S, Singh A, Tierney M, *et al.* Standardization of intravenous insulin therapy improves the efficiency and safety of blood glucose control in critically ill adults. *Intensive Care Medicine* 2004;30:804–10.

26 Bode BW, Braithwaite SS, Magee MF, *et al.* Management of diabetes and hyperglycemia in hospitals. *Diabetes Care* 2004;27:553–91.

27 American Diabetes Association. Economic costs of diabetes in the US in 2007. *Diabetes Care* 2008;31:596–615.

28 The Action to Control Cardiovascular Risk in Diabetes Study Group. Effects of intensive glucose-lowering in type 2 diabetes. *New England Journal of Medicine* 2008;358:2545–59.

29 Chase HP, Lockspeiser T, Peery B, *et al.* The impact of the diabetes control and complications trial and humalog insulin on glycohemoglobin levels and severe hypoglycemia in type 1 diabetes. *Diabetes Care* 2001;24:430–4.

30 Boucher JL, Swift CS, Franz MJ, *et al.* Inpatient management of diabetes and hyperglycemia: implications for nutrition practice and the food and nutrition professional. *Journal of the American Dietetic Association* 2007;107:105–11.

31 Clement S, Braithwaite SS, Magee MF, *et al.* Management of diabetes and hyperglycemia in hospitals. *Diabetes Care* 2004;27:553–91.

32 Torjman MC, Dalal N, Goldberg NE. Glucose monitoring in acute care: technologies on the horizon. *Journal of Diabetes Science and Technology* 2008;2:178–81.

33 Lien LF, Spratt SE, Woods Z, *et al.* Optimizing hospital use of intravenous insulin therapy: improved management of hyperglycemia and error reduction with a new nomogram. *Endocrine Practice* 2005;11: 240–53.

34 Davidson PC, Steed, RD, Bode BW, *et al.* Use of a computerized intravenous insulin algorithm within a nurse-directed protocol for patients undergoing cardiovascular surgery. *Journal of Diabetes Science and Technology* 2008;2:369–75.

索　引